你吃对了吗

慢性病 | 吃什么？禁什么？

不可不知的健康饮食细节，科学、权威、实用

《健康大讲堂》编委会 主编

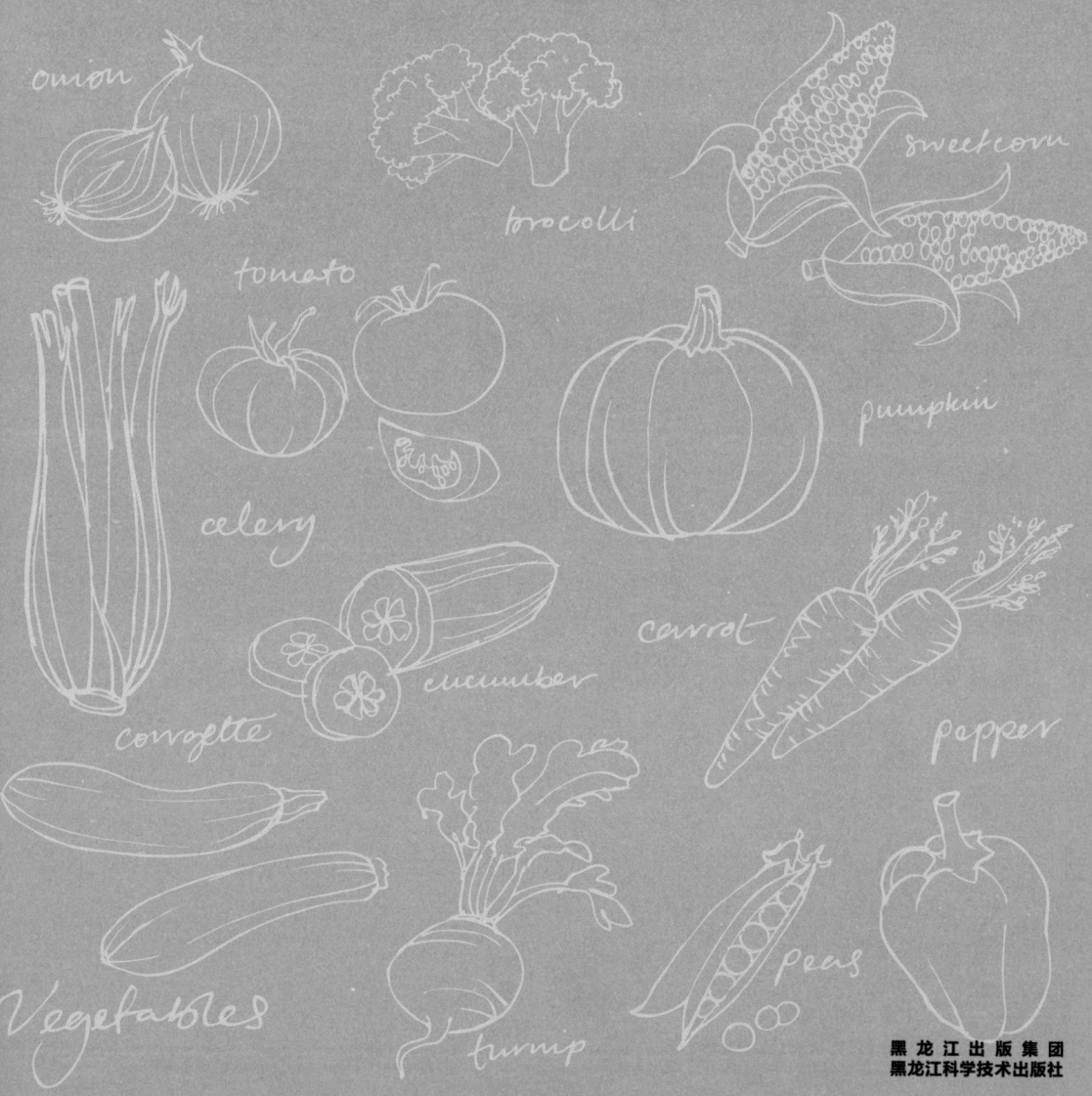

黑龙江出版集团
黑龙江科学技术出版社

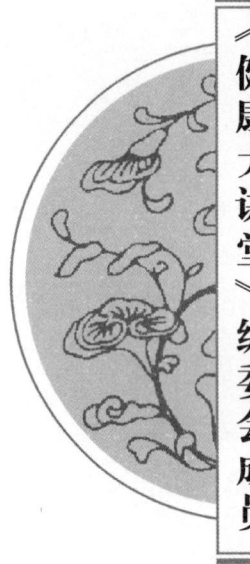

《健康大讲堂》编委会成员

陈志田　保健营养大师、中华名厨、国际烹饪大师

胡维勤　著名医学科学家、中央首长保健医师

臧俊岐　中国著名针灸学家、主任医师

柴瑞震　著名中医药学者、主任医师

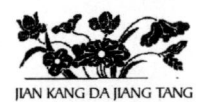

序言 Preface

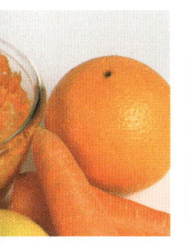
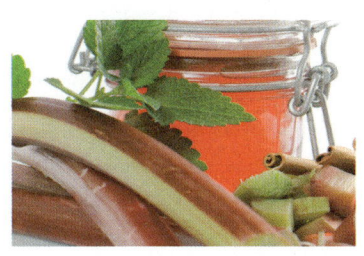
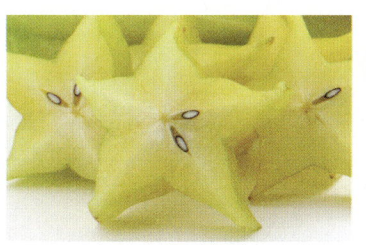
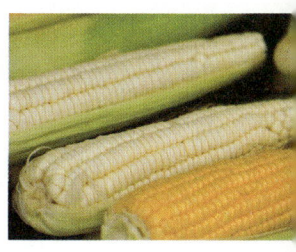

慢性病是指"慢性非传染性疾病",是对一类起病隐匿、病程长且病情迁延不愈,病因复杂,且有些尚未完全被确认的疾病的概括性总称,以恶性肿瘤、糖尿病、高血压、冠心病、慢性阻塞性肺部疾病、精神病等为代表。

统计数据显示,慢性病已成为危害我国人民健康的主要公共卫生问题,其中恶性肿瘤、心血管疾病、糖尿病等已跃居我国居民死亡原因的最前列。据世界卫生组织预测,从2005年到2015年的10年间,我国仅由于糖尿病、心脏病等慢性病导致的国民经济损失将达5580亿美元。由此可见,慢性病防治,刻不容缓。加强自我管理是防治慢性病的重要手段,而食疗是进行自我管理的一项重要内容。研究发现,慢性病的发生与消化系统有重大关联,如果患者科学饮食,将对慢性病起到积极的防治作用。

本书编委会参考了《本草纲目》、《黄帝内经》等大量的古代医学典籍资料,结合现代中医学、西医学对一些常见的慢性疾病的认识编著了本书,为广大的慢性病朋友选择合适的食材进行科学有效的食疗提供重要的参考。

本书根据中医学辨证论治的观点,把每一种慢性病都作了详细的中医分型,并分别从症状、治疗原则、对症药材和食材、饮食禁忌等方面进行了简明扼要的阐述。对每一种慢性病,我们还分别介绍了各种疾病及其民间秘方、饮食宜忌、生活保健知识以及宜吃、忌吃的食材。其中,宜吃什么、忌吃什么是本书的重点和独特之处,在宜吃的食材中,读者朋友不但可以一目了然地了解到食物针对该疾病的主要食疗功效,还可以学习到如何运用该食材制作具有对症食疗功效的美味佳肴。而在忌吃的食材中,我们通过"忌吃关键词"、"不宜吃的原因"解答了患者的疑问。

编者衷心希望本书能为慢性病患者及其家属提供一定的帮助,同时,本书在编撰的过程中,难免出现纰漏,欢迎广大读者提出宝贵的意见,也祝愿所有的慢性病患者能够早日康复。

《健康大讲堂》编委会

目录 Contents

消化系统疾病吃什么？禁什么？

慢性胃炎

慢性胃炎患者宜吃的食物及其简易食疗方

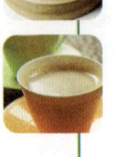

蛤蜊：冬瓜蛤蜊汤..........024
米醋：生姜米醋炖木瓜..........024
粳米：百合粳米粥..........025
白扁豆：白扁豆粥..........025
小米：小米粥..........025
木瓜：木瓜银耳猪骨汤..........026
山药：山药肉片蛤蜊汤..........026
党参：党参鳝鱼汤..........026
沙参：沙参百合甜枣汤..........027
枳实：枳实金针河粉..........027
白术：山药白术羊肚汤..........027

慢性胃炎患者忌吃食物及原因

油条/煎饼/芸豆..........028
肥肉/螃蟹/牛奶..........029
白酒/咖啡/浓茶..........030
炸薯条/冰激凌/辣椒..........031

胃及十二指肠溃疡

胃及十二指肠溃疡患者宜吃的食物及其简易食疗方

羊肉：山药核桃羊肉汤..034
鲫鱼：鲫鱼生姜汤..........034
茼蒿：素炒茼蒿..........035
胡萝卜：胡萝卜甘蔗..........035
鸡蛋：田七煮鸡蛋..........035
墨鱼：田螺墨鱼骨汤..........036
田七：田七郁金炖乌鸡..036
艾叶：艾叶煮鹌鹑..........036
百合：百合参汤..........037
白芍：白芍山药鸡汤..........037
佛手：佛手青皮饮..........037

胃及十二指肠溃疡患者忌吃食物及原因

糯米/螃蟹/红薯..........038
芹菜/韭菜/柠檬..........039
山楂/苹果/橘子..........040
李子/巧克力/冰激凌..041
白酒/咖啡/浓茶..........042
醋/辣椒/大蒜..........043

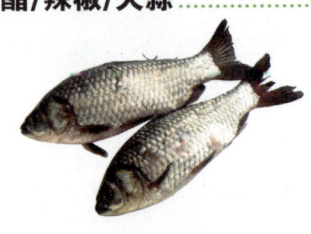
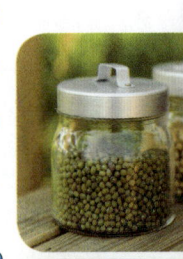
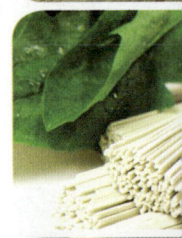
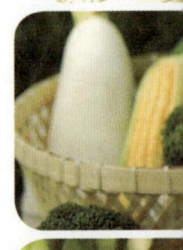
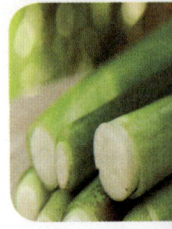

慢性肠炎

慢性肠炎患者宜吃的食物及其简易食疗方

猪肚：四样猪肚汤...........046
白扁豆：白扁豆莲子鸡汤..046
大蒜：大蒜白及煮鲤鱼..047
薏米：薏米冬瓜老鸭汤..047
砂仁：砂仁鲫鱼汤...........047
芡实：芡实莲子薏米汤..048
莲子：猪肚炒莲子...........048
茯苓：茯苓粥...................048
黄连：黄连白头翁粥......049
肉豆蔻：豆蔻山药炖乌鸡049
马齿苋：蒜蓉马齿苋......049

慢性肠炎患者忌吃食物及原因

排骨/肥肉/红薯...............050
土豆/白萝卜/西瓜...........051
黄瓜/香蕉/杏仁...............052
牛奶/蜂蜜/白酒...............053

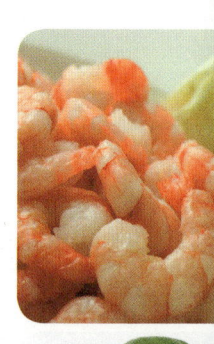
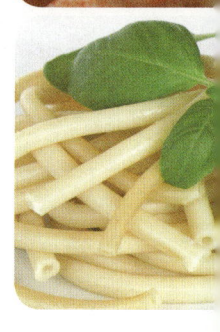

痔疮

痔疮患者宜吃的食物及其简易食疗方

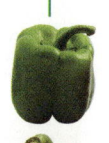
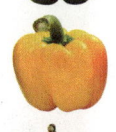
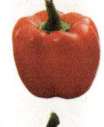
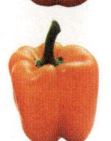

韭菜：韭菜花烧猪血......056
苋菜：苋菜肉片汤...........056
泥鳅：老黄瓜炖泥鳅......057
补骨脂：莲子补骨脂猪腰汤057
莲藕：藕汁郁李仁蒸蛋..057
香蕉：甘草冰糖炖香蕉..058
菠菜：菠菜拌核桃仁......058
黑木耳：菊花木耳...........058
黄精：黄精黑豆塘虱汤..059
黄柏：黄柏黄连生地饮..059
丹参：丹参赤芍饮...........059

芥菜/莼菜/荔枝...............061
桂圆/榴莲/大葱...............062
生姜/榨菜/辣椒...............063

痔疮患者忌吃食物及原因

油条/羊肉/螃蟹...............060

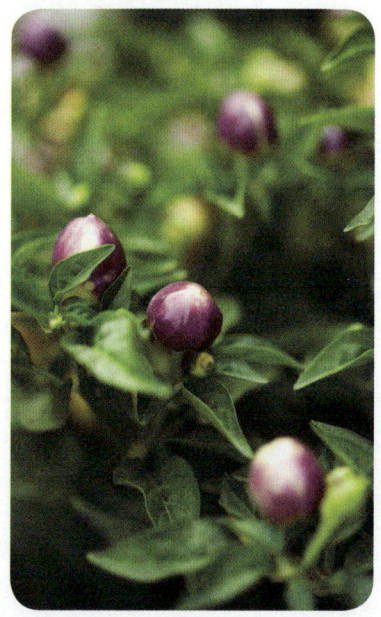

目录 Contents

呼吸系统疾病吃什么？禁什么？

慢性支气管炎

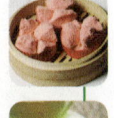

慢性支气管炎患者宜吃的食物及其简易食疗方

知母：前胡二母炖水鱼..068
半夏：半夏桔梗薏米汤..068
无花果：南北杏无花果煲排骨..069
梨：玉竹麦门冬炖雪梨..069
沙参：沙参百合汤..069
苏子：苏子牛蒡茶..070
杏仁：桑白皮杏仁茶..070
黑木耳：拌双耳..070
桑白皮：桑白皮葡萄果冻..071
川贝：川贝梨子饮..071
瓜蒌仁：二仁汤..071

慢性支气管炎患者忌吃食物及原因

糯米/肥肉/香肠..072
螃蟹/虾/丝瓜..073
石榴/荸荠/白酒..074
辣椒/桂皮/薄荷..075

哮喘

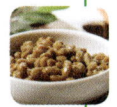

哮喘患者宜吃的食物及其简易食疗方

银杏：银杏炖鹧鸪..078
雪梨：甘菊桔梗雪梨汤..078
鹌鹑：鹌鹑五味子陈皮粥..079
白萝卜：椰汁薏米萝卜粥..079
香菇：香菇冬瓜..079
麻黄：麻黄陈皮瘦肉汤..080
款冬花：款冬花止喘汤..080
五味子：五味子炖肉..080
紫菀：紫菀款冬猪肺汤..081
天南星：天南星冰糖水..081
蛤蚧：蛤蚧酒..081

哮喘患者忌吃食物及原因

黄豆/肥肉/带鱼..082
螃蟹/虾/红薯..083
韭菜/冰激凌/白酒..084
大葱/蒜/辣椒..085

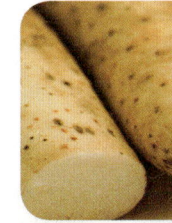
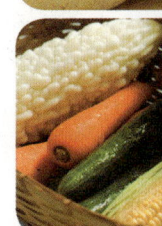
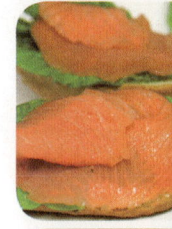
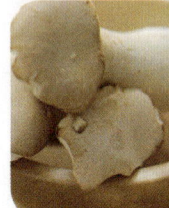
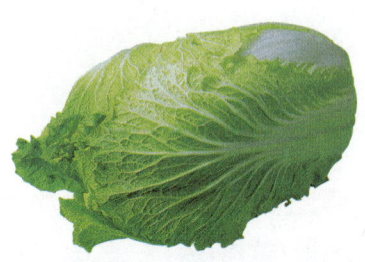

慢性肺炎

慢性肺炎患者宜吃的食物及其简易食疗方

草菇：银杏扒草菇..........088
猪肺：雪梨木瓜猪肺汤..........088
无花果：参果炖瘦肉..........089
白前：白前扁豆心肺汤..........089
百合：百合玉竹瘦肉汤..........089
银杏：银杏猪肚汤..........090
罗汉果：罗汉果瘦肉汤..........090
旋覆花：旋覆花乳鸽止咳汤..090
鱼腥草：复方鱼腥草粥..091
香菇：油菜香菇..........091
桔梗：桔梗苦瓜..........091

慢性肺炎患者忌吃食物及原因

油条/肥肉/石榴..........092
桃子/杏/李子..........093
咖啡/浓茶/可乐..........094
冰激凌/辣椒/芥末..........095

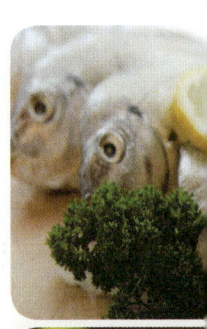
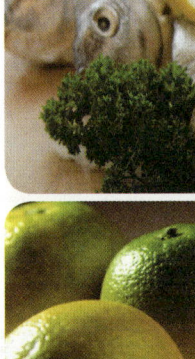
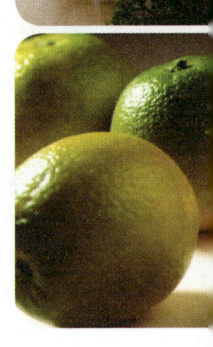

神经及精神科疾病吃什么？禁什么？

头痛

头痛患者宜吃的食物及其简易食疗方

猪心：当归炖猪心..........100
冬虫夏草：虫草炖雄鸭..........100
龟板：龟板杜仲猪尾汤..........101
核桃：核桃鱼头汤..........101
桂圆：桂圆山药红枣汤..........101
三文鱼：当归川芎鱼头汤..102
首乌：首乌核桃羹..........102
天麻：天麻金枪鱼汤..........102
钩藤：钩藤天麻白术饮..103
半夏：半夏薏米汤..........103
当归：当归红枣牛肉汤..103

头痛患者忌吃食物及原因

肥肉/香肠/黄瓜..........104
莼菜/芹菜/香蕉..........105
西瓜/苹果/松花蛋..........106
白酒/浓茶/冰激凌..........107

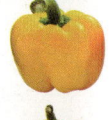
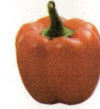
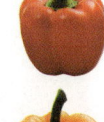
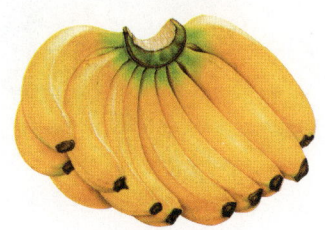

目录
Contents

神经衰弱

神经衰弱患者宜吃的食物及其简易食疗方

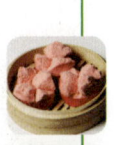

- **猪心**：莲子猪心汤 ………… 110
- **绿豆**：绿豆莲子百合粥 .. 110
- **木耳**：黄花木耳肉片汤 .. 111
- **百合**：灯心草百合炒芦笋 111
- **桂圆**：麦枣桂圆汤 ………… 111
- **灵芝**：灵芝养心汤 ………… 112
- **远志**：远志菖蒲鸡心汤 .. 112
- **竹茹**：木耳竹茹汤 ………… 112
- **栀子**：栀子菊花茶 ………… 113
- **酸枣仁**：枣仁粳米羹 …… 113
- **熟地**：干贝黄精生熟地炖瘦肉 113

神经衰弱患者忌吃食物及原因

- 肥肉/烤肉/香肠 ………… 114
- 白萝卜/蚕豆/白糖 ………… 115
- 浓茶/咖啡/白酒 ………… 116
- 辣椒/生姜/大蒜 ………… 117

更年期综合征

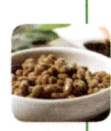

更年期综合征患者宜吃的食物及其简易食疗方

- **墨鱼**：红枣木瓜墨鱼汤 .. 120
- **鲍鱼**：小鲍鱼参杞汤 …… 120
- **甲鱼**：阿胶枸杞炖甲鱼 .. 121
- **乌鸡**：参麦五味乌鸡汤 .. 121
- **黄花菜**：海蜇黄花菜 …… 121
- **韭菜**：核桃韭菜粥 ………… 122
- **桑葚**：桑葚青梅杨桃汁 .. 122
- **当归**：熟地羊肉当归汤 .. 122
- **首乌**：首乌当归鸡汤 …… 123
- **浮小麦**：参麦泥鳅汤 …… 123
- **菟丝子**：菟丝当归鸽 …… 123

更年期综合征患者忌吃食物及原因

- 爆米花/炒花生/炒蚕豆 .. 124
- 炒黄豆/浓茶/咖啡 ………… 125
- 白酒/辣椒/胡椒 ………… 126
- 葱/蒜/芥末 ………… 127

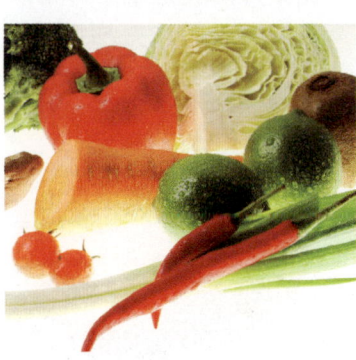
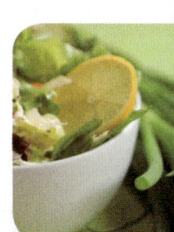
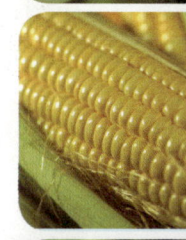
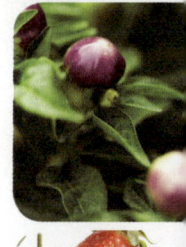
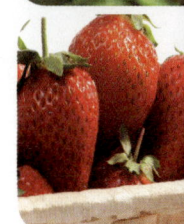

心脑血管疾病吃什么？禁什么？

冠心病

冠心病患者宜吃的食物及其简易食疗方

洋葱：洋葱炒芦笋..........132
木耳：腐竹木耳瘦肉汤..132
红枣：鸽肉莲子红枣汤..133
甲鱼：枸杞炖甲鱼..........133
桂枝：桂参红枣猪心汤..133
肉桂：生姜肉桂炖猪肚..134
玉竹：知母玉竹饮..........134
红花：红花糯米粥..........134
丹参：丹参红花酒..........135
香附：柴胡香附茶..........135
田七：田七莲子猪心汤..135

冠心病患者忌吃食物及原因

肥肉/猪肝/鹅肉..........136
螃蟹/墨鱼/咖啡..........137
浓茶/白酒/糖果..........138
蛋黄/奶油/猪油..........139

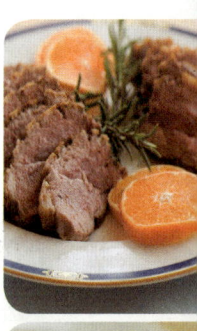

高血压

高血压患者宜吃的食物及其简易食疗方

黄豆：蜜柚黄豆浆..........142
薏米：山药薏米白菜粥..142
鲫鱼：胡萝卜山药鲫鱼汤143
香菇：香菇豆腐汤..........143
蘑菇：莴笋炒蘑菇..........143
苦瓜：苦瓜海带瘦肉汤..144
兔肉：杜仲核桃兔肉汤..144
鹌鹑：鹌鹑瓜皮汤..........144
海带：白菜海带豆腐汤..145
芹菜：黑白木耳炒芹菜..145
木耳：油菜炒木耳..........145
洋葱：南瓜炒洋葱..........146
莴笋：大刀笋片..........146
桑葚：桑葚蓝莓汁..........146
丹参：丹参山楂大米粥..147
菊花：菊花枸杞绿豆汤..147
山楂：双耳山楂汤..........147
女贞子：女贞子鸭汤..........148
天麻：天麻枸杞鱼头汤..148
黄芪：黄芪桂圆山药乌鸡汤148
红枣：党参枸杞红枣汤..149
三七：丹参三七炖鸡..........149
钩藤：钩藤白术饮..........149

高血压患者忌吃食物及原因

方便面/肥肉/牛髓..........150

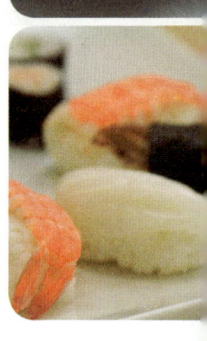

目录 Contents

羊肉/狗肉/鸡肉 151
火腿/雪里蕻/椰子 152
榴莲/柚子/松花蛋 153
薯片/苏打饼干/白酒 154
浓茶/巧克力/牛油 155

贫血

贫血患者宜吃的食物及其简易食疗方

猪肝：枸杞叶猪肝汤 158
土鸡：红枣桂圆炖鸡 158
鸽子：百合红枣鸽肉汤 159
菠菜：菠菜鸡肝汤 159
桂圆肉：当归桂圆鸡肉汤 159
红枣：人参红枣茶 160
红腰豆：红腰豆煲鹌鹑 160
当归：参归枣鸡汤 160
熟地：四物乌鸡汤 161
阿胶：阿胶鸡蛋羹 161
人参：鲜人参煲乳鸽 161

贫血患者忌吃食物及原因

馒头/海藻/马蹄 162
白酒/浓茶/冰激凌 163

心律失常

心律失常患者宜吃的食物及其简易食疗方

猪肝：何首乌炒猪肝 166
莲子：核桃莲子黑米粥 166
牡蛎：香菇花生牡蛎汤 167
百合：鲜百合鸡心汤 167
桂圆肉：桂圆百合炖鹧鸪 167
马蹄：马蹄海蜇汤 168
桂枝：桂枝二参茶 168
柏子仁：红枣柏子仁小米粥 168
茯苓：党参白术茯苓粥 .. 169
当归：当归猪蹄汤 169
红花：五灵脂红花炖鱿鱼 169

心律失常患者忌吃食物及原因

鸡肉/肥肉/螃蟹 170
鱼子/包菜/韭菜 171
洋葱/浓茶/咖啡 172
蛋黄/牛油/辣椒 173

高脂血症

高脂血症患者宜吃的食物及其简易食疗方

芹菜：芹菜炒香菇..........176
白菜：柠檬白菜..........176
魔芋：荠菜魔芋汤..........177
香菇：香菇白菜魔芋汤..177
白萝卜：白萝卜丹参骨头汤..177
茄子：蛏子王炒茄子......178
韭菜：韭菜绿豆芽..........178
竹笋：鲜竹笋炒木耳......178
泽泻：泽泻红豆鲫鱼汤..179
银鱼：葱拌小银鱼..........179
兔肉：青豆烧兔肉..........179
鸽肉：枸杞老鸽汤..........180
杏仁：杏仁芝麻羹..........180
山药：山药白扁豆粥......180
西瓜：解暑西瓜汤..........181
薏米：柠檬薏米豆浆..........181
柠檬：纤体柠檬汁..........181
山楂：山楂茯苓槐花茶..182
玉米须：山楂玉米须茶..182
灵芝：灵芝玉竹麦冬茶..182
何首乌：何首乌泽泻茶..183
枸杞：杞菊饮..........183
葡萄：葡萄苹果汁..........183

高脂血症患者忌吃食物及原因

糯米/锅巴/猪脑..........184
猪肝/鸡肉/腊肉..........185
鲍鱼/鱼子/榴莲..........186
柚子/椰子/鸭蛋..........187
鹌鹑蛋/开心果/白酒..188
咖啡/猪油/比萨..........189

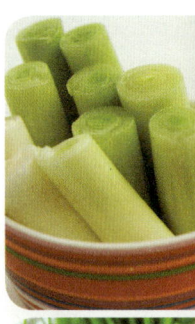
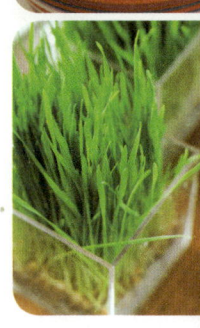
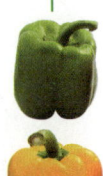
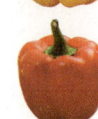
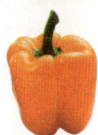
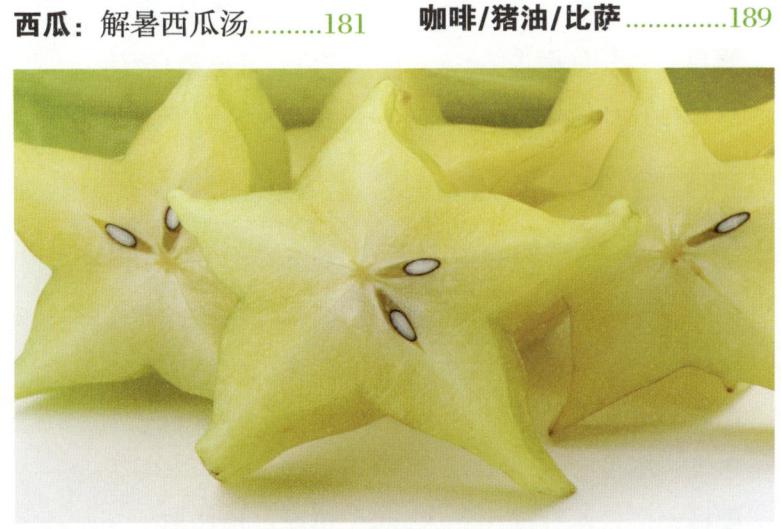

目录 Contents

内分泌代谢疾病吃什么？禁什么？

糖尿病

糖尿病患者宜吃的食物及其简易食疗方

蛤蜊：蛤蜊白菜汤..........194
兔肉：手撕兔肉..........194
扇贝：蒜蓉蒸扇贝..........195
草菇：草菇扒芥菜..........195
银耳：银耳西红柿汤..........195
蕨菜：如意蕨菜蘑..........196
黑木耳：胡萝卜烩木耳..........196
冬瓜：冬瓜竹笋汤..........196
西葫芦：醋熘西葫芦..........197
苦瓜：杏仁拌苦瓜..........197
茼蒿：蒜蓉茼蒿..........197
胡萝卜：胡萝卜炒豆芽..........198
南瓜：西芹炖南瓜..........198
西红柿：西红柿豆腐汤..198

竹笋：鸡腿菇扒竹笋..........199
熟地：熟地龙骨煲冬瓜汤..199
玉竹：玉竹西洋参茶..........199
葛根：葛根枸杞粥..........200
黄精：黄精桑葚粥..........200
生地：百合生地粥..........200
莲心：莲心决明茶..........201
山楂：山楂绞股蓝茶..........201
肉桂：肉桂奶茶..........201

糖尿病患者忌吃食物及原因

糯米/油条/肥肉..........202
猪肝/鲍鱼/红薯..........203
土豆/雪里蕻/芋头..........204
韭菜/柿子/甘蔗..........205
荔枝/开心果/薯片..........206
白酒/牛油/蜂蜜..........207

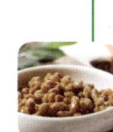

痛风

痛风患者宜吃的食物及其简易食疗方

南瓜：炖南瓜..........210
莴笋：酸甜莴笋..........210
木瓜：木瓜汁..........211
樱桃：樱桃西红柿汁..........211

西瓜：西红柿西瓜西芹汁..211
威灵仙：威灵仙牛膝茶..212
防风：防风饮..........212
川芎：丹参川芎茶..........212
独活：独活当归粥..........213
川乌：川乌粥..........213

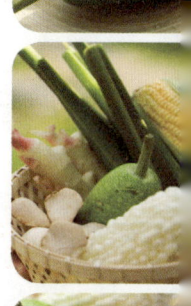
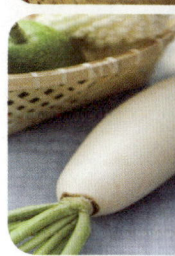

黑米：红豆黑米粥 213
鹅肉/鸡汤/螃蟹 215
虾/桂圆/杏 216

痛风患者忌吃食物及原因
豆腐/狗肉/羊肉 214
白酒/啤酒/胡椒 217

甲亢

甲亢患者宜吃的食物及其简易食疗方

甲鱼：香菇甲鱼汤 220
干贝：干贝瘦肉汤 220
蛤蜊：双色蛤蜊 221
龟肉：龟肉鱼鳔汤 221
杏仁：橘子杏仁菠萝汤 221
牛奶：牛奶炖花生 222
苹果：苹果炖甲鱼 222

生地：生地玄参汤 222
鳖甲：鳖甲灵杞酒 223
夏枯草：玫瑰夏枯草茶 223
苏子：苏子牛蒡子茶 223

甲亢患者忌吃食物及原因
肥肉/羊肉/狗肉 224
鹅肉/带鱼/海带 225
紫菜/白酒/猪油 226
辣椒/大蒜/人参 227

泌尿生殖系统疾病吃什么？禁什么？

慢性盆腔炎

慢性盆腔炎患者宜吃的食物及其简易食疗方

干荔枝：荔枝粥 232
乌鸡：核桃乌鸡粥 232
乌药：乌药养血粥 233
赤小豆：双豆双米粥 233
茴香：茴香炖雀肉 233
茼蒿：风味茼蒿 234

黄芩：薏米黄芩酒 234
马齿苋：马齿苋荠菜汁 234
桃仁：丹参桃红乌鸡汤 235
红花：红花煮鸡蛋 235

目录 Contents

延胡索：五胡鸭汤 235
慢性盆腔炎患者忌吃食物及原因
油条/肥肉/羊肉 236
狗肉/鹅肉/田螺 237
螃蟹/白酒/浓茶 238
咖啡/冰激凌/辣椒 239

子宫脱垂

子宫脱垂患者宜吃的食物及其简易食疗方
猪腰：党参猪腰汤 242
母鸡：益气母鸡汤 242
鸽肉：四宝炖乳鸽 243
猪肚：猪肚白术粥 243
马齿苋：绿豆马齿苋汤 243
芡实：补骨脂芡实鸭汤 244
人参：人参鸡汤 244
黄柏：黄柏油菜排骨汤 244
黄芪：参芪炖牛肉 245
升麻：升麻山药排骨汤 245
杜仲：杜仲鹌鹑汤 245

子宫脱垂患者忌吃食物及原因
蚌肉/田螺/螃蟹 246
甲鱼/冬瓜/黄瓜 247
苦瓜/西瓜/白萝卜 248
竹笋/浓茶/辣椒 249

慢性前列腺炎

慢性前列腺炎患者宜吃的食物及其简易食疗方
牛蛙：党参煲牛蛙 252
干贝：西葫芦干贝肉汤 252
马蹄：佛手胡萝卜马蹄汤 253
鲫鱼：薏米瓜皮鲫鱼汤 253
红豆：红豆冬瓜排骨汤 253
鲈鱼：姜丝鲈鱼汤 254
牛膝：党参牛膝汤 254

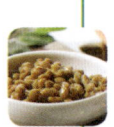
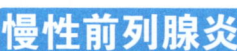
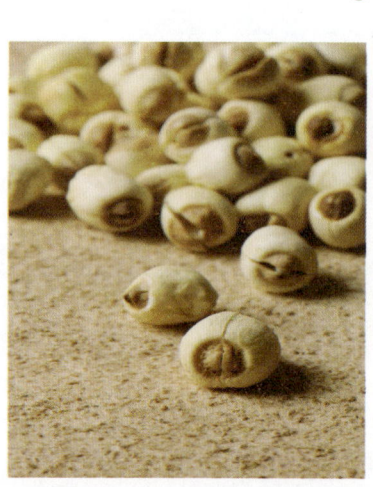
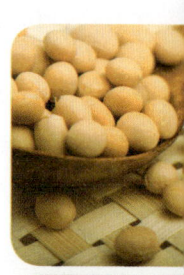
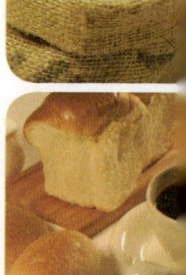
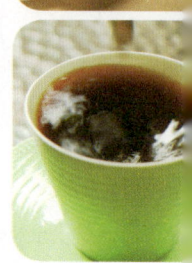

生地：生地煲龙骨 254
香附：香附陈皮炒肉 255
车前子：车前子田螺汤 255
白茅根：白茅根莲藕汤 255

慢性前列腺炎患者忌吃食物及原因
狗肉/羊肉/韭菜 256
白酒/冰激凌/辣椒 257

慢性肾炎

慢性肾炎患者宜吃的食物及其简易食疗方
田螺：螺肉煲西葫芦 260
鲫鱼：玉米须鲫鱼煲 260
鲤鱼：冬瓜红枣鲤鱼汤 261
田鸡：绿豆田鸡汤 261
马蹄：党参马蹄猪腰汤 261
茯苓：茯苓鸽子煲 262
玉米须：螺片玉米须黄瓜汤 262
车前草：鲜车前草猪肚汤 262
泽泻：泽泻薏米瘦肉汤 263
太子参：海底椰太子参瘦肉汤 263
熟地黄：六味地黄鸡汤 263

慢性肾炎患者忌吃食物及原因
黄豆/肥肉/红薯 264
韭菜/芹菜/香蕉 265
蘑菇/白酒/咖啡 266
浓茶/榨菜/皮蛋 267

尿路结石

尿路结石患者宜吃的食物及其简易食疗方
泥鳅：参芪泥鳅汤 270
赤小豆：赤小豆炖鲫鱼 270
核桃：桃仁海金粥 271
车前草：木瓜车前草滚猪腰汤 271
绿豆：西瓜绿豆鹌鹑汤 271
玉米须：利尿汤 272
萹蓄：鸡肉炖萹蓄 272
海金沙：通草海金沙茶 272
马蹄：马蹄茅根茶 273
金钱草：金钱草茶 273

目录 Contents

鸡内金：三金茶............273
青椒/菠菜/葡萄............275

尿路结石患者忌吃食物及原因

白酒/红茶/咖啡............276
牛奶/奶油/巧克力............277

黄豆/羊肉/芹菜............274

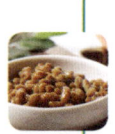

骨科疾病吃什么？禁什么？

骨质疏松

骨质疏松患者宜吃的食物及其简易食疗方

排骨：板栗排骨汤............282
牛肉：腰果核桃牛肉汤..282
猪蹄：川牛膝炖猪蹄............283
狗脊：狗脊熟地乌鸡汤..283
黄豆：鸭子炖黄豆............283
骨碎补：骨碎补脊骨汤............284
洋葱：洋葱炖乳鸽............284
杜仲：牛大力杜仲汤............284
板栗：板栗土鸡瓦罐汤............285
牛膝：牛膝蔬菜鱼丸 285
黑豆：养生黑豆奶............285

骨质疏松患者忌吃食物及原因

猪肝/白糖/咸菜............286
白酒/咖啡/可乐............287

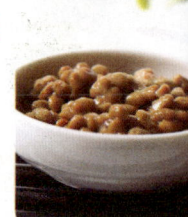

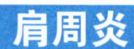

肩周炎

肩周炎患者宜吃的食物及其简易食疗方

生姜：当归生姜羊肉汤..290
木瓜：姜黄木瓜豆芽汤..290
鳝鱼：菟丝子烩鳝鱼............291
螃蟹：金针菇蟹肉羹............291
蛇肉：薏米桑枝水蛇汤..291
附子：附子生姜炖狗肉..292
羌活：羌活鸡肉汤............292
桑枝：杜仲桑枝煨鸡............292
鳗鱼：板栗烧鳗鱼............293
锁阳：锁阳炒虾仁............293
蕲蛇：炒蛇片............293

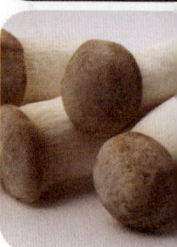

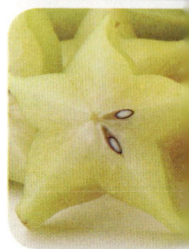

肩周炎患者忌吃食物及原因
油条/豆腐/绿豆 294
肥肉/鹅肉/海带 295
红薯/香蕉/柿子 296
西瓜/奶油/冰激凌 297

风湿性关节炎

风湿性关节炎患者宜吃的食物及其简易食疗方
水蛇：枸杞水蛇汤............300
田螺：芹菜金针菇田螺猪肉汤 300
桑寄生：桑寄生连翘鸡爪汤...301
薏米：冬瓜薏米兔肉汤...301
独活：败毒排骨汤............301
五加皮：五加皮烧黄鱼......302
鳗鱼：大蒜烧鳗鱼............302
桑枝：桑枝鸡翅............302
羊肉：羊肉枸杞姜粥......303
川芎：川芎桂枝茶............303
樱桃：樱桃苹果汁............303

风湿性关节炎患者忌吃食物及原因
肥肉/牛肉/鹅肉 304
猪肝/带鱼/螃蟹 305
虾/海带/柿子 306
咖啡/奶油/冰激凌 307

五官、皮肤科疾病吃什么？禁什么？

慢性咽炎

慢性咽炎患者宜吃的食物及其简易食疗方
石膏：石膏汤............312
海带：海带豆腐汤............312
银耳：银耳海鲜汤............313
薄荷：薄荷水鸭汤............313
无花果：西洋参无花果甲鱼汤...313
干贝：干贝黄瓜盅............314
橄榄：橄榄莲心绿茶......314
竹茹：麦冬竹茹茶............314
川贝：川贝冰糖粥............315
麦冬：麦冬石斛粥............315

目录 Contents

罗汉果：鸡蛋罗汉果粥..315
慢性咽炎患者忌吃食物及原因
油条/肥肉/白酒..316
浓茶/咖啡/薯片..317
葵花子/冰激凌/生姜..318
大葱/大蒜/辣椒..319

皮肤瘙痒

皮肤瘙痒患者宜吃的食物及其简易食疗方
牛蒡：黑豆牛蒡炖鸡汤..322
红豆：红豆粉葛..322
丝瓜：丝瓜豆腐汤..323
马齿苋：黄花菜马齿苋汤..323
银耳：银耳枸杞汤..323
茼蒿：凉拌茼蒿..324
丹皮：京酱豆腐..324
薄荷：薄荷西米粥..324
生地：生地茯苓饮..325
荆芥：荆芥白芷防风饮..325
黄芩：黄芩生地连翘饮..325

皮肤瘙痒患者忌吃食物及原因
糯米/羊肉/驴肉..326
鸡肉/鹅肉/虾..327
螃蟹/带鱼/鲫鱼..328
鲢鱼/香菜/茄子..329

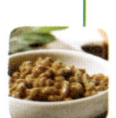

痤疮

痤疮患者宜吃的食物及其简易食疗方
薏米：橙子节瓜薏米汤..332
冬瓜：冬瓜薏米煲老鸭..332
田螺：猴头菇螺片汤..333
苦瓜：清热苦瓜汤..333
马齿苋：马齿苋薏米橘皮粥..333
丝瓜：丝瓜银花饮..334
金银花：银花白菊饮..334
连翘：牛蒡连翘饮..334
黄连：黄连甘草饮..335
蒲公英：蒲公英银花饮..335
桃仁：赤芍桃仁饮..335

痤疮患者忌吃食物及原因
肥肉/羊肉/咸肉..336
虾/螃蟹/带鱼..337
榴莲/芒果/白酒..338
咖啡/浓茶/辣椒..339

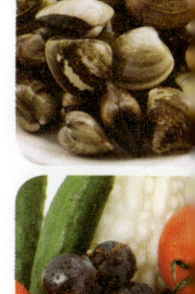

湿疹

湿疹患者宜吃的食物及其简易食疗方

绿豆：绿豆薏米汤...........342
龙胆草：龙胆草黄豆鸭汤342
白扁豆：双豆牛蛙汤......343
西瓜：西瓜木瓜汁..........343
桑葚：桑葚黑豆汁..........343
白芷：白芷鱼头汤..........344
苍术：苍术蔬菜汤..........344
土茯苓：土茯苓绿豆汤..344
赤芍：赤芍银耳饮..........345
当归：熟地当归鸡..........345
马齿苋：银鱼上汤马齿苋345

黑米：黑米红豆茉莉粥..346
防风：白芷防风青菜粥..346
苦瓜：芦荟炒苦瓜..........346
芥蓝：芥蓝黑木耳..........347
木耳：芦笋木耳炒螺片..347
茭白：金针菇木耳拌茭白347

湿疹患者忌吃食物及原因

糯米/羊肉/鸡肉...............348
带鱼/鲤鱼/黄鳝...............349
虾/螃蟹/茄子...................350
芥菜/樱桃/荔枝...............351
鸡蛋/鸭蛋/大葱...............352

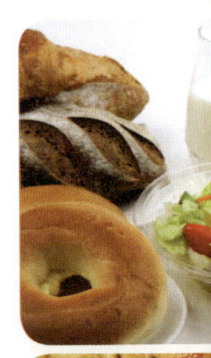
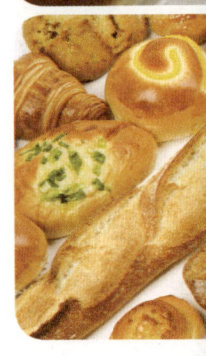
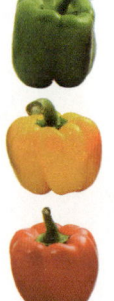
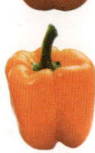
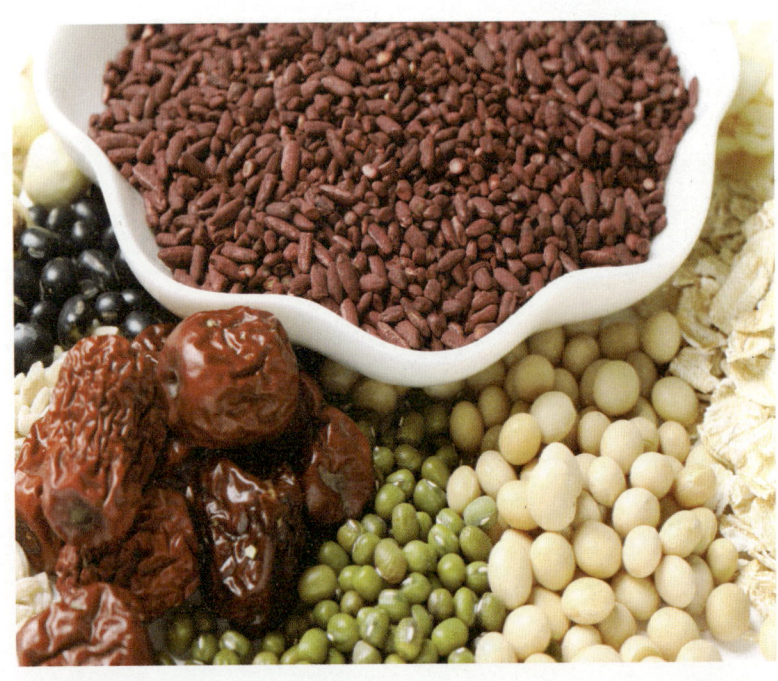

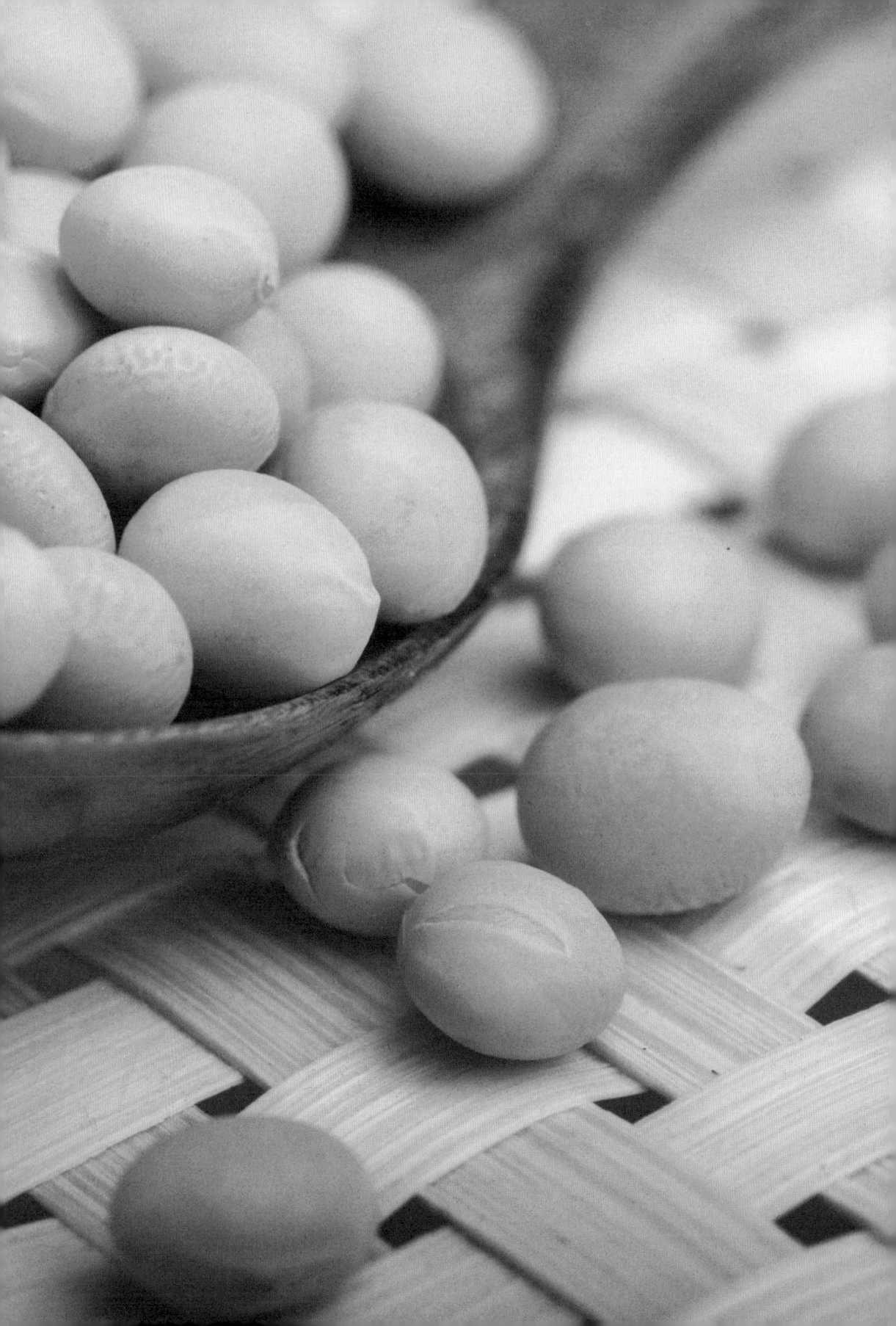

消化系统疾病吃什么？禁什么？

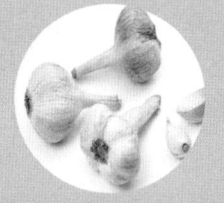 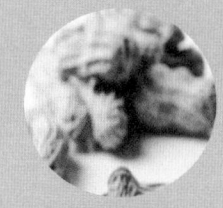 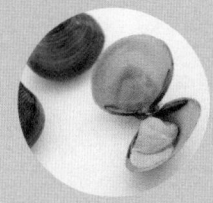

消化系统疾病常发生的部位包括口腔、咽喉、食管、胃、肠道、消化腺等。消化系统疾病与全身性疾病关系密切，一方面消化系统可伴有消化道外其他系统或全身的症状表现，甚至可能在某个时期内掩盖本系统的基本症状；另一方面全身性疾病常常以消化系统的症状为其主要表现或表现的一部分。

本章选取了慢性胃炎、胃及十二指肠溃疡、慢性肠炎、痔疮这4种消化系统的常见慢性病，对于每一种病症，我们详细地介绍了疾病的定义、中医分型、民间秘方、饮食宜忌、生活保健等方面的知识，并且根据中医的分型，针对每一种病症，推荐了多种有对症食疗功效的食物，如慢性胃炎患者宜吃猪肚、蛤蜊、扁豆、木瓜、醋、小米、粳米等，并且针对每种食物推荐一道菜例。同时，针对不同病症，我们还列举出了常见的应该忌吃的食物，并且详细地解释了忌吃的原因。

慢性胃炎

◎慢性胃炎多由感染幽门螺杆菌，胃酸分泌不足，长期饮烈酒，过食刺激性食物损伤胃黏膜以及胆汁返流等因素所致。多数病人常无特殊症状，部分病人会出现上腹饱胀不适、隐痛、烧心、嗳气、反酸、食欲不振等消化不良症状。

中医分型

❶ 脾胃气虚型

- **症状剖析** 胃隐隐作痛，时轻时重，食欲差、神疲乏力、少气懒言、大便溏稀，伴有腹胀、恶心、呕吐，舌质淡，苔薄白。
- **治疗原则** 益气健脾、补虚养胃。
- **饮食禁忌** 忌食寒凉生冷食物。

对症药材：❶党参 ❷黄芪 ❸白术 ❹茯苓
对症食材：❶猪肚 ❷牛肚 ❸粳米 ❹小米 ❺红枣 ❻山药 ❼银耳

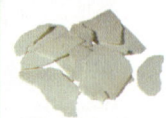
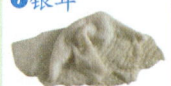

❷ 肝胃不和型

- **症状剖析** 胃脘部闷痛伴胸胁疼痛、时轻时重、长期心烦易怒，腹胀、嗳气吞酸、食欲不振、大便不畅、舌苔薄白。
- **治疗原则** 疏肝解郁、理气宽中。
- **饮食禁忌** 忌食易产气、易腹胀的食物。

对症药材：❶佛手 ❷枳实 ❸白术 ❹陈皮 ❺山楂 ❻神曲
对症食材：❶鸽子肉 ❷米醋 ❸甲鱼 ❹小米 ❺黑米 ❻香菇 ❼金针菇

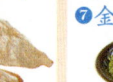
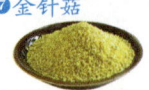

❸ 胃阴亏虚型

- **症状剖析** 胃隐隐作痛，偶有烧灼感，有饥饿感但不欲饮食、口干咽燥、饮水多，大便干结，舌质红、苔少或无苔。
- **治疗原则** 滋阴润燥、养胃生津。
- **饮食禁忌** 忌食燥热伤阴食物以及辛辣刺激性食物。

对症药材：❶葛根 ❷麦冬 ❸百合 ❹石斛 ❺沙参
对症食材：❶蛤蜊 ❷甲鱼 ❸牛奶 ❹冬瓜 ❺银耳 ❻杨梅 ❼米醋

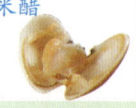

❹ 脾胃虚寒型

- **症状剖析** 胃隐隐作痛，喜温喜按，空腹时疼痛加重，饮食后疼痛减轻，泛吐清水，神疲乏力，食欲不振，手足冰凉怕冷，大便稀、小便清长，舌淡苔白。
- **治疗原则** 温胃散寒、理气止痛。
- **饮食禁忌** 忌食寒凉生冷食物、忌冷饮。

对症药材：❶肉桂 ❷附子 ❸干姜 ❹吴茱萸 ❺白术
对症食材：❶羊肉 ❷狗肉 ❸胡椒 ❹荔枝 ❺板栗

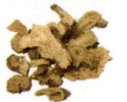
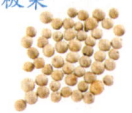

❺ 肝胃郁热型

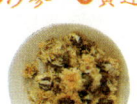 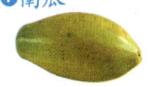

- **症状剖析** 胃痛偶有灼烧感，伴有胸胁疼痛，烦躁易怒，有烧心、反酸、口苦咽干、口渴喜冷饮，大便干燥，舌红苔薄黄。
- **治疗原则** 清热泻火、调和肝胃。
- **饮食禁忌** 忌食燥热性以及辛辣刺激性食物。

对症药材：❶菊花 ❷栀子 ❸沙参 ❹黄连

对症食材：❶木瓜 ❷兔肉 ❸鸭肉 ❹冬瓜 ❺杨桃 ❻西瓜 ❼南瓜

民间秘方

❶ 将10克干姜洗净、400克羊肉洗净，切成薄片；15克葱切段，一同放入锅中，加入料酒，加水适量，烧沸后用小火炖30分钟，加入盐、味精、胡椒粉即成。每日2次，佐餐食用。可补虚、散寒，适合脾胃虚寒型慢性胃炎食用，但胃热者忌食。

❷ 将15克山楂、6克白术、3克陈皮洗净，放入锅中，加水600毫升，煮沸即可关火。饭后当茶饮。可行气消食、宽中健脾，适合经常食后腹胀疼痛的胃炎患者食用。

⊗ 饮食宜忌

宜
- ✓ 饮食时要细嚼慢咽，使食物充分与唾液混合，有利于消化和减少胃部的刺激。
- ✓ 饮食宜按时定量、营养丰富，多食维生素含量丰富的食物。
- ✓ 饮食宜清淡、晚餐不宜过饱，待食物消化后再睡觉。

忌
- ✗ 忌服浓茶、浓咖啡，少吃刺激性食物，戒烟忌酒。

生活保健

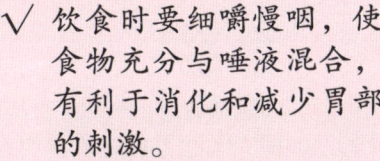

✓ 患者要保持精神愉快，因为精神抑郁或过度紧张和疲劳，容易造成幽门括约肌功能紊乱，胆汁返流而发生慢性胃炎。

✓ 加强体育锻炼，增强体质，加强肠胃功能。

✓ 积极治疗口腔、鼻腔、咽部慢性感染灶，以防局部感染灶的细菌或毒素被长期吞食，造成胃黏膜炎症。

⊗ 忌用或少用对胃黏膜有损害的药物，如阿司匹林、保泰松、消炎痛、利血平、甲苯磺丁脲、激素等，如果必须应用这些药物，一定要饭后服用，或者同时服用抗酸剂及胃黏膜保护药，以防止它们对胃黏膜的损害。

[慢性胃炎 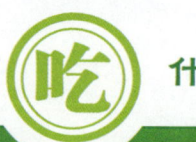 吃 什么？]

◎慢性胃炎患者宜吃的食物及其简易食疗方

因慢性胃炎证型不同，所以饮食也有所不同。脾胃气虚者应多食健脾益气的药膳，如白果煲小猪肚、党参鳝鱼汤；胃阴亏虚者，应多食滋阴益胃的药膳，如冬瓜蛤蜊汤；肝胃不和者应多食疏肝和胃的药膳，如小米粥；脾胃虚寒者应多食温胃散寒的药膳，如生姜羊肉煲；肝胃郁热者应多食清热泻火的药膳，如木瓜银耳猪骨汤。

蛤蜊（软坚化痰+滋阴润燥） 冬瓜蛤蜊汤

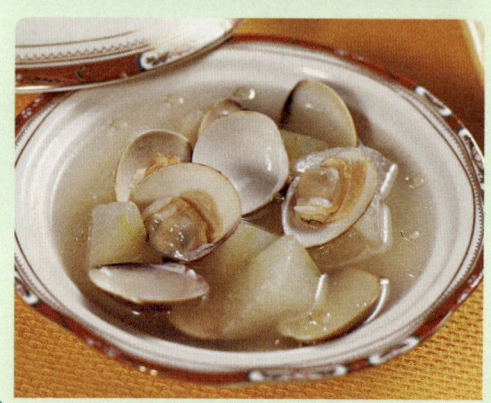

◎材料　冬瓜50克，蛤蜊250克，姜10克，盐5克，胡椒粉2克，料酒约5毫升，香油少许

◎制作　①冬瓜洗净，去皮，切丁块状；姜切片。②蛤蜊洗净，用淡盐水浸泡1小时后捞出沥干水分备用；炒锅内加入开水，将冬瓜煮至熟烂。③放入蛤蜊、姜片及盐、胡椒粉、料酒，大火煮至蛤蜊开壳后关火，捞出泡沫即可。

◎功效　本品滋阴润燥、养胃生津，适合胃阴亏虚型的慢性胃炎患者食用。

米醋（活血化瘀+消食化积） 生姜米醋炖木瓜

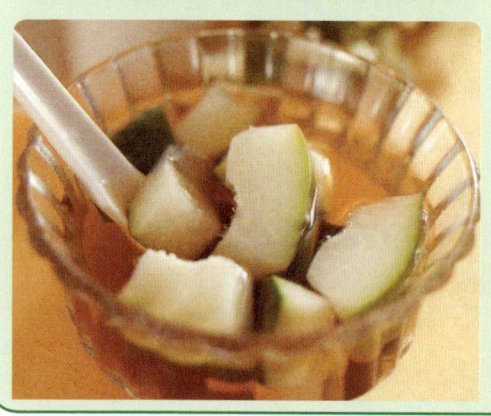

◎材料　蒲公英15克，木瓜100克，生姜5克，米醋少许

◎制作　①木瓜洗净，切块；生姜洗净，切片；蒲公英洗净备用。②将蒲公英加水先煎15分钟，取汁去渣，再将木瓜、生姜一同放入砂锅。③加米醋和蒲公英汁，用小火炖至木瓜熟即可。

◎功效　本品具有疏肝解郁、理气宽中的功效，适合肝胃不和型的慢性胃炎患者食用。

[慢性胃炎吃什么？]

粳米（健胃补中+除烦止渴）

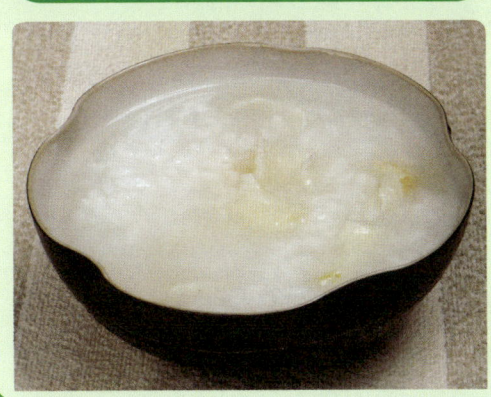

百合粳米粥

◎ **材料** 粳米及鲜百合各50克，麦芽糖20克

◎ **制作** ①先将粳米洗净，泡发，备用；鲜百合掰片，洗净。②将泡发的粳米倒入砂锅内，加水适量，用大火烧沸后，改小火煮40分钟。③至煮稠时，加入百合片稍煮片刻，在起锅前，加入麦芽糖即可。

◎ **功效** 本品具有滋阴润燥、养胃生津的功效，适合胃阴亏虚型的胃炎患者食用。

白扁豆（滋阴利水+化痰软坚）

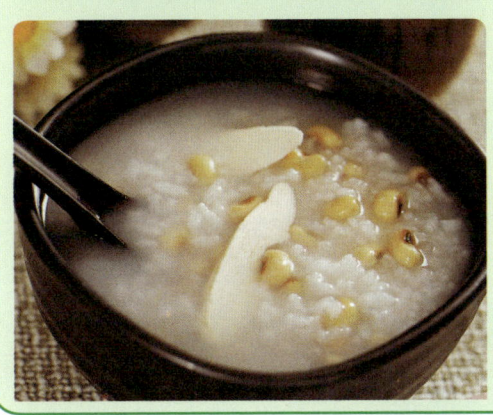

白扁豆粥

◎ **材料** 白扁豆30克，米200克，淮山10克，葱5克，盐5克

◎ **制作** ①将白扁豆、淮山加水先煲30分钟。②再加入米和适量水煲至成粥。③调入盐，煲至入味，撒上葱花即可。

◎ **功效** 本品具有健胃补虚、健脾化湿的功效，适合脾胃气虚型的慢性胃炎患者食用。

小米（健脾和胃+镇静安眠）

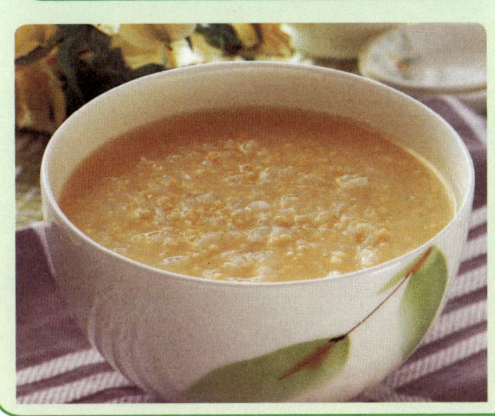

小米粥

◎ **材料** 小米1/2杯，干玉米碎粒1/4杯，糯米1/4杯，砂糖少许

◎ **制作** ①将小米、干玉米碎、糯米分别用清水洗净，备用。②洗后的原材料放入电饭煲内，加清水后开始煲粥，煲至粥黏稠时加入砂糖调味，倒出盛入碗内。

◎ **功效** 本品具有疏肝解郁、理气宽中的功效，适合肝胃不和型的慢性胃炎患者食用。

[慢性胃炎 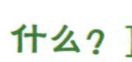 吃 什么？]

木瓜（健脾养胃+丰胸养颜）

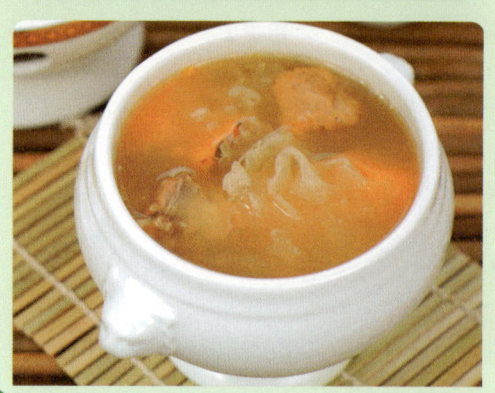

木瓜银耳猪骨汤

材料 木瓜100克，银耳10克，猪骨150克，盐3克，生油4克

制作 ①木瓜去皮，洗净切块；银耳洗净，泡发撕片；猪骨洗净，斩块。②热锅入水烧开，下入猪骨，煲尽血水，捞出洗净。③将猪骨、木瓜放入瓦煲，注入水，大火烧开后下入银耳，改用小火炖煮2小时，加盐、生油调味即可。

功效 本品清热泻火、调和肝胃，适合肝胃郁热型的慢性胃炎患者食用。

山药（健脾补肺+益胃补肾）

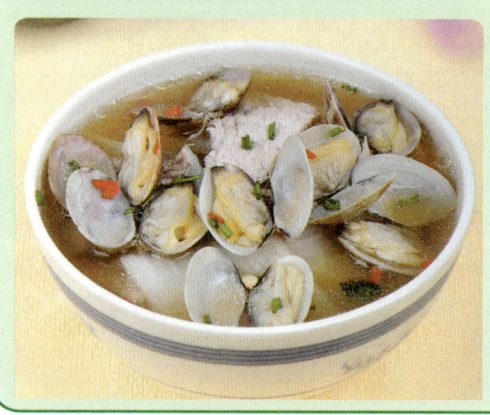

山药肉片蛤蜊汤

材料 蛤蜊120克，山药25克，猪肉30克，丹参10克，盐、香菜末、香油各适量

制作 ①将蛤蜊洗净；山药去皮，洗净，切片；猪肉洗净，切片备用；丹参洗净备用。②净锅上火倒入水，调入精盐，下入肉片烧开，打去浮沫，下入山药、丹参煮8分钟。③下入蛤蜊煲至熟，撒入香菜末，淋入香油即可。

功效 本品益气健脾、补虚养胃，适合脾胃气虚型的慢性胃炎患者食用。

党参（补中益气+健脾益肺）

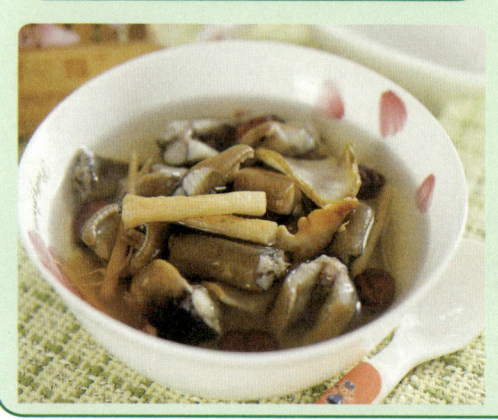

党参鳝鱼汤

材料 鳝鱼200克，党参20克，红枣10克，佛手5克，盐适量

制作 ①将鳝鱼杀死，去内脏，洗净，切段。②党参、红枣、佛手洗净，备用。③把党参、红枣、佛手、制大黄、鳝鱼段加适量清水，大火煮沸后，小火煮1小时，以盐调味即可。

功效 本品具有温中健脾、行气止痛的功效，适合气虚胃寒的胃炎患者食用。

[慢性胃炎 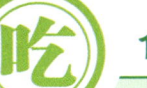 什么？]

沙参（益脾健胃+养肝补肾）

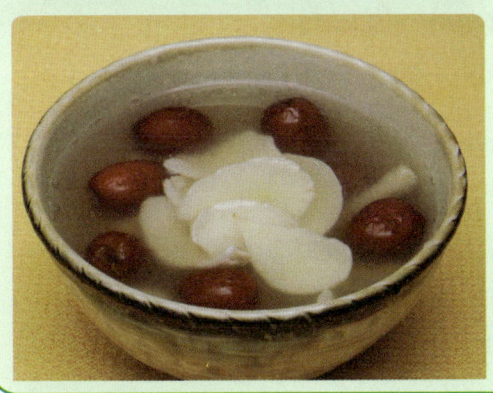

沙参百合甜枣汤

◎材料 沙参20克，新鲜百合30克，红枣5颗，藕节15克，冰糖适量

◎制作 ①百合剥瓣，洗净；沙参、藕节、红枣分别洗净，红枣泡发1小时。②沙参、藕节、红枣盛入煮锅，加3碗水，煮约20分钟，至汤汁变稠。③加入剥瓣的百合续煮5分钟，汤味醇香时，加冰糖煮至溶化即可。

◎功效 本品具有养胃生津、滋阴润燥的功效，适合胃阴亏虚型的慢性胃炎患者。

枳实（破气散痞+泻痰消积）

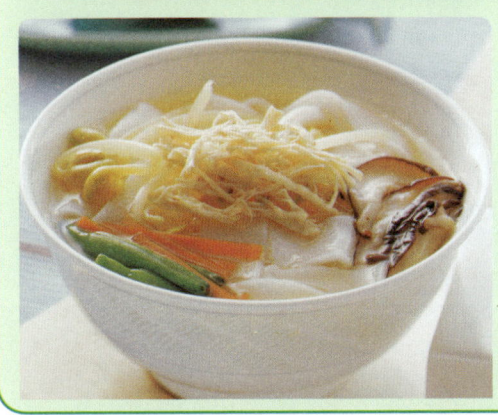

枳实金针河粉

◎材料 金针菇45克，黄豆芽5克，胡萝卜15克，河粉90克，枳实及厚朴各10克，盐、胡椒粉、素肉臊、高汤各适量

◎制作 ①枳实、厚朴洗净，煎取药汁备用。②胡萝卜洗净切丝；黄豆芽、金针菇洗净。③河粉、药汁、高汤入锅煮沸，加入金针菇、黄豆芽、胡萝卜煮熟，放入盐、胡椒粉、素肉臊拌匀即可。

◎功效 本品疏肝解郁、理气宽中，适合肝胃不和型的慢性胃炎患者食用。

白术（健脾益气+燥湿利水）

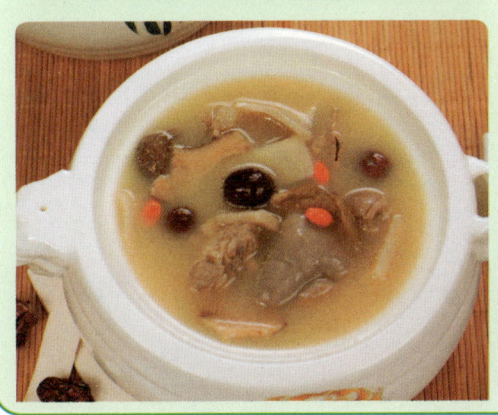

山药白术羊肚汤

◎材料 羊肚250克，红枣、枸杞各15克，山药、白术各10克，盐、鸡精各5克

◎制作 ①羊肚洗净，切块，汆水；山药洗净，去皮，切块；白术洗净，切段；红枣、枸杞洗净，浸泡。②锅中烧水，放入羊肚、山药、白术、红枣、枸杞，加盖。③炖2小时后调入盐和鸡精即可。

◎功效 本品具有疏肝解郁、理气宽中的功效，适合肝胃不和型的慢性胃炎患者食用。

[慢性胃炎  什么？]

◎慢性胃炎患者忌吃食物及原因

慢性胃炎若治疗不及时，最终容易导致胃癌，所以应忌食一切对病情不利的食物，以下食物绝对禁食。

油条

不宜吃油条的原因

❶ 油条经高温油炸而成，油温可高达190℃，在如此高温下，油脂中所含的营养物质如人体必需脂肪酸、各种维生素等基本上或者已经全部被氧化破坏了，不饱和脂肪酸发生聚合，形成二聚体、多聚体等大分子化合物，这些物质不易被消化，慢性胃炎患者食用后无疑是加重了胃的消化负担。

❷ 油条在高温油炸的过程中产生了大量的致癌物质，慢性胃炎患者长期食用可能导致胃癌，而且油条在制作过程中加入了元素铝，长期食用可导致老年痴呆。

忌吃关键词：不易消化、致癌物质、铝

煎饼

不宜吃煎饼的原因

❶ 慢性胃炎患者不适宜使用过硬的食品，否则会使胃黏膜受到摩擦而造成损伤，加重黏膜的炎性病变，而煎饼由粗粮烙制而成，其韧性和硬度较其他面食都要高，慢性胃炎患者不宜食用。

❷ 煎饼的主要原料一般为面粉、玉米粉、高粱、玉米等，这些都是粗纤维食物，每百克中的粗纤维均在2克以上，粗纤维很难被消化吸收，这些食物在胃中滞留时间过久，还有可能因为产气过多而引起腹胀，所以慢性胃炎患者不宜食用煎饼。

忌吃关键词：硬、粗纤维

芸豆

不宜吃芸豆的原因

❶ 芸豆营养丰富，蛋白质、钙、铁、B族维生素的含量都很高，但是芸豆在消化吸收的过程中会产生过多的气体，产生腹胀，不利于慢性胃炎患者的病情。

❷ 芸豆的籽粒中含有一种毒蛋白，生吃或夹生吃都会导致腹泻、呕吐等现象，加重急性胃炎的病情。在高温的作用下可把毒素完全破坏掉，所以在烹煮芸豆时，最好可以在100℃的温度下，焖炒30分钟以上。

忌吃关键词：产气、毒蛋白

[慢性胃炎 禁 什么？]

肥 肉

不宜吃肥肉的原因

❶ 肥肉中的脂肪含量极高，如一般的半肥瘦猪肉的脂肪含量在37%左右，脂肪很难消化，慢性胃炎患者若过多地摄入脂肪，无疑是加重了胃的消化负担，从而加重慢性胃炎的病情。

❷ 慢性肠炎患者多数身体比较虚弱，抗病能力很差，肥肉含油脂过高，有滑肠的作用，会加重腹泻，从而会影响身体的恢复。

忌吃关键词

不易消化、油脂过高

螃 蟹

不宜吃螃蟹的原因

❶ 蟹肉性寒，不宜多食，肠胃功能较弱的慢性胃炎患者应忌食，否则容易引起饭后胃痛、腹泻、呕吐等症状。对于脾胃虚寒型的慢性胃炎患者来说，蟹肉更是大忌，食用后可加重其胃痛、泛吐清水、神疲乏力、食欲不振、手足冰凉怕冷等症状。

❷ 蟹肉属于过敏性食物，胃肠较敏感的患者食后会引发急性胃肠炎，慢性胃炎患者更应禁食。

忌吃关键词

性寒、易过敏

牛 奶

不宜喝牛奶的原因

❶ 牛奶中含有较多的脂肪，含量可在3.5%以上，脂肪较难消化，加重了胃的消化负担，而且由于脂肪具有润滑肠道的作用，肠胃较弱的慢性胃炎患者过多饮用后还可能引起腹泻。

❷ 牛奶中含有较多乳糖，乳糖在进入肠道之后，会发酵产生大量的气体，从而引起腹胀、腹痛等症状，不利于慢性胃炎的病情。

忌喝关键词

高脂肪、乳糖

[慢性胃炎 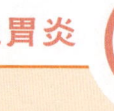 禁 什么？]

白酒

◀ 不宜喝白酒的原因

❶ 白酒能够直接破坏胃黏液屏障，使胃腔内的氢离子反弥散进入胃黏膜，从而导致胃黏膜发生充血、水肿，甚至可导致胃黏膜糜烂，严重地影响慢性胃炎的病情。

❷ 胃黏膜会合成一种叫作前列腺素E的物质，这种物质可以抑制胃酸分泌，保护胃黏膜，反之，如果前列腺素E的分泌缺乏，就可引起胃黏膜的损害。而现代研究证明，饮用一定量的啤酒，特别是饮用白酒这样的烈酒，可以抑制或减少胃黏膜合成前列腺素E，损害胃黏膜，使慢性胃炎的病情加重。

❌ 忌喝关键词

胃黏液屏障、前列腺素E

咖啡

◀ 不宜喝咖啡的原因

❶ 咖啡中含有一种黄嘌呤生物碱化合物——咖啡因，咖啡因是一种中枢神经兴奋剂，可兴奋人的中枢神经，兴奋心肌，人们常把它作为提神醒脑之用，但是，慢性胃炎患者多伴有精神状况不佳，多饮咖啡会影响睡眠质量，久之还可引起神经衰弱。

❷ 咖啡中的咖啡因成分可刺激胃的腺体分泌胃酸，使胃酸浓度增加，破坏胃黏膜屏障，直接加重慢性胃炎的病情。

❌ 忌喝关键词

咖啡因、刺激胃酸分泌

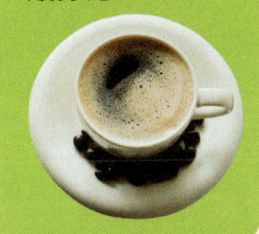

浓茶

◀ 不宜喝浓茶的原因

❶ 浓茶会稀释胃液，降低胃液的浓度，影响胃的正常消化功能，从而引起消化不良、腹痛、腹胀等症状，加重慢性胃炎的病情。

❷ 浓茶会刺激胃的腺体分泌胃酸，使胃酸浓度增加，会破坏胃黏膜屏障，加重溃疡的病情，这对于慢性胃炎十分不利。

❸ 慢性胃炎患者由于病程长，病情反复，往往伴随精神状态的不佳，而浓茶中含有兴奋神经的茶碱，会影响患者的睡眠质量，久之还可引起神经衰弱。

❌ 忌喝关键词

刺激性、鞣酸、咖啡因

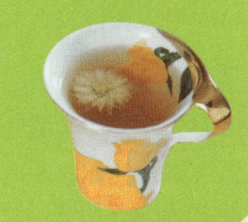

[慢性胃炎 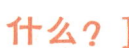 禁 什么？]

炸薯条

不宜吃炸薯条的原因

❶ 由于其制作过程的特殊性，炸薯条是富含油脂和脂肪的食物，它们不容易被消化，慢性胃炎患者食用后，会加重其胃的消化负担，不利于病情。

❷ 炸薯条的原料主要为土豆，2002年，瑞典科学家证实了一个事实，土豆等含淀粉的食物在高温烹炸下会产生过量的丙烯酰胺，在炸薯条中检出的丙烯酰胺含量足足是饮水中允许的最大限量的500多倍，丙烯酰胺是一种致癌物质，对于慢性胃炎患者的病情不利。

忌吃关键词

油脂、脂肪、丙烯酰胺

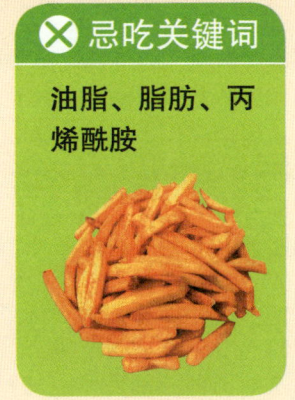

冰激凌

不宜吃冰激凌的原因

❶ 进食冰激凌等生冷食物，若过多过快，会刺激内脏血管，使局部出现贫血，使胃肠道的消化能力和杀菌能力减弱，从而使胃肠道容易受感染而发生炎症病变，加重慢性胃炎的病情。

❷ 冰激凌属于生冷食物，中医认为，肠胃较弱的人不适宜食用太多生冷的食物，尤其是脾胃虚寒型的慢性胃炎患者，否则可加重其神疲乏力，食欲不振，手足冰凉怕冷，大便稀、小便清长等症状，还可能诱发病情急性发作。

忌吃关键词

生冷食物

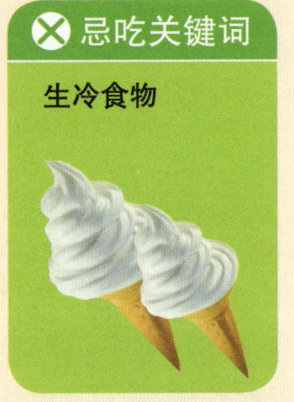

辣 椒

不宜吃辣椒的原因

❶ 辣椒中含有特有的辣椒素等，对哺乳动物包括人类都有刺激性，并且可在口腔中产生灼热感，人食用辣椒后，辣椒素会剧烈刺激胃黏膜，使胃黏膜高度充血，蠕动加快，引起胃疼、腹痛、腹泻等症状，甚至可诱发慢性胃炎急性发作。

❷ 中医认为，肝胃郁热型的急性胃炎多由嗜食烈酒、燥热性食物所致，而辣椒性热，且具有刺激性，慢性胃炎患者不宜食用，否则可加重胸胁疼痛、烦躁易怒、烧心、反酸、口苦咽干，口渴喜冷饮、大便干燥等症状。

忌吃关键词

辣椒素、刺激性、性热

胃及十二指肠溃疡

◎亦称为消化性溃疡，多由胃酸分泌过多、感染幽门螺杆菌、胃黏膜受损、精神情志影响，或长期服用非固醇类药物所造成。症状为中上腹部疼痛，胃溃疡常在餐后饱胀时痛，而十二指肠溃疡多在饥饿时痛，并伴反酸、恶心、胃灼热及黑便等症状。

中医分型

❶ 肝郁气滞型

- **症状剖析** 胃脘灼热疼痛，伴胁肋满闷隐痛，口干口苦，心烦易怒，嗳气频繁、吐酸，反胃烧心，受情绪刺激时疼痛发作或加重，舌苔薄白。
- **治疗原则** 疏肝解郁、理气止痛。
- **饮食禁忌** 忌食辛辣刺激、酸性、肥腻等食物。

对症药材 ❶白芍 ❷香附 ❸佛手 ❹郁金 ❺木香 ❻枳实
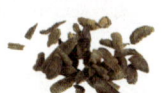

对症食材 ❶猪肚 ❷茼蒿 ❸猕猴桃 ❹黄花菜 ❺香菇
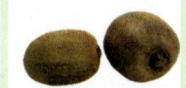

❷ 脾胃虚寒型

- **症状剖析** 胃脘部隐隐作痛，喜温喜按，空腹时疼痛加重，进食后会缓解，泛吐清水，神疲乏力，不思饮食，摄食量少，手脚冰凉，大便溏稀，舌淡苔白。
- **治疗原则** 温胃散寒、健脾止痛。
- **饮食禁忌** 忌食寒凉生冷食物以及酸性食物等。

对症药材 ❶桂枝 ❷吴茱萸 ❸艾叶 ❹生姜
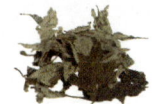

对症食材 ❶羊肉 ❷狗肉 ❸茼蒿 ❹荔枝
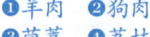
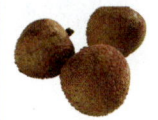

❸ 阴虚胃热型

- **症状剖析** 胃脘部隐隐作痛，有饥饿感但不欲饮食，恶心反胃、干呕、咽干口燥，小便黄、大便干结，舌色红苔黄。
- **治疗原则** 清热泻火、滋阴益胃。
- **饮食禁忌** 忌食燥热性食物，忌烈酒等。

对症药材 ❶沙参 ❷麦冬 ❸百合 ❹玉竹 ❺知母 ❻芦根

对症食材 ❶墨鱼 ❷田螺 ❸干贝 ❹兔肉 ❺胡萝卜 ❻猕猴桃 ❼海带
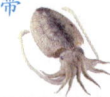

❹ 瘀血阻滞型

- **症状剖析** 胃脘部疼痛有针刺感，且疼痛固定拒按，进食后疼痛加重，夜间较明显。或伴有呕血、黑便，舌质暗或有瘀斑。
- **治疗原则** 活血化瘀、止血止痛。
- **饮食禁忌** 忌食辛辣刺激性食物、忌干硬食物。

对症药材 ❶延胡索 ❷田七 ❸白及
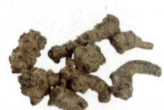

对症食材 ❶墨鱼 ❷茄子 ❸黑木耳 ❹油菜 ❺鳕鱼
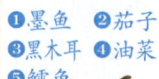
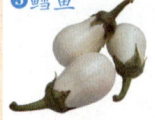

民间秘方

❶ 将10克田七、15克核桃仁一起研成粉末，放入杯中，加入白开水250毫升，加盖焖5分钟，再加入适量蜂蜜搅拌均匀即可饮用。可待茶饮用。可健脾润肠、止血化瘀，适合消化性溃疡出血者食用。

❷ 将15克高良姜打成细粉备用，再将100克粳米淘洗干净，放入锅中，加水适量，煮至粥成后，加入高良姜粉，再煮3分钟即可。当正餐食用，每日一次。可暖脾胃、止疼痛，适合脾胃虚寒的溃疡患者食用。

饮食宜忌

宜

√ 消化性溃疡患者应选择吃些不会促进胃酸分泌或者能中和胃酸且热量较多的食物，主食宜吃软米饭、燕麦粥、面条以及含碱的面包或馒头。

√ 饮食宜清淡、少吃刺激性食物，晚餐不宜过饱，待食物消化后再睡觉。

忌

× 忌饮浓茶、浓咖啡以及食用辛辣、油腻等有刺激性的食物，戒烟忌酒。

× 忌食过硬、粗糙的食物，易反复摩擦胃黏膜，加重溃疡面的损伤，而且不利于消化。

生活保健

◎ 由于精神因素也是引起溃疡病的一个重要原因，所以溃疡病患者要保持良好的心态和心情，避免受情绪刺激，切忌长期抑郁或烦躁。

◎ 饮食上要注意细嚼慢咽，避免急食，咀嚼可增加唾液分泌，后者能稀释和中和胃酸，并具有提高黏膜屏障作用。

◎ 急性溃疡活动期以少吃多餐为宜，每天进食4～5次即可，一旦症状得到控制，应较快恢复到平时的一日三餐。

◎ 有胃癌家族遗传史的消化道溃疡患者要定期去医院检查，必要时做胃镜检查，并坚持服药，遇有症状加重、消瘦、厌食、黑便等情况时，应及时到医院检查。

⊗ 由于消化性溃疡的形成与胃液中的胃酸和胃蛋白酶的消化作用有关，故切忌空腹上班和空腹就寝。

[胃及十二指肠溃疡 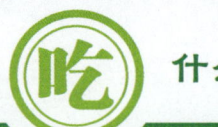 什么？]

◎胃及十二指肠溃疡患者宜吃的食物及其简易食疗方

胃及十二指肠溃疡证属肝郁气滞者，应多食疏肝理气的药膳，如佛手青皮饮；脾胃虚寒者应多食散寒止痛的药膳，如山药核桃羊肉汤；阴虚胃热者应多食清热滋阴的药膳，如百合参汤、田螺墨鱼骨汤；瘀血阻滞者应多食活血化瘀的药膳，如田七煮鸡蛋。

羊肉（益气补虚+促进消化）

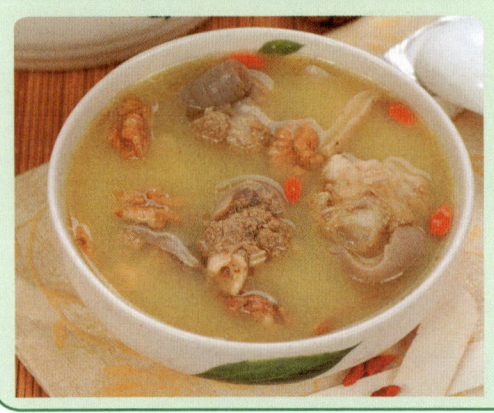

山药核桃羊肉汤

◎ **材料** 羊肉300克，山药、核桃各适量，枸杞10克，盐5克，鸡精3克

◎ **制作** ①羊肉洗净、切件，氽水；山药洗净，去皮切块；核桃取仁洗净；枸杞洗净。②锅中放入羊肉、山药、核桃、枸杞，加入清水，小火慢炖至核桃变得酥软之后，关火，加入盐和鸡精调味即可。

◎ **功效** 本品具有温胃散寒、健脾止痛的功效，适合脾胃虚寒型的胃及十二指肠溃疡患者食用。

鲫鱼（益气健脾+利水消肿）

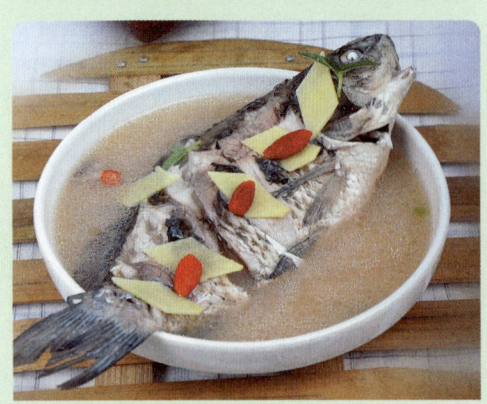

鲫鱼生姜汤

◎ **材料** 鲫鱼1条，生姜30克，枸杞适量，精盐适量

◎ **制作** ①将鲫鱼处理干净切花刀；生姜去皮洗净，切片备用。②净锅上火倒入水，下入鲫鱼、姜片、枸杞烧开，调入精盐煲至熟即可。

◎ **功效** 本品具有温胃散寒、健脾止痛的功效，适合脾胃虚寒型的胃及十二指肠溃疡患者食用。

[胃及十二指肠溃疡 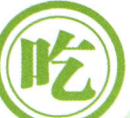 吃 什么？]

茼蒿（补肝利尿+宽中理气）

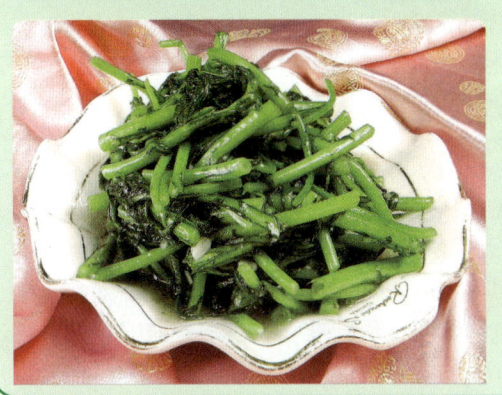

素炒茼蒿

材料 茼蒿500克，蒜蓉10克，盐3克，鸡精1克

制作 ①将茼蒿洗净，切段。②油锅烧热，放入蒜蓉爆香，倒入茼蒿快速翻炒至熟。③最后调入盐和鸡精调味，出锅装盘即可。

功效 本品具有疏肝解郁、理气止痛的功效，适合肝郁气滞型的胃及十二指肠溃疡患者食用。

胡萝卜（健脾和胃+补肝明目）

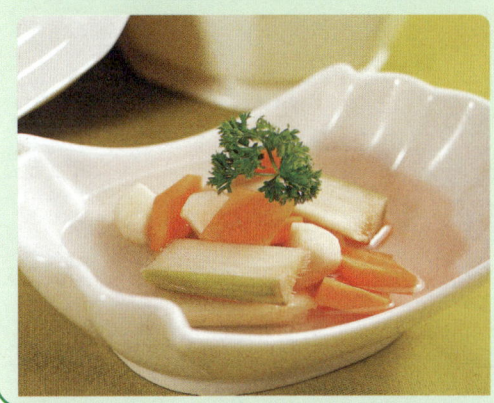

胡萝卜甘蔗

材料 胡萝卜250克，马蹄250克，甘蔗50克，盐适量

制作 ①将胡萝卜洗净，去皮，切厚片；马蹄去皮，洗净，切两半；甘蔗削皮，斩段后破开。②将全部原料放入锅内，加水煮沸，小火炖1～2小时。③炖好后，加盐调味，盛盘即可。

功效 本品具有清热泻火、滋阴益胃的功效，适合阴虚胃热型的胃及十二指肠溃疡患者食用。

鸡蛋（清热解毒+润肺利咽）

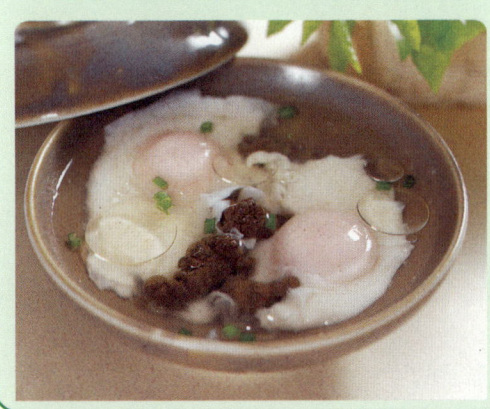

田七煮鸡蛋

材料 田七10克，鸡蛋2个，盐少许

制作 ①将田七用清水洗净，备用。②锅洗净，置于火上，将田七放入锅中，加入适量清水，煮片刻。③最后打入鸡蛋，煮至熟，再调入盐即可。

功效 本品具有活血化瘀、止血止痛的功效，适合瘀血阻滞型的胃及十二指肠溃疡患者食用。

[胃及十二指肠溃疡 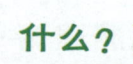 什么?]

墨鱼（健脾利水+滋阴养血）

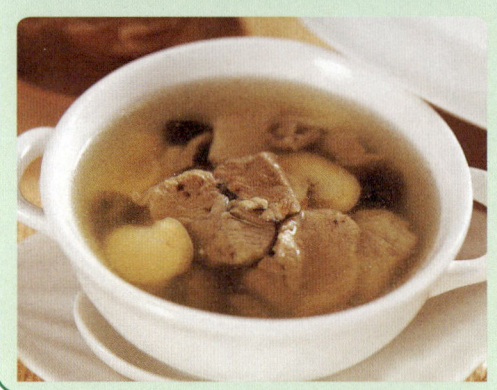

田螺墨鱼骨汤

◎ **材料** 大田螺200克，猪肉片100克，墨鱼骨20克，浙贝母10克，蜂蜜适量

◎ **制作** ①墨鱼骨、浙贝母用清水洗净备用。②大田螺取肉，猪肉切片，同放于砂锅中，注入清水500毫升，煮成浓汁。③然后将墨鱼骨和浙贝母加入浓汁中，再用小火煮至肉质烂成羹，调入蜂蜜即可。

◎ **功效** 本品具有养血滋阴、健脾利水、温胃散寒、疏肝理气、收敛止血的功效，适合各个证型的胃及十二指肠溃疡患者。

田七（止血散瘀+消肿定痛）

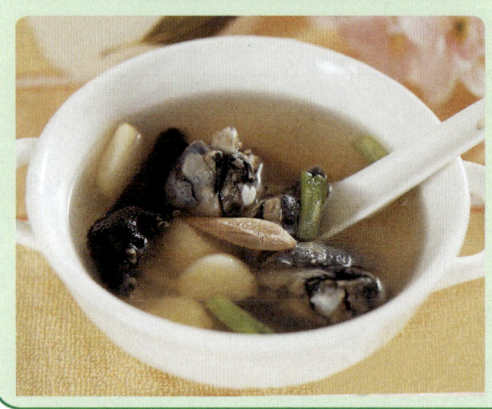

田七郁金炖乌鸡

◎ **材料** 田七6克，郁金9克，乌鸡500克，绍酒、姜、葱、盐、大蒜各适量

◎ **制作** ①田七切小粒，郁金；鸡肉洗净；大蒜切片；姜切片；葱切段。②乌鸡放入蒸盆内，加入姜、葱、蒜，在鸡身上抹匀绍酒、盐，把田七、郁金放入鸡腹内，注入清水300毫升。③把蒸盆置蒸笼内，用大火蒸50分钟即成。

◎ **功效** 本品活血化瘀、疏肝理气，适合瘀血阻滞、肝郁气滞型的患者食用。

艾叶（温经止血+理气散寒）

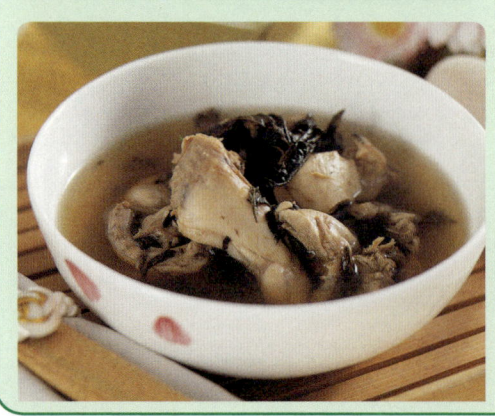

艾叶煮鹌鹑

◎ **材料** 鹌鹑2只，艾叶30克，菟丝子15克，川芎10克，黄酒、盐、麻油各适量

◎ **制作** ①将鹌鹑洗净，艾叶、菟丝子、川芎分别洗净。②砂锅中注入清水200毫升，放入艾叶、菟丝子、川芎和鹌鹑，烧开后，捞去浮沫，加入黄酒和盐，小火炖至熟烂，下味精，淋麻油即可。

◎ **功效** 本品具有温胃散寒、理气止血的功效，适合脾胃虚寒、肝郁气滞、瘀血阻滞型的胃及十二指肠溃疡患者食用。

[胃及十二指肠溃疡 吃 什么？]

百合（养阴润肺+清心安神）

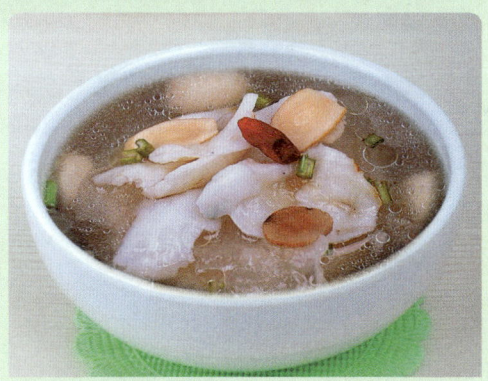

百合参汤

◎ **材料** 水发百合75克，水发莲子30克，沙参1个，冰糖适量

◎ **制作** ①将水发百合、水发莲子均洗净，沙参用温水清洗备用。②净锅上火，倒入矿泉水，调入冰糖，下入沙参、水发莲子、水发百合煲至熟即可。

◎ **功效** 本品具有清热泻火、滋阴益胃的功效，适合阴虚胃热型的胃及十二指肠溃疡患者食用。

白芍（养血柔肝+缓中止痛）

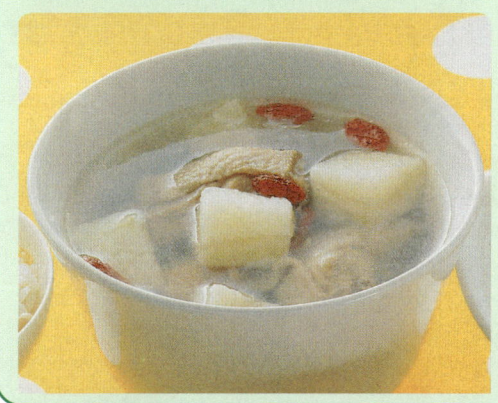

白芍山药鸡汤

◎ **材料** 莲子及山药各50克，鸡肉40克，白芍10克，枸杞5克，盐适量

◎ **制作** ①山药去皮，切块状；莲子洗净，与山药一起放入热水中稍煮，备用；白芍及枸杞洗净。②鸡肉洗净，入沸水余去血水。③锅中加适量水，放入山药、白芍、莲子、鸡肉，大火煮沸，转中火煮至鸡肉熟烂，加枸杞，调入盐即可食用。

◎ **功效** 本品疏肝解郁、理气止痛，适合肝郁气滞型消化性溃疡患者食用。

佛手（芳香理气+健胃止呕）

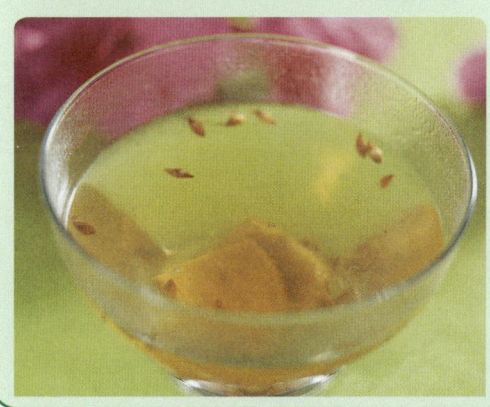

佛手青皮饮

◎ **材料** 青皮及佛手各10克，生麦芽30克，白头翁6克，冰糖20克

◎ **制作** ①把青皮洗净，切碎；佛手、白头翁洗净，备用；生麦芽洗净，去杂质。②将青皮、佛手、生麦芽、白头翁放入炖锅内，加入250毫升水。③把炖锅置大火上烧沸，再用小火炖煮25分钟，去渣，加入冰糖拌匀即成。

◎ **功效** 本品疏肝解郁、理气止痛，适合肝郁气滞型的消化性溃疡患者食用。

[胃及十二指肠溃疡 禁 什么？]

◎胃及十二指肠溃疡患者忌吃食物及原因

胃及十二指肠溃疡患者应少食刺激胃酸分泌的食物，如苹果、柠檬、咖啡等，忌食难消化食物，如糯米、红薯等。

糯米

不宜吃糯米的原因

❌ 忌吃关键词
难消化、加重胃痛

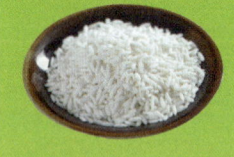

❶《本草纲目》中有记载："糯米黏滞难化，小儿、病人最宜忌之。"现代研究发现，糯米的主要成分淀粉中葡萄糖分子缩合时的连接方式与其他粮食的有所不同，其属于支链淀粉，人食用后很难消化，胃及十二指肠溃疡患者食用会增加胃的消化负担，加重消化不良症状。

❷ 糯米难以被消化，于是会滞留在胃内，时间长了便会刺激胃壁细胞及胃幽门部的细胞，促使胃酸分泌增加，胃及十二指肠溃疡病人食后可使疼痛加剧，甚至诱发胃穿孔、出血等。

螃蟹

不宜吃螃蟹的原因

❌ 忌吃关键词
性寒、发物

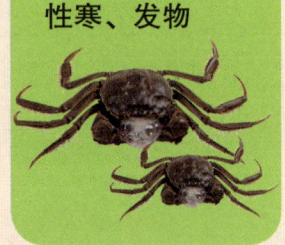

❶ 蟹肉性寒，一般人食用也有可能导致腹痛、腹泻、消化不良等症，胃及十二指肠溃疡患者脾胃功能虚弱，应忌吃。

❷《本草经疏》中曰："脾胃寒滑、腹痛喜热恶寒之人，咸不宜服。"故脾胃虚寒型的胃及十二指肠溃疡患者应忌食蟹，否则可加重患者胃作痛、神疲乏力、不思饮食、摄食量少、手脚冰凉、大便溏稀等症状。

❸ 中医认为，蟹为发物，患有慢性胃炎、胃及十二指肠溃疡等慢性病者应忌食，否则可引起旧病复发或病情加重。

红薯

不宜吃红薯的原因

❌ 忌吃关键词
氧化酶、膳食纤维

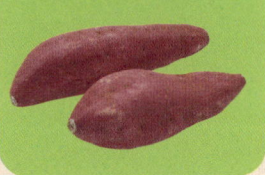

❶《本草纲目拾遗》中指出："中满不宜多食，能壅气。"现代研究证明，红薯中含有一种氧化酶，这种酶容易在人的胃肠道产生大量的二氧化碳气体，使人出现腹胀、呃逆、排气等症状，对胃及十二指肠溃疡患者病情不利。

❷ 红薯含有大量的不被消化的膳食纤维，在胃中滞留可刺激胃酸的分泌，而同时红薯的含糖量较高，也会刺激胃酸分泌，胃酸分泌过多会刺激溃疡面，使胃及十二指肠溃疡患者出现胃痛加剧，甚至诱发胃穿孔、出血等。

[胃及十二指肠溃疡 禁 什么？]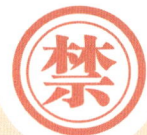

芹菜

不宜吃芹菜的原因

❶ 胃及十二指肠溃疡患者的主要症状为腹部疼痛或消化不良，而芹菜是高纤维食物，含有大量的粗纤维，这些粗纤维不能被消化，无疑是加重了患者胃的消化负担，而且粗纤维在胃中的滞留，可刺激胃酸分泌增加，使溃疡病情加重。

❷ 芹菜性凉，偏微寒，脾胃虚弱者食用后容易引起腹痛、腹泻等症状，脾胃虚寒型的胃及十二指肠溃疡患者进食更会加重其胃痛、乏力、食欲不振、大便溏稀等症状。

✕ 忌吃关键词
粗纤维、性凉

韭菜

不宜吃韭菜的原因

❶ 韭菜中含有的硫化物——硫化丙烯具有较强的刺激性，食用后可刺激胃腺体分泌胃液，使胃酸增加，从而影响溃疡面的愈合，甚至导致溃疡加重。

❷ 韭菜含有大量的膳食纤维，这些膳食纤维不能被消化，一来增加了胃的消化负担，二来膳食纤维在胃中滞留时间过久可刺激胃酸的分泌，使胃酸增多。

❸ 韭菜性温，阴虚胃热型的胃及十二指肠溃疡患者食用后会助热伤阴，加重患者胃痛、恶心呕吐、咽干舌燥等症状。

✕ 忌吃关键词
硫化丙烯、膳食纤维、性温

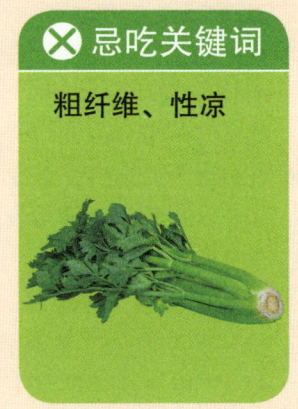

柠檬

不宜吃柠檬的原因

❶ 柠檬含有丰富的维生素和有机酸，其味极酸，过酸的食物摄入可以在胃中产生刺激，使胃酸的分泌增加，过多的胃酸会侵袭胃黏膜，引起胃溃疡、胃炎，故胃及十二指肠溃疡患者和胃炎患者均不宜食用柠檬。

❷ 柠檬本身的酸度也极强，其pH值低至2.5，胃及十二指肠溃疡患者食用后也会对其原有的溃疡面造成一定的刺激，使病情加重。

✕ 忌吃关键词
烟酸、有机酸、酸度

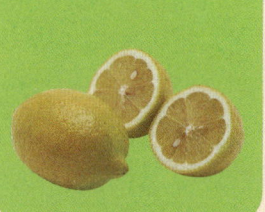

[胃及十二指肠溃疡 禁 什么？]

山楂

不宜吃山楂的原因

❶ 山楂含有大量的有机酸、果酸、山楂酸、枸橼酸等，食用后可刺激胃酸的分泌，使胃酸增加，从而刺激胃黏膜，影响溃疡的愈合，甚至使溃疡程度加重。若空腹食用，更会令胃酸猛增，使胃发胀满、发酸，加重胃及十二指肠溃疡患者胃痛的症状。

❷ 生山楂中含有鞣酸，这种鞣酸可与胃酸结合形成胃石，胃石很难消化，其在胃中滞留时间过久，就会引起胃溃疡、胃出血甚至胃穿孔。

❌ **忌吃关键词**

酸、刺激胃酸分泌

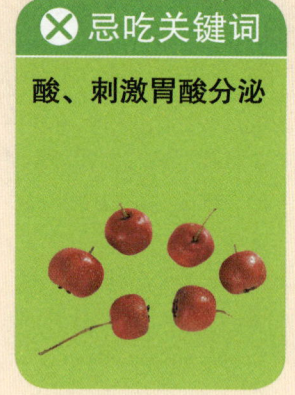

苹果

不宜吃苹果的原因

❶ 苹果中含有大量的粗纤维，粗纤维属于不溶性的膳食纤维，在胃中不能被消化，其在胃中滞留，一方面增加了胃的消化负担，另一方面也可刺激胃酸的分泌，使胃酸增多，不利于溃疡面的愈合。

❷ 苹果中含有鞣酸，鞣酸是肠道收敛剂，可以减少肠道分泌而使大便内水分减少，对于阴虚胃热型的胃及十二指肠溃疡患者来说，无疑是加重了其大便干结的症状。

❌ **忌吃关键词**

粗纤维、鞣酸

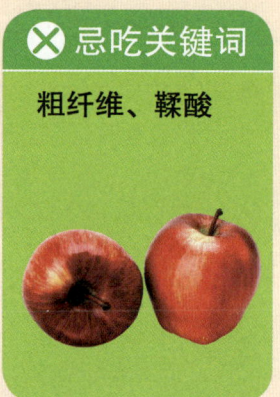

橘子

不宜吃橘子的原因

❶ 橘子中含有丰富的维生素、苹果酸、柠檬酸、枸橼酸，这些有机酸进入胃中，可刺激胃酸分泌，使胃液中的胃酸浓度增加，胃酸的增加可加重对溃疡面的刺激，加剧胃及十二指肠溃疡的病情。

❷ 橘子中含有大量的糖分，如摄入过多，多余的糖分会在胃内发酵，刺激胃酸的增加。

❸ 橘子性热，阴虚胃热型的胃及十二指肠溃疡患者食用后可加剧其胃痛、恶心、呕吐、便秘等症状。

❌ **忌吃关键词**

有机酸、糖分、性热

[胃及十二指肠溃疡 禁 什么？]

李子

不宜吃李子的原因

忌吃关键词

果酸、性凉

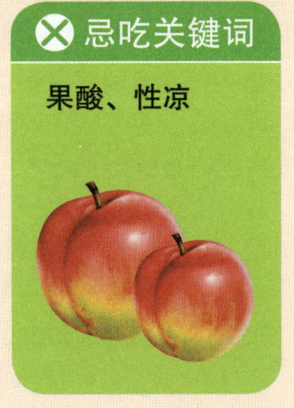

❶ 李子中含有大量的果酸，胃及十二指肠溃疡患者食用后，果酸可刺激胃腺体分泌胃酸，使胃酸增加，从而影响溃疡面的恢复，甚至可加剧溃疡的程度。

❷ 李子性凉，脾胃虚寒型的胃及十二指肠溃疡患者不宜过食，否则可损伤脾胃，加重其腹痛、乏力、手脚冰凉等症状。

❸ 关于李子的食用禁忌，在《滇南本草》就有记载："不可多食，损伤脾胃。"而在《随息居饮食谱》也有曰："多食生痰，助湿发疟疾，脾虚者尤忌之。"

巧克力

不宜吃巧克力的原因

忌吃关键词

脂肪、糖

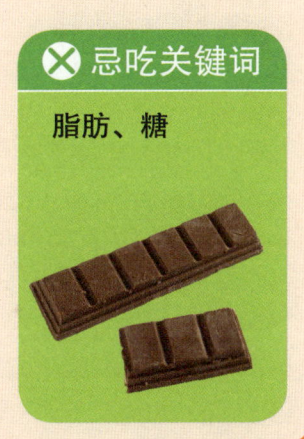

❶ 巧克力的脂肪含量很高，一般的巧克力每100克中含脂肪40.1克，过多的脂肪摄入可延迟胃排空，使胃的消化负担加重，这对于伴有消化不良症状的胃及十二指肠溃疡患者是十分不利的。

❷ 巧克力的含糖量也极高，一般的巧克力每100克中含糖53.4克，过甜的食物会刺激胃酸的分泌，使胃酸增加，从而影响溃疡面的恢复，加重胃及十二指肠溃疡的病情。

冰激凌

不宜吃冰激凌的原因

忌吃关键词

温度低、糖

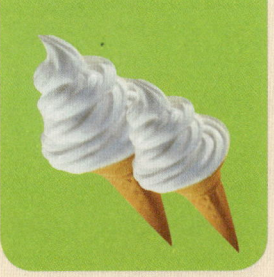

❶ 冰激凌的温度很低，甚至接近0℃，而人体的正常体温为37℃，如此悬殊的温差可对人体的胃肠道形成较大的刺激，导致胃肠道血管收缩，还会削弱胃黏膜保护屏障，引起肠道功能紊乱，引起急性胃炎，甚至发展为溃疡。

❷ 冰激凌的含糖量较高，一般的冰激凌每100克中含糖17.3克，过多的甜食进入胃中，可刺激胃腺体分泌胃酸，使胃酸增加，胃酸可侵袭胃黏膜，从而加重溃疡的病情。

[胃及十二指肠溃疡 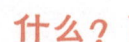 什么？]

白酒

▶ 不宜喝白酒的原因

❶ 白酒的刺激性很强，它能够直接破坏胃黏液屏障，使胃腔内的氢离子反弥散进入胃黏膜，使胃黏膜发生充血、水肿，甚至发生糜烂，严重影响胃及十二指肠溃疡患者的病情。

❷ 白酒还可以抑制或减少胃黏膜合成前列腺素E，前列腺素E是一种可以抑制胃酸分泌，保护胃黏膜的物质，它由胃黏膜合成，前列腺素E的分泌被减少或抑制了，胃酸就会分泌过多，从而损伤胃黏膜，加重溃疡损害。

❌ 忌喝关键词

刺激性、前列腺素E

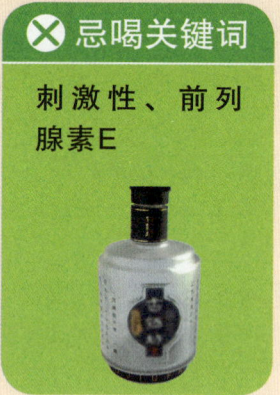

咖啡

▶ 不宜喝咖啡的原因

❶ 咖啡中含有咖啡因，咖啡因是一种黄嘌呤生物碱化合物，它能够促进胃酸的分泌，提高胃酸的浓度，故胃及十二指肠溃疡患者不适合饮用咖啡，否则增多的胃酸会增强对溃疡面的刺激，引起胃部疼痛，溃疡面出血，使病情加重。

❷ 咖啡因同时也是一种中枢神经兴奋剂，有提神醒脑之功用，但是如果长期饮用或饮用过多，可影响睡眠的质量，对于胃及十二指肠溃疡患者的病情恢复不利。

❌ 忌喝关键词

咖啡因、中枢神经兴奋剂

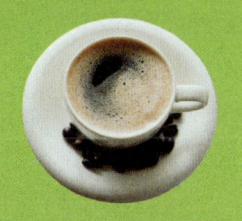

浓茶

▶ 不宜喝浓茶的原因

❶ 浓茶中含有茶碱，可刺激胃的腺体分泌胃酸，损害胃黏膜屏障，使胃黏膜出现炎性改变或溃疡性病变，加重胃及十二指肠溃疡的病情。

❷ 胃及十二指肠溃疡患者饮用浓茶后，会稀释胃液，降低胃液的浓度，使胃的消化功能不能正常运作，加重了其消化不良症状。

❸ 浓茶中含有的茶碱还有兴奋中枢神经的作用，多饮会影响睡眠，长此以往还会导致神经衰弱，对于胃及十二指肠溃疡的病情恢复不利。

❌ 忌喝关键词

茶碱、刺激胃黏膜

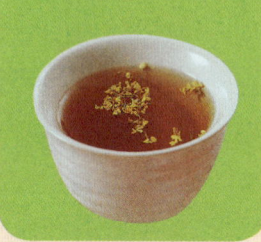

[胃及十二指肠溃疡 禁 什么？]

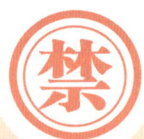

醋

不宜吃醋的原因

❶ 胃及十二指肠溃疡患者食用醋后，醋可直接腐蚀胃肠黏膜而加重溃疡病，另一方面，它又含有大量的有机酸，可促使胃的腺体分泌大量的胃酸，使胃酸增多，从而刺激溃疡面，加重病情。

❷ 醋酸能够改变人体局部环境的酸碱度，从而使某些药物不能发挥作用或者使药物的作用减弱。胃及十二指肠溃疡患者常常使用抗酸剂，如碳酸氢钠、氧化镁、氢氧化铝、碳酸钙等，而醋可中和这些碱性药，从而使其失效。

忌吃关键词

有机酸、醋酸

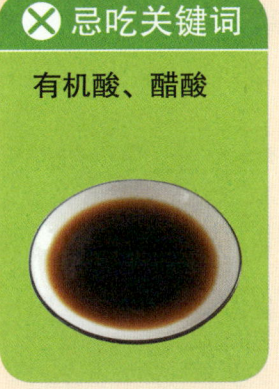

辣椒

不宜吃辣椒的原因

❶ 辣椒是属于大热大辛的食物，其具有非常强烈的刺激性，胃及十二指肠溃疡患者食用后会由于胃酸的分泌增加，刺激溃疡面，使溃疡的程度加重，不利于患者的病情，严重者还有可能引起胃出血、穿孔等。

❷ 中医认为，辣椒性热，阴虚胃热型的胃及十二指肠溃疡患者尤其不宜食用辣椒，否则会加重患者胃痛、恶心呕吐、咽干舌燥、大便干结等症状。

忌吃关键词

性热、味辛、强刺激性

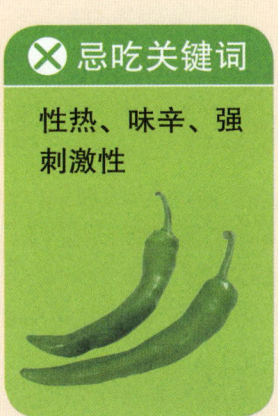

大蒜

不宜吃大蒜的原因

❶ 大蒜中具有广泛的药理、药效作用是因为其含有很多的含硫化合物，这些含硫化合物又统称为大蒜精油。大蒜精油也是构成大蒜独有辛辣气味的主要风味物质，这种辛辣的刺激可促使胃酸分泌增加，使胃酸浓度增大，从而影响溃疡面的恢复，故胃及十二指肠溃疡患者不宜食用大蒜。

❷ 大蒜性温，关于大蒜的食用禁忌，《本草经疏》中早有记载："凡肺胃有热，肝肾有火，气虚血弱之人，切勿沾唇。"由此可见，阴虚胃热型的胃及十二指肠溃疡患者尤其不宜食用大蒜。

忌吃关键词

大蒜精油、性温

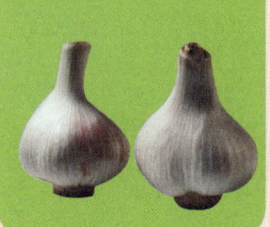

慢性肠炎

◎慢性肠炎多由细菌、霉菌、病毒、原虫等微生物感染以及过敏、变态反应等原因所致。临床表现为长期或反复发作的腹痛、腹泻及消化不良等症，重者可有黏液便或水样便。中医认为，慢性肠炎多因脾肾虚弱，饮食不洁，水湿下注所致。

中医分型

❶ 脾胃气虚型

- **症状剖析** 大便时稀时泻，水谷不化，稍食油腻食物大便次数就会增多，饮食减少，脘腹胀满不舒，面色萎黄，神疲乏力、倦怠懒言，舌淡苔白。
- **治疗原则** 健脾化湿、涩肠止泻。
- **饮食禁忌** 忌寒凉生冷食物，忌滑肠通便食物。

对症药材：❶砂仁 ❷白术 ❸茯苓 ❹山药 ❺黄芪

对症食材：❶猪肚 ❷白扁豆 ❸粳米 ❹糯米 ❺乌鸡 ❻鲈鱼 ❼蚕豆

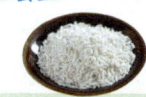

❷ 脾肾阳虚型

- **症状剖析** 五更时刻（黎明前）肚脐周围疼痛，肠鸣泄泻，泻后则舒，平素畏寒怕冷，手足冰凉，腰膝酸软，舌淡苔白。
- **治疗原则** 温补脾阳、固肾止泻。
- **饮食禁忌** 忌寒凉生冷食物、忌滑肠通便性食物。

对症药材：❶芡实 ❷金樱子 ❸补骨脂 ❹肉豆蔻

对症食材：❶猪肠 ❷白扁豆 ❸莲子 ❹板栗 ❺干姜

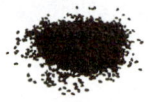 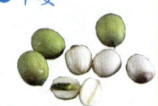

❸ 肝郁型

- **症状剖析** 平素胸胁胀闷，嗳气食少，每次都因情绪紧张发生腹痛腹泻，口苦，舌色淡红。
- **治疗原则** 疏肝解郁、涩肠止泻。
- **饮食禁忌** 忌食辛辣刺激性食物，忌食易导致腹胀的食物。

对症药材：❶柴胡 ❷郁金 ❸合欢皮

对症食材：❶鹌鹑 ❷南瓜 ❸荔枝 ❹柿子

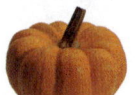

❹ 湿热型

- **症状剖析** 腹痛，便稀恶臭，排便次数增多，肛门灼热，舌质红，苔黄腻。
- **治疗原则** 清热利湿、健脾止泻。
- **饮食禁忌** 忌食辛辣刺激性食物，忌食肥甘厚味。

对症药材：❶黄连 ❷板蓝根 ❸茯苓 ❹冬瓜皮

对症食材：❶马齿苋 ❷薏米 ❸莲子 ❹大蒜 ❺蕨菜 ❻石榴 ❼鳜鱼

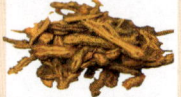 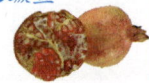

饮食宜忌

宜

√ 宜选择容易消化的鱼、虾、蛋、豆类制品等，以免肠胃负担过重而影响病情。

√ 伴有脱水现象的慢性肠炎患者，可适当地喝一些淡盐水、米汤、米粥、菜汤等，以补充水、盐和维生素。

√ 多食含有鞣酸果胶的食物，如苹果、石榴等均有涩肠止泻的作用。

忌

× 忌食多纤维、高脂肪的食物，因为纤维素可促进肠胃蠕动从而导致腹泻症状加重，而脂肪有润滑肠道的作用，并且不容易消化，食用后会增加肠胃的负担。

× 慢性肠炎患者伴有腹胀、肠鸣音过强时，应忌吃蔗糖、土豆、红薯、白萝卜等会产气发酵的食物。以免加重腹胀症状。

× 忌食具有润肠通便功效的药物，如杏仁、大黄等。

× 忌生冷不洁食物；忌过热、过凉食物。

× 忌烟、酒、辣椒等辛辣刺激性食物。

× 肠胃敏感者忌食海鲜类食物。

民间秘方

❶ 取川芎、白茯苓、人参、白术、白芍、当归、桂枝各5克，粟米50克，分别用清水洗净，一起放入铝锅内，加入适量的清水，先以大火煮沸，然后转小火煮30分钟，滤去渣取汁代茶饮，每日1次，有消炎止泻的作用，适用于慢性肠炎患者。

❷ 取车前子30克，用清水洗净后放入炖锅内，加入300克清水以大火煮，待烧沸后转小火继续煎煮25分钟，关火，滤渣取汁，加入25克白糖搅拌均匀即可，代茶饮用，有止痛止泻的作用，适用于慢性肠炎患者，可有效地缓解腹泻症状。

生活保健

✓ 预防慢性肠炎要把好"病从口入"这道关，注意个人卫生和环境卫生，注意扑灭蟑螂、苍蝇等。

✓ 慢性肠炎病人多为身体虚弱、抵抗力弱者，因此慢性肠炎患者更应该注意饮食卫生，且平时要多加强锻炼，增强体质。

✓ 保持心情舒畅，长期的悲伤、紧张、恐惧等情绪可使神经功能紊乱，从而导致胃壁的血管痉挛性收缩，诱发胃炎、胃溃疡等病症，所以，慢性肠炎患者保持良好的心情对于病情的恢复非常有利。

✓ 处理慢性肠炎患者的排泄物的时候要特别小心，以免发生传染。

[慢性肠炎  什么？]

◎慢性肠炎患者宜吃的食物及其简易食疗方

慢性肠炎的主要食疗原则是涩肠止泻，证属脾胃气虚者，应多食用健脾止泻的药膳，如砂仁鲫鱼汤；脾肾阳虚者应多食温脾固肾、涩肠止泻的食物，如肉豆蔻山药炖乌鸡；肝郁型患者应多食疏肝行气的食物，如木香莲子粥；湿热型患者应多食清热利湿的食物，如蒜蓉马齿苋。

猪肚（补虚劳损+健脾益胃）

🥣 四样猪肚汤

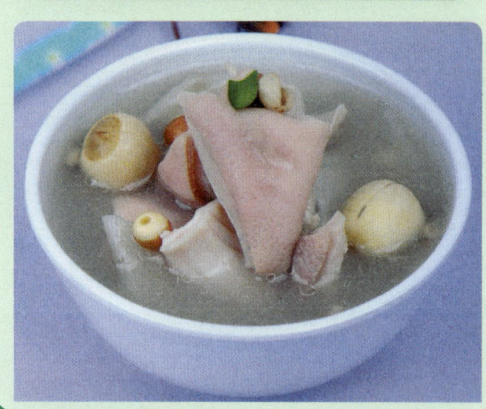

◎ **材料** 猪肚200克，水发莲子50克，山药30克，芡实20克，薏米15克，精盐6克

◎ **制作** ①将猪肚洗净、切块、汆水；山药去皮、洗净、切片；水发莲子、芡实、薏米洗净浸泡备用。②净锅上火倒入水，调入精盐，下入猪肚、山药、水发莲子、芡实、薏米煲至成熟即可。

◎ **功效** 本品具有健脾化湿、固肾止泻、清热利湿的功效，适合脾胃气虚、脾肾阳虚、湿热型的慢性肠炎患者食用。

白扁豆（补脾和中+化湿消暑）

🥣 白扁豆莲子鸡汤

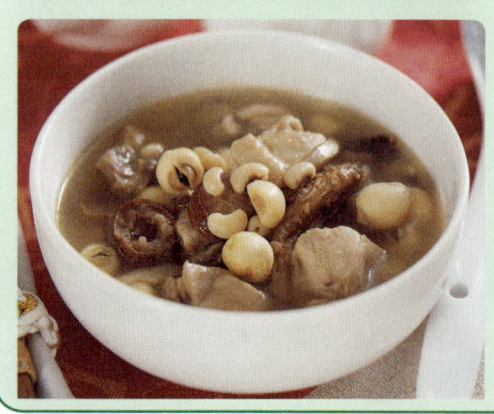

◎ **材料** 白扁豆100克，莲子40克，鸡腿300克，丹参、山楂、马齿苋各10克，盐5克，米酒10毫升

◎ **制作** ①鸡腿、莲子、白扁豆洗净，备用；将丹参、山楂、马齿苋洗净，放入棉布袋，与清水1500毫升、鸡腿、莲子、白扁豆置入锅中，以大火煮沸，转小火续煮2小时。②取出药袋，加盐、米酒即可。

◎ **功效** 本品健脾化湿、固肾止泻，适用于脾胃气虚型及脾肾阳虚型慢性肠炎。

[慢性肠炎 吃 什么?]

大蒜(杀菌消毒+促进食欲)

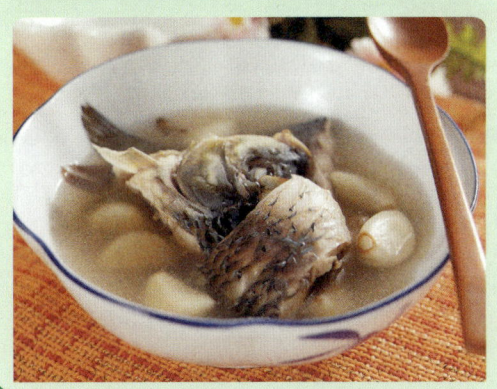

🥣 大蒜白及煮鲤鱼

◎ **材料** 鲤鱼1条,大蒜10克,白及15克

◎ **制作** ①将鲤鱼去鳞、鳃及内脏,切成段,洗净备用。②将大蒜去皮,用清水洗净备用;白及洗净,备用。③锅洗净,置于火上,将鲤鱼与大蒜、白及一起放入锅内,加入适量的清水一同煮汤,鱼肉熟后即可食用。

◎ **功效** 本品具有清热利湿、健脾止泻的功效,适合湿热型的慢性肠炎患者食用。

薏米(利水渗湿+健脾止泻)

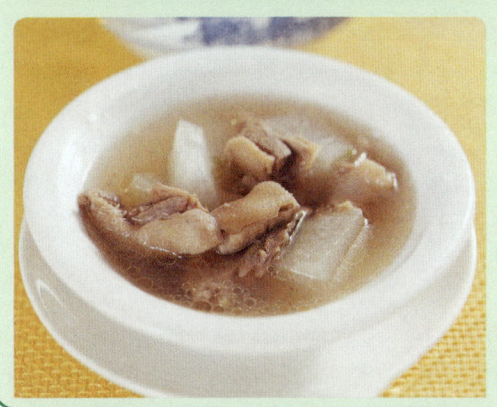

🥣 薏米冬瓜老鸭汤

◎ **材料** 冬瓜200克,薏米、赤小豆各30克,老鸭750克,姜片2片,盐5克

◎ **制作** ①冬瓜洗净,切成大块状;薏米、赤小豆洗净,浸泡1小时。②老鸭去毛,洗净,斩件,飞水,烧锅中下入姜片,将老鸭爆炒5分钟。③将2500毫升清水放入瓦煲内,煮沸后加入以上用料,大火煲开后,改用小火煲3小时,加盐调味即可。

◎ **功效** 本品具有清热利湿、健脾止泻的功效,适合湿热型的慢性肠炎患者食用。

砂仁(行气调中+和胃醒脾)

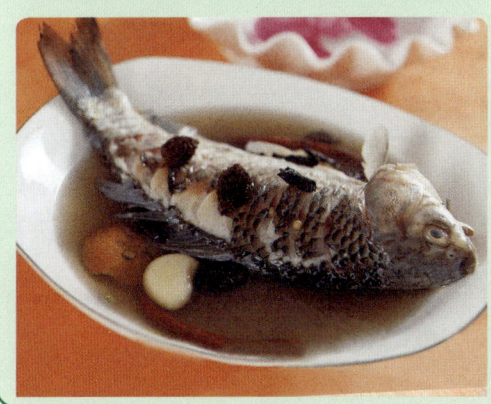

🥣 砂仁鲫鱼汤

◎ **材料** 缩砂仁10克,陈皮10克,大鲫鱼300克,大蒜2个,胡椒10克,干辣椒5克,葱、食盐、酱油、菜油各适量

◎ **制作** ①将鲫鱼去鳞、鳃和内脏,洗净;在鲫鱼腹内,装入陈皮、缩砂仁、大蒜、胡椒、干辣椒、葱、食盐、酱油。②在锅内放入菜油烧开,将鲫鱼放入锅内煎熟,再加入适量水,炖煮成羹即成。

◎ **功效** 本品健脾化湿、涩肠止泻,适合脾胃气虚型的慢性肠炎患者食用。

[慢性肠炎 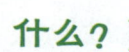 什么？]

芡实（固肾涩精+补脾止泻）

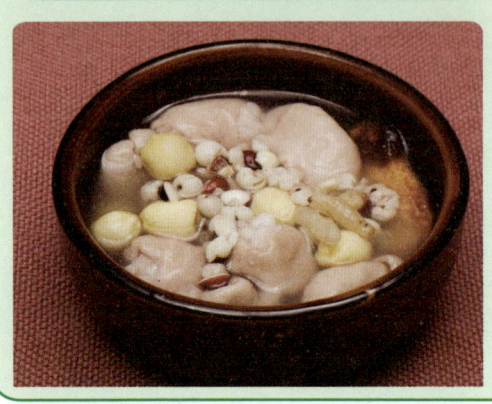

芡实莲子薏米汤

◎材料　芡实、薏米、干品莲子各100克，茯苓及淮山各50克，猪小肠500克，肉豆蔻10克，盐2小匙，米酒30毫升

◎制作　①将猪小肠洗净，入沸水氽烫，捞出，剪成小段。②芡实、茯苓、淮山、莲子、薏米、肉豆蔻洗净，与小肠一起放入锅中，加水大火煮沸，转小火炖煮30分钟，加入盐调味，淋上米酒即可。

◎功效　本品温补脾阳、固肾止泻，适合脾肾阳虚型的慢性肠炎患者食用。

莲子（补脾止泻+益肾涩精）

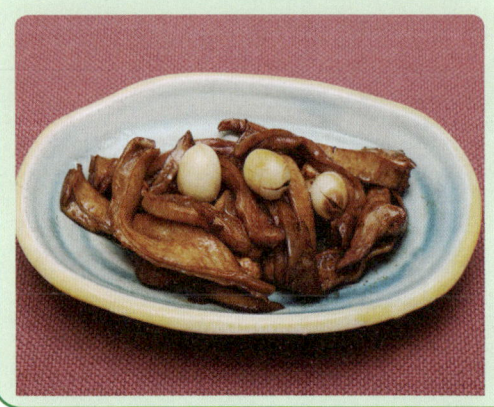

猪肚炒莲子

◎材料　猪肚1个，香油、食盐、葱、姜、蒜等调料适量，莲子40粒

◎制作　①猪肚洗净，刮除残留在猪肚里的余油。②莲子用清水泡发，去除苦心，装入猪肚内，用线将猪肚的口缝合。③将猪肚放入沸水中氽烫一下，再清炖至猪肚完全熟烂。④捞出、洗净，将猪肚切成丝，与莲子一起装入盘中，加各种调料拌匀即可食用。

◎功效　本品健脾化湿、固肾止泻，适用于脾胃气虚、脾肾阳虚型的慢性肠炎。

茯苓（渗湿利水+益脾和胃）

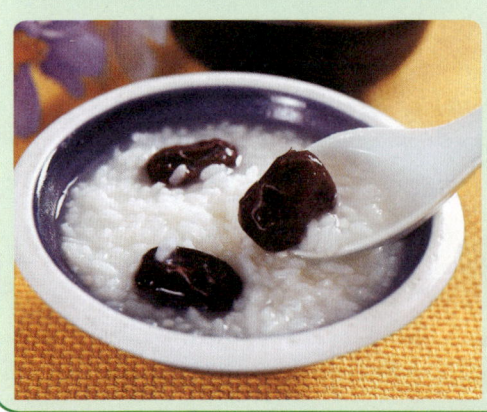

茯苓粥

◎材料　大米70克，薏米20克，白茯苓10克，红枣3颗，白糖3克

◎制作　①大米、薏米均泡发洗净；白茯苓、红枣洗净。②锅置火上，倒入清水，放入大米、薏米、白茯苓、红枣，以大火煮开。③待煮至浓稠状时，调入白糖拌匀即可。

◎功效　本品具有清热利湿、健脾止泻的功效，适合湿热型的慢性肠炎患者食用。

[慢性肠炎 吃 什么？]

黄连（泻火燥湿+解毒杀虫）

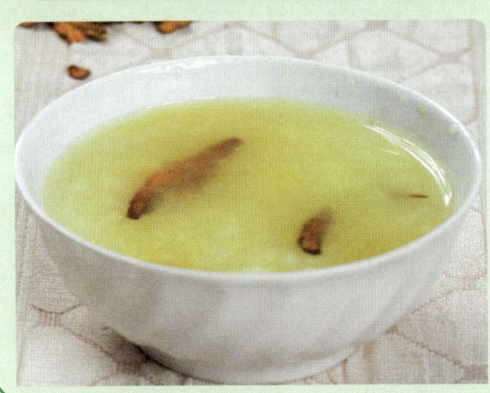

黄连白头翁粥

材料 川黄连10克，白头翁50克，粳米30克

制作 ①将黄连、白头翁洗净，入砂锅，水煎，去渣取汁；粳米洗净。②另起锅，加清水400毫升，煮至米开花。③加入药汁，煮成粥即可。

功效 本品具有清热利湿、健脾止泻的功效，适合湿热型的慢性肠炎患者食用。

肉豆蔻（温中下气+消食固肠）

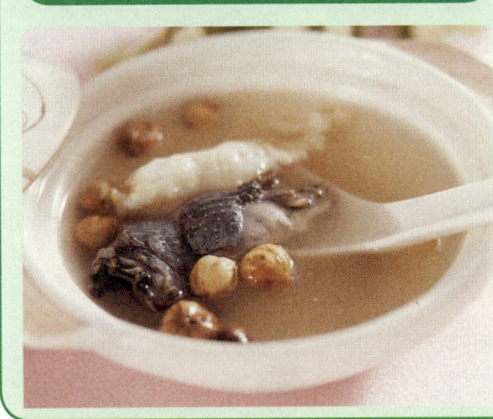

豆蔻山药炖乌鸡

材料 乌鸡500克，肉豆蔻、草豆蔻、山药各10克，葱白、生姜、盐、味精各适量

制作 ①乌鸡洗净，除去内脏，斩件；肉豆蔻、草豆蔻、山药、葱白分别洗净，备用。②将肉豆蔻、草豆蔻、山药、葱白、生姜、乌鸡放入砂锅内，加清水炖熟烂。③再加适量盐、味精即可。

功效 本品具有温补脾阳、固涩止泻的功效，适合脾肾阳虚型的慢性肠炎患者食用。

马齿苋（清热解毒+消肿止痛）

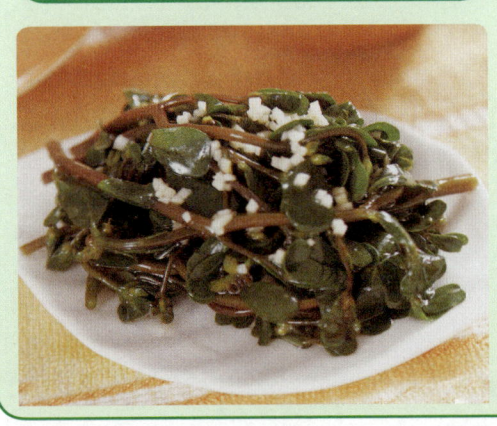

蒜蓉马齿苋

材料 马齿苋200克，蒜10克，盐5克，味精3克

制作 ①马齿苋洗净，蒜洗净去皮，剁成蓉。②将洗净的马齿苋下入沸后水中稍氽后，捞出。③锅中加油烧热，下入蒜蓉爆香后，再下入马齿苋、盐、味精翻炒匀即可。

功效 本品具有清热利湿、健脾止泻的功效，适合湿热型的慢性肠炎患者食用。

[慢性肠炎 禁 什么？]

◎慢性肠炎患者忌吃食物及原因

慢性肠炎患者应忌食易造成腹胀、腹泻的食物，如土豆、西瓜等；忌润肠通便食物，如香蕉、蜂蜜；忌刺激性食物，如白酒。

排骨

不宜吃排骨的原因

❶ 排骨的脂肪含量很高，可达24.1%，脂肪有较难消化的特点，并且有润滑肠道的作用，慢性肠炎过多地摄入，一来增加了胃的消化负担，加重消化不良症状，二来还可能诱发腹泻或加重腹泻的症状。

❷ 临床经验表明，慢性肠炎患者在食用排骨等含动物脂肪较多的食物后往往会出现排便次数增多的情况，所以应慎食。

❌ 忌吃关键词

油脂多、加重腹泻

肥肉

不宜吃肥肉的原因

❶ 我们说的肥肉通常指的是肥猪肉，其脂肪含量极高，如一般的半肥瘦猪肉的脂肪含量在37%左右，慢性肠炎患者若过多地摄入脂肪，由于其具有润肠的作用，可诱发大便次数增多、腹泻等。

❷ 肥肉的摄入会影响了其他营养物质的摄入，从而影响身体的恢复，对于身体较虚弱、抗病能力较差、需补充营养的慢性肠炎患者来说，并不适宜。

❌ 忌吃关键词

高油脂、易腹泻

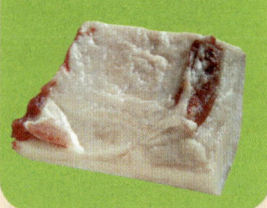

红薯

不宜吃红薯的原因

❶ 红薯含有大量的纤维素和果胶，这些物质不容易被消化吸收，可刺激消化液的分泌以及肠胃蠕动，对慢性胃炎患者不利。

❷ 红薯含的糖分很多，每100克中含有24.7克，食用后身体吸收一时吸收不完，剩余部分会在肠道里发酵，产生大量气体，引起腹胀、腹痛等。

❸ 红薯中含一种氧化酶，易在人的胃肠道产生大量二氧化碳气体，食后易胀气、打嗝，对消化性溃疡患者不利。

❌ 忌吃关键词

纤维素、果胶、高汤、氧化酶

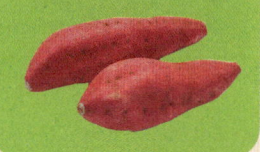

[慢性肠炎 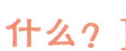 什么？]

土豆

◀ 不宜吃土豆的原因

❶ 土豆含有大量的膳食纤维，具有宽肠通便的作用，但是对于慢性肠炎患者尤其是伴有腹泻的患者，并不适宜。

❷ 土豆属于有易产气的食物，其进入肠道后可酵解产生大量气体，从而引起腹胀、腹痛等症状，增加了慢性肠炎患者的痛苦。

❌ 忌吃关键词

膳食纤维、产气

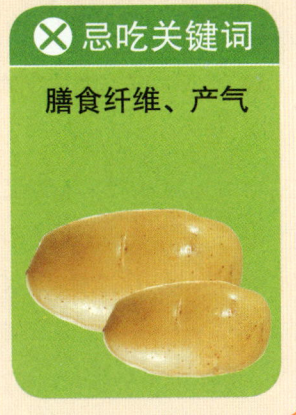

白萝卜

◀ 不宜吃白萝卜的原因

❶ 白萝卜含有一种芥子油，它是一种异硫氰酸酯化合物，味辣，有促进胃肠蠕动的作用，慢性肠炎患者尤其是伴有腹泻症状的患者，不宜食用。

❷ 中医认为，萝卜性偏寒凉而利肠，脾虚泄泻者慎食或少食，故脾虚型的慢性肠炎患者应慎食。

❌ 忌吃关键词

芥子油、性凉

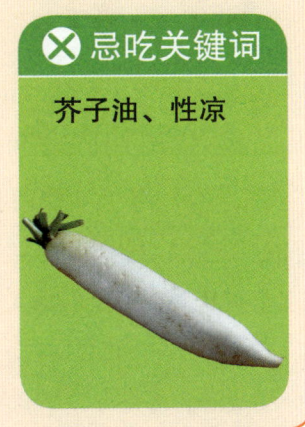

西 瓜

◀ 不宜吃西瓜的原因

❶ 关于西瓜的食用禁忌，《本草纲目》有云："西瓜、甜瓜，皆属生冷，世俗以为醍醐灌顶，甘露洒心，取其一时之快，不知其伤脾助湿之害也。"故尤其是脾虚型的慢性肠炎患者不宜食用西瓜。

❷ 西瓜的含有的水分较多，食用后会冲淡胃里的消化液，影响胃的消化功能，诱发或加重慢性肠炎的消化不良症状。

❌ 忌吃关键词

性寒、高水分

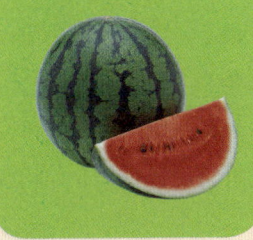

[慢性肠炎 禁 什么?]

黄瓜

不宜吃黄瓜的原因

❶ 黄瓜性凉,《滇南本草》中有记载曰:"动寒痰,胃冷者食之,腹痛吐泻。"故慢性肠炎患者不宜食用黄瓜,否则可损及脾阳、滋生湿邪、困阻脾胃的运化功能。

❷ 慢性肠炎患者应食用含维生素丰富的食物,而黄瓜的维生素含量相对较低,不适宜慢性肠炎患者。

忌吃关键词

性凉、低纤维素

香蕉

不宜吃香蕉的原因

❶ 香蕉性寒,食用后可损及脾阳,滋生湿邪,影响肠胃的功能,而慢性肠炎患者多脾虚,食用香蕉,无疑是雪上加霜,可诱发或加重腹泻、腹痛等症状。

❷ 香蕉含有丰富的镁、钾等元素,这些元素对于人体来说是有益的,但是若摄入过多,会造成体内微量元素比例的失调,从而引起脾胃功能紊乱和情绪波动,这些对于慢性肠炎患者都是十分不利的。

忌吃关键词

性寒、微量元素比例失调

杏仁

不宜吃杏仁的原因

❶ 杏仁中含有大量的脂肪,每100克杏仁中含有脂肪45.4克,脂肪有润滑肠道的作用,可加重慢性肠炎患者的腹泻程度或诱发其发生腹泻。

❷ 杏仁的热量很高,而且其中含有的脂肪较难消化,如此一来既增加了胃肠道的消化负担,加重了其消化不良的症状,二来也影响了其他营养物质的摄入。

忌吃关键词

高脂肪、高热量

[慢性肠炎 禁 什么？]

牛奶

不宜喝牛奶的原因

❶ 牛奶中含有较多的脂肪，含量可在3.5%以上，由于脂肪具有润滑肠道的作用，肠胃较弱的慢性肠炎患者食用后可导致大便次数增多，甚至可引起腹泻。

❷ 牛奶中含有较多乳糖，乳糖在进入肠道之后，会发酵产生大量的气体，从而引起腹胀、腹痛等症状，不利于慢性肠炎的病情。

忌喝关键词

高脂肪、乳糖

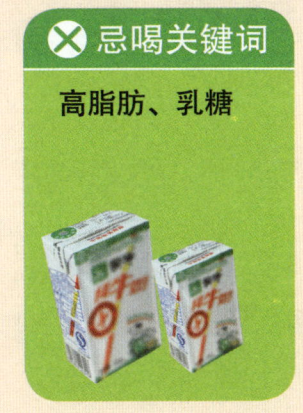

蜂蜜

不宜喝蜂蜜的原因

❶ 蜂蜜具有润肠通便的作用，对于习惯性便秘等具有良好的功效，但是对于慢性肠炎尤其是伴随有腹泻症状的患者并不适宜，否则可加重腹泻程度。

❷ 蜂蜜的主要成分是糖分，虽然其中主要是容易被消化吸收的葡萄糖和果糖，但是，如过量摄入，对于肠胃功能较为虚弱的慢性肠炎患者来说，可能因一时吸收不了而发生酵解，产生大量气体，从而引起腹胀、腹痛等。

忌喝关键词

润肠通便、高糖

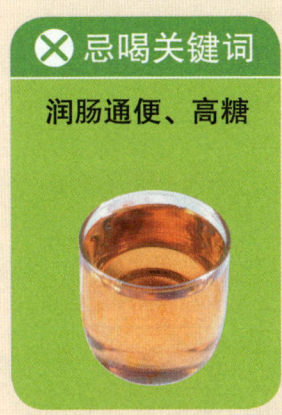

白酒

不宜喝白酒的原因

❶ 白酒的刺激性很强，它可直接破坏胃肠黏膜，使胃肠黏膜的炎性病变加重，从而引发腹痛、腹胀、腹泻等相关症状。

❷ 中医认为，慢性肠炎的发生以先天之气不足、肝失疏泄、脾胃失和，气机升降逆乱为主，而烈酒可影响肝脾胃的功能，长期饮用还会使其发生严重的损害，造成严重的功能障碍。

忌喝关键词

刺激性、腐蚀胃黏膜

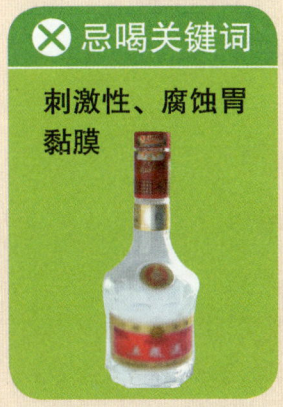

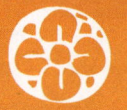 # 痔疮

◎ 痔疮分为内痔、外痔、混合痔。内痔早期的症状不明显，以排便间断出鲜血为主，不痛，无其他不适；中、晚期则有排便痔脱出、流黏液、发痒和发作期疼痛等症状。外痔可看到肛缘的痔隆起或皮赘，且坠胀疼痛。混合痔是指内痔和外痔均有。

中医分型

❶ 湿热下注型

- **症状剖析** 肛门外有肿物，或排便时肛门内有挤压痛，还伴有便血、色红、便质稀有秽臭，肛门灼痛，小便黄，舌红，苔黄腻。
- **治疗原则** 清热利湿、凉血消肿。
- **饮食禁忌** 忌食辛辣、热性食物，忌食发物。

对症药材：①土茯苓 ②生地 ③黄连 ④黄柏 ⑤苦参

对症食材：①马齿苋 ②薏米 ③苋菜 ④绿豆 ⑤红豆 ⑥西瓜

❷ 瘀毒内阻型

- **症状剖析** 肛门痔疮刺痛拒按，甚至不能行走，便时更甚，或伴里急后重、出血、痔核紫暗，患者伴有烦热口渴、面色晦暗、舌质紫暗或有瘀点、瘀斑。
- **治疗原则** 活血化瘀、凉血解毒。
- **饮食禁忌** 忌食辛辣刺激性食物，忌食发物等。

对症药材：①田七 ②丹皮 ③丹参 ④桃仁 ⑤黄柏

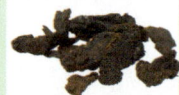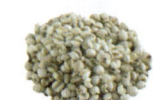

对症食材：①莲藕 ②泥鳅 ③木耳 ④芹菜 ⑤菠菜 ⑥黑木耳 ⑦桑葚 ⑧猪肠

❸ 气血两虚型

- **症状剖析** 肛门外有异物，皮色淡，无肿痛。大便质软，排便时感觉乏力，难以排出。伴有神疲气短，乏力、头晕目眩、口唇色淡，舌淡嫩，苔薄白。
- **治疗原则** 益气养血、通便消痔。
- **饮食禁忌** 忌食海鲜等发物，忌辛辣刺激性食物。

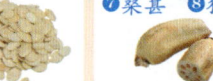

对症药材：①太子参 ②熟地 ③生地

对症食材：①猪肠 ②菠菜 ③苋菜 ④乌鸡 ⑤薏米 ⑥苹果 ⑦葡萄

❹ 肝肾阴虚型

- **症状剖析** 肛门外脱出肿物，干涩疼痛，伴有口苦咽干、胸胁胀痛不舒或口干舌燥，大便干燥秘结，小便黄，舌质红，少苔。
- **治疗原则** 养阴润燥、滋补肝肾。
- **饮食禁忌** 忌食发物，忌辛辣燥热性食物。

对症药材：①女贞子 ②枸杞 ③生地 ④黄精

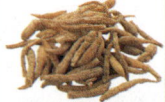

对症食材：①香蕉 ②桑葚 ③莲藕 ④木耳 ⑤竹笋 ⑥葡萄

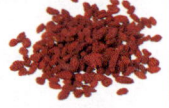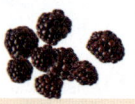

❺ 脾肾阳虚型

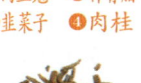 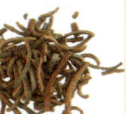 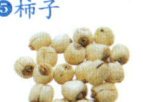

- **症状剖析** 肛门外或内有痔核，排便时有异物感，皮色淡，大便稀溏或五更泄泻，面色苍白，少气无力，畏寒肢冷，腰酸膝冷，舌质淡胖有齿痕，苔薄白。
- **治疗原则** 温补脾肾。
- **饮食禁忌** 忌寒凉生冷食物，忌泻下润肠食物。

对症药材：❶肉豆蔻 ❷补骨脂 ❸韭菜子 ❹肉桂

对症食材：❶韭菜 ❷猪肠 ❸芡实 ❹莲子 ❺柿子

民间秘方

❶取苦参各30克，生地黄、槐花各15克，放入砂锅中加适量清水煎汁，取汁服用，对于痔核以及痔核出血有良好的疗效。

❷取苦参60克加水煎浓汁，滤渣取汁，然后放入2个鸡蛋和60克红糖，煮至鸡蛋熟后去壳连汤一起服用，每日1剂，4日为1个疗程，对于混合痔患者有较好的疗效，病症轻者1个疗程即可，病症较重者则需2~3个疗程。

饮食宜忌

宜 ✓ 饮食宜清淡，多选择含纤维素和维生素多的、有助于促进肠道蠕动的蔬菜水果，一方面可以保持排便顺畅，防治便秘引起痔疮病情的加重，另一方面可以减轻痔疮的瘀血和扩张。

忌 ✕ 勿食辣椒、胡椒等辛辣刺激性的食物，忌燥热、肥腻、炒爆的可助热上火的食物，勿食虾蟹等发物，忌烟酒。

生活保健

✓ 痔疮患者还可采取坐浴的方法来辅助治疗，可用清热解毒、凉血化瘀类药物坐浴，如金银花、黄柏、黄连、秦皮、苦参、地肤子、丹参、丹皮等。药物治疗日久不愈、痔疮嵌顿等患者应接受手术治疗。

✓ 痔疮患者要加强体育锻炼，可根据个人条件，选择不同方式，如工间操、太极拳、气功等。这样，可以改善盆腔长时间充血状况，对预防痔疮有帮助。

✓ 养成定时排便的习惯，一日至少一次，并且要保持肛门周围清洁，每日用温水清洗，勤换内裤。

✕ 忌久坐、久站、久蹲，长时间不起来活动，会导致肛周血液循环不畅，增加痔疮的患病概率。

[痔疮 吃 什么？]

◎痔疮患者宜吃的食物及其简易食疗方

治疗痔疮，首先要找到引起痔疮的原因是什么，因湿热下注引起的患者，应多食清热利湿的食物，如苋菜肉片汤、黄柏黄连生地饮；因瘀毒内阻所致者，应多食凉血化瘀的食物，如丹参赤芍饮；证属气血两虚者，应多食益气补血的食物，如菠菜拌核桃仁；肝肾阴虚者，应多食滋养肝肾的食物。

韭菜（温肾助阳+益脾健胃）

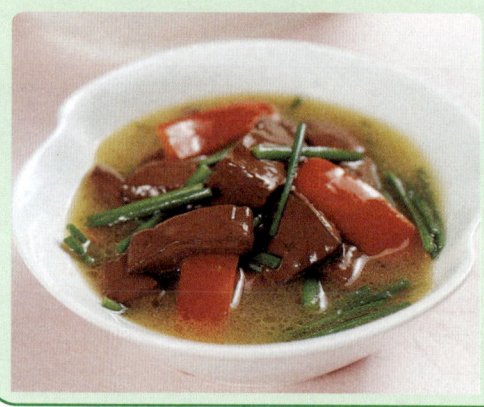

韭菜花烧猪血

◎ 材料　韭菜花100克，猪血150克，上汤200毫升，盐5克，味精2克，红椒1个，油15毫升，辣椒酱30克，豆瓣酱20克

◎ 制作　①猪血切块，韭菜花切段，红椒切块。②锅中水烧开，放入猪血焯烫，捞出沥水。③油烧热，爆香红椒，加入猪血、上汤及调味料煮入味，再加入韭菜花煮熟即可。

◎ 功效　本品具有温补脾肾的功效，适合脾肾阳虚型的痔疮患者食用。

苋菜（清热利湿+凉血止血）

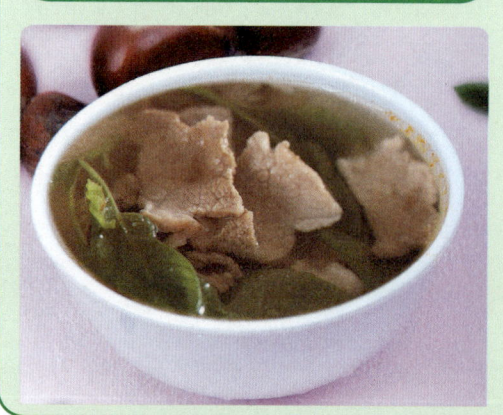

苋菜肉片汤

◎ 材料　苋菜200克，猪肉100克，姜片、盐各5克，味精3克

◎ 制作　①苋菜去掉黄叶，猪肉切片。②锅中放水，下入肉片煮10分钟。③将煮好的肉片，苋菜、姜片、盐、味精下入锅中，煮沸即可。

◎ 功效　本品具有清热利湿、凉血消肿、益气养血的功效，适合湿热下注、气血两虚型的痔疮患者食用。

[痔疮 吃 什么？]

泥鳅（暖脾益胃+强精补血）

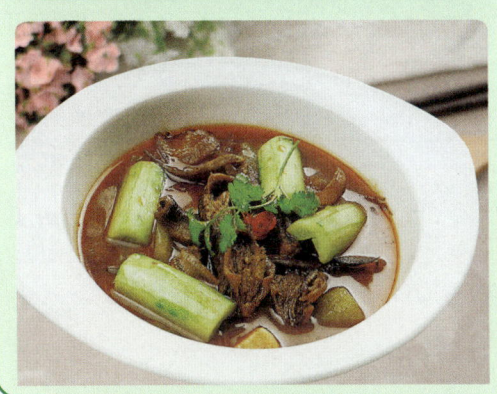

老黄瓜炖泥鳅

◎ 材料　泥鳅400克，老黄瓜100克，盐3克，醋10克，酱油15克，香菜少许

◎ 制作　①泥鳅处理干净，切段；老黄瓜洗净，去皮、瓤，切块；香菜洗净。②锅内注油烧热，放入泥鳅翻炒至变色，注入适量水，并放入黄瓜焖煮。③煮至熟后，加入盐、醋、酱油调味，撒上香菜即可。

◎ 功效　本品具有活血通络、凉血解毒的功效，适合瘀毒内阻型的痔疮患者食用。

补骨脂（补肾助阳+抗菌补血）

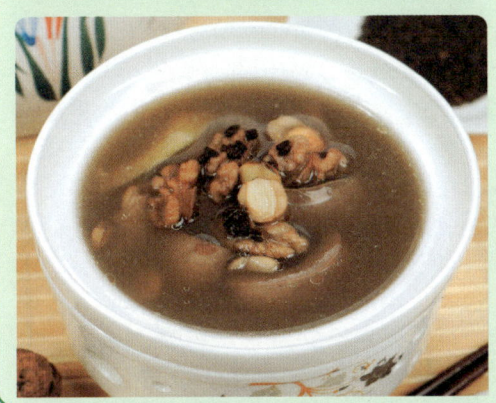

莲子补骨脂猪腰汤

◎ 材料　补骨脂50克，猪腰1个，莲子、核桃各40克，姜适量，盐6克

◎ 制作　①补骨脂、莲子、核桃分别洗净浸泡；猪腰剖开除去白色筋膜，加盐揉洗，以水冲净；姜洗净去皮切片。②将所有材料放入砂煲中，注入清水，大火煲沸后转小火煲煮2小时。③加入盐调味即可。

◎ 功效　本品具有温补脾肾的功效，适合脾肾阳虚型的痔疮患者食用。

莲藕（滋阴养血+健脾开胃）

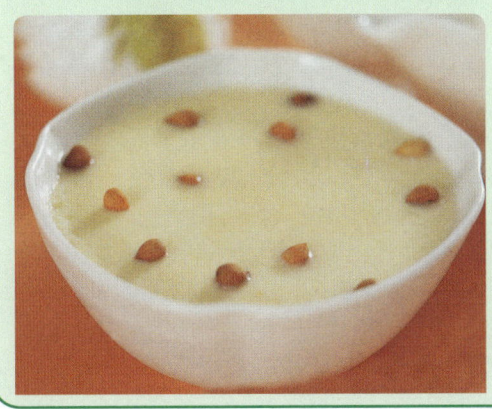

藕汁郁李仁蒸蛋

◎ 材料　郁李仁8克，鸡蛋1个，藕汁适量

◎ 制作　①将郁李仁与藕汁调匀。②鸡蛋打入碗中，加少许水和盐，与郁李仁、藕汁调匀。③入蒸锅蒸熟，取出，淋少许油即可。

◎ 功效　本品具有凉血解毒、滋阴补肾的功效，适合瘀毒内阻、肝肾阴虚型的痔疮患者食用。

[痔疮 吃 什么？]

香蕉（润肠通便+解酒抗癌）

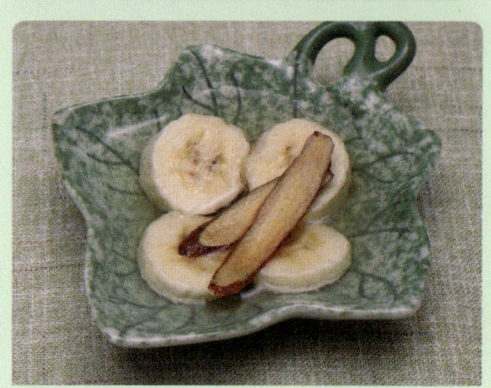

甘草冰糖炖香蕉

◎ **材料** 熟香蕉1根，冰糖、甘草适量

◎ **制作** ①将甘草洗净。②取香蕉1根去皮，切成小段，放入盘中。③加适量冰糖、甘草适量，加水少量，放入蒸锅中，隔水蒸透。

◎ **功效** 本品具有养阴润燥、润肠通便的功效，适合肝肾阴虚型的痔疮患者食用。

菠菜（利肠通便+补血养颜）

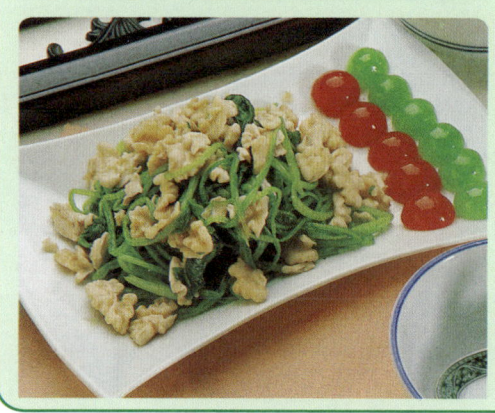

菠菜拌核桃仁

◎ **材料** 菠菜400克，核桃仁150克，香油20克，盐4克，鸡精1克，蚝油适量

◎ **制作** ①将菠菜洗净，焯水，装盘待用；核桃仁洗净，入沸水锅中氽水至熟，捞出，倒在菠菜上。②用香油、蚝油、盐和鸡精调成味汁，淋在菠菜核桃仁上，搅拌均匀即可。

◎ **功效** 本品具有活血化瘀、凉血解毒、益气养血的功效，适合瘀毒内阻、气血两虚型的痔疮患者食用。

黑木耳（补气养血+滋阴通便）

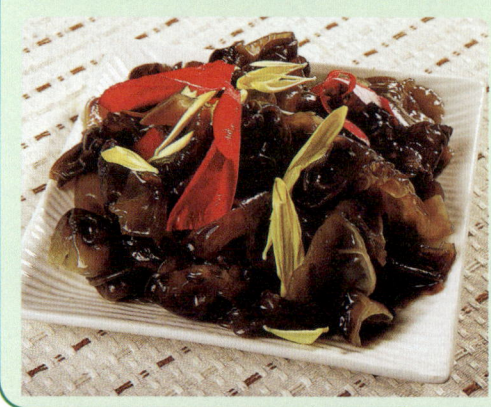

菊花木耳

◎ **材料** 菊花、玫瑰花各10克，水发黑木耳150克，味精、盐、生抽、香油各适量

◎ **制作** ①水发黑木耳洗净摘去蒂，挤干水分，撕成小片，入开水烫熟，捞起、沥干水分；菊花、玫瑰花洗净，撕成小片，放入水中焯一下，捞起。②味精、盐、生抽、香油一起调成味汁，淋在木耳上，拌匀。③撒入菊花、玫瑰花即可。

◎ **功效** 本品活血化瘀、凉血解毒，适合瘀毒内阻型的痔疮患者食用。

[痔疮  吃什么？]

黄精（补气养阴+健脾润肺）

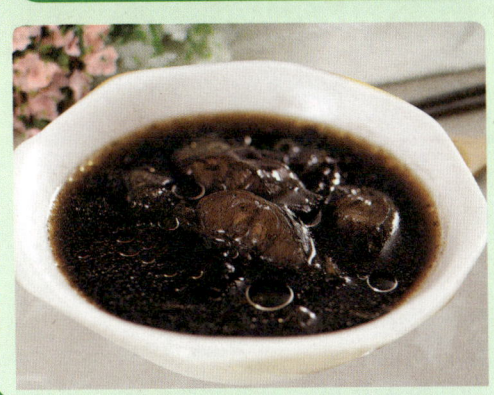

黄精黑豆塘虱汤

◎ 材料 黑豆200克，黄精50克，陈皮1角，塘虱鱼1条，精盐5克

◎ 制作 ①黑豆放入锅中，不必加油，炒至豆衣裂开，用水洗净，晾干水。②塘虱鱼洗净，去潺，去内脏；黄精、陈皮分别用水洗净。③加入适量水，猛火煲至水滚后放入以上全部材料，用中火煲至豆软熟，加入精盐调味，即可。

◎ 功效 本品养阴润燥、滋补肝肾，适合肝肾阴虚型的痔疮患者食用。

黄柏（清热燥湿+泻火解毒）

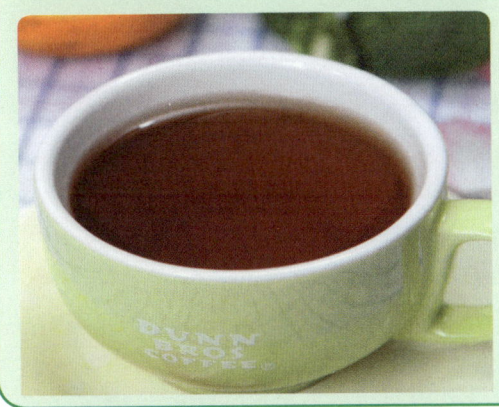

黄柏黄连生地饮

◎ 材料 黄柏、黄连、生地各8克，蜂蜜适量

◎ 制作 ①将黄柏、黄连、生地洗净，备用。②将洗好的药材放入杯中，以开水冲泡，加盖焖10分钟。③加入蜂蜜调味即可。

◎ 功效 本品具有清热利湿、凉血消肿的功效，适合湿热下注型的痔疮患者食用。

丹参（活血祛瘀+安神止痛）

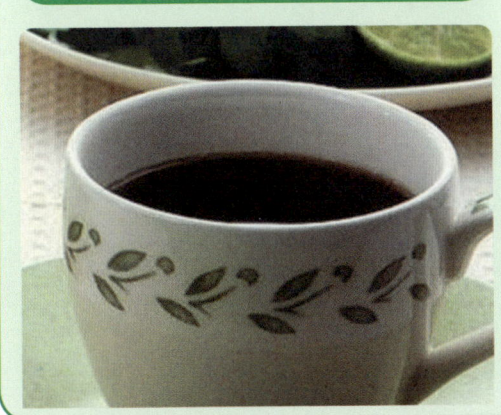

丹参赤芍饮

◎ 材料 丹参、天麻、钩藤、何首乌各5克，赤芍3克

◎ 制作 ①将丹参、天麻、钩藤、赤芍、何首乌先用消毒纱布包起来。②再把做好的药包放入装有500毫升沸水的茶杯内。③盖好茶杯，约10分钟后即可饮用。

◎ 功效 本品具有活血化瘀、凉血解毒的功效，适合瘀毒内阻型的痔疮患者食用。

[痔疮  什么？]

◎痔疮患者忌吃食物及原因

痔疮患者应少食燥热刺激性食物，如羊肉、榴莲，忌寒凉性滑的食物，如莼菜，以免造成腹泻。

油条

不宜吃油条的原因

❶ 痔疮患者宜清淡饮食，应少吃油腻、不易消化的食物，否则会导致肠胃功能紊乱而加重痔疮病情，而油条属于高热量高油脂的食物，食用后较难消化，故痔疮患者不宜食用。

❷ 油条中含有铝，铝是一种非人体必需的微量元素，它是多种酶的抑制剂，可抑制脑内酶的活性，影响人的精神状态，对痔疮患者的病情不利。

忌吃关键词：高热量、高油脂、铝

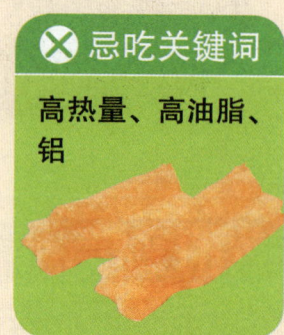

羊肉

不宜吃羊肉的原因

❶ 羊肉性热，湿热下注型的痔疮患者食用后可加重其湿热的程度，从而加重其便血、便质秽臭、肛门灼痛、小便黄等症状。

❷ 便秘是发痔的原因之一，《诸病源候论》中提到："忍大便不出，久为气痔。"所以痔疮患者应保持排便通畅，而羊肉易耗损津液，使大便干结，从而引发排便不畅，故痔疮患者不宜食用羊肉。

忌吃关键词：性热、易发旧疮

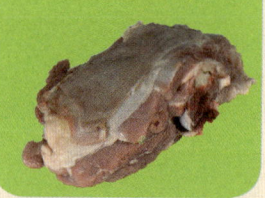

螃蟹

不宜吃螃蟹的原因

❶ 蟹肉性寒，食用过多容易引起腹泻、腹痛，而腹泻可刺激直肠和肛门，使痔静脉丛充血，阻碍静脉回流，加重痔疮病情。

❷ 蟹肉为海鲜发物，痔疮患者食用后可加重病情，做完痔疮手术后的患者食用更可能使痔疮复发。

忌吃关键词：性寒、海鲜发物

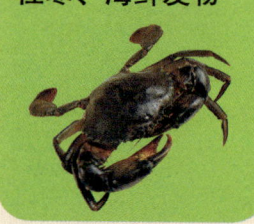

[痔疮 禁 什么？]

芥菜

不宜吃芥菜的原因

❶ 芥菜性温，味辛，湿热下注型的痔疮患者食用后会生湿积热，加重其便血、便质秽臭、肛门灼痛、小便黄等症状。

❷ 关于芥菜的食用禁忌，《本草纲目》早有记载曰："久食则积温成热，辛散太甚，耗人真元，发人痔疮。"

❸ 中医认为，芥菜为发物，可加重痔疮病情或诱使痔疮复发。

忌吃关键词

性温、发物

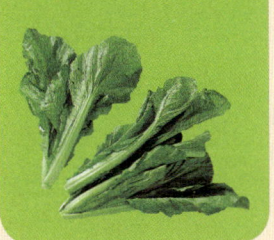

莼菜

不宜吃莼菜的原因

❶ 关于莼菜的食用禁忌，古人在《本经逢原》中提到："莼性味滑，常食发气，患痔漏皆不可食。"而《千金食治》也指出："莼菜，多食动痔病。"故痔疮患者不宜食用莼菜。

❷ 中医认为，莼菜性寒而滑，多食易伤脾胃，导致腹泻，而腹泻是痔疮形成的原因之一，更可加重痔疮病情。

忌吃关键词

性寒而滑、易致腹泻

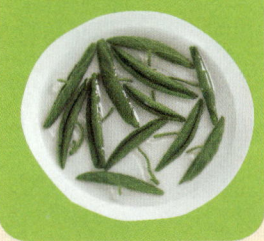

荔枝

不宜吃荔枝的原因

❶ 荔枝性热，食用后容易"上火"，《食疗本草》中有记载："多食则发热。"而痔疮多由湿热瘀浊所致，再食荔枝，无疑相当于"火上加油"，使病情愈加严重。

❷ 关于荔枝的食用禁忌，在《海药本草》中有提到："食之多则发热疮。"而《本草纲目》也有告诫曰："鲜者食多，即龈肿口痛，或衄血。病齿䘌及火病人尤忌之。"

忌吃关键词

性热、易发热疮

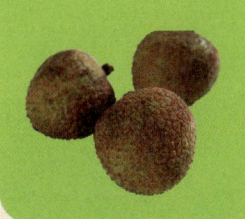

[痔疮 禁 什么？]

桂圆

不宜吃桂圆的原因

❶ 桂圆性温，可入药，有壮阳益气之功效，多食可积温成热，而痔疮患者常由湿热瘀浊所致，不宜食用性温热之食物，故痔疮患者应忌食桂圆。

❷ 关于桂圆的食用禁忌，《药品化义》有记载曰："甘甜助火，亦能作痛，若心肺火盛，中满呕吐及气膈郁结者，皆宜忌用。"由此可见，湿热下注型、瘀毒内阻型等痔疮患者均不宜食用桂圆。

❌ 忌吃关键词

性温而燥、易发热疾

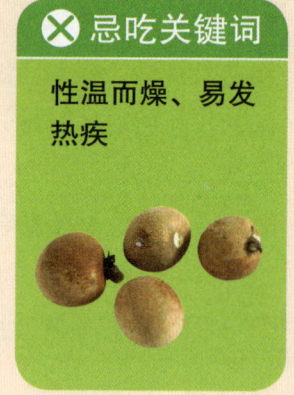

榴莲

不宜吃榴莲的原因

❶ 榴莲性热而滞，如过多食用会导致身体燥热积聚，引起"上火"，可加重痔疮患者的湿热程度，还可以使大便燥结，导致便秘而使痔疮病情加重。

❷ 榴莲含有大量的纤维素，这些纤维素可在肠胃中吸水膨胀，如摄入过多，就会阻塞肠道，引起便秘，从而加重痔疮病情。

❌ 忌吃关键词

性热而滞、纤维素

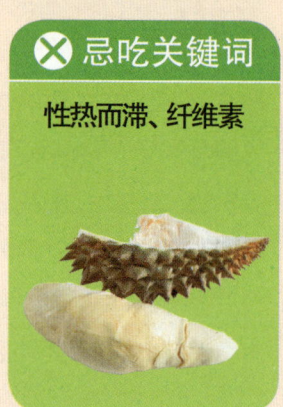

大葱

不宜吃大葱的原因

❶ 大葱含有特有的葱素，葱素是一种挥发性的硫化物，它使葱具有独特的香辣味，可刺激直肠和肛门，使痔静脉丛充血，静脉回流受阻，减慢血液循环，从而加重痔疮的病情。

❷ 大葱性温，味辛，中医认为，痔疮多由于湿热瘀滞而致，应忌食性温热以及辛辣刺激的食物，故痔疮患者不宜食用大葱。

❌ 忌吃关键词

葱素、性温

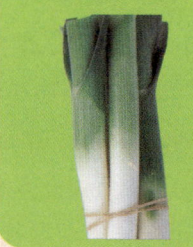

[痔疮 禁 什么？]

生姜

不宜吃生姜的原因

❶ 生姜含有姜酚等挥发油成分以及姜辣素等，有较强烈的刺激性，痔疮患者食用后，姜对肛门和直肠的刺激会使痔静脉丛充血情况加重，影响痔疮患者的病情恢复。

❷ 中医认为，生姜辛辣助火，故痔疮之人法当忌食，而关于姜的食用禁忌，在《本草纲目》中还有记载曰："食姜久，积热患目"。

忌吃关键词：姜酚、姜辣素

榨菜

不宜吃榨菜的原因

❶ 榨菜在制作过程中，加入了干辣椒粉、花椒、茴香、胡椒、肉桂等热性的并且具有辛辣刺激性的调料，因而使得成品榨菜也具有以上特点，故湿热瘀滞的痔疮患者不宜食用。

❷ 榨菜在制作过程中加入了大量的盐腌渍，故其中的钠含量很高，可达4.1%以上，过多的食用可导致全身浮肿及腹水，引起高血压，从而影响痔疮病情的恢复。

忌吃关键词：辛辣刺激、太咸

辣椒

不宜吃辣椒的原因

❶ 辣椒含有辣椒素等，具有强烈的刺激性，可刺激肛门和直肠，使痔静脉丛充血，影响静脉的血液回流，久之形成一个柔软的静脉团，即痔疮。

❷ 关于辣椒的食用禁忌，许多古书中均有记载，它们认为辣椒性热，味辛，痔疮患者不宜食用，如《脉药联珠药性考》中便提到：辣椒多食动火，并且"久食发痔"。

忌吃关键词：辣椒、刺激性、性热动火

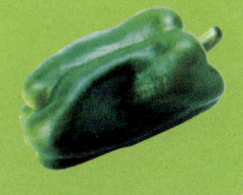

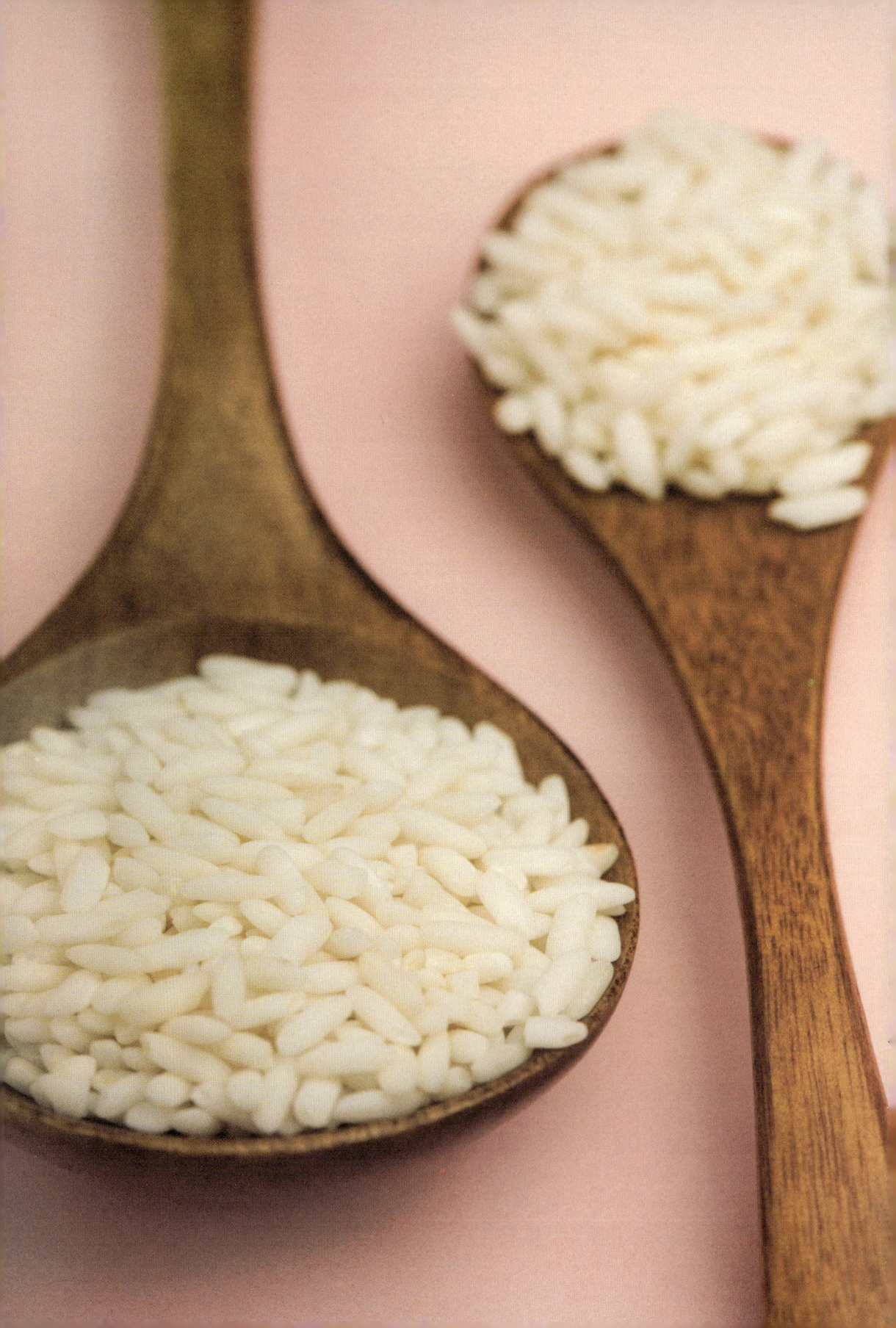

呼吸系统疾病吃什么？禁什么？

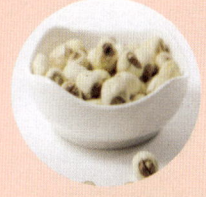
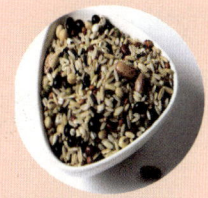
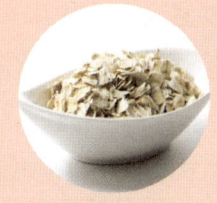

呼吸系统疾病主要病变在气管、支气管、肺部及胸腔，病变较轻者常表现为咳嗽、胸痛、呼吸受影响，而病情较重者会呼吸困难、缺氧，甚至发生呼吸衰竭而导致死亡。呼吸系统疾病的死亡率在城市中占第三位，而在农村占首位。与呼吸系统疾病最密切相关的是空气污染及吸烟。有资料证明，空气中烟尘或二氧化硫超过1000ug/m³时，慢性支气管炎急性发作显著增多。其他粉尘如二氧化碳、煤尘、棉尘等可刺激支气管黏膜、减损肺脏自然防御功能，为微生物入侵创造条件。而吸烟是小环境的主要污染源，与慢性支气管炎和肺癌密切相关。

本章选取了慢性支气管炎、哮喘、慢性肺炎这3种呼吸系统的常见慢性病，对于每一种病症，我们详细地介绍了疾病的定义、中医分型、民间秘方、饮食宜忌、生活保健等方面的知识，并且根据中医的分型，针对每一种病症，推荐了多种有对症食疗功效的食物，并且针对每种食物推荐一道菜例。同时，针对不同病症，我们还列举出了常见的应该忌吃的食物，并且详细地解释了忌吃的原因。

慢性支气管炎

◎慢性支气管炎是气管、支气管黏膜及其周围组织的慢性非特异性炎症。临床出现有连续两年以上，每次发病可持续三个月以上。主要症状有：咳嗽气喘，清晨、夜间较多痰，呈白色黏液或浆液泡沫性，偶有血丝等等。

中医分型

❶ 痰湿蕴肺型

- **症状剖析** 咳嗽反复发作，早晨咳嗽尤甚，咳声重浊，痰多黏腻或稠厚成块，色白或带灰色，胸闷气憋，脘腹痞满，食少体倦，便稀，舌苔厚腻，脉滑。
- **治疗原则** 燥湿化痰、理气止咳。
- **饮食禁忌** 忌食肥甘黏腻食物，如肥肉等。

对症药材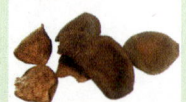
❶陈皮 ❷苏子 ❸白芥子 ❹半夏 ❺莱菔子

对症食材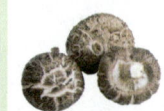
❶木耳 ❷香菇 ❸杏仁 ❹银杏

❷ 痰热郁肺型

- **症状剖析** 咳嗽，气粗急促，喉间有痰鸣声，痰多稠黄，咳吐不利，有腥味，胸胁胀满，咳时胸胁疼痛，面赤，口干而黏，舌质红，苔黄腻，脉滑数。
- **治疗原则** 清热肃肺、豁痰止咳。
- **饮食禁忌** 忌食辛辣刺激性食物，忌食油腻食物。

对症药材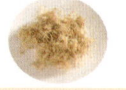
❶川贝 ❷桑白皮 ❸瓜蒌仁 ❹黄芩 ❺款冬花 ❻竹茹

对症食材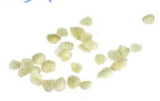
❶杏仁 ❷银杏 ❸枇杷 ❹柚子 ❺萝卜

❸ 肝火犯肺型

- **症状剖析** 咳嗽阵作、咳时面赤，常自感痰滞咽喉，难咳出，量少质黏如絮，咳时痛引胁肋，口干口苦，情绪波动症状加重，舌红，苔黄而干，脉弦数。
- **治疗原则** 清肺泻肝、顺气降火。
- **饮食禁忌** 忌食辛辣刺激性食物，忌食燥热性食物。

对症药材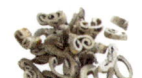
❶青黛 ❷海蛤壳 ❸桑白皮 ❹知母 ❺地骨皮

对症食材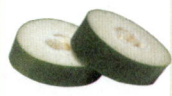
❶冬瓜 ❷绿豆 ❸柚子 ❹梨

❹ 肺阴亏虚型

- **症状剖析** 干咳、咳声短促，痰少，质黏或痰中夹血，或声音逐渐嘶哑，口干咽燥，午后潮热，盗汗，身体日渐消瘦，神疲乏力，舌红少苔、脉细数等。
- **治疗原则** 滋阴润肺、止咳化痰。
- **饮食禁忌** 忌食辛辣刺激性食物，忌食燥热伤阴食物。

对症药材
❶沙参 ❷麦冬 ❸玉竹 ❹知母

对症食材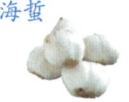
❶猪肺 ❷银耳 ❸百合 ❹山药 ❺萝卜 ❻梨 ❼海蜇

饮食宜忌

宜

✓ 经常进食新鲜蔬菜瓜果，以确保对维生素C的需要，可增强机体的免疫力，适当进食含维生素A的食物如鸡蛋、瘦肉、牛奶、鱼类、豆制品等，有保护呼吸道黏膜的作用。

✓ 寒冷季节应补充一些含热量高的肉类暖性食品以增强御寒能力，适量进食羊肉、狗肉、生姜等。

✓ 应少量多次饮水，每日饮水量不少于1500毫升，以稀释痰液，有利于排出。

忌

✗ 戒烟，还要避免被动吸烟，因为烟中的化学物质如焦油、尼古丁、氰氢酸等既可引起支气管的痉挛，增加呼吸道阻力，还会致癌。

✗ 食物不可太咸，忌油炸、肥肉等易生痰食物，忌食难消化食物。

民间秘方

❶ 30克葛根，鱼腥草20克，杏仁、川贝、百部、款冬花各10克，红花6克，水煎服，每日一剂，分两次服用。此方可化痰止咳，解痉活血，对肺热咳嗽，咳吐黄痰或痰中带血的患者有很好的疗效。

❷ 党参15克，炙麻黄、炒葶苈子各6克，当归、杏仁、川贝、桑白皮、陈皮、黄芩、茯苓各10克，淮山药、熟地各30克。加水煎煮2次，兑匀，分两次服用，每日一剂。此方可补益元气，化痰止咳，用于久咳体虚，气短，或咳时自觉有气从脐下奔逆而上，咳吐清稀泡沫痰，见肢体浮肿，舌淡苔白、脉沉细等症者食用。

生活保健

✓ 应加强室内通风，避免有害粉尘、烟雾和有害气体吸入。

✗ 不要轻易使用激素，虽然激素对于解除支气管痉挛效果比较明显，但有降低免疫力、造成耐药性等副作用，只有当重度发作，用一般抗菌药物效果不理想时，才能在医生指导下使用。

✗ 不能长期用抗菌药物，口服抗菌药物的疗程为5～7天。许多慢性支气管炎患者经常不恰当地使用抗菌药物，结果使病情愈来愈难治。

[慢性支气管炎 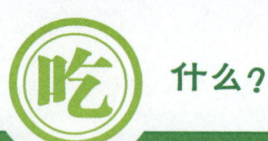 什么？]

◎慢性支气管炎患者宜吃的食物及其简易食疗方

慢性支气管炎证属痰湿蕴肺者，应多食燥湿化痰的食物，如桑白杏仁茶、苏子牛蒡茶等；痰热郁肺者应以清肺化痰为主，多食桑白皮葡萄果冻、二仁汤等药膳；肝火犯肺者，多食具有清肝火、泻肺热的食物，如川贝梨子饮；肺阴亏虚者应多食具有滋养肺阴的食物，如玉竹麦门冬炖雪梨、沙参百合汤。

知母（清热泻火+生津润燥）

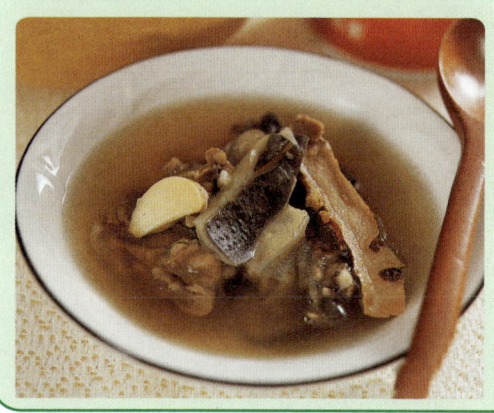

前胡二母炖水鱼

材料 水鱼500克，贝母、知母、前胡、柴胡、杏仁各6克，黄酒10毫升，盐适量

制作 ①将水鱼宰杀，去头、内脏，切块，放大碗中。②加贝母、知母、前胡、柴胡、杏仁、黄酒、盐，加水没过肉块，放入蒸锅中蒸1小时即可。

功效 本品具有清肺泻肝，顺气降火的功效，适合肝火犯肺型的慢性支气管炎患者食用。

半夏（燥湿化痰+降逆止呕）

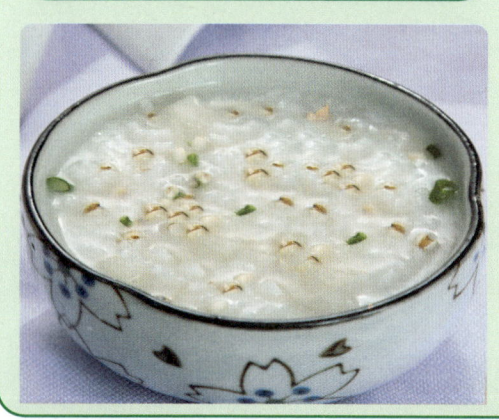

半夏桔梗薏米汤

材料 半夏15克，桔梗10克，薏米50克，冰糖适量

制作 ①半夏、桔梗用水略冲。②将半夏、桔梗、薏米、百合一起放入锅中，加水1000毫升煮至薏米熟烂。③加入冰糖调味即可。

功效 本品具有燥湿化痰、理气止咳的功效，适合痰湿蕴肺型的慢性支气管炎患者食用。

[慢性支气管炎 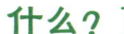 吃 什么？]

无花果（健胃润肠+利咽防癌）

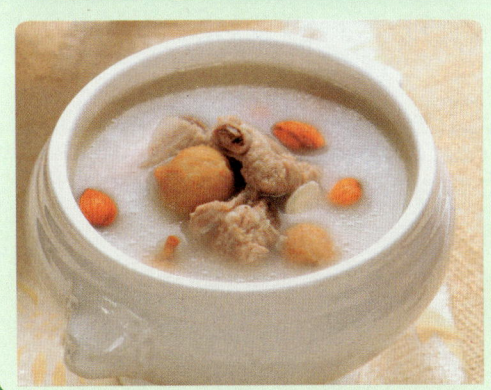

南北杏无花果煲排骨

材料 南、北杏各10克，排骨200克，无花果适量，盐3克，鸡精4克

制作 ①排骨洗净，斩件；南北杏、无花果均洗净。②锅加水烧开，放入排骨氽尽血渍，捞出洗净。③砂煲内注上适量清水烧开，放入排骨、南北杏、无花果，用大火煲沸后改小火煲2小时，加盐、鸡精调味即可。

功效 本品有滋阴生津、祛痰止咳的功效，适合肺阴亏虚型的慢性支气管炎患者食用。

梨（止咳化痰+清热降火）

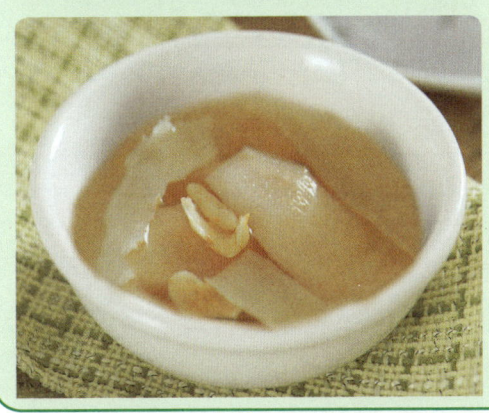

玉竹麦门冬炖雪梨

材料 雪梨2个，玉竹、麦门冬、百合各8克，冰糖25克

制作 ①雪梨削皮，每个切成4块，去芯。②玉竹、麦门冬、百合用温水浸透，淘洗干净。③将以上原料倒进炖盅内，加入冰糖，加盖，隔水炖之，待锅内水开后，转用小火再炖1小时即可。

功效 本品清热润肺、止咳化痰，适合肝火犯肺、肺阴亏虚型的慢性支气管炎患者食用。

沙参（益脾健胃+养肝补肾）

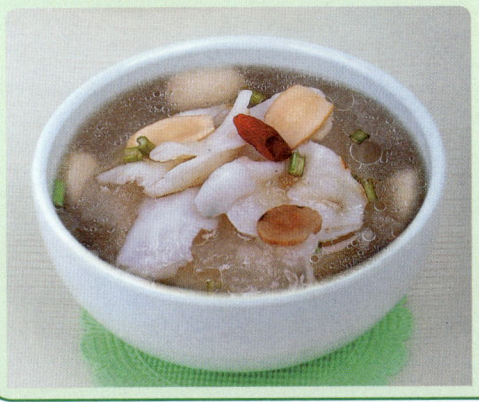

沙参百合汤

材料 水发百合75克，水发莲子30克，沙参1个，冰糖适量

制作 ①将水发百合、水发莲子均洗净备用。②沙参用温水清洗备用。③净锅上火，倒入矿泉水，调入冰糖，下入沙参、水发莲子、水发百合煲至熟即可。

功效 本品具有滋阴润肺、止咳化痰的功效，适合肺阴亏虚型的慢性支气管炎患者食用。

[慢性支气管炎  吃 什么？]

苏子（降气消痰+止咳平喘）

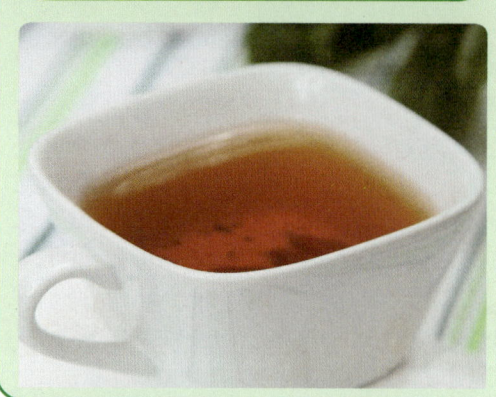

🥣 苏子牛蒡茶

材料 苏子10克，牛蒡子10克，枸杞5克，绿茶20毫升

制作 ①枸杞洗净后与苏子、牛蒡子一起放入锅中，加500毫升水用小火煮至沸腾。②倒入杯中后，再加入冰糖、绿茶汁搅匀即可饮用。

功效 本品具有燥湿化痰、理气止咳的功效，适合痰湿蕴肺型的慢性支气管炎患者食用。

杏仁（下气除喘+散寒通便）

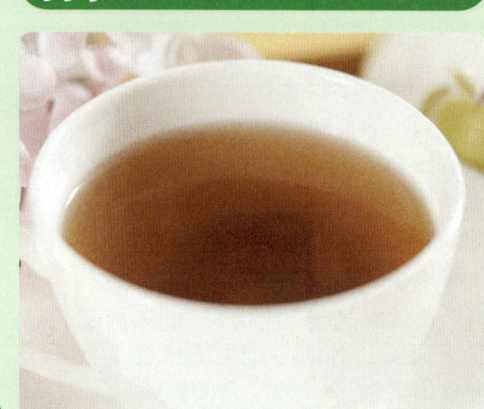

🥣 桑白皮杏仁茶

材料 桑白皮10克，南杏仁10克，枇杷叶10克，绿茶2克，红糖20克

制作 ①将南杏仁洗净，打碎。②桑白皮、绿茶、南杏仁、枇杷叶加水煎汁，去渣。③加入红糖溶化，即可饮服。

功效 本品具有燥湿化痰、理气止咳的功效，适合痰湿蕴肺型的慢性支气管炎患者食用。

黑木耳（补气养血+滋阴通便）

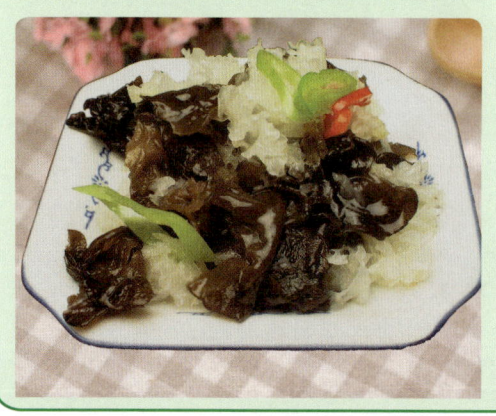

🥣 拌双耳

材料 黑木耳100克，银耳100克，青椒、红椒各少许，盐3克，味精1克，醋8克

制作 ①黑木耳、银耳洗净，泡发；青椒、红椒洗净，切成斜段，用沸水焯一下待用。②锅内注水烧沸，放入泡发的黑木耳、银耳焯熟后，捞起晾干并装入盘中。③加入盐、味精、醋拌匀，撒上青椒、红椒即可。

功效 本品具有燥湿化痰、理气止咳的功效，适合痰湿蕴肺型的慢性支气管炎患者食用。

[慢性支气管炎 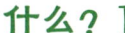 什么？]

桑白皮（泻肺平喘+利尿消肿）

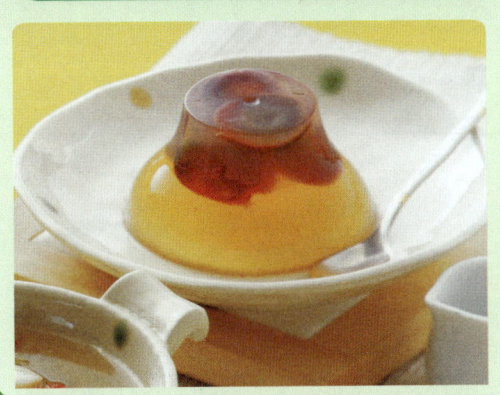

桑白皮葡萄果冻

材料 椰果60克，葡萄200克，果冻粉20克，鱼腥草10克，桑白皮10克，细糖25克

制作 ①鱼腥草、桑白皮洗净，煎取药汁，去渣备用。②葡萄洗净去皮，与椰果一起放入模型杯中；药汁、果冻粉、细糖放入锅中，以小火加热，并不停搅拌，煮沸后关火，也倒入模型杯中。③待凉后移入冰箱冷藏，至凝固即可取出食用。

功效 本品清热素肺、豁痰止咳，适合痰热郁肺型的慢性支气管炎患者食用。

川贝（润肺散结+止咳化痰）

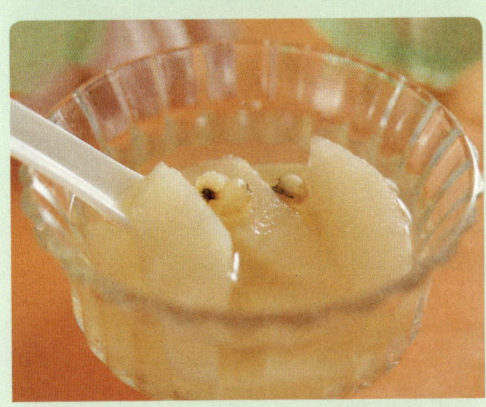

川贝梨子饮

材料 川贝10克，鸭梨1个，冰糖适量

制作 ①将川贝冲洗净，备用。②鸭梨去皮、核，切成块。③把川贝、鸭梨放入锅中，加适量的水和冰糖，煮开后再煲10分钟即可。

功效 本品清热止咳、顺气降火的功效，适合痰热郁肺、肝火犯肺型的慢性支气管炎患者食用。

瓜蒌仁（清热涤痰+宽胸散结）

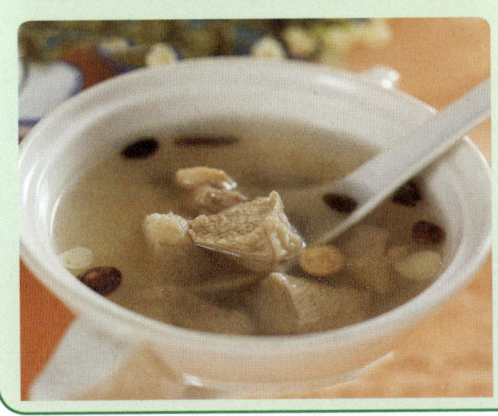

二仁汤

材料 北杏仁10克，瓜蒌仁15克，瘦猪肉100克

制作 ①将瘦猪肉洗净，切细，备用。②将瘦肉、杏仁、瓜蒌仁加适量水共煎汤，调味即可。

功效 本品具有清热素肺、豁痰止咳的功效，适合痰热郁肺型的慢性支气管炎患者食用。

[慢性支气管炎 禁 什么？]

◎慢性支气管炎患者忌吃食物及原因

慢性支气管炎患者应禁食加重咳痰的食物，如虾、香肠、糯米等，忌食辛辣、刺激性食物，如桂皮、薄荷等。

糯米

不宜吃糯米的原因

❶ 糯米性温，易助湿生痰，痰热郁肺型的慢性支气管炎患者不宜食用，否则可加重其咳嗽、痰多、质黏稠等症状。
❷ 关于糯米的食用禁忌，《得配本草》早有记载曰："多食昏五脏，缓筋骨，发风气，生湿热，素有痰热风病及脾病不能转输者食之。最能发病成积，病人及小儿最宜忌之。"

忌吃关键词

性黏腻、易生痰、难消化

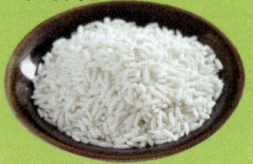

肥肉

不宜吃肥肉的原因

❶ 中医认为，肥肉作为荤腥、油腻的食物之一，慢性支气管炎患者食用可能助湿生痰，还可能引起过敏反应，加重病情，使咳嗽加重。
❷ 肥肉的脂肪含量很高，一般的肥猪肉的脂肪含量可达88.6%以上，脂肪具有难消化、润滑肠道的特点。而长期咳嗽的慢性支气管患者的脾肺已经很虚弱了，食用这种难消化的东西无异于是火上加油。

忌吃关键词

荤腥、油腻、高脂肪

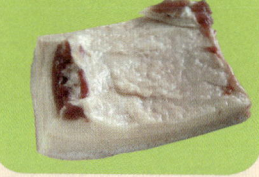

香肠

不宜吃香肠的原因

❶ 香肠一般指的是猪肉香肠，它是以猪的小肠衣或大肠衣灌入调好味的肉料干而制成，也属于中医认为的荤腥、油腻食物的范畴，慢性支气管炎患者食用后可能引起病情加重。
❷ 由于香肠的原料的关系，它的脂肪含量也是极高的，一般的香肠可高达40.7%，它不易于消化，同时也有润滑肠道的作用，对于脾肺虚弱的长期咳嗽的慢性支气管炎患者非常不适宜。

忌吃关键词

荤腥、油腻、高脂肪

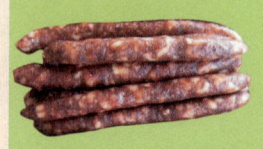

[慢性支气管炎 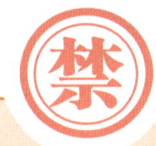 禁什么?]

螃蟹

⬅ 不宜吃螃蟹的原因

❶ 蟹肉虽然美味，但是却是高致敏性食物，特别是对于一些过敏体质的人，会诱发人体的过敏反应。过敏因素是慢性支气管炎发病的一个重要因素之一，尤其是喘息型的慢性支气管炎患者。慢性支气管炎患者食用后可能导致病情加重。

❷ 中医认为，螃蟹为海鲜发物，慢性支气管炎患者食用后可能导致病情急性发作。

❌ 忌吃关键词

高致敏性、发物

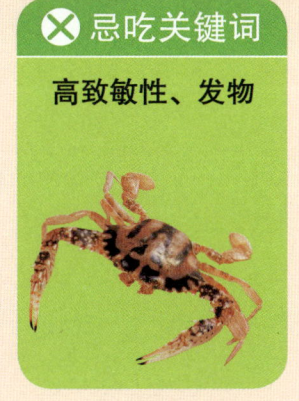

虾

⬅ 不宜吃虾的原因

❶ 中医认为，虾为海鲜发物，体质过敏，如患过敏性鼻炎、支气管炎、反复发作性过敏性皮炎的老年人不宜吃虾，故慢性支气管炎患者不宜食用，否则可能引起病情加重。

❷ 虾性温，多食可积温成热，且其可助湿生痰，慢性支气管炎患者尤其是痰热郁肺型的应尽量不吃或少吃。

❌ 忌吃关键词

易导致过敏、助热生痰

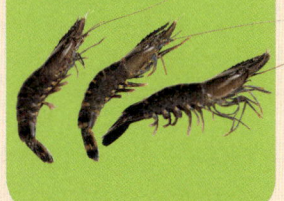

丝瓜

⬅ 不宜吃丝瓜的原因

❶ 丝瓜性凉，而寒痰蕴肺型的慢性支气管炎患者实因肺内有寒痰积聚，如食用丝瓜，可加重肺内寒痰的积聚，加重咳嗽、胸闷气憋、脘腹痞满、食少体倦、大便溏稀、舌苔白腻、脉象濡滑等病情。

❷ 关于丝瓜的食用禁忌，《本草求真》中早有记载说："丝瓜性属寒物，味甘体滑，……食之当视脏气以为可否也。"故，对于咳嗽痰多色白或咳痰多白沫的慢性支气管炎患者，最好不要食用丝瓜。

❌ 忌吃关键词

性凉伤肺、加重咳嗽

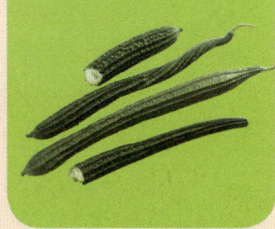

[慢性支气管炎  禁什么？]

石榴

不宜吃石榴的原因

❶ 石榴性温，且甘酸敛津，可助湿生痰，慢性支气管炎尤其是痰热郁肺型的患者食用后，可加重其痰湿增多、咳嗽痰多的症状，使病情加重。

❷ 关于石榴的食用禁忌，《医林纂要》指出其"多食生痰。"无论是急性还是慢性支气管炎患者，咳嗽痰多者均不宜食用，而《日用本草》中也指出："其汁恋膈成痰，损肺气，病人忌食。"

❌ 忌吃关键词
助湿生痰、损肺气

荸荠

不宜吃荸荠的原因

❶ 荸荠味甘、性寒，有凉血化湿、生津润肺、化痰利肠的功效，对于热症引起的支气管炎有一定的疗效，但是，对于由寒湿积聚引起的寒痰蕴肺型的慢性支气管炎患者却不适宜，还会加重其病情。

❷ 关于荸荠的食用禁忌，在《本经逢原》中早有记载："虚劳咳嗽切禁，以其峻削肺气，兼耗营血。"而唐代的孟诜也有记载说："有冷气，不可食。"故慢性久咳的慢性支气管炎患者不宜食用荸荠。

❌ 忌吃关键词
性寒、耗伤肺气

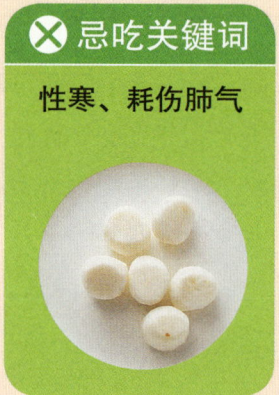

白酒

不宜喝白酒的原因

❶ 白酒刺激性很强，可损害支气管上皮，刺激呼吸道从而导致或加重咳嗽，而且白酒所含的酒精浓度过高，对支气管火和食道黏膜有很强的腐蚀性，会加重慢性支气管炎的病情，影响其治疗和预后。

❷ 白酒腐蚀性较强，饮用过多还可引起多发性神经炎、胰腺炎、造血功能障碍、胃炎、胃溃疡、高血压病等，对于慢性支气管炎久病体虚者来说很不利。

❌ 忌喝关键词
刺激支气管、腐蚀性强

[慢性支气管炎  禁什么？]

辣椒

不宜吃辣椒的原因

❶ 辣椒含有辣椒素，它具有强烈的刺激性，可刺激支气管上皮，使其黏膜充血、水肿，加重慢性支气管炎的炎症病情。

❷ 辣椒属于大辛大热之品，故凡有热症者不宜食用，所以痰热郁肺、肝火犯肺、肺阴亏虚型的慢性支气管炎患者均不宜食用。

❌ 忌吃关键词

刺激气管、辛热伤肺阴

桂皮

不宜吃桂皮的原因

❶ 桂皮是作为烹饪调料时常用于烩肉调味，其味香但是却辛，具有较强烈的刺激性，慢性支气管炎患者食用后，可刺激支气管黏膜充血、水肿，引起咳嗽病情加重。

❷ 桂皮性热、燥，有温脾暖胃、祛寒止痛的作用，但是内热较重、内火偏盛、阴虚火旺、大便燥结等者则不宜食用，故痰热郁肺、肝火犯肺、肺阴亏虚型的慢性支气管炎患者均不宜食用。

❌ 忌吃关键词

刺激气管、燥热伤肺阴

薄荷

不宜吃薄荷的原因

❶ 薄荷具有特殊的芳香和辛辣感，它和辣椒、桂皮一样，也具有一定的刺激性，可刺激支气管黏膜，使其充血、水肿，慢性支气管炎患者食用可导致炎症病情加重，加剧咳嗽等症状。

❷ 关于薄荷的食用禁忌，《本草从新》中早有记载："辛香伐气，多服损肺伤心，虚者远之。"而《本经逢原》中也有记载说："多服久服，令人虚冷。"《本草经疏》亦云："咳嗽若因肺虚寒客之而无热症者勿服。"

❌ 忌吃关键词

刺激性、性寒伤肺气

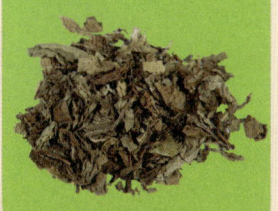

哮喘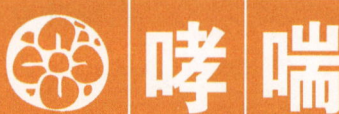

◎哮喘分为内源性哮喘和外源性哮喘。外源性哮喘因外界刺激引起，发作前有鼻痒、咽痒、流泪、喷嚏、干咳等先兆症状，内源性哮喘一般先有呼吸道感染、咳嗽、吐痰、发热等症，两者发病时均出现喘息、胸闷、气短等症。

中医分型

❶ 冷哮证

- **症状剖析** 呼吸急促，喉间有哮鸣音如鸡公声，胸膈满闷如窒，不得平卧，咳嗽较轻，痰少咳吐不爽，面色晦暗带青，口不渴，或渴喜热饮，天冷或受寒易发，畏寒怕冷，四肢冰凉，舌苔白滑，脉弦紧。
- **治疗原则** 宣肺散寒、化痰平喘。
- **饮食禁忌** 忌食寒凉生冷食物，忌食刺激性食物。

对症药材：❶麻黄 ❷射干 ❸天南星 ❹厚朴 ❺陈皮
对症食材：❶猪肺 ❷核桃 ❸杏仁 ❹羊肉

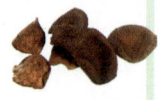 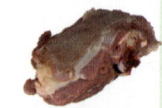

❷ 热哮证

- **症状剖析** 呼吸气促，喉间痰鸣如吼，胸胁胀满，咳呛阵作，不能平卧，咳痰色黄或白，痰浊稠厚，排吐不利，烦闷不安，有汗，面赤口苦，口渴喜冷饮，舌红，苔黄腻，脉滑数或弦滑。
- **治疗原则** 清热宣肺、化痰定喘。
- **饮食禁忌** 忌食辛热刺激性食物，忌食肥甘厚味。

对症药材：❶款冬花 ❷桔梗 ❸黄芩 ❹川贝 ❺半夏
对症食材：❶雪梨 ❷银杏 ❸冬瓜 ❹白萝卜 ❺香菇

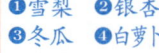
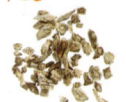 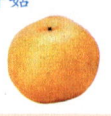

❸ 风痰哮证

- **症状剖析** 喘咳胸满，坐不得卧，痰涎涌盛，咳痰黏腻难出，或黄白相兼，无明显寒热倾向，面色青暗，发病前患者自觉鼻、咽、耳发痒，喷嚏、鼻塞，胸部憋闷，随即迅速发作，舌苔厚腻，脉滑实。
- **治疗原则** 祛风涤痰、降气平喘。
- **饮食禁忌** 忌食肥肉以及滋腻生痰食物，蜜枣等。

对症药材：❶地龙 ❷苏子 ❸白芥子 ❹莱菔子
对症食材：❶杏仁 ❷银杏 ❸白萝卜 ❹海带 ❺海蜇

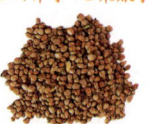 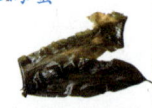

❹ 虚哮证

- **症状剖析** 平素倦怠无力，喉中轻度哮鸣音，痰多色白质稀，自汗、怕风，易感冒，心慌气短、食少便稀，常在劳累后易诱发哮喘，舌质淡、苔白，脉细弱等。
- **治疗原则** 健脾益气、补肺纳喘。
- **饮食禁忌** 忌食寒凉生冷食物，忌刺激性食物。

对症药材：❶蛤蚧 ❷麦冬 ❸人参 ❹五味子 ❺冬虫夏草
对症食材：❶鹌鹑 ❷香菇 ❸黑木耳 ❹猪肺 ❺粳米 ❻鸽子

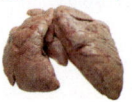

饮食宜忌

宜

✓ 哮喘病人急性发作时，以流质或半流质饮食为佳，调味宜清淡，避免冷食冷饮。饮食宜少吃多餐，不可过饱，很多发作是因过饱引起。

✓ 哮喘病患者应尽量减少盐的摄入量，有研究指出，摄入过多食盐对哮喘病患者可能有致命性的威胁。

✓ 考虑水分的补充，每日饮水应达2000毫升，甚至更多，有条件时，参考血电解质变化，给予补液。

忌

✗ 发作期内，尽量不食鱼腥海味，特别对已知易诱发哮喘的食物更应禁止食用。

✗ 忌食辛辣刺激性食物，如辣椒、韭菜、葱、蒜，因哮喘病人气道较为敏感，有刺激性食物易导致哮喘发作。

✗ 肥腻食物会助湿生痰，应忌食，如肥肉、红烧肉、油炸食物等。

✗ 酒精、碳酸饮料及冷饮进入血液会使心跳加快，肺呼吸功能降低，应忌食。

民间秘方

❶ 取麻黄、杏仁、法半夏、地龙、五味子、僵蚕、蝉蜕各10克，桂枝6克，细辛、干姜、全虫各5克，茯苓、白芍、丹参各15克。水煎服，每日一剂，分三次服用，每次150毫升。本方可有效治疗冷哮证（症状参照中医分型①）。

❷ 取生石膏、芦根、鱼腥草各30克，桑白皮、地龙、陈皮各12克，麻黄、杏仁、川贝、黄芩、僵蚕各10克，甘草5克。水煎服，每日一剂，分三次服用，每次150毫升。本方主治热哮证（症状参照中医分型②）。

生活保健

☑ 哮喘病人要做到心平气和，勿过度紧张、生气、忧虑、兴奋，家人应避免刺激患者情绪。

⊗ 尽量避免接触过敏原，如花粉、粉尘，家人要禁止吸烟，避免患者被动吸烟而刺激支气管。

⊗ 老年人冬季尽量少去户外，注意预防感冒，如果外出，要带上口罩。

⊗ 哮喘急性发作通常都有诱发因素，很多患者是因自行减量或停用哮喘控制药物而导致，所以治疗要坚持、彻底。

[哮喘 吃 什么？]

◎哮喘患者宜吃的食物及其简易食疗方

哮喘病的治疗，平时的饮食也起着重要作用，冷哮患者应多食散寒平喘的药膳，如麻黄陈皮瘦肉汤；热哮患者多食清热定喘的食物，如甘菊桔梗雪梨汤；证属风痰哮者，应多食具有熄风化痰的食物，如半夏天麻钩藤汤；虚哮患者应多食蛤蚧酒、五味子炖肉等补肺气、定虚喘的食物。

银杏（杀菌止咳+敛肺定喘）

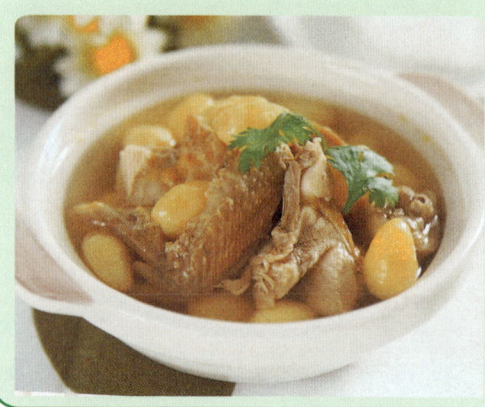

银杏炖鹧鸪

材料 银杏10克，鹧鸪1只，生姜10克，盐5克，味精3克，鸡精5克，胡椒粉3克

制作 ①鹧鸪洗净斩小块，生姜切片。②净锅上火，加水烧沸，把鹧鸪下入沸水中余烫。③锅中加油烧热，下入姜片爆香，加入适量清水，放入鹧鸪、银杏煲30分钟，加入盐、味精、鸡精、胡椒粉即可。

功效 此汤具有清热宣肺、化痰定喘的功效，适合热哮型的哮喘患者食用。

雪梨（止咳化痰+清热降火）

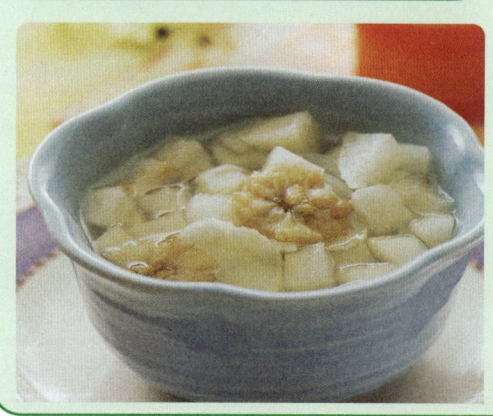

甘菊桔梗雪梨汤

材料 甘菊5朵，桔梗5克，雪梨1个，冰糖5克

制作 ①甘菊、桔梗加1200克水煮开，转小火继续煮10分钟，去渣留汁，加入冰糖搅匀后，盛出待凉。②雪梨洗净削皮，梨肉切丁备用。③将切丁的梨肉加入已凉的甘菊水即可。

功效 此汤具有清热宣肺、化痰定喘的功效，适合热哮型的哮喘患者食用。

[哮喘 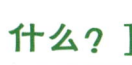 什么？]

鹌鹑（补益精血+温肾助阳）

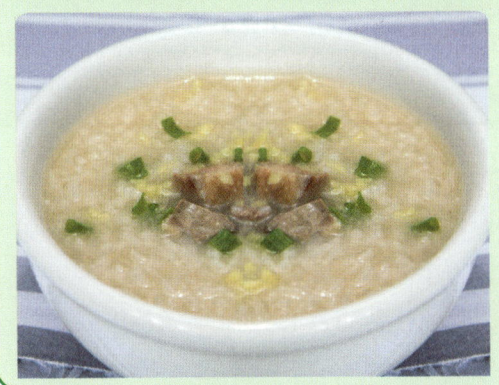

鹌鹑五味子陈皮粥

◎ **材料** 鹌鹑3只，大米80克，五味子、陈皮各10克，肉桂、姜、盐、葱花各适量

◎ **制作** ①鹌鹑洗净，切块，入沸水中汆烫；大米淘净；肉桂、五味子、陈皮洗净，装入棉布袋，扎紧袋口。②锅中放入鹌鹑、大米、姜末及药袋，加入沸水，中火焖煮至米粒开花后，改小火熬煮成粥，加盐，撒入葱花即可。

◎ **功效** 本粥具有健脾益气、补肺纳喘的作用，适合虚哮型的哮喘患者食用。

白萝卜（增强食欲+化痰清热）

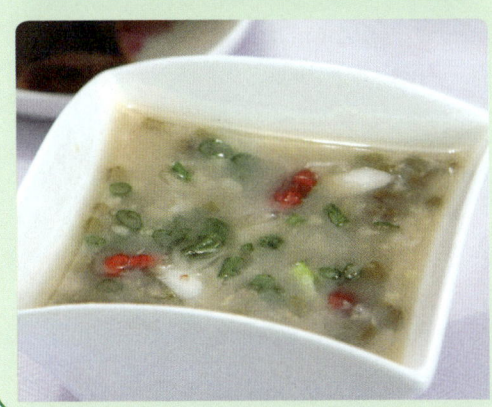

椰汁薏米萝卜粥

◎ **材料** 椰汁50克，薏米80克，玉米粒、白萝卜、豌豆各15克，冰糖7克，葱花少许

◎ **制作** ①薏米洗净后泡发；玉米粒洗净；白萝卜洗净，切丁；豌豆洗净。②锅置火上，注入水，加入薏米煮至米粒开花后，加入玉米、白萝卜、豌豆同煮。③煮熟烂后加入冰糖、椰汁，撒上葱花即可。

◎ **功效** 此汤具有清热宣肺、化痰定喘的功效，适合热哮型的哮喘患者食用。

香菇（化痰理气+益胃和中）

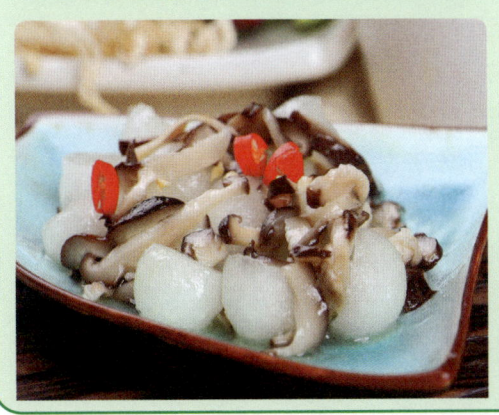

香菇冬瓜

◎ **材料** 干香菇10朵，冬瓜500克，海米、姜丝、盐、味精、水淀粉、香油各适量

◎ **制作** ①香菇泡发，洗净切丝；冬瓜去皮、子，洗净挖成球状。②锅中油烧热，爆香姜丝后放入香菇丝，倒入清水，放入海米煮开。③放入冬瓜球煮熟，加盐、味精调味，水淀粉勾芡，淋上香油即可。

◎ **功效** 本品具有清热宣肺、补肺纳喘的功效，适合热哮、虚哮型的哮喘患者食用。

[哮喘吃什么？]

麻黄（发汗利水+止咳平喘）

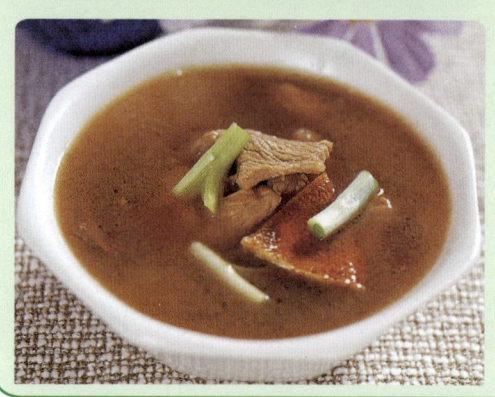

🥣 麻黄陈皮瘦肉汤

◎ **材料** 猪瘦肉200克，麻黄10克，射干15克，陈皮3克，食用油、盐适量

◎ **制作** ①陈皮洗净，切小片；猪肉洗净，切片备用；射干、麻黄洗净，煎汁去渣备用。②在锅内放食油少许，烧热后，放入猪肉片，翻炒片刻。③加入陈皮、药汁，加少量清水煮熟，再放入盐调味即可。

◎ **功效** 本品具有宣肺散寒、化痰平喘的功效，适合冷哮型的哮喘患者食用。

款冬花（润肺下气+化痰止咳）

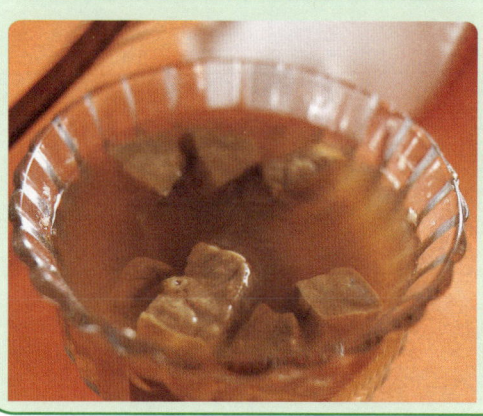

🥣 款冬花止喘汤

◎ **材料** 猪肺300克，款冬花10克，杏仁10克，甘草3克，盐4克

◎ **制作** ①将猪肺冲洗干净，切成块状。②将三味药用布包好，一同放入煲内，加适量的清水用大火煮开。③再改为小火煲1小时，加入适量的盐即可。

◎ **功效** 本品具有清热宣肺、化痰定喘的功效，适合热哮型的哮喘患者食用。

五味子（敛肺滋肾+生津收汗）

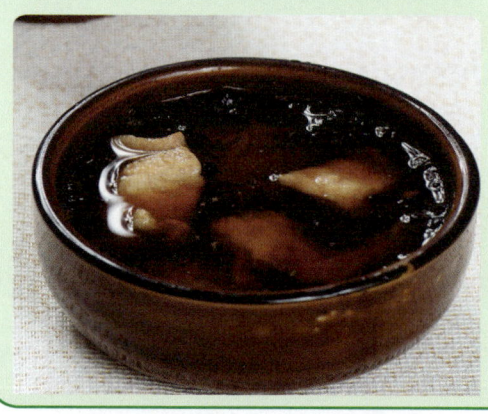

🥣 五味子炖肉

◎ **材料** 五味子50克，猪瘦肉200克，银杏30克，盐适量

◎ **制作** ①猪瘦肉洗净，切片，备用。②五味子、银杏洗净，备用。③将五味子、银杏与瘦肉一起放入炖锅，炖至肉熟，加入盐调味即可。

◎ **功效** 本品具有健脾益气、补肺纳喘的功效，适合虚哮型的哮喘患者食用。

[哮喘吃什么？]

紫菀（温肺下气+消痰止咳）

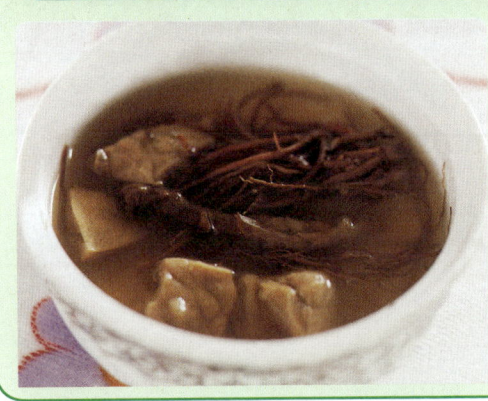

🥣 紫菀款冬猪肺汤

材料 紫菀、款冬花各10克，黄芩8克，猪肺300克，盐6克，姜4克

制作 ①将猪肺用清水洗净，切块；姜洗净，切片；紫菀、款冬花、黄芩洗净备用。②将猪肺、紫菀、款冬花、黄芩加水共煮。③煮至熟时加入盐、姜调味即可。

功效 本品具有清热宣肺、化痰定喘的功效，适合热哮型的哮喘患者食用。

天南星（燥湿化痰+祛风解痉）

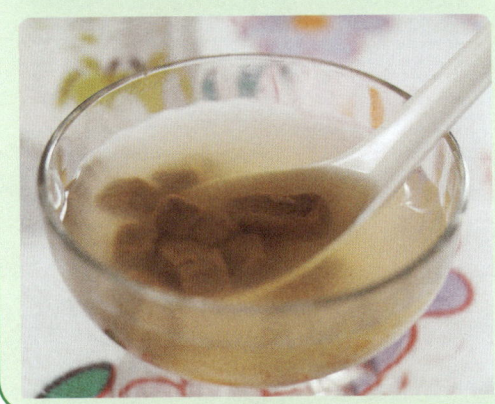

🥣 天南星冰糖水

材料 天南星10克，冰糖适量

制作 ①天南星洗净，备用。②锅中加200克水，放入天南星煎煮20分钟，去渣。③加入适量冰糖，调匀即可。

功效 本品具有宣肺散寒、化痰平喘的功效，适合冷哮型的哮喘患者食用。

蛤蚧（补肺益肾、定喘止嗽）

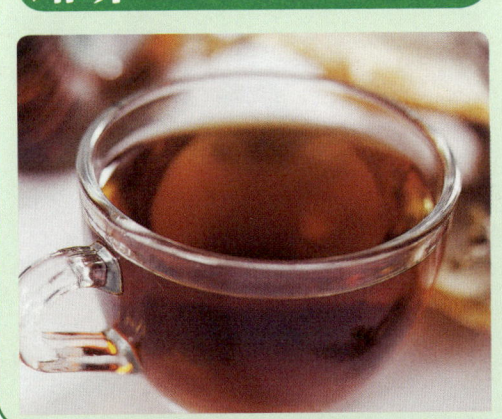

🥣 蛤蚧酒

材料 蛤蚧一对，白酒2000毫升

制作 ①将蛤蚧洗净，去头足。②将准备好的蛤蚧浸入酒中，密封后置于阴凉处，半月后即可饮用。

功效 本品具有健脾益气、补肺纳喘的功效，适合虚哮型的哮喘患者食用。

[哮喘 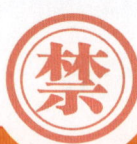 什么？]

◎哮喘患者忌吃食物及原因

哮喘患者应忌食会加重痰涎的食物；忌过敏性食物，如带鱼；忌有刺激性气味的食物，如韭菜、辣椒、蒜等。

黄豆

不宜吃黄豆的原因

❶ 黄豆属于容易导致胀气的食物，它含有的部分糖类可以结合形成黏质半纤维，这种黏质半纤维会在消化道内发酵，产生气体，从而使腹部胀气，横膈上抬，胸腔缩小，影响肺通气，加重哮喘患者呼吸困难的症状。

❷ 黄豆性平，但是也有记载曰其偏寒，故一般人食用无大碍，但是脾胃虚寒等本身有寒证者不宜食用，故哮喘冷哮症及虚哮症者不宜食用。

忌吃关键词：影响肺通气、难消化

肥肉

不宜吃肥肉的原因

❶ 现代医学认为，哮喘患者饮食的最基本原则是清淡、松软，适宜多吃容易消化而且含纤维素丰富的食物，但是肥肉含脂肪量很多，属于油腻、难消化的食物，故哮喘患者不宜食用。

❷ 俗话说："鱼生火，肉生痰。"肥肉中的脂肪含量极高，哮喘患者食用后容易助湿生痰，从而加重其痰鸣音、咳嗽等症状。

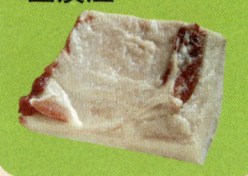

忌吃关键词：油腻、难消化、生痰湿

带鱼

不宜吃带鱼的原因

❶ 带鱼的脂肪含量高于一般鱼类，且其性温，哮喘患者尤其是热哮症患者不适宜食用，否则可加重其胸胁胀满、痰浊稠厚、烦闷不安、面赤口苦、口渴喜冷饮等症状。

❷ 大多数的哮喘患者属于过敏体质，本身可能伴有过敏性鼻炎或者特应性皮炎，又或者会对某些变应原、食物、药物过敏。而带鱼、海鳗、黄鱼等许多无鳞鱼很可能是哮喘的重要过敏原，哮喘病人应特别注意。

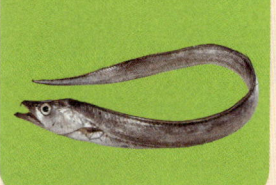

忌吃关键词：高脂肪、过敏原

[哮喘 禁 什么？]

螃蟹

不宜吃螃蟹的原因

❶ 螃蟹属于高敏食物，也就是民间所说的"发物"，哮喘患者很多是过敏体质的，食用后。蟹肉可通过肠壁进入人体循环，诱发并加剧人体的过敏反应，引起哮喘、皮疹等症，严重者还有可能引起过敏性休克。

❷ 蟹肉性寒，冷哮证患者更不宜食用，并且脾胃虚寒的患者吃螃蟹易引起腹泻、腹痛等不适症状。

忌吃关键词

高敏食物、易致腹泻

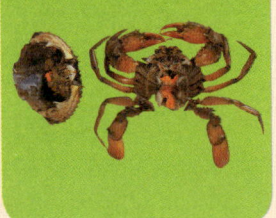

虾

不宜吃虾的原因

❶ 虾和蟹一样，属于高敏食物，是中国人的主要过敏原，过敏体质的哮喘患者食用后可能诱发其喘息、气促、咳嗽、胸闷等症状急性发作，加重哮喘的病情，严重者还可能引起过敏性休克。

❷ 虾肉性温，多食可积温成热，且易生痰，热哮症患者尤其不宜食用，否则可加重其咳嗽、哮喘、咳吐黄痰等症状。

忌吃关键词

高敏食物、助热生痰

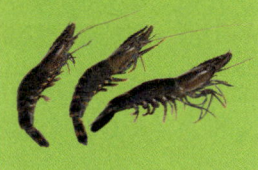

红薯

不宜吃红薯的原因

❶ 红薯的含糖量很高，在24.7%以上，过多的糖分进入肠道，肠道一时吸收不了，剩下的停留在肠道容易发酵，产生气体，从而使腹部胀气，横膈上抬，胸腔缩小，影响肺通气，加重哮喘患者呼吸困难的症状。

❷ 吃红薯的时候一定要蒸熟煮透，因为红薯中淀粉的细胞膜会使红薯难以消化，不利于哮喘患者的病情调养，而且红薯中含有一种氧化酶，这种氧化酶可在胃肠道里产生大量的二氧化碳气体，出现腹胀的症状，从而使哮喘患者的病情加重。

忌吃关键词

影响肺通气、难消化

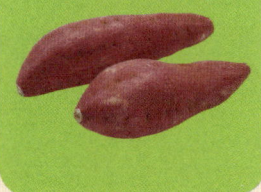

[哮喘 禁 什么？]

韭菜

不宜吃韭菜的原因

❶ 韭菜含有大量的粗纤维，如大量摄入不容易消化，在胃肠道里产生大量的气体，出现腹部胀气的症状，腹部的胀气可使横膈上抬，胸腔缩小，从而使肺通气功能受到阻碍，加重哮喘患者呼吸困难的症状。

❷ 韭菜性温，多食可积温成热，热哮症患者不宜食用，否则可加重其胸胁胀满、咳呛阵作、痰浊稠厚、烦闷不安、舌红、苔黄腻、脉滑数或弦滑等症状。

忌吃关键词

易产气、性温易生热

冰激凌

不宜吃冰激凌的原因

❶ 冰激凌的温度很低，甚至接近0℃，而人体的正常体温为37℃，如此悬殊的温差可刺激支气管，使其缩窄甚至发生痉挛，从而加重哮喘患者的呼吸困难等症状。

❷ 冰激凌为生冷食物，其性寒凉，冷哮证患者食用不宜食用，否则可加重其呼吸急促，喉间有痰鸣音，胸膈满闷如塞，面色晦暗带青，畏寒怕冷，四肢冰凉等症状。

忌吃关键词

生冷食物、刺激支气管

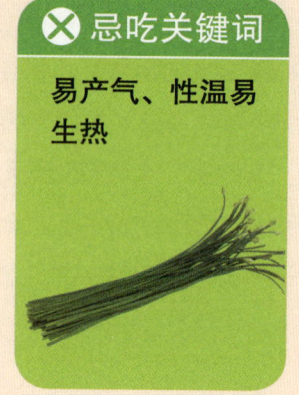

白酒

不宜喝白酒的原因

❶ 白酒属于烈性酒，有一项调查研究发现，哮喘患者在饮用烈酒后，大部分可立即引起发病，故哮喘患者应慎重。

❷ 白酒具有一定的刺激性，它能够刺激气管表面的感受器，通过迷走神经反射，使支气管平滑肌收缩，从而使呼吸阻力增加，影响肺的通气功能，诱发哮喘发作。

忌喝关键词

刺激气管、诱发哮喘

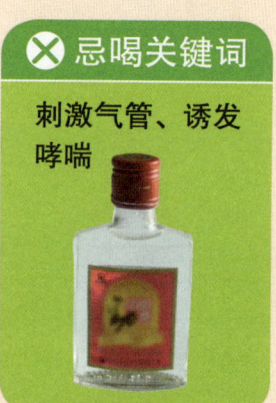

[哮喘 禁 什么？]

大葱

不宜吃大葱的原因

❶ 大葱含有挥发性硫化物，具有特殊的辛辣味，这种辛辣的刺激可使气道的炎症加重，从而会诱发哮喘病和加重患者的病情。

❷ 关于大葱的食用禁忌，《履巉岩本草》早有记载曰："久食令人多忘，尤发痼疾。"哮喘患者食用可诱发病情急性发作或使病情加重。

忌吃关键词

刺激性、发痼疾

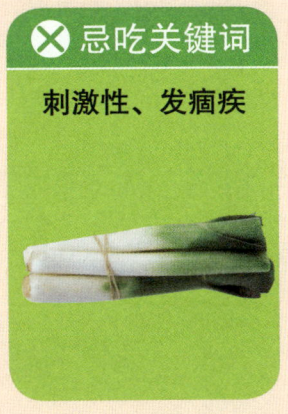

蒜

不宜吃蒜的原因

❶ 大蒜中具有广泛的药理、药效作用是因为其含有很多的含硫化合物，这些含硫化合物又统称为大蒜精油。大蒜精油也是构成大蒜独有辛辣气味的主要风味物质，这种辛辣的刺激可刺激气道，使炎症加重，从而加重哮喘病情。

❷ 大蒜性温，关于大蒜的食用禁忌，《本草经疏》中早有记载："凡肺胃有热，肝肾有火，气虚血弱之人，切勿沾唇"。由此可见，热哮证患者不宜食用。

忌吃关键词

刺激性、易上火

辣椒

不宜吃辣椒的原因

❶ 辣椒是属于大热大辛的食物，其具有非常强烈的刺激性，食用后可使支气管等气道的黏膜受到刺激，使其充血、水肿，加重炎症病情，从而使哮喘病情加重。

❷ 中医认为，辣椒性热，热哮症患者尤其不宜食用辣椒，否则会加重患者烦闷不安、面赤口苦、口臭、咳吐黄痰、苔黄等症状。

忌吃关键词

刺激性、性热

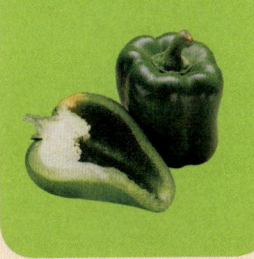

慢性肺炎

◎慢性肺炎的特点是周期性的复发和恶化，呈波浪形经过。在肺炎静止期体温正常，几乎不咳嗽，但在活动时容易气喘，在恶化期会咳嗽、咳痰，出现发绀和呼吸困难，甚至出现面部水肿、发绀、胸廓变形等症，还可并发肺原性心脏病。

中医分型

❶ 热痰郁肺型

- **症状剖析** 咳嗽咯痰，痰性状为黏脓或黏浊痰，不易咳出，严重者胸部膨满，伴胸中烦热，身热，有汗，渴喜冷饮，小便黄赤，大便干燥，舌质红苔黄、脉滑数。
- **治疗原则** 清热化痰、敛肺止咳。
- **饮食禁忌** 忌食辛热刺激性食物，忌食肥甘厚味。

对症药材	对症食材
❶鱼腥草 ❷罗汉果	❶无花果 ❷薏米
❸桑白皮 ❹瓜蒌仁	❸梨 ❹白萝卜
❺旋覆花 ❻竹茹	❺银杏 ❻杏仁
❼款冬花 ❽黄芩	❼柚子

❷ 痰浊阻肺型

- **症状剖析** 咳嗽气喘，胸部满闷，甚则有窒息感，痰多黏稠色白，咳吐不利，兼有呕恶、纳呆，口黏不渴，苔白厚腻，脉濡滑。
- **治疗原则** 祛痰降逆、宣肺平喘。
- **饮食禁忌** 忌食肥肉以及滋腻生痰食物。

对症药材	对症食材
❶桔梗 ❷陈皮	❶无花果 ❷银杏
❸桑白皮 ❹白前	❸萝卜 ❹草菇
❺白芥子 ❻苏子	❺杏仁 ❻薏米
❼天南星	

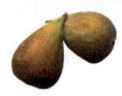
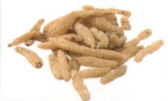
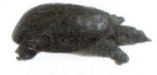

❸ 肺气阴两虚型

- **症状剖析** 咳嗽喘促短气，气怯声低，喉有鼾声，咳声低弱，痰液稀薄，自汗、恶风，或咳呛痰少质黏，烦热口干，咽喉不利，面潮红，舌质淡红或舌红少苔，脉象软弱或细数。
- **治疗原则** 补肺、益气、养阴。
- **饮食禁忌** 忌食大寒大热，耗气伤阴食物。

对症药材	对症食材
❶麦冬 ❷人参	❶甲鱼 ❷猪肺
❸沙参 ❹白术	❸百合 ❹银耳
❺党参 ❻阿胶	❺木耳 ❻草菇

❹ 肾虚不纳型

- **症状剖析** 咳嗽喘促日久，动则喘甚，呼吸困难，神疲乏力、精神萎靡，汗出肢冷，面青唇紫，舌苔淡白或黑润，脉微细。或喘咳，面红烦躁，足冷，汗出如油，舌红少苔，脉细数。
- **治疗原则** 补肾纳气、定喘止咳。
- **饮食禁忌** 忌食寒凉生冷食物，忌刺激性食物。

对症药材	对症食材
❶人参 ❷蛤蚧	❶甲鱼 ❷鹌鹑
❸五味子 ❹桔梗	❸板栗 ❹银杏
	❺莲子 ❻核桃
	❼木耳

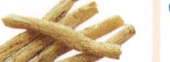
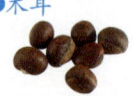

饮食宜忌

宜

✓ 给予患者高营养饮食，鼓励多饮水，病情危重高热者可给予清淡易消化半流质饮食。

✓ 应少量多餐，每餐不宜吃太饱，餐前可休息，餐后不要躺下。

✓ 在热量提供方面，可在饮食中增加不饱和脂肪酸，如植物油、坚果类食物，这样不仅可增加热量还能减轻呼吸的负担。

✓ 应摄取足够的水果和蔬菜，补充给你维生素，可增加机体的抵抗力。

忌

✗ 忌食辛辣刺激性食物，忌食肥腻食物，以免加重咳嗽、咳痰。

民间秘方

❶ 取桑白皮、半夏、苏子、杏仁、川贝、沙参各15克，山栀子、黄芩、黄连各10克，加水500毫升，煎煮两次，兑匀，分两次服用，每次150毫升。一日一剂。本方可用来治疗痰热郁肺型慢性肺炎。

❷ 取紫菀、半夏、款冬花各20克，麦冬、人参（包煎）各15克，五味子10克，一起加水600毫升煎煮，煮好后过滤药渣，留取药汁，再加入30克阿胶粉，搅拌溶化即可。分两次服用，每次150毫升，一日一剂。本方可治疗肺气阴两亏型慢性肺炎。

生活保健

◎ 缺氧、呼吸困难、口唇发紫的患者，可用枕头等物将背垫高呈半躺半坐位，经常变换体位，可增加肺通气，减少肺瘀血，减轻呼吸困难。

◎ 痰液较多者，可以帮助病人叩捶胸背，定时翻身，让病人深呼吸等方法以促进痰液的排出。

◎ 经常做户外活动，进行体操、冷水擦浴或冷水浴等锻炼，增强机体的耐寒性。

◎ 室内宜通风换气，保持空气新鲜。

◎ 打喷嚏、咳嗽时用卫生纸掩住口鼻，注意个人卫生，勤洗手。

⊗ 在感冒流行时或身体抵抗力弱时，勿去公共场所，尽量避免和感冒的人接触。

[慢性肺炎 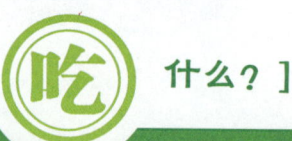 什么？]

◎慢性肺炎患者宜吃的食物及其简易食疗方

慢性肺炎证属热痰郁肺者，应多食清热化痰的药膳，如桔梗苦瓜、复方鱼腥草粥；痰浊阻肺者多食化痰止咳的食物，如白前扁豆心肺汤；肺气阴两虚者应多食补益肺气的食物，如油菜香菇、百合玉竹瘦肉汤；肾虚不纳者应以补肺固肾为主，可多食银杏猪肚汤、银杏扒草菇等药膳。

草菇（清热解毒+养阴生津）

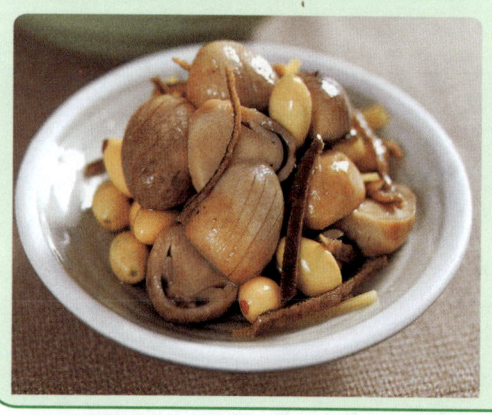

银杏扒草菇

材料 银杏25克，草菇150克，陈皮6克，盐、味精、姜、葱、香油各适量

制作 ①将草菇洗净，切片；银杏去皮，泡发；陈皮泡发后，洗净切成丝；姜切成细丝，蒜切成末。②锅内加少许油，下葱、姜爆香后，下入银杏、陈皮和草菇翻炒。③最后加入盐、味精、香油颠翻均匀即可。

功效 本品清热化痰、祛痰降逆、益气养阴、补肾纳气，适合各个证型的慢性肺炎患者食用。

猪肺（补肺止血+改善咳嗽）

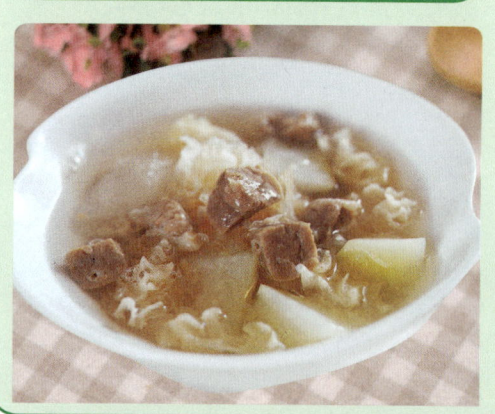

雪梨木瓜猪肺汤

材料 雪梨250克，银耳30克，木瓜500克，猪肺750克，姜、盐适量

制作 ①雪梨去心，洗净，切成块；银耳浸泡，去除根蒂部硬结，撕成小朵；木瓜去皮、核，洗净，切块。②猪肺处理干净，切块；烧锅放姜片，将猪肺干爆5分钟左右。③瓦煲注水，煮沸后加入上述用料，大火煲开改小火煲3小时，加盐调味。

功效 本品清热化痰、益气养阴，适用于热痰郁肺、肺气阴两虚型慢性肺炎。

[慢性肺炎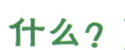什么？]

无花果（健胃润肠+利咽防癌）

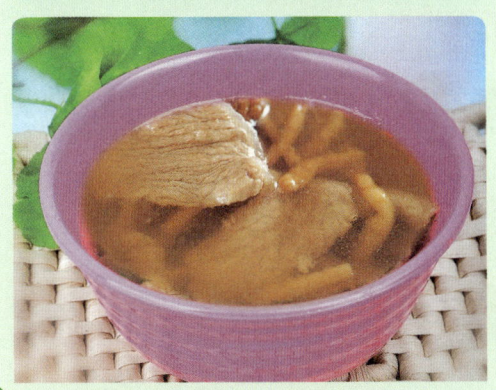

参果炖瘦肉

◎ **材料** 猪瘦肉25克，太子参100克，无花果200克，盐5克，味精适量

◎ **制作** ①太子参略洗，无花果洗净。②猪瘦肉洗净切片。③把以上全部用料放入炖盅内，加开水适量，盖好，隔滚水炖约2小时，调入盐、味精供用。

◎ **功效** 本品具有清热化痰、敛肺止咳的功效，适合热痰郁肺型的慢性肺炎患者食用。

白前（泻肺降气+下痰止嗽）

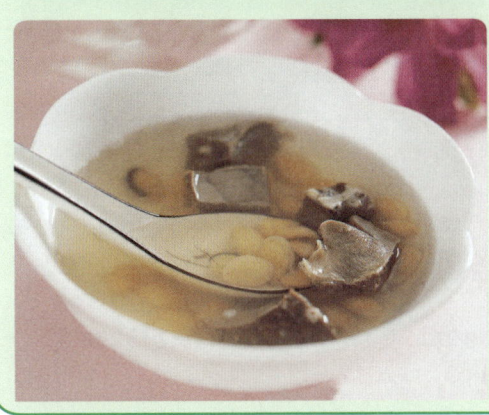

白前扁豆心肺汤

◎ **材料** 白前9克，扁豆10克，猪肺300克，葱25克，盐3克

◎ **制作** ①白前、扁豆择净后用清水漂洗，再用纱布包起来备用。②猪肺冲洗干净，挤净血污，同白前、扁豆一起放入砂锅内，再将葱洗净放入，注入清水约2000毫升。③先用大火烧沸，改用小火炖1小时，至肺熟透，加少许食盐调味即可。

◎ **功效** 本品祛痰降逆、宣肺平喘，适合痰浊阻肺型的慢性肺炎患者食用。

百合（养阴润肺+清心安神）

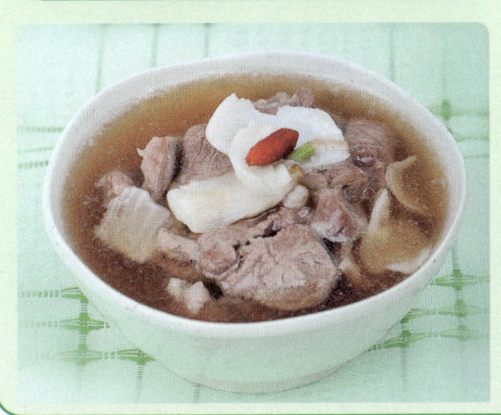

百合玉竹瘦肉汤

◎ **材料** 水发百合100克，猪瘦肉75克，玉竹10克，清汤适量，精盐6克，白糖3克

◎ **制作** ①将水发百合洗净，猪瘦肉洗净切片，玉竹用温水洗净浸泡备用。②净锅上火倒入清汤，调入精盐、白糖，下入猪瘦肉烧开，打去浮沫，再下入玉竹、水发百合煲至熟即可。

◎ **功效** 本品具有补肺、益气、养阴的功效，适合肺气阴两虚型的慢性肺炎患者食用。

[慢性肺炎 吃 什么？]

银杏（杀菌止咳+敛肺定喘）

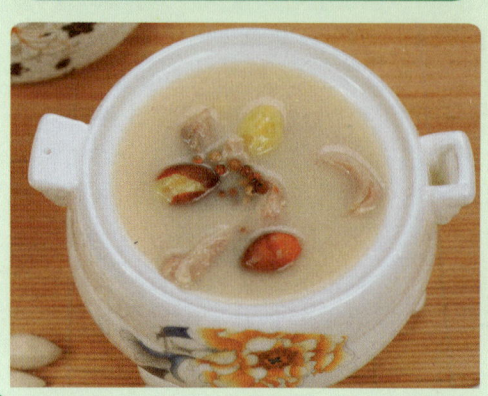

银杏猪肚汤

◎ 材料　猪肚180克，银杏40克，胡椒粉、姜各适量，盐10克

◎ 制作　①猪肚用盐、生粉洗净后切片；银杏洗净；姜洗净切片。②锅中注水烧沸，入猪肚汆去血沫备用。③将猪肚、银杏、姜放入砂煲，倒入适量清水，用小火熬2小时，调入胡椒粉和盐即可。

◎ 功效　本品清热化痰、补肾纳气、定喘止咳，适合热痰郁肺、肾虚不纳型的慢性肺炎患者食用。

罗汉果（清肺止咳+润肠通便）

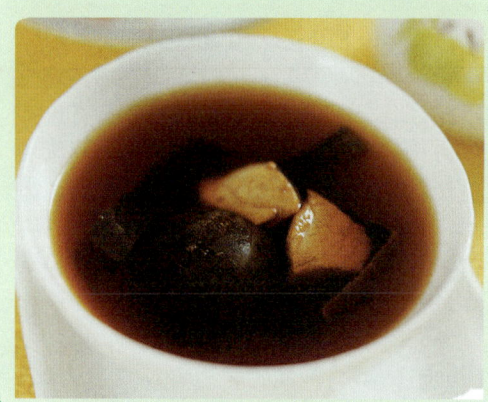

罗汉果瘦肉汤

◎ 材料　罗汉果1只，枇杷叶15克，猪瘦肉500克，盐5克

◎ 制作　①罗汉果洗净，打成碎块。②枇杷叶洗净，浸泡30分钟；猪瘦肉洗净，切块。③将2000克清水放入瓦煲内，煮沸后加入罗汉果、枇杷叶，大火煲开后，改用小火煲3小时，加盐调味即可。

◎ 功效　本品具有清热化痰、敛肺止咳的功效，适合热痰郁肺型的慢性肺炎患者食用。

旋覆花（降气行水+消痰止呕）

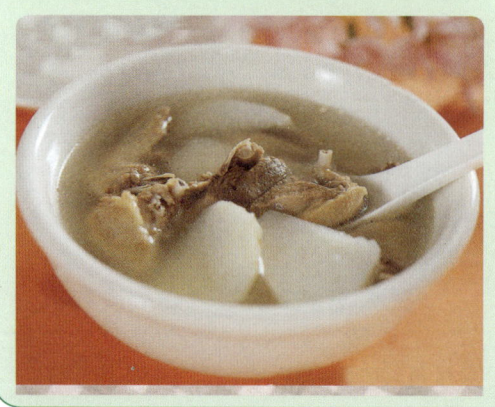

旋覆花乳鸽止咳汤

◎ 材料　乳鸽1只，旋覆花、沙参各10克，山药20克，盐适量

◎ 制作　①将乳鸽去毛及肠杂，洗净切块。②山药、沙参洗净切片；将旋覆花、放入药袋中，扎紧。③将乳鸽、山药、沙参放入砂锅中，加入药袋及盐，用小火炖30分钟至肉烂，取出药袋即可。

◎ 功效　本品清热化痰、补肺、益气、养阴，适合热痰郁肺、肺气阴两虚型的慢性肺炎患者食用。

[慢性肺炎吃什么？]

鱼腥草（清热解毒+利尿消肿）

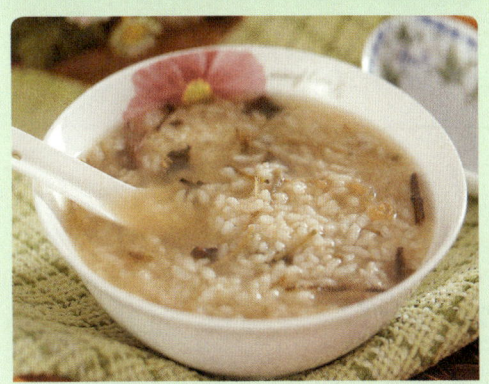

复方鱼腥草粥

◎ 材料　鱼腥草、金银花、生石膏各30克，竹茹9克，粳米100克，冰糖30克

◎ 制作　①将鱼腥草、金银花、生石膏、竹茹洗净，加适量的水煎汤，去渣留汁备用。②置锅火上，下入粳米及煎好的药汁，共煮为粥。③最后加入冰糖，稍煮即可。

◎ 功效　本品具有清热化痰、敛肺止咳的功效，适合热痰郁肺型的慢性肺炎患者食用。

香菇（化痰理气+益胃和中）

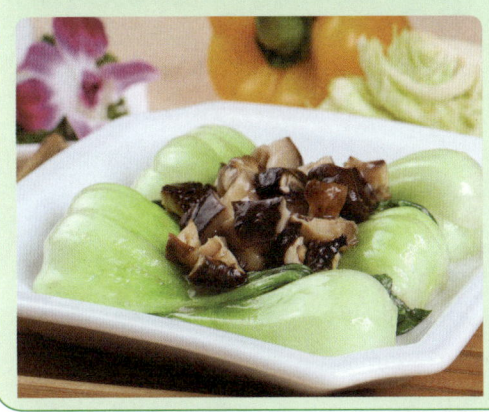

油菜香菇

◎ 材料　油菜500克，香菇10朵，高汤半碗，水淀粉、盐、白糖、味精各适量

◎ 制作　①油菜洗净，对切成两半；香菇泡发洗净，去蒂，一切为二。②炒锅入油烧热，先放入香菇炒香，再放入油菜、盐、白糖、味精，加入高汤，加盖焖约2分钟，以水淀粉勾一层薄芡即可出锅装盘。

◎ 功效　本品具有补肺、益气、养阴的功效，适合肺气阴两虚型的慢性肺炎患者食用。

桔梗（开宣肺气+祛痰排脓）

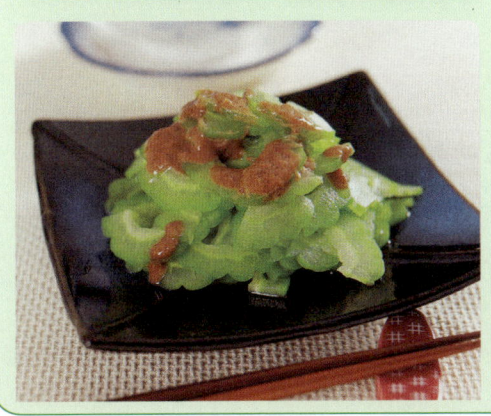

桔梗苦瓜

◎ 材料　苦瓜200克，玉竹10克，桔梗6克，花生粉1茶匙，山葵少许，酱油适量

◎ 制作　①苦瓜洗净，对切，去子，切薄片，泡冰水，冷藏10分钟。②将玉竹、桔梗打成粉末。③将花生粉、山葵、酱油和粉末拌匀，淋在苦瓜上即可。

◎ 功效　本品具有祛痰降逆、宣肺平喘的功效，适合痰浊阻肺型的慢性肺炎患者食用。

[慢性肺炎 禁 什么？]

◎慢性肺炎患者忌吃食物及原因

慢性肺炎患者应禁食油腻易生痰的食物，如肥肉；忌食刺激性食物，如杏、浓茶，以及碳酸饮料等。

油条

不宜吃油条的原因

❶ 中医认为，慢性肺炎患者应忌食油腻食物，否则可导致中焦受遏，运化不利，从而加重慢性肺炎的病情，而油条经高温油炸而制成，属于油腻食物的代表食物之一，慢性肺炎患者不宜食用。

❷ 油条经高温油炸而成，油温可高达190℃，在如此高温下，油脂中所含的营养物质如人体必需脂肪酸、各种维生素等基本上或者已经全部被氧化破坏了，这对于需要营养支持的慢性肺炎患者非常不适宜。

忌吃关键词

油腻、低营养

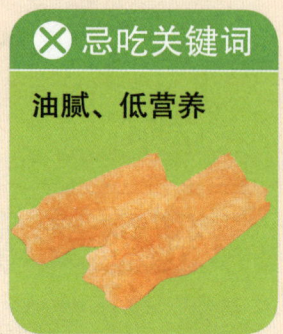

肥肉

不宜吃肥肉的原因

❶ 肥肉的脂肪含量很高，一般的半肥瘦的猪肉，每100克中含有的脂肪量可达37克以上，属于典型的油腻食物，所以慢性肺炎患者不宜食用，否则可导致中焦受遏，运化不利，从而加重慢性肺炎的病情。

❷ 慢性肺炎需供给富有营养及维生素的饮食，而食用肥肉的摄入会影响了其他营养物质的摄入，从而影响身体的恢复，不利于慢性肺炎的病情。

忌吃关键词

难消化、聚湿生痰

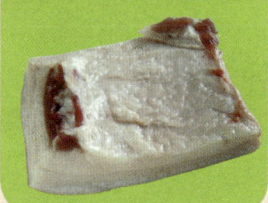

石榴

不宜吃石榴的原因

❶ 石榴性温，且甘酸敛津，可助湿生痰，慢性肺炎尤其是热痰郁肺型的患者食用后，可加重其痰湿增多、咳嗽痰多的症状，使病情加重。

❷ 关于石榴的食用禁忌，《医林纂要》指出其"多食生痰。"所以凡是呼吸系统疾病咳嗽痰多者均不宜食用，而《日用本草》中也指出："其汁恋膈成痰，损肺气，病人忌食。"

忌吃关键词

助湿生痰、损肺气

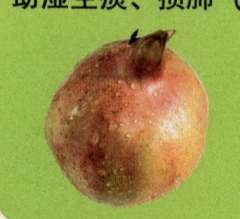

[慢性肺炎 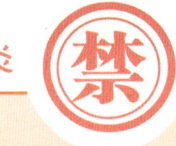 什么？]

桃子

不宜吃桃子的原因

① 桃子含有大量的大分子物质，不容易消化，慢性肺炎患者由于病程较长，体质较虚弱，胃肠功能也较弱，食用桃子无疑是增加胃肠的负担，出现消化不良、腹胀等症状，不利于慢性肺炎的病情。

② 桃子性温，多食易助热上火，热痰郁肺型的慢性肺炎患者不宜食用，否则可加重其咳嗽咯痰、胸部膨满、胸中烦热、身热、有汗、渴喜冷饮、小便黄赤、大便干燥、脉滑数等症状。

忌吃关键词：不易消化、助热上火

杏

不宜吃杏的原因

① 杏子性温，慢性肺炎患者食用后会助热生痰，尤其是热痰郁肺型的慢性肺炎患者食用后，会加重其咳嗽咯痰、胸部膨满、胸中烦热、身热、有汗、渴喜冷饮、小便黄赤、大便干燥、脉滑数等症状。

② 关于杏的食用禁忌，古人早有多食可"伤筋骨，生痰热，发疮痈，动宿疾"的说法，故慢性肺炎患者尤其是热痰郁肺型的患者不宜食用杏子。

忌吃关键词：助热生痰、发旧疾

李子

不宜吃李子的原因

① 李子味甘酸，多食能使唾液分泌增加，蕴湿生痰，所以凡是呼吸系统疾病咳嗽痰多者均不宜食用，故慢性肺炎患者不宜食用李子。

② 关于李子的食用禁忌，在《滇南本草》就有记载："不可多食，损伤脾胃。"而在《随息居饮食谱》也有曰："多食生痰，助湿发疟疾，脾虚者尤忌之。"

忌吃关键词：生痰、伤脾胃

[慢性肺炎 禁 什么？]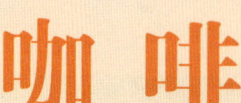

咖啡

不宜喝咖啡的原因

❶ 咖啡中含有咖啡因，咖啡因是一种黄嘌呤生物碱化合物，它可刺激支气管引起支气管痉挛从而加重咳嗽的作用，故慢性肺炎患者不宜饮用。

❷ 咖啡因同时也是一种中枢神经兴奋剂，有提神醒脑之功用，但是如果长期饮用或饮用过多，可影响睡眠的质量，对于慢性肺炎患者的病情不利。

❌ 忌喝关键词

刺激气管、影响睡眠

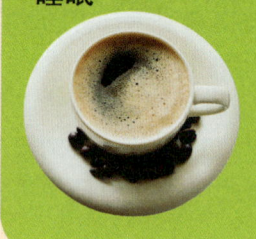

浓茶

不宜喝浓茶的原因

❶ 茶叶中也含有咖啡因，浓茶中的咖啡因浓度很高，它也像咖啡一样，有刺激支气管痉挛的作用，故慢性肺炎患者不宜饮用。

❷ 浓茶中含有的茶碱还有兴奋中枢神经的作用，多饮会影响睡眠，长此以往还会导致神经衰弱，不利于慢性肺炎病情的恢复。

❸ 浓茶中含有的鞣酸还可与铁结合，阻碍机体对铁的吸收，从而加重机体营养不良的程度。

❌ 忌喝关键词

刺激支气管、影响睡眠、影响铁吸收

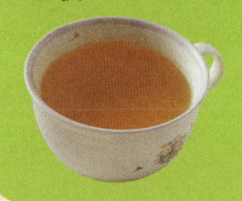

可乐

不宜喝可乐的原因

❶ 可乐中也含有较多的咖啡因，1瓶340克的可乐型饮料含有咖啡因50～80毫克，刺激支气管痉挛的作用，故慢性肺炎患者不宜饮用。

❷ 可乐型等碳酸饮料在人体内会发生一系列的化学反应，从而破坏人体的正常代谢，影响机体对营养物质的吸收，从而加重慢性肺炎患者营养不良的程度，不利于病情。

❌ 忌喝关键词

刺激支气管、影响营养的吸收

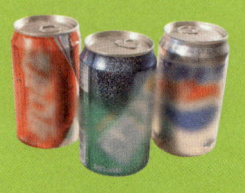

[慢性肺炎 禁 什么？]

冰激凌

不宜吃冰激凌的原因

❶ 冰激凌的温度很低，甚至接近0℃，而人体的正常体温为37℃，如此悬殊的温差会刺激内脏血管，使局部出现贫血，从而加重炎症病情。

❷ 生冷食物的刺激，还可能引起支气管痉挛，从而加重慢性肺炎患者的咳嗽症状，不利于慢性肺炎的病情。

忌吃关键词：生冷、刺激支气管

辣椒

不宜吃辣椒的原因

❶ 辣椒含有辣椒素等，具有强烈的刺激性，可刺激呼吸道黏膜，使其高度充血、水肿，不利于慢性肺炎的病情。

❷ 辣椒属于大热之品，热痰郁肺型的慢性肺炎患者不宜食用，否则可加重其咳嗽咯痰、胸部膨满、胸中烦热、身热、有汗、渴喜冷饮、小便黄赤、大便干燥、脉滑数等症状。

忌吃关键词：性热助火、刺激呼吸道

芥末

不宜吃芥末的原因

❶ 芥末是日本料理中常用的重要的调味料之一，由于其有很强的解毒功能，能解鱼蟹之毒，所以常用于搭配鱼生食用，但因芥末富含芥子油，使得它有着催泪性的强烈刺激性辣味，这种强烈刺激性辣味对于慢性肺炎患者也是很不利的，它可刺激呼吸道的黏膜，使其充血、水肿。

❷ 芥末性温，慢性肺炎患者要慎食，特别是热痰郁肺型的慢性肺炎患者，食用后可加重其胸中烦热、小便黄赤、大便干燥等症状。

忌吃关键词：刺激性、性温助火

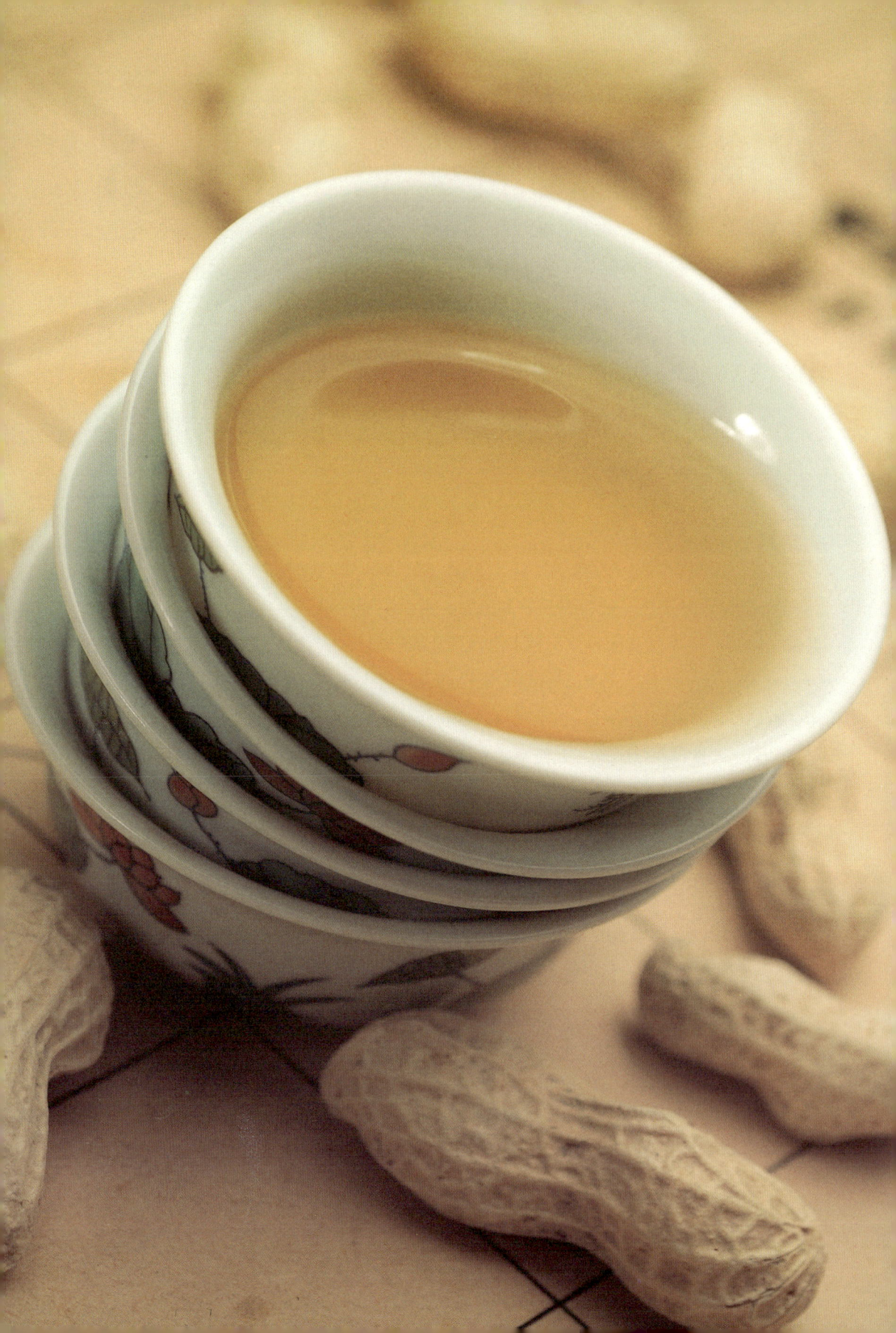

神经及精神科疾病吃什么？禁什么？

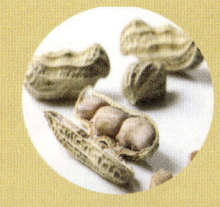 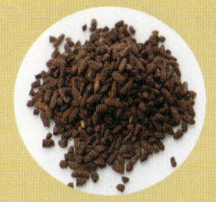

　　神经及精神科疾病包括神经疾病和精神疾病，主要是指表现在神经系统病变、行为、心理活动紊乱的一组疾病。2002年的《中国精神卫生工作规划》中指出，全球约有4.5亿人患有神经精神疾病，占全球疾病负担的近11%。我国目前精神疾病患者约有1600万人，600万癫痫患者。世界卫生组织推算，中国神经精神疾病负担在2020年会上升至疾病总负担的四分之一。

　　本章选取了头痛、神经衰弱、更年期综合征这3种神经及精神系统的常见慢性病，对于每一种病症，我们详细地介绍了疾病的定义、中医分型、民间秘方、饮食宜忌、生活保健等方面的知识，并且根据中医的分型，针对每一种病症，推荐了多种有对症食疗功效的食物，并且针对每种食物推荐一道菜例。同时，针对不同病症，我们还列举出了常见的应该忌吃的食物，并且详细地解释了忌吃的原因。

头痛

◎头痛分为外感头痛和内伤头痛，慢性头痛多为内伤头痛，疼痛性质多表现为胀痛、隐痛、空痛、昏痛等，痛势悠悠。一般起病较缓，时作时止，遇劳累受风，或情志刺激则常易发作，并有脏腑气血不足或内邪证候，以虚证居多。

中医分型

❶ 肝阳型头痛

- **症状剖析** 头胀痛而目眩，多以头顶痛为著，心烦易怒，夜不得安眠，或伴有胁肋疼痛，头晕耳鸣，面红口苦，舌红苔黄，脉弦数。
- **治疗原则** 平肝潜阳、熄风止痛。
- **饮食禁忌** 忌食燥热、辛辣、刺激性食物。

对症药材：❶天麻 ❷钩藤 ❸菊花 ❹枸杞 ❺冬虫夏草 ❻栀子 ❼决明子 ❽夏枯草

对症食材：❶金枪鱼 ❷鸭肉 ❸芹菜 ❹苦瓜 ❺冬瓜

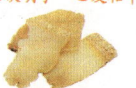
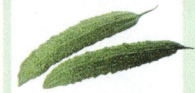

❷ 血虚型头痛

- **症状剖析** 头痛伴头晕心悸不宁，神疲乏力，面色苍白，舌质淡，苔薄白，脉细数等。
- **治疗原则** 滋阴养血、活络止痛。
- **饮食禁忌** 忌食寒凉生冷食物。

对症药材：❶当归 ❷熟地 ❸白芍 ❹川芎

对症食材：❶猪心 ❷桂圆 ❸三文鱼 ❹猪肝 ❺菠菜

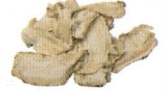
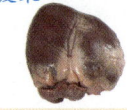

❸ 痰浊型头痛

- **症状剖析** 头痛昏蒙如裹，胸脘满闷，恶心，呕吐痰涎、舌苔白腻，脉滑或弦滑等。
- **治疗原则** 健脾燥湿、降逆化痰。
- **饮食禁忌** 忌食肥腻生痰食物，忌食生冷食物。

对症药材：❶半夏 ❷白术 ❸天麻 ❹茯苓 ❺陈皮

对症食材：❶羊脑 ❷核桃 ❸白扁豆 ❹薏米 ❺香菇

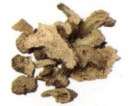
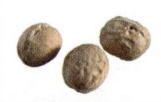

❹ 肾虚型头痛

- **症状剖析** 头痛而空，眩晕耳鸣，腰膝酸软，神疲乏力，失眠健忘，男子遗精滑泄，女子带下异常，舌苔少苔，脉沉细无力。
- **治疗原则** 滋阴补肾、填精生髓。
- **饮食禁忌** 忌食寒凉生冷食物。

对症药材：❶龟板 ❷人参 ❸山茱萸 ❹熟地 ❺杜仲 ❻山药

对症食材：❶核桃 ❷黑芝麻 ❸黑豆 ❹乌鸡

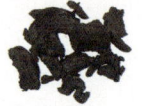
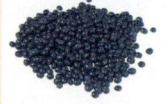

❺ 血瘀型头痛

对症药材	对症食材
❶桃仁 ❷红花 ❸川芎 ❹赤芍	❶鱼头 ❷猪心 ❸红枣 ❹桂圆 ❺木耳

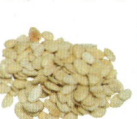 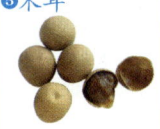

- **症状剖析** 头痛经久不愈，痛处固定不移，痛如针刺，或有头部外伤史，舌质紫暗，或有瘀斑，苔薄白，脉细或脉细涩。
- **治疗原则** 活血化瘀、通窍止痛。
- **饮食禁忌** 忌食辛辣刺激性食物，忌食寒凉生冷食物。

民间秘方

❶ 取苍耳子、延胡索各10克，升麻5克，细辛3克，代赭石、生地黄各20克，牛膝、菊花、黄芪各15克。水煎服，每日一剂，分两次服用。本方有宣化湿浊，清热止痛的作用。主治头痛昏沉、头重如裹，汗出胸痞，口渴不欲因，舌苔白腻、脉濡缓。

❷ 取天麻、钩藤各15克，决明子、栀子、黄芩、川牛膝、杜仲、益母草、桑寄生、夜交藤、茯神各10克。水煎服，每日一剂，分两次服用，每次150毫升左右。本方有平肝潜阳、息风止痛的作用，主治肝阳型头痛症（症状参照头痛中医分型①）。

饮食宜忌

宜
- √ 多吃一些高纤维的蔬菜和水果，以补充人体所必需的营养素。
- √ 痰浊型以及肝阳型头痛患者应减少脂肪含量过多的食物，如肥肉、动物内脏、油炸食物等。
- √ 血虚型头痛的患者应多食具有补益气血的食物，如红枣、桂圆、阿胶、猪心、猪肝等。

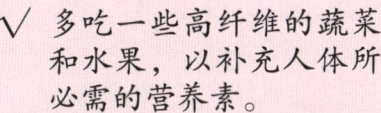
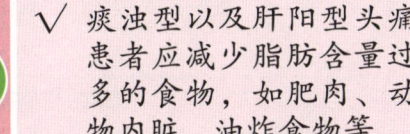

忌
- × 忌暴饮暴食，以免损伤脾胃，要尽量避免吃容易诱发头痛的食物，如咖啡、茶、可乐以及含酒精的饮料等。

生活保健

✓ 经常进行头部按摩，或者每天早上坚持用梳子梳头，注意要按照由下而上的顺序进行梳理，一方面可以疏通头部经络中的气血，另一方面也可以疏散局部的热邪，以达到清热止痛的作用。

✓ 出现持续头痛，相应的治疗不能缓解，应尽早上医院做头部CT检查，看看是不是有肿瘤等恶性病变，以便尽早采用综合方法进行及时治疗。

✓ 在气候多变无常的季节时，要适应天气的变化随时添加衣服，避免受风受寒，诱发或加重头痛。

✗ 忌睡眠过多，应保证充足的睡眠，但避免睡过多，以免睡醒后反而出现头痛症状。

[头痛 吃 什么？]

◎头痛患者宜吃的食物及其简易食疗方

头痛证属肝阳上亢者，应多食具有清肝泻热、平肝潜阳的食物，如钩藤天麻白术饮；血虚型头痛者应多食补血的食物，如当归红枣牛肉汤、桂圆山药红枣汤；痰浊型头痛应多食祛痰湿食物，如半夏薏米汤；肾虚型头痛者应以补肾为主，食疗方如龟板杜仲猪尾汤、首乌核桃羹；血瘀型头痛者当活血化瘀，食疗方如当归川芎鱼头汤。

猪心（安神定惊+养心补血）

当归炖猪心

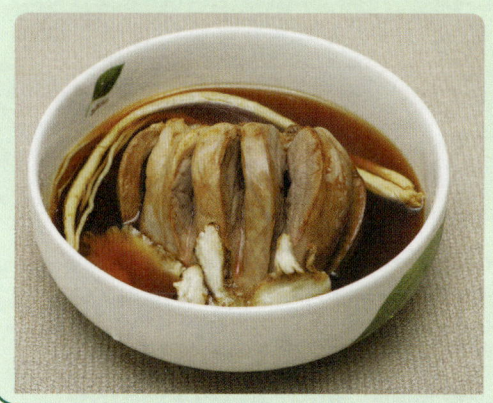

- **材料** 鲜猪心1个，党参20克，当归15克，延胡索10克，姜末、盐、料酒各适量
- **制作** ①猪心洗净，剖开。②党参、当归、延胡索洗净，再一起放入猪心内，用竹签固定。③在猪心上，撒上姜末、料酒，再将猪心放入锅中，隔水炖熟；去除药渣，再加盐调味即可。
- **功效** 本品具有益气补血、活血化瘀的功效，适合血虚、血瘀型头痛患者食用。

冬虫夏草（补肺止咳+补虚益气）

虫草炖雄鸭

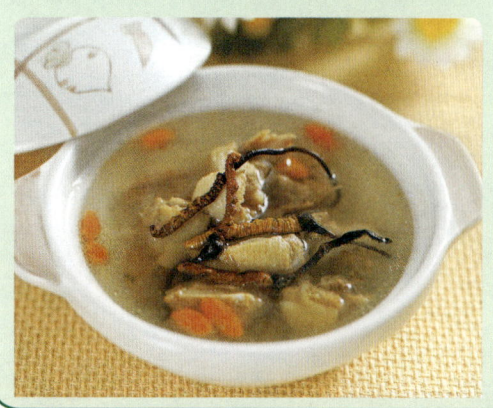

- **材料** 冬虫夏草5枚，雄鸭1只，姜片、葱花、陈皮末、胡椒粉、盐、味精适量
- **制作** ①将冬虫夏草用温水洗净。②鸭洗净，斩块，再将鸭块放入沸水中焯去血水，然后捞出。③将鸭块与虫草先用大火煮开，再用小火炖软后加入姜片、葱花、陈皮末、胡椒粉、盐、味精，调味后即可。
- **功效** 本品具有益气补虚、补肾强身作用，适合肾虚头痛患者食用。

[头痛 吃 什么？]

龟板（滋肾潜阳+退虚热）

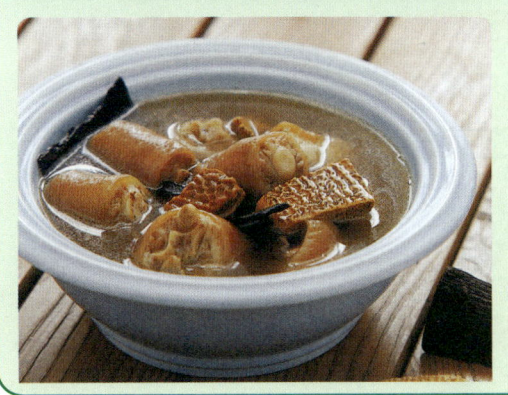

龟板杜仲猪尾汤

◎ 材料　炒杜仲30克，龟板25克，猪尾600克，盐2小匙

◎ 制作　①猪尾剁段洗净，氽烫捞起，再冲净一次。②龟板、炒杜仲洗净。③将上述材料盛入炖锅，加6碗水以大火煮开，转小火炖40分钟，加盐调味。

◎ 功效　本品具有滋阴补肾、益气补虚的功效，适合肾虚型头痛患者食用。

核桃（补肾益脑+强健筋骨）

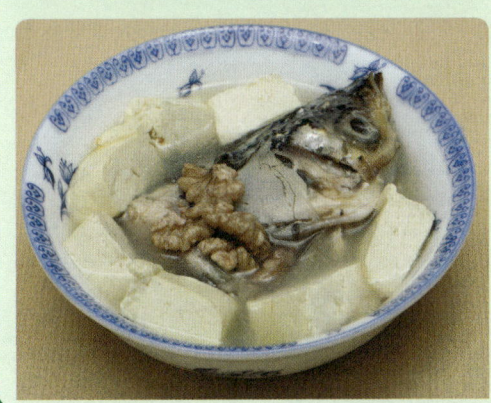

核桃鱼头汤

◎ 材料　桂圆肉25克，青鱼头一个（约500克），豆腐250克，核桃仁15克，姜片10克，葱段15克，胡椒粉及盐各适量

◎ 制作　①将桂圆肉、核桃仁洗净；豆腐洗净，切成大块。②鱼头去鳞，去内脏，洗净。③将鱼头、豆腐、姜片、葱段、核桃仁、桂圆肉一同放入锅中，用大火煮沸后转小火煮30分钟，加盐、胡椒粉调味即可。

◎ 功效　本品具有活血化瘀、通窍止痛的功效，适合血瘀型头痛患者食用。

桂圆（补血安神+益智健脑）

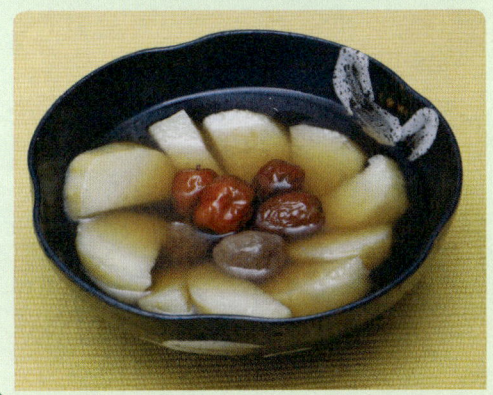

桂圆山药红枣汤

◎ 材料　山药150克，红枣6颗，桂圆肉100克，冰糖适量

◎ 制作　①山药削皮，洗净，切小块；红枣、桂圆肉洗净。②煮锅内加3碗水煮开，加入山药煮沸，再下红枣；待山药煮熟、红枣松软，加入桂圆肉；等桂圆的香味渗入汤中即可熄火。③根据个人口味加入适量冰糖调味即可。

◎ 功效　本品具有滋阴养血、活络止痛的功效，适合血虚型头痛患者食用。

[头痛吃什么？]

三文鱼（补虚健脾+暖胃和中）

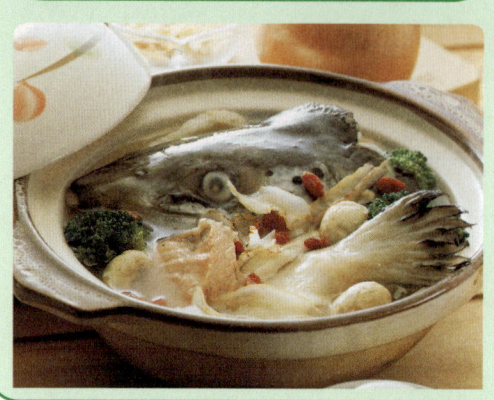

当归川芎鱼头汤

◎材料　三文鱼头1个，川芎10克，当归10克，枸杞15克，西蓝花150克，蘑菇3朵，盐6克

◎制作　①鱼头去鳞、鳃，洗净；西蓝花、蘑菇洗净，撕成小朵。②将川芎、当归、枸杞洗净，以5碗水熬至约剩3碗水，放入鱼头煮至将熟。③加入西蓝花和蘑菇煮熟，加盐调味即成。

◎功效　本品具有活血化瘀、养血止痛的功效，适合血虚、血瘀型头痛患者食用。

首乌（补肝益肾+养血祛风）

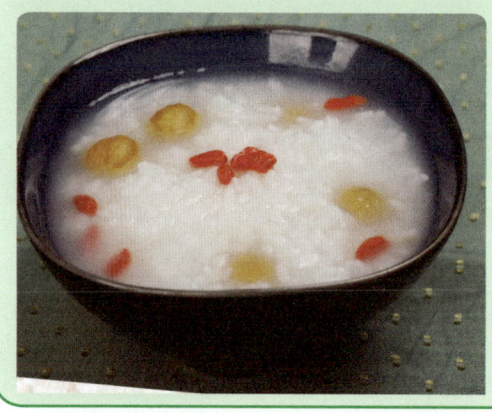

首乌核桃羹

◎材料　大米100克，核桃50克，何首乌10克，盐适量

◎制作　①何首乌洗净，加5碗水熬成汤汁，煮沸；去掉渣滓，保留汤汁，备用。②将大米淘洗干净，放入锅中，加入备好的何首乌汁一同熬煮约30分钟，直至大米软烂。③加入洗净的核桃、盐调味即可。

◎功效　本品具有滋阴补肾、活血化瘀的功效，适合肾虚、血瘀型头痛患者食用。

天麻（熄风定惊+明目止痛）

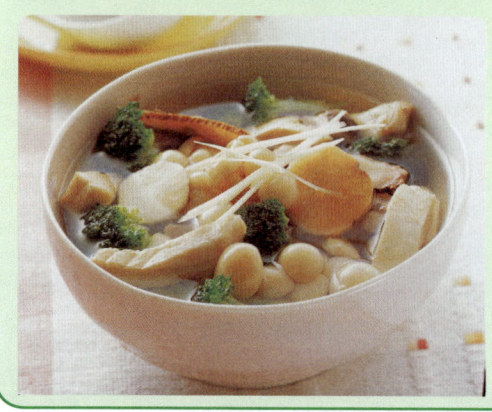

天麻金枪鱼汤

◎材料　金枪鱼肉150克，金针菇150克，西蓝花75克，天麻15克，知母10克，姜丝5克，盐2小匙

◎制作　①天麻、知母洗净，放入棉布袋；鱼肉、金针菇、西蓝花洗净，金针菇和西蓝花剥成小朵备用。②清水注入锅中，放棉布袋和全部材料煮沸。③取出棉布袋，放入姜丝和盐调味即可。

◎功效　本品具有平肝潜阳、熄风止痛的功效，适合肝阳型头痛患者食用。

[头痛 吃 什么？]

钩藤（清热平肝+熄风定惊）

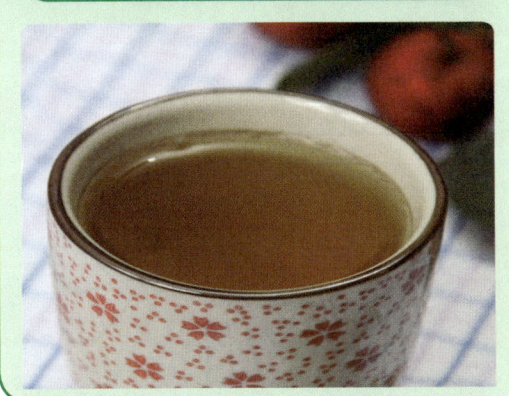

🥣 钩藤天麻白术饮

◎ **材料** 钩藤15克，天麻10克，白术10克

◎ **制作** ①钩藤、天麻、白术分别用清水洗净，备用。②将洗净的钩藤、天麻、白术一起放入锅中，注入适量清水，煮沸煎汁。③滤去药渣，取汁饮用。

◎ **功效** 本品具有平肝潜阳、熄风止痛、健脾燥湿的功效，适合肝阳、痰浊型头痛患者食用。

半夏（燥湿化痰+降逆止呕）

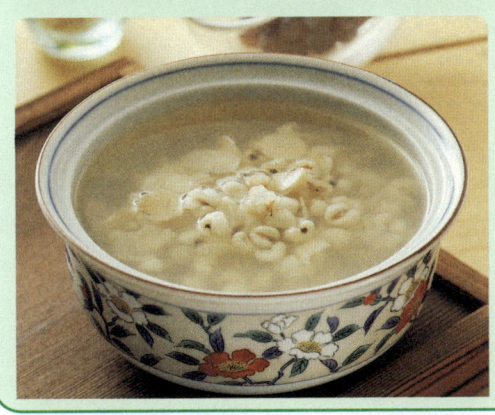

🥣 半夏薏米汤

◎ **材料** 半夏15克，薏米1杯，知母、百合各10克，冰糖适量

◎ **制作** ①半夏用水略冲；薏米洗净，泡发；百合、知母洗净，备用。②将半夏、薏米、知母、百合一起放入锅中，加1000克水煮至薏米熟烂。③加入冰糖调味即可。

◎ **功效** 本品具有健脾燥湿、降逆化痰的功效，适合痰浊型头痛患者食用。

当归（补血和血+调经止痛）

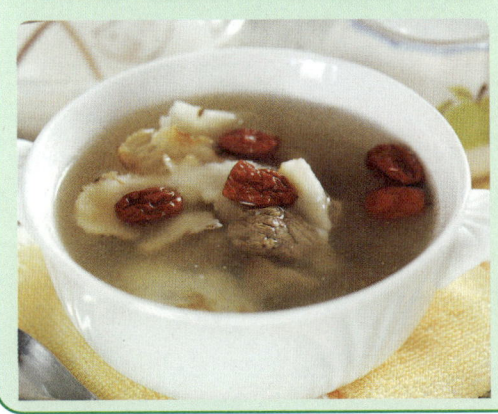

🥣 当归红枣牛肉汤

◎ **材料** 牛肉500克，当归50克，红枣10个，盐、味精各适量

◎ **制作** ①牛肉洗净，切块。②当归、红枣洗净。③以上用料放入煲内，用适量水，猛火煲至滚，改用慢火煲2~3小时，调味可用。

◎ **功效** 本品具有滋阴养血、活络止痛的功效，适合血虚型头痛患者食用。

[头痛  什么？]

◎头痛患者忌吃食物及原因

血虚及血瘀头痛患者应禁食寒凉生冷食物；肝阳上亢头痛患者忌食燥热性食物；痰浊型头痛患者忌食高胆固醇食物。

肥肉

不宜吃肥肉的原因

❶ 很多头痛患者伴有恶心呕吐的症状，肥肉的脂肪含量很高，一般的半肥瘦的猪肉，每100克中含有的脂肪量可达37克以上，脂肪不容易消化，可加剧恶心呕吐的症状，故头痛患者不宜食用肥肉。

❷ 肥肉的脂肪含量和胆固醇含量都很高，经常食用会使血脂水平升高，使血液黏稠度升高，从而影响脑部的血液循环，加剧头痛的症状。

忌吃关键词
高脂肪、高胆固醇

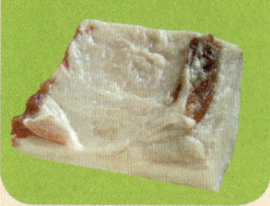

香肠

不宜吃香肠的原因

❶ 由于香肠的原料的关系，它的脂肪含量也是极高的，一般的香肠可高达40.7%，所以，它和肥肉一样，其中丰富的脂肪不容易被消化，从而加重头痛患者恶心呕吐的症状。

❷ 香肠的脂肪含量和胆固醇含量都很高，经常食用会使血脂水平升高，使血液黏稠度升高，从而影响脑部的血液循环，加剧头痛的症状。

忌吃关键词
高脂肪、高胆固醇

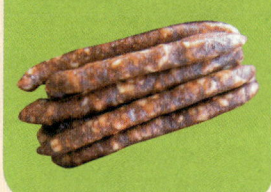

黄瓜

不宜吃黄瓜的原因

❶ 黄瓜属于凉性食品，中医认为，凉性食品不利于血液的流通，并且会对机体的新陈代谢有一定的阻碍，从而加重头痛症状，还有可能引发其他疾病。

❷ 黄瓜有利水消肿的作用，使血容量减少，导致脑部血液供应不足，从而加重头痛的症状，故头痛患者不宜食用黄瓜。

忌吃关键词
影响血液流通、加重头痛

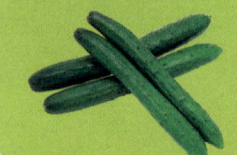

[头痛  什么？]

莼菜

不宜吃莼菜的原因

❶ 莼菜性寒，中医认为，凉性食品不利于血液的流通，并且会对机体的新陈代谢有一定的阻碍，从而加重头痛症状，还有可能引发其他疾病。

❷ 莼菜有利水消肿的作用，使血容量减少，导致脑部血液供应不足，从而加重头痛的症状，故头痛患者不宜食用莼菜。

❌ 忌吃关键词

性寒、影响脑供血

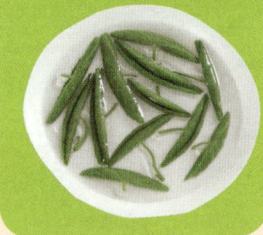

芹菜

不宜吃芹菜的原因

❶ 芹菜性凉，中医认为，凉性食品不利于血液的流通，并且会对机体的新陈代谢有一定的阻碍，从而加重头痛症状，还有可能引发其他疾病。

❷ 芹菜有利水消肿的作用，使血容量减少，导致脑部血液供应不足，从而加重头痛的症状，故头痛患者不宜食用芹菜。

❌ 忌吃关键词

性凉、减少脑部供血

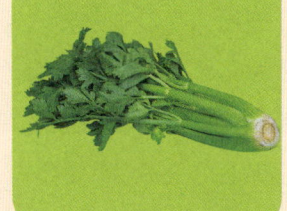

香蕉

不宜吃香蕉的原因

❶ 香蕉性寒，中医认为，凉性食品不利于血液的流通，并且会对机体的新陈代谢有一定的阻碍，从而加重头痛症状，还有可能引发其他疾病。

❷ 香蕉含有丰富的镁、钾等元素，这些元素对于人体来说是有益的，例如镁对于偏头痛有改善作用，但是若摄入过多，会造成体内微量元素比例的失调，造成患者的情绪波动，不利于头痛的病情。

❌ 忌吃关键词

性寒、微量元素比例失调

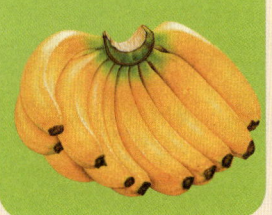

[头痛 禁 什么？]

西瓜

不宜吃西瓜的原因

❶ 西瓜性寒，中医认为，凉性食品不利于血液的流通，并且会对机体的新陈代谢有一定的阻碍，从而加重头痛症状，还有可能引发其他疾病。

❷ 夏天的时候，人们常喜欢将西瓜冰冻后食用，但是如此造成悬殊的温度差，会对口腔黏膜造成很强的刺激，使腭部皮肤的神经产生放射性的疼痛，导致有头痛史的患者头痛症状的急性发作等。

忌吃关键词

性寒、悬殊温度差

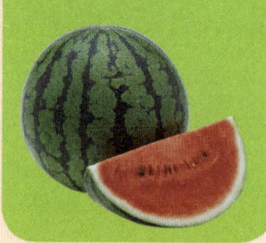

苹果

不宜吃苹果的原因

有研究显示，闻苹果香可以缓解偏头痛，这是由苹果的香味通过神经传递给边缘系统，让边缘系统得到良好的体验从而缓解患者焦虑、烦躁不安的情绪来实现的，但是苹果性凉，中医认为，凉性食品不利于血液的流通，并且会对机体的新陈代谢有一定的阻碍，从而加重头痛症状，还有可能引发其他疾病，故头痛患者不建议食用苹果。

忌吃关键词

性凉、阻碍血液流通

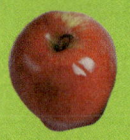
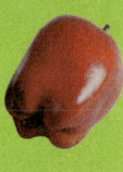

松花蛋

不宜吃松花蛋的原因

❶ 松花蛋在加工制作过程中加入了大量的盐腌渍，食用后可引起血管内水分的潴留，使血容量增加，从而加重头痛的病情。

❷ 松花蛋中的胆固醇含量很高，食用后会使血脂水平升高，使血液黏稠度增大，而且低密度胆固醇在血管内皮的堆积可使管腔狭窄，影响血液循环，加剧头痛的症状。

忌吃关键词

高盐、高胆固醇

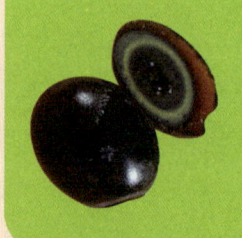

[头痛 禁 什么？]

白 酒

◀ 不宜喝白酒的原因

❶ 白酒中酒精的浓度很高，酒精分解形成的乙醛，会刺激自律神经，扩张血管，使肌肉萎缩，从而引起头痛。
❷ 白酒中富含杂醇油，它的中毒和麻醉作用比酒精强，在人体内的氧化速度比酒精慢，正因为如此，它可以让人在酒醒之后仍然存在头痛的症状。

❌ 忌喝关键词

酒精、杂醇油

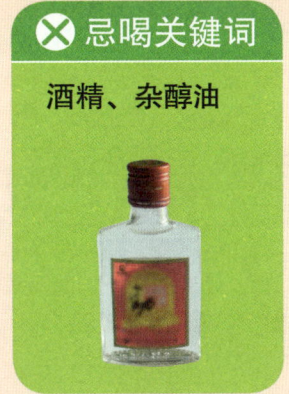

浓 茶

◀ 不宜喝浓茶的原因

❶ 浓茶中含有茶碱，茶碱具有较强的刺激性，有兴奋中枢神经的作用，长期饮用会使脑血管长时间处于充血状态，可导致心率加快，小动脉痉挛，从而导致头痛症状加重。
❷ 充足良好的睡眠对于头痛病情的恢复具有重要的意义，而浓茶具有兴奋神经中枢的作用，长期饮用还会影响睡眠质量，甚至导致神经衰弱，不利于头痛的病情。

❌ 忌喝关键词

茶碱、影响睡眠

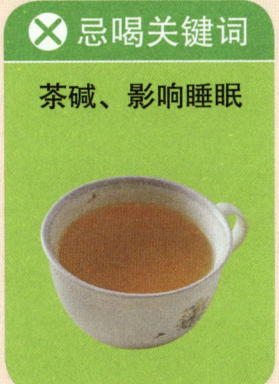

冰激凌

◀ 不宜吃冰激凌的原因

冰激凌等冷饮在夏天特别受欢迎，它具有清凉解暑的作用，但是有头痛史或者头痛的人应尽量不吃或少吃。这是因为，冰激凌的温度和人体的温度相差甚大，如此悬殊的温度差，会对口腔黏膜造成很强的刺激，使腭部皮肤的神经产生放射性的疼痛，导致有头痛史的患者头痛症状的急性发作，出现双目紧闭、头痛难忍等症状，甚至会出现耳鸣目眩、恶心呕吐等。

❌ 忌吃关键词

悬殊温度差

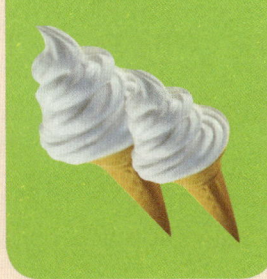

神经衰弱

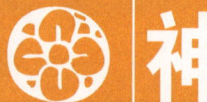

◎神经衰弱属于心理疾病，是精神易兴奋和脑力易疲乏，常有情绪烦恼和心理、生理症状的神经症性障碍。主要症状有：注意力不集中没持久性，记忆力减退，失眠多梦。病重时出现头痛、眼花耳鸣、腰酸背痛、心慌气短、食欲不振等症。

中医分型

❶ 肝火扰心型

- **症状剖析** 失眠多梦，性情急躁易怒，不思饮食，口渴喜饮，目赤口苦，小便黄赤，大便秘结，舌红苔黄，脉弦而数。
- **治疗原则** 疏肝泻热、镇心安神。
- **饮食禁忌** 忌燥热性食物，忌辛辣刺激性食物。

对症药材：❶龙胆草 ❷栀子 ❸泽泻 ❹木通 ❺生地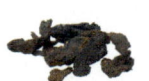

对症食材：❶绿豆 ❷芥蓝 ❸冬瓜 ❹苦瓜 ❺猕猴桃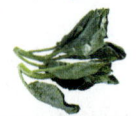

❷ 痰热扰心型

- **症状剖析** 失眠、头部有沉重感，痰多胸闷，不欲饮食，吞酸恶心，心烦口苦，目眩，苔黄腻，脉滑数。
- **治疗原则** 清热化痰、和中安神。
- **饮食禁忌** 忌食肥腻食物，忌食热性、辛辣刺激性食物。

对症药材：❶黄连 ❷竹茹 ❸半夏 ❹枳实 ❺陈皮 ❻茯苓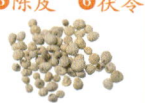

对症食材：❶木耳 ❷绿豆 ❸薏米 ❹香菇 ❺萝卜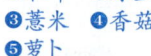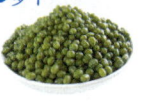

❸ 心脾两虚型

- **症状剖析** 失眠多梦、心悸、眩晕、健忘、食少、大便稀溏、倦怠乏力、面色苍白或萎黄无华，舌淡苔薄、脉细弱。
- **治疗原则** 补益心脾、养血安神。
- **饮食禁忌** 忌寒凉生冷食物，忌滑肠通便食物。

对症药材：❶灵芝 ❷当归 ❸白术 ❹党参 ❺黄芪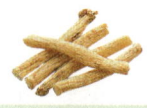

对症食材：❶鸡心 ❷猪心 ❸大麦 ❹小麦 ❺桂圆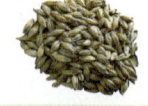

❹ 心肾不交型

- **症状剖析** 心烦失眠、头晕头痛、心悸、健忘，伴耳鸣、腰膝酸软、五心烦热、口干、舌红少苔，脉细数。
- **治疗原则** 滋阴降火、交通心肾。
- **饮食禁忌** 忌食辛辣刺激性食物，忌食燥热性食物。

对症药材：❶黄连 ❷肉桂 ❸熟地 ❹山药 ❺山茱萸 ❻泽泻 ❼丹皮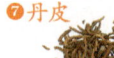

对症食材：❶猪心 ❷百合 ❸甲鱼 ❹绿豆 ❺木耳 ❻西瓜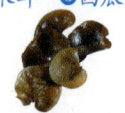

❺ 心胆气虚型

- **症状剖析** 失眠多梦，易惊醒，胆怯心悸，遇事善惊，气短倦怠，小便清长，舌质淡，脉弦细。
- **治疗原则** 益气镇惊、安神定志。
- **饮食禁忌** 忌食寒凉生冷食物。

对症药材	对症食材
❶人参 ❷远志 ❸石菖蒲 ❹茯苓 ❺酸枣仁	❶猪心 ❷鸡心 ❸百合 ❹核桃 ❺桂圆 ❻大麦

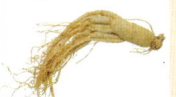
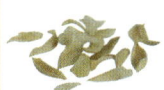

民间秘方

❶ 取小麦20克、甘草15克、大枣10颗、远志10克、白术、麦冬各8克，加水煎服。每日一剂，分两次服用，每次200毫升。本品补益气血、养心安神，适合心脾两虚的神经衰弱患者食用。

❷ 取茯苓20克，酸枣仁、党参各15克，合欢皮、首乌藤、柏子仁、石菖蒲各10克，五味子、炙甘草、石斛各5克，什胆丸2粒。每日一剂，每剂煎两次，分两次服用，可连续服用一个星期。本方健脾养心、安神定志，对心胆气虚型失眠有很好的疗效。

饮食宜忌

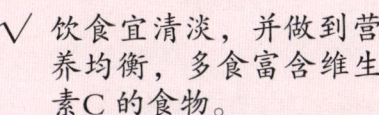

宜
- ✓ 饮食宜清淡，并做到营养均衡，多食富含维生素C的食物。
- ✓ 营养障碍时也会出现神经衰弱的一些症状，因此要多食对大脑有益的食物，如坚果类、豆类、贝类、鱼类、虾、奶类、蛋类、动物脑等。

忌
- ✗ 应减少茶和咖啡的摄入，尤其在睡前要绝对禁止，因为这些食物会影响睡眠质量。
- ✗ 忌食辛辣食物，忌油炸食品，忌烟酒。忌吃肥腻、难消化的食物，如烤鸭、香肠、肥肉等。

生活保健

✅ 患者要学会自我调节，加强自身修养，以适当方式宣泄自己内心的不快和抑郁，少生闷气，以解除心理压抑和精神紧张。

✅ 正确认识自己，尽量避免做一些力所不及的事情，培养豁达开朗的性格。

✅ 老年神经衰弱往往表现比较复杂，并可能伴有其他老年人常见疾病。因此，如果出现老年神经衰弱症状表现，一定要尽快上医院检查，请求医生的帮助。

[神经衰弱 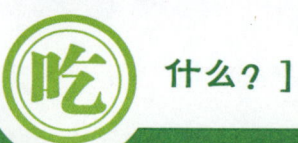 什么？]

◎神经衰弱患者宜吃的食物及其简易食疗方

神经衰弱证属肝火扰心者应多食清肝泻火、养心安神的食物，如栀子菊花茶、绿豆莲子百合粥；证属痰热扰心者，应多食清热祛痰的食物，如木耳竹茹汤；证属心脾两虚者，应补益心脾、养心安神，食疗方如灵芝养心汤；心肾不交者应多食泻心火、滋肾阴的食物，如干贝黄精生熟地炖瘦肉；心胆气虚者应多食养心壮胆的食物，如远志菖蒲鸡心汤。

猪心（养心补血+补虚安神）

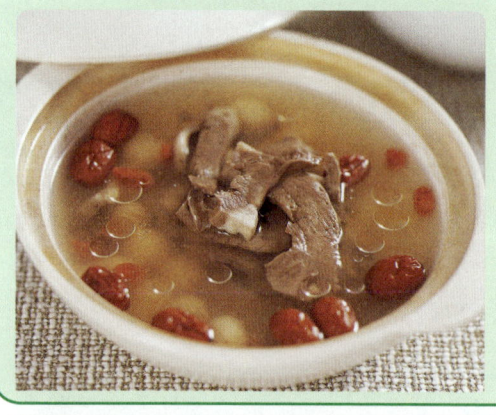

莲子猪心汤

材料 红枣15克，枸杞15克，莲子（不去心）60克，猪心1个，蜜枣、盐各适量

制作 ①猪心入锅中加水煮熟洗净，切成片。②红枣、莲子、枸杞泡发洗净，备用。③把全部材料放入锅中，加清水适量，小火煲2小时，加盐调味即可。

功效 本品具有益气镇惊、安神定志的功效，适合心胆气虚型的神经衰弱患者食用。

绿豆（清热解毒+利水消肿）

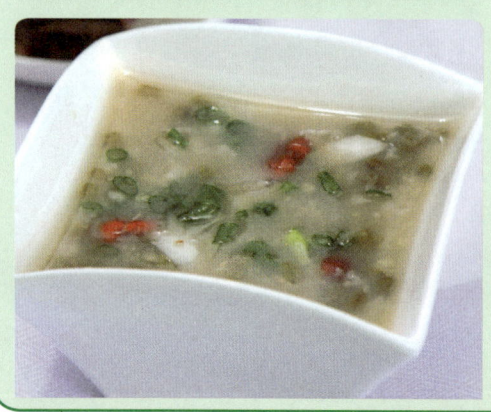

绿豆莲子百合粥

材料 绿豆40克，莲子、百合、红枣各适量，大米50克，白糖适量，葱8克

制作 ①大米、绿豆均泡发洗净；莲子去心洗净；红枣、百合均洗净，切片；葱洗净，切成葱花。②锅置火上，倒入清水，放入大米、绿豆、莲子一同煮开。③加入红枣、百合同煮至浓稠状，调入白糖拌匀，撒上葱花即可。

功效 本品清热化痰、镇心安神，适用于肝火扰心、痰热扰心型神经衰弱症。

[神经衰弱 吃 什么？]

木耳（滋阴补血+补气安神）

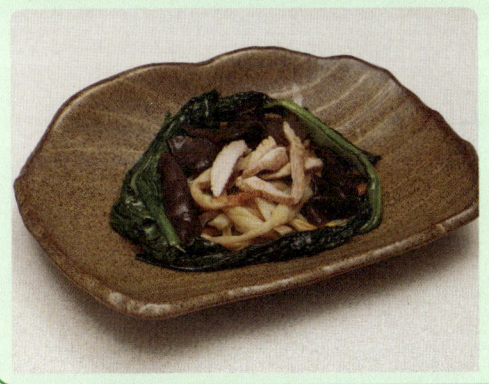

🍲 黄花木耳肉片汤

◎材料 肉片200克，干黄花菜100克，青江菜1根，黑木耳1朵，盐5克

◎制作 ①黄花菜去硬梗，打结，以清水泡软，捞起、沥干。②黑木耳洗净，泡发至软，切粗丝；青江菜洗净、切段。③煮锅加4碗水煮沸后，下黄花菜、木耳、肉片，待肉片熟后，续下青江菜，加盐调味即成。

◎功效 本品具有清热化痰、滋阴降火、交通心肾的功效，适合痰热扰心、心肾不交型的神经衰弱患者食用。

百合（清心安神+润肺止咳）

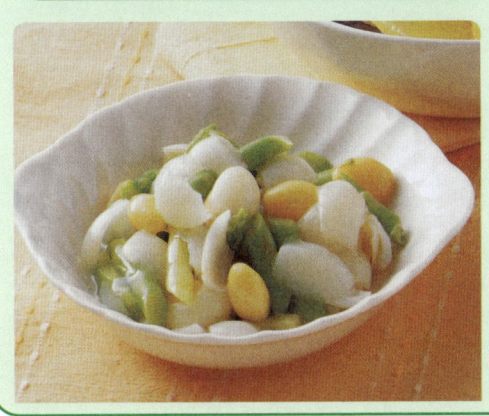

🍲 灯心草百合炒芦笋

◎材料 新鲜百合150克，绿芦笋75克，白果50克，益智仁10克，灯心草5克，盐4克，色拉油5毫升

◎制作 ①将益智仁、灯心草如果煎药汁备用。②将百合洗净泡软；芦笋洗净，切斜段；白果洗净。③炒锅内倒入色拉油加热，放入百合、芦笋、白果翻炒，倒入药汁煮约3分钟，加入盐调味即可食用。

◎功效 本品滋阴降火、益气安神，适用于心肾不交、心胆气虚型的神经衰弱。

桂圆（补心健脾+补血安神）

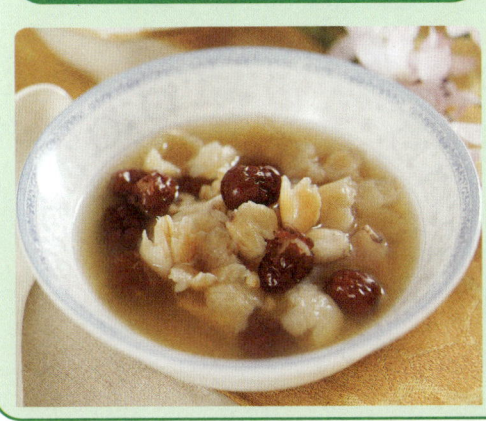

🍲 麦枣桂圆汤

◎材料 小麦25克，葵花子20克，红枣5枚，桂圆肉10克，冰糖适量

◎制作 ①将红枣洗净，用温水稍浸泡。②小麦、桂圆肉、葵花子洗净。③小麦、红枣、桂圆肉、葵花子、冰糖同入锅中，加水煮汤即可。

◎功效 本品具有补益心脾、养血安神的功效，适合心脾两虚型的神经衰弱患者食用。

[神经衰弱 吃 什么？]

灵芝（补气安神+止咳平喘）

灵芝养心汤

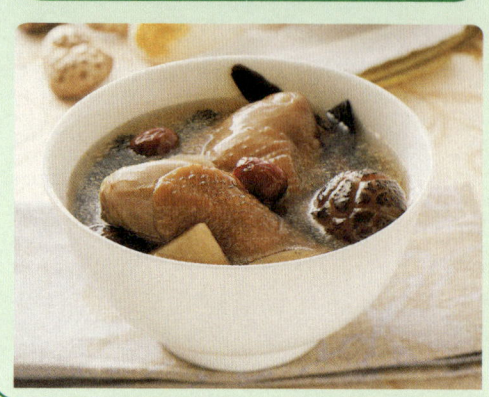

◎ **材料** 鸡腿1只，灵芝3片，香菇2朵，杜仲5克，淮山10克，红枣6颗，丹参10克

◎ **制作** ①鸡腿洗净，以开水汆烫。②炖锅放入适量水烧开后，将用料全部下入锅中煮沸，再转小火炖约1小时即可。

◎ **功效** 本品具有补益心脾、养血安神的功效，适合心脾两虚型的神经衰弱患者食用。

远志（安神益智+祛痰消肿）

远志菖蒲鸡心汤

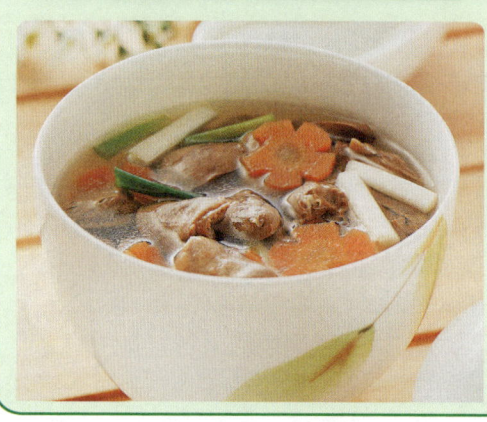

◎ **材料** 鸡心300克，胡萝卜50克，葱2根，远志15克，菖蒲15克

◎ **制作** ①将远志、菖蒲装入棉布袋内，扎紧。②鸡心入开水中汆烫，捞出；葱洗净切段。③胡萝卜洗净切片，与棉布袋下锅，加1升水，中火滚沸至剩600毫升水，加鸡心煮沸，下葱段、盐调味即可。

◎ **功效** 本品具有益气镇惊、安神定志、交通心肾的功效，适合心胆气虚、心肾不交型的神经衰弱患者食用。

竹茹（清热化痰+除烦止呕）

木耳竹茹汤

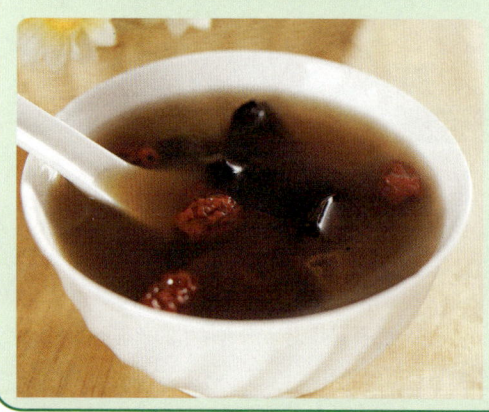

◎ **材料** 黑木耳15克，鸡血藤15克，竹茹10克，红枣8粒，冰糖适量

◎ **制作** ①将黑木耳和中药材洗净。②将所有原材料放入煲中，加水以大火煮沸后转小火煎至约1碗水的分量，加冰糖温热服食即可。

◎ **功效** 本品具有清热化痰、和中安神的功效，适合痰热扰心型的神经衰弱患者食用。

[神经衰弱 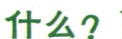 什么？]

栀子（清热泻火+凉血解毒）

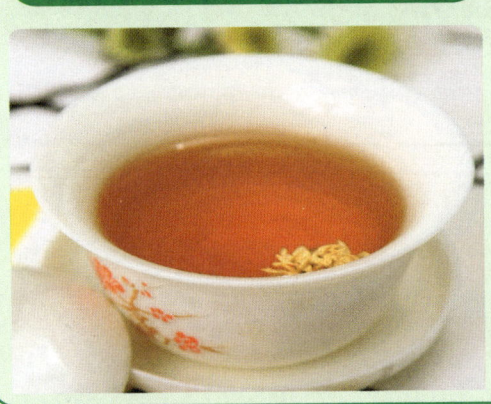

栀子菊花茶

◎ **材料** 栀子、枸杞、白菊花各适量

◎ **制作** ①先将枸杞、栀子洗净备用。②将枸杞、栀子与菊花同时加入杯中，加沸水冲泡，盖上盖。③待10分钟后即可饮用。

◎ **功效** 本品具有疏肝泻热、镇心安神的功效，适合肝火扰心型的神经衰弱患者食用。

酸枣仁（宁心安神+补血养肝）

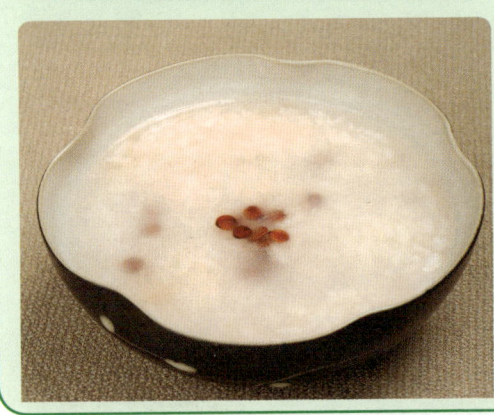

枣仁粳米羹

◎ **材料** 粳米100克，酸枣仁末15克，白糖适量

◎ **制作** ①将酸枣仁、粳米分别洗净，备用；酸枣仁用刀切成碎末。②锅中倒入粳米，加水煮至将熟，加入酸枣仁末，搅拌均匀，再煮片刻。③起锅前，加入白糖调好味即可。

◎ **功效** 本品具有益气镇惊、安神定志的功效，适合心胆气虚型的神经衰弱患者食用。

熟地（滋阴补血+益肾填精）

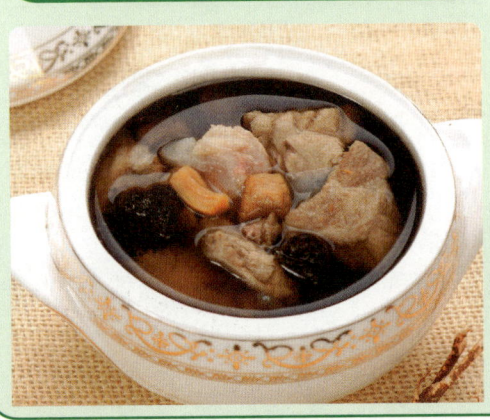

干贝黄精生熟地炖瘦肉

◎ **材料** 瘦肉350克，干贝、黄精、生地、熟地各10克，盐6克，鸡精4克

◎ **制作** ①瘦肉洗净，切块，氽水；干贝、黄精、生地、熟地分别洗净，切片。②锅中注水，烧沸，放入瘦肉炖1小时。③再放入干贝、黄精、生地、熟地慢炖1小时，加入盐和鸡精调味即可。

◎ **功效** 本品具有滋阴降火、交通心肾、镇心安神的功效，适合心肾不交、肝火扰心型的神经衰弱患者食用。

[神经衰弱 禁 什么？]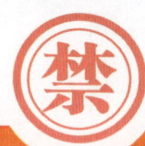

◎ 神经衰弱患者忌吃食物及原因

神经衰弱患者忌食辛辣刺激性食物，忌食高脂肪、油腻食物，忌食干扰神经系统功能的食物。

肥肉

不宜吃肥肉的原因

❶ 中医认为，肥肉为肥厚油腻之品，人长期食用后会助湿生痰，痰多扰心，加重神经衰弱患者失眠、头部沉重感、痰多胸闷、不欲饮食、吞酸恶心、心烦口苦、目眩等症状。
❷ 有些肥猪肉的脂肪含量可高达90.8%，这些脂肪不容易被消化，在胃内长时间地潴留，会影响睡眠，不利于神经衰弱患者的病情。

忌吃关键词：肥厚油腻、高脂肪

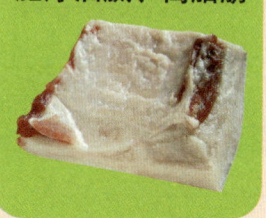

烤肉

不宜吃烤肉的原因

❶ 经过烤制后的动物肉不容易被消化，它们在胃内长时间的潴留，不仅加重了神经衰弱患者的胃的负担，而且还有可能影响睡眠，不利于神经衰弱患者的病情。
❷ 肉类食物在烤制的高温中会分解产生基因突变物质，这些基因突变物质有可能会导致癌症的发生，不利于神经衰弱患者的病情。

忌吃关键词：难消化、基因突变物质

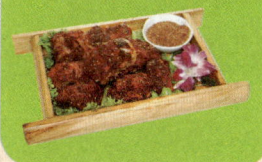

香肠

不宜吃香肠的原因

❶ 香肠一般指的是猪肉香肠，它是以猪的小肠衣或大肠衣灌入调好味的肉料干而制成，也属于中医认为的荤腥、油腻食物的范畴，神经衰弱患者食用后可能引起病情加重。
❷ 由于香肠的原料的关系，它的脂肪含量也是极高的，一般的香肠可高达40.7%，它不易于消化，影响睡眠，并且还有可能引起头痛，加重了神经衰弱患者的病情。

忌吃关键词：荤腥、油腻、高脂肪

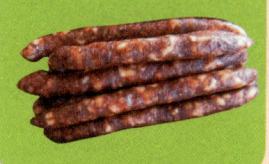

[神经衰弱 禁 什么？]

白萝卜

不宜吃白萝卜的原因

❶ 中医认为，白萝卜性凉，属破气耗气之物，久食会损伤正气，心脾两虚以及心胆气虚型的神经衰弱患者均不宜食用，否则可加重其失眠多梦、心悸、眩晕、健忘、食少、大便稀溏等症状。

❷ 白萝卜多用来生吃，生白萝卜属于产气食物，人食用后容易引起腹胀等不适症状，从而影响睡眠质量，不利于神经衰弱的病情。

忌吃关键词

性凉、产气

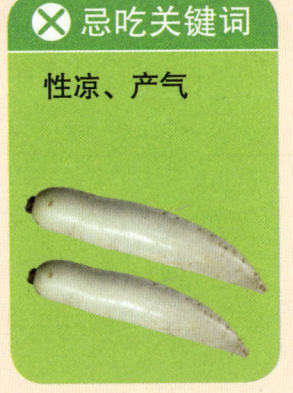

蚕豆

不宜吃蚕豆的原因

❶ 蚕豆质地较硬，不容易消化，如过多食用，它们在胃内长时间的潴留，不仅加重了神经衰弱患者的胃的负担，而且还有可能影响睡眠，不利于神经衰弱患者的病情。

❷ 蚕豆含有钙、锌、锰、磷脂等可调节大脑组织和神经功能的物质，但是它同时也是产气食物，多食容易引起腹胀，不利于神经衰弱患者的病情。

忌吃关键词

难消化、产气

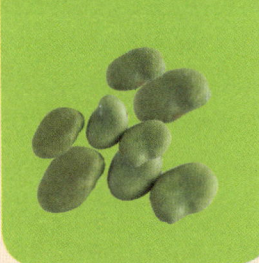

白糖

不宜吃白糖的原因

❶ 神经衰弱患者如过多地摄入白糖等甜食，多余的糖分会消耗掉患者自身已相对缺乏的维生素B_1，从而干扰神经系统的正常功能，加重神经衰弱的症状。

❷ 白糖的主要成分为糖分，可达98%以上，而几乎没有其他营养成分，神经衰弱患者经常食用，会加重由于营养障碍而引起的神经衰弱的症状。

忌吃关键词

高糖、无营养

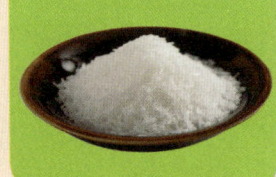

[神经衰弱 禁 什么？]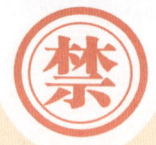

浓茶

不宜喝浓茶的原因

❶ 浓茶中咖啡因的浓度很高，神经衰弱患者饮用后，在短时间内有一定的提神作用，但是长期饮用，会对此形成依赖，引起精神、心理上的恶性循环，从而加重神经衰弱症的病情。

❷ 神经衰弱患者往往伴随精神状态的不佳，而浓茶中含有兴奋神经的茶碱，会影响患者的睡眠质量，久之会引起神经衰弱。

忌喝关键词

咖啡因、茶碱

咖啡

不宜喝咖啡的原因

❶ 咖啡中含有咖啡因，咖啡因是一种黄嘌呤生物碱化合物，是一种中枢神经兴奋剂，也是一个新陈代谢的刺激剂，它对于一般人来说有提神的作用，但是对于有焦虑失调倾向的人来说，咖啡因使其病情加重，使手心冒汗、心悸、耳鸣等症状恶化。

❷ 上面提到，咖啡中含有的咖啡因是一种中枢神经兴奋剂，如果饮用过多或不正当地饮用就会影响睡眠质量，造成失眠，恶劣的精神状态可加重神经衰弱患者的病情。

忌喝关键词

咖啡因、中枢神经兴奋剂

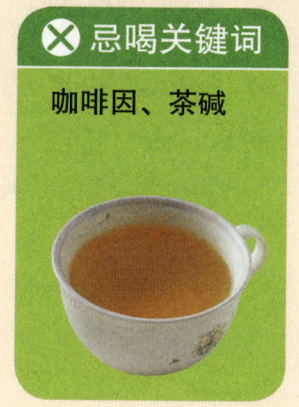

白酒

不宜喝白酒的原因

❶ 白酒的主要成分是酒精，酒精主要损害人的中枢神经系统，它可使神经系统出现兴奋状态，然后转归到高度的抑制状态，严重破坏神经系统的正常功能，从而引发焦虑、抑郁、意识障碍等病症，加重神经衰弱患者的病情。

❷ 白酒中通常还含有铅，铅是一种毒性很强的重金属，长期饮酒，可导致慢性铅中毒，从而导致头痛、睡眠不好、记忆力减退等症状，加重神经衰弱患者的病情。

忌喝关键词

酒精、铅

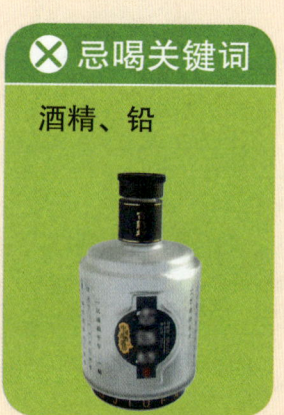

[神经衰弱 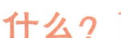 什么？]

辣椒

🛑 不宜吃辣椒的原因

❶ 辣椒含有辣椒素，具有强烈的刺激性，它会刺激交感神经，使神经衰弱患者处于兴奋状态，不利于神经衰弱症的病情。

❷ 辣椒性大热，肝火扰心、痰热扰心型的神经衰弱患者均不宜食用，否则可加重其失眠多梦、性情急躁易怒、不思饮食、口渴喜饮、目赤口苦、小便黄赤、大便秘结等症状。

❌ 忌吃关键词
辣椒素、刺激性、性热

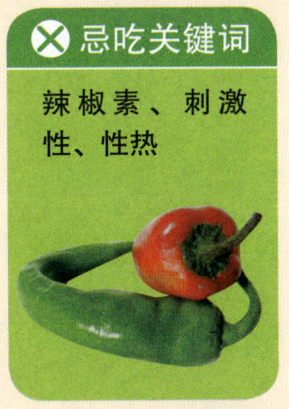

生姜

🛑 不宜吃生姜的原因

❶ 生姜味辛，含有一种芳香性挥发油脂中的"姜油酮"，其刺激性很强，它会刺激交感神经，使神经衰弱患者处于兴奋状态，不利于神经衰弱症的病情。

❷ 生姜性微温，多食可积温成热，肝火扰心、痰热扰心型的神经衰弱患者均不宜食用，否则可加重其失眠多梦、性情急躁易怒、不思饮食、口渴喜饮、目赤口苦、小便黄赤、大便秘结等症状。

❌ 忌吃关键词
刺激性、性微温

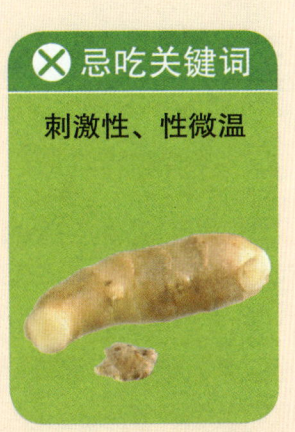

大蒜

🛑 不宜吃大蒜的原因

❶ 大蒜中具有广泛的药理、药效作用是因为其含有很多的含硫化合物，这些含硫化合物又统称为大蒜精油。大蒜精油也是构成大蒜独有辛辣气味的主要风味物质，这种辛辣的刺激会刺激交感神经，使神经衰弱患者处于兴奋状态，不利于神经衰弱症的病情。

❷ 大蒜性温，多食可积温成热，肝火扰心、痰热扰心型的神经衰弱患者均不宜食用，否则可加重其失眠多梦、性情急躁易怒、不思饮食、口渴喜饮、目赤口苦、小便黄赤、大便秘结等症状。

❌ 忌吃关键词
大蒜精油、性温

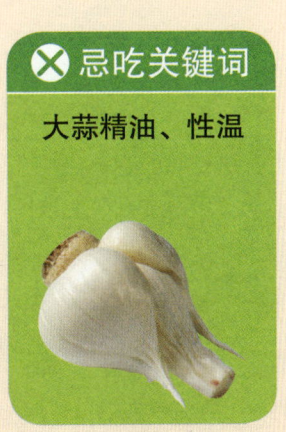

更年期综合征

◎更年期综合征以女性较常见,相当于中医里的"绝经期综合征",主要由于卵巢功能减退,植物神经功能紊乱所致,表现为月经紊乱、烦躁易怒、心悸失眠、潮热盗汗、情绪失常、面浮肢肿、腰腿酸软、神疲乏力等。

中医分型

❶ 肾阴虚证

- **症状剖析** 经断前后,头晕耳鸣,腰酸腿软,潮热汗出,五心烦热,失眠多梦,咽干口燥,严重者出现皮肤瘙痒,月经紊乱,量少或多,经色鲜红,舌质红,苔少,脉细数等。
- **治疗原则** 滋阴补肾、育阴潜阳。
- **饮食禁忌** 忌食辛辣刺激性食物,忌食燥热伤阴食物。

对症药材:❶首乌 ❷当归 ❸女贞子 ❹黄精 ❺熟地 ❻龟胶

对症食材:❶甲鱼 ❷乌鸡 ❸墨鱼 ❹鲍鱼 ❺黄花菜 ❻牡蛎 ❼蛤蜊 ❽桑葚 ❾葡萄

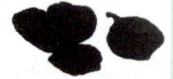
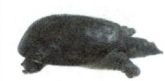

❷ 肾阳虚证

- **症状剖析** 经断前后,头晕耳鸣,腰痛如折,腹部冷痛,形寒肢冷,小便清长频数,月经量多或少,色淡质稀,精神倦怠,面色晦暗,舌淡苔白,脉沉迟。
- **治疗原则** 温补肾阳。
- **饮食禁忌** 忌食寒凉生冷食物。

对症药材:❶菟丝子 ❷杜仲 ❸山茱萸 ❹当归 ❺肉桂

对症食材:❶牛尾 ❷韭菜 ❸羊肉 ❹狗肉 ❺桂圆 ❻荔枝

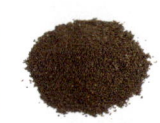
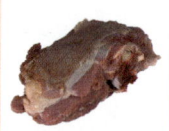

❸ 肾阴阳两虚证

- **症状剖析** 经断前后,月经紊乱,量少或多,忽寒忽热,潮热汗出,头晕耳鸣,失眠健忘,腰背冷痛,舌淡苔白,脉沉弱。
- **治疗原则** 阴阳双补。
- **饮食禁忌** 忌食生冷食物。

对症药材:❶当归 ❷何首乌 ❸菟丝子 ❹女贞子 ❺知母 ❻巴戟天 ❼仙茅

对症食材:❶牡蛎 ❷甲鱼 ❸牛尾 ❹鲍鱼 ❺兔肉 ❻韭菜 ❼羊肉

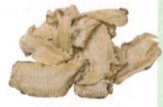
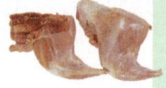

民间秘方

❶ 取柴胡、香附、枳壳、白芍各10克,合欢皮12克,当归、沉香、川芎各6克,将以上9味药材放入砂锅中加水煎汁,去渣留汁,再取粳米100克洗净,加水煮粥,粥将熟时,下入药汁和适量白糖,稍煮即成。本品可疏肝理气、解郁安神,适用于妇女更年期脾肾不足、精血亏虚、失眠多梦、烦躁易怒、腰酸背痛等症。

❷ 取枸杞子、熟地、山药、制首乌、当归、菟丝子、狗脊各15克,山萸肉12克,鹿角胶(烊化)龟板(烊化)、川牛膝各10克。水煎服,一日一剂。本品可滋肾填精养血。

饮食宜忌

√ 多食用谷物、蔬菜和水果,严格控制动物蛋白和脂肪的摄入,每天饮用新鲜牛奶,定量补充维生素A、维生素B、维生素C、维生素D、维生素E、叶酸、烟酸和矿物质(钙、镁、磷、铁、锌、钠、钾和碘)。

√ 多饮水,保证大小便通畅。

× 忌酒,戒烟,控制茶、咖啡量的摄入量,忌食辛辣刺激性食物。

× 避免食用含有有害于健康的食物添加剂、类激素、农药和有毒物质的农产品和保健品。

生活保健

◉ 按摩疗法:①按摩颈部的风池、天柱穴和腹部的期门、气海、关元穴各50次,力度宜轻缓。②按压背部的肝俞、肾俞、膏肓、脾俞、命门、长强穴,各50~100次,力度宜稍重,以有酸痛感为宜。③点按腿部的血海和足部的三阴交、阳陵泉、足三里穴各50次,力度稍重,以胀痛为宜。④揉搓足底部的涌泉穴100次,力度以有酸麻感为宜。

◉ 根据个人生物钟,依季节和气候建立规律的生活节律,保证足够的睡眠,维持精神心理平衡。

◉ 定期查体和及时诊治疾病非常重要,目的是防治雌激素缺乏和衰老性疾病,以及一系列的妇科疾病,做到早发现、早治疗。

[更年期综合征  什么？]

◎更年期综合征患者宜吃的食物及其简易食疗方

更年期综合征证属肾阴虚者应多食滋补肝肾、安心神的食物，如参麦五味乌鸡汤、红枣木瓜墨鱼汤；证属肾阳虚者应多食补肾壮阳的食物，如灵芝山药杜仲汤、核桃韭菜粥；肾阴阳两虚者宜阴阳双补，可食用阿胶枸杞炖甲鱼、熟地羊肉当归汤、小鲍鱼参杞汤等。

墨鱼（温经通络+补益精气）

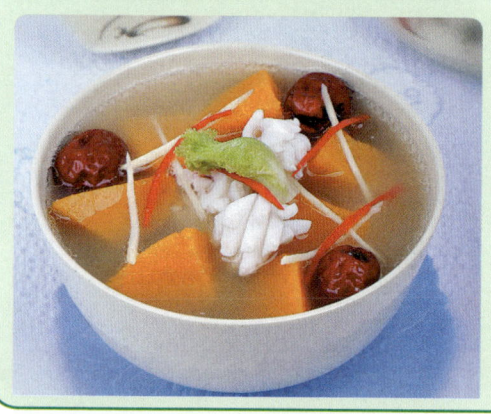

红枣木瓜墨鱼汤

◎材料　木瓜200克，墨鱼125克，红枣3颗，精盐5克，姜丝2克

◎制作　①将木瓜洗净，去皮、子切块；墨鱼杀洗净，切块汆水；红枣洗净备用。②净锅上火倒入水，调入精盐、姜丝，下入木瓜、墨鱼、红枣煲至熟即可。

◎功效　本品具有滋阴补肾、育阴潜阳的功效，适合肾阴虚型的更年期综合征患者食用。

鲍鱼（滋阴润燥+清热通便）

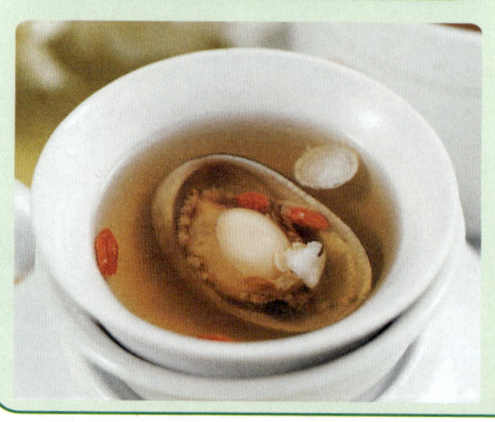

小鲍鱼参杞汤

◎材料　小鲍鱼2个，瘦肉150克，参片12片，枸杞子30克，盐适量

◎制作　①将鲍鱼杀好，洗净；瘦肉洗净，切块；参片、枸杞子均洗净。②将以上材料放入炖盅内，加适量开水，盖上盅盖，隔水用中火蒸1小时。③熟后，调入盐即可。

◎功效　本品具有滋阴补肾、育阴潜阳的功效，适合肾阴虚型的更年期综合征患者食用。

[更年期综合征 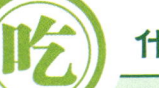 吃 什么？]

甲鱼（滋阴壮阳+益肾健体）

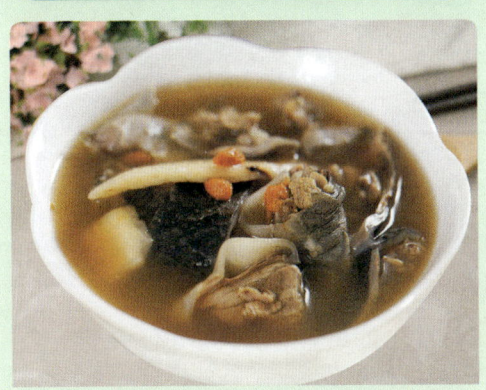

阿胶枸杞炖甲鱼

◎材料 甲鱼500克，淮山、阿胶、枸杞各适量，生姜1片，料酒5毫升，清鸡汤700毫升，盐适量，味精3克

◎制作 ①甲鱼宰杀洗净，切成中块；淮山、枸杞子用温水浸透洗净。②将甲鱼肉、清鸡汤、淮山、枸杞、生姜、料酒置于炖盅，盖上盅盖，隔水炖之。③待锅内水开后用中火炖2小时，放入阿胶后再用小火炖30分钟，再调入盐、味精即可。

◎功效 本品滋阴壮阳、补血养气的功效，适用于肾阴阳两虚型更年期综合征。

乌鸡（滋阴养血+补肾填精）

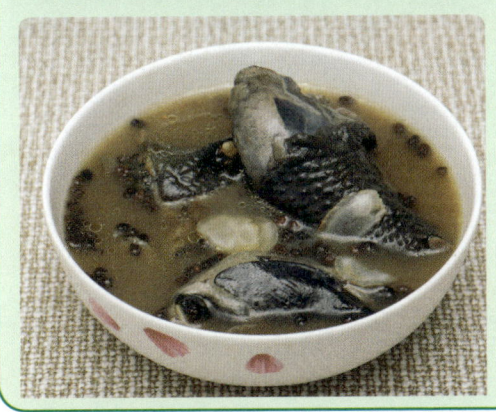

参麦五味乌鸡汤

◎材料 乌鸡腿2只，麦冬、淮山各25克，人参片6克，五味子10克，盐1匙

◎制作 ①将乌鸡腿洗净剁块，汆去血水；参片、淮山、麦冬、五味子均洗净。②将乌鸡腿及以上药材一起放入煮锅中，加适量水（7碗水左右）直至盖过所有的材料。③以大火煮沸，然后转小火续煮1小时左右，快熟前加盐调味即成。

◎功效 此汤滋阴补肾、安神定志，适合肾阴虚型的更年期综合征患者食用。

黄花菜（清热解毒+滋阴生津）

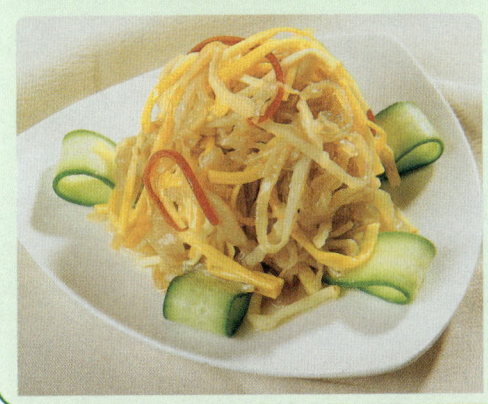

海蜇黄花菜

◎材料 海蜇200克，黄花菜100克，盐、味精、醋、香油、红甜椒各适量

◎制作 ①黄花菜洗净；海蜇洗净；红椒洗净，切丝。②锅内注水烧沸，放入海蜇、黄花菜焯熟后，捞出沥干装入碗中，再放入红椒丝。③向碗中加入盐、味精、醋、香油拌匀后，再倒入盘中即可。

◎功效 本品具有清热解毒、滋阴补肾的功效，适合肾阴虚型的更年期综合征患者食用。

[更年期综合征 吃 什么？]

韭菜（温肾助阳+行气理血）

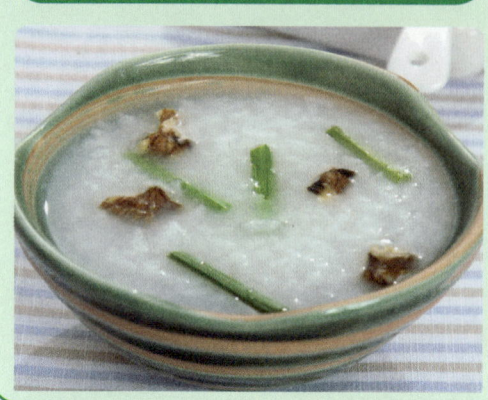

核桃韭菜粥

◎ **材料** 鲜嫩韭菜50克，核桃仁30克，糯米100克，盐2克，味精1克

◎ **制作** ①韭菜摘去黄叶，洗净，切段；核桃仁洗净；糯米洗净，泡发半小时。②锅置火上，注水后，放入糯米、核桃仁，用旺火煮至米粒绽开。③放入韭菜，用小火煮至粥成，加入盐、味精调味即可。

◎ **功效** 此粥补肾壮阳、活血补气，适合肾阳虚型的更年期综合征患者食用。

桑葚（补肝益肾+生津润肠）

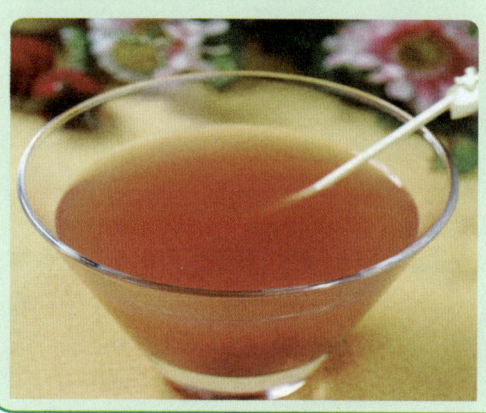

桑葚青梅杨桃汁

◎ **材料** 桑葚80克，青梅40克，杨桃5克，凉开水、冰块各适量

◎ **制作** ①将桑葚洗净；青梅洗净，去皮。②杨桃洗净后切块。③将桑葚、青梅、杨梅、凉开水放入果汁机中搅打成汁，加入冰块即可。

◎ **功效** 此汤具有滋阴补肾、育阴潜阳的功效，适合肾阴虚型的更年期综合征患者食用。

当归（活血补血+增强免疫力）

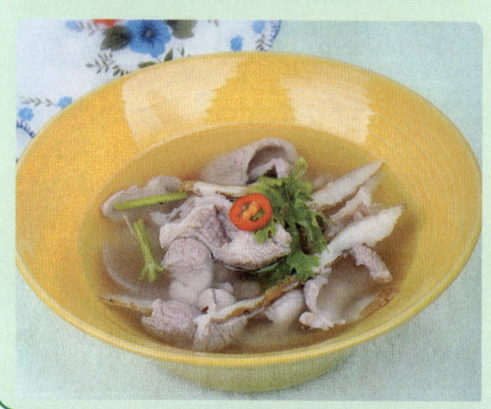

熟地羊肉当归汤

◎ **材料** 羊肉175克，圆葱50克，熟地2克，当归8克，精盐5克，香菜3克

◎ **制作** ①将羊肉洗净、切片，圆葱切块备用。②汤锅上火倒入水，下入羊肉、圆葱，调入精盐、熟地、当归至熟，撒入香菜即可。

◎ **功效** 本品具有滋阴壮阳、阴阳双补的功效，适合肾阴阳两虚型的更年期综合征患者食用。

[更年期综合征 吃 什么？]

首乌（补肝益肾+养血祛风）

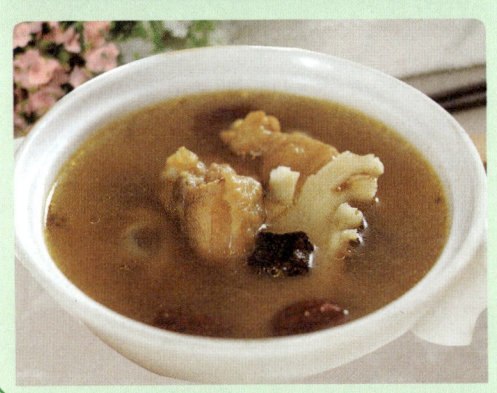

首乌当归鸡汤

◎材料　何首乌15克，当归15克，红枣6枚，鸡腿1只，盐4克

◎制作　①鸡腿剁块，放入沸水中汆烫，捞起洗净。②将鸡腿肉盛入煲内，放入何首乌、当归、红枣。③加1800毫升水以大火煮开，转小火慢炖30分钟，熄火前加盐调味即可。

◎功效　本品具有滋阴补肝、阴阳双补的功效，适合肾阴阳两虚型的更年期综合征患者食用。

远志（安神益智+祛痰消肿）

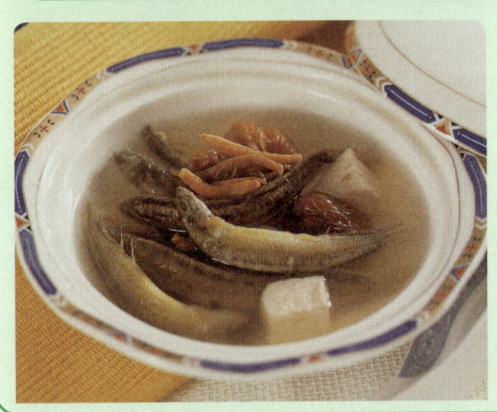

参麦泥鳅汤

◎材料　太子参20克，浮小麦、泥鳅、猪瘦肉各150克，蜜枣3颗，花生油10克，盐5克

◎制作　①太子参、浮小麦洗净，用棉布袋装好，扎紧袋口。②猪瘦肉洗净，切块；蜜枣洗净；泥鳅用开水略烫，洗净表面黏液，锅中下花生油，将泥鳅煎至两面金黄色。③将清水1300克放入瓦煲内，水沸后加入全部原料，大火煲开后改用小火煲2小时，除去棉袋，加盐调味即可。

◎功效　益气镇惊、安神定志、交通心肾。

菟丝子（滋补肝脾+益肾填精）

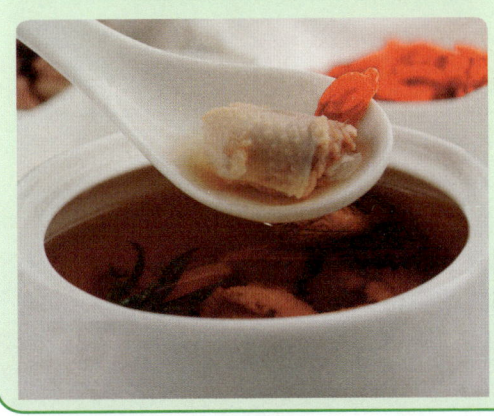

菟丝当归鸽

◎材料　酒炒当归、制香附、狗脊、炒川断、菟丝子、赤芍各10克，白术6克，炙桂枝、炒延胡索各5克，鸽子3只，姜、料酒、盐各适量

◎制作　①鸽子去内脏，洗净；姜洗净拍松。②将所有药材装入布袋，扎紧。③净锅上火，加水3升，放入鸽肉、药包、姜、盐、料酒，大火烧沸，转小火炖2小时。

◎功效　本品温补肾阳、活血益气，适合肾阳虚型的更年期综合征患者食用。

[更年期综合征 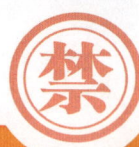 禁什么？]

◎更年期综合征患者忌吃食物及原因

更年期综合征患者应忌食对中枢神经有刺激作用的食物，如爆米花、芥末、炒黄豆等。

爆米花

不宜吃爆米花的原因

❶ 传统的转炉式爆锅制作出来的爆米花含有铅，铅是一种毒性很强的重金属，长期摄入，可导致慢性铅中毒，从而导致头痛、睡眠不好、记忆力减退等症状，加重更年期综合征的病情。

❷ 中医认为，爆米花属于香燥伤阴的食物，"炒米虽香，性燥助火，非中寒便泻者忌之。"更年期综合征患者多为阴虚火旺体质，不宜食用。

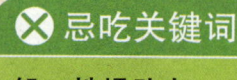
忌吃关键词
铅、性燥助火
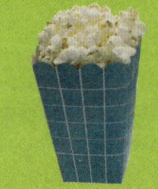

炒花生

不宜吃炒花生的原因

❶ 花生原本为性平之物，但是经过炒制的花生由于"结合水"氢键被破坏掉，而变成了性燥热、易上火伤阴的食物了，故阴虚火旺的更年期综合征患者不宜食用。

❷ 花生米容易受潮变霉，从而产生一种致癌性很强的物质——黄曲霉菌毒素，它可引起中毒性肝炎、肝硬化、肝癌等，而且它即使经过油炸、炒、煮等烹调方法都无法分解消除。

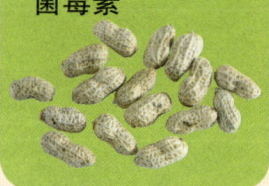
忌吃关键词
性燥热、黄曲霉菌毒素

炒蚕豆

不宜吃炒蚕豆的原因

❶ 蚕豆原本为性平之物，但是经过炒制的花生由于"结合水"氢键被破坏掉，而变成了性燥热、易上火伤阴的食物了，故阴虚火旺的更年期综合征患者不宜食用。

❷ 蚕豆质地较硬，不容易消化，如过多食用，它们在胃内长时间的潴留，不仅加重了神经衰弱患者的胃的负担，而且还有可能影响睡眠，不利于更年期综合征患者的恢复。

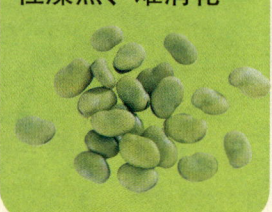
忌吃关键词
性燥热、难消化

~ 124 ~

[更年期综合征 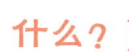 什么？]

炒黄豆

不宜吃炒黄豆的原因

❶ 黄豆原本为性平之物，但是经过炒制的花生由于"结合水"氢键被破坏掉，而变成了性燥热、易上火伤阴的食物了，故阴虚火旺的更年期综合征患者不宜食用。

❷ 黄豆属于高脂肪高蛋白质的食物，每100克黄豆中含有脂肪16克，含蛋白质35克，过多食用容易导致消化不良，胃肠功能紊乱，不利于更年期综合征患者的病情。

忌吃关键词

性燥热、高脂肪、高蛋白

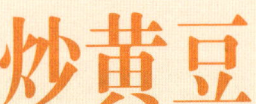

浓茶

不宜喝浓茶的原因

❶ 更年期者容易流失钙，而浓茶中含有丰富的具有利尿作用的咖啡因，促使大量的钙流失，并且茶叶中还含有草酸和鞣酸，它们都可以与钙结合，从而阻碍人体对钙的吸收和利用，故更年期者饮用浓茶，会加重钙的缺乏程度，容易形成骨质疏松，容易发生骨折。

❷ 更年期综合征患者往往伴随精神状态的不佳，而浓茶中含有兴奋神经的茶碱，会影响患者的睡眠质量，不利于更年期综合征的病情，久之还可引起神经衰弱。

忌喝关键词

利尿、茶碱

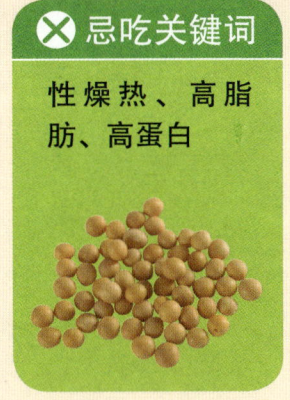

咖啡

不宜喝咖啡的原因

❶ 更年期者容易流失钙，而咖啡中含有丰富的具有利尿作用的咖啡因，促使大量的钙流失，更年期者饮用咖啡，会加重钙的缺乏程度，容易形成骨质疏松，容易发生骨折。

❷ 咖啡中含有咖啡因，咖啡因是一种黄嘌呤生物碱化合物，是一种中枢神经兴奋剂，也是一个新陈代谢的刺激剂，它对于一般人来说有提神的作用，但是对于有焦虑失调倾向的人来说，咖啡因使其病情加重，使手心冒汗、心悸、耳鸣等症状恶化。

忌喝关键词

利尿、咖啡因

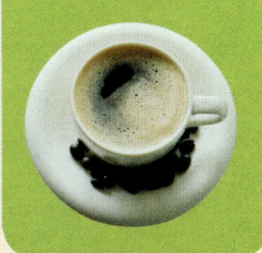

[更年期综合征 禁 什么？]

白酒

不宜喝白酒的原因

❶ 白酒的主要成分是酒精，酒精主要损害人的中枢神经系统，它可使神经系统出现兴奋状态，然后转归到高度的抑制状态，严重破坏神经系统的正常功能，从而引发焦虑、抑郁、意识障碍等病症，加重更年期综合征患者的病情。

❷ 白酒中通常还含有铅，铅是一种毒性很强的重金属，长期饮酒，可导致慢性铅中毒，从而导致头痛、睡眠不好、记忆力减退等症状，加重更年期综合征患者的病情。

忌喝关键词

辣椒素、性热

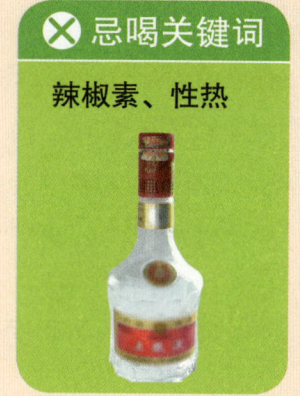

辣椒

不宜吃辣椒的原因

❶ 辣椒含有辣椒素，具有强烈的刺激性，它会刺激交感神经，使更年期综合征患者处于兴奋状态，加重其敏感、烦躁等症状。

❷ 辣椒性大热，阴虚火旺的更年期综合征者不宜食用，否则可加重其头晕耳鸣，腰酸腿软，潮热汗出，五心烦热，失眠多梦，咽干口燥，皮肤瘙痒，月经紊乱等症状。

忌吃关键词

辣椒素、性热

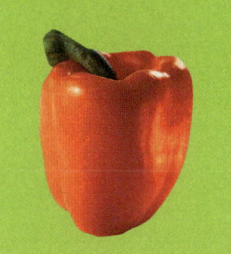

胡椒

不宜吃胡椒的原因

❶ 胡椒含有胡椒含有胡椒碱和胡椒脂碱等，其味辛，具有较强烈的刺激性，它会刺激交感神经，使更年期综合征者处于兴奋状态，加重其敏感、烦躁等症状。

❷ 胡椒性热，《随息居饮食谱》中就提到："多食动火燥液，耗气伤阴，破血堕胎，发疮损目，故孕妇及阴虚内热，血证痔患，或有咽喉口齿目疾者皆忌之。"

忌吃关键词

胡椒碱和胡椒脂碱、刺激性、性热

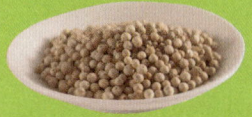

[更年期综合征 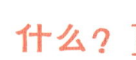 什么？]

葱

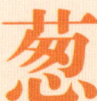

▶ 不宜吃葱的原因

❶ 葱含有特有的葱素，葱素是一种挥发性的硫化物，它使葱具有独特的香辣味，会刺激交感神经，使更年期综合征患者处于兴奋状态，加重其敏感、烦躁等症状。

❷ 葱性温，多食可积温成热，阴虚火旺的更年期综合征患者不宜食用，否则可加重其潮热汗出，五心烦热，咽干口燥，皮肤瘙痒等症状。

❸ 关于葱的食用禁忌，《履巉岩本草》早有记载曰："久食令人多忘，尤发痼疾。狐臭人不可食。"

❌ 忌吃关键词

葱素、性温

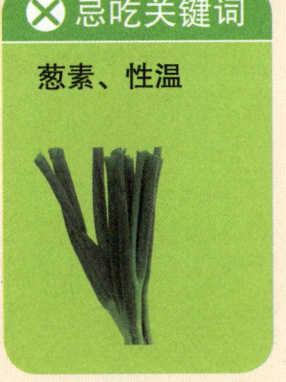

蒜

▶ 不宜吃蒜的原因

❶ 大蒜中含有大蒜精油，也是构成大蒜独有辛辣气味的主要风味物质，这种辛辣的刺激会刺激交感神经，使更年期综合征患者处于兴奋状态，不利于病情的恢复。

❷ 大蒜性温，多食可积温成热，阴虚火旺的更年期综合征者不宜食用，否则可加重其不适症状。

❸ 关于蒜的食用禁忌，《随息居饮食谱》早有记载："阴虚内热，胎产，痧痘，时病，疮疟血证，目疾，口齿喉舌诸患，咸忌之。"

❌ 忌吃关键词

大蒜精油、性温

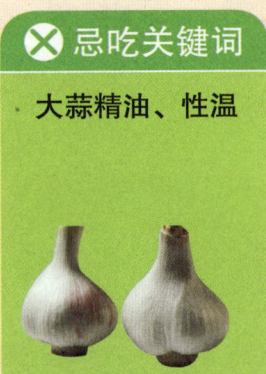

芥末

▶ 不宜吃芥末的原因

❶ 芥末中含有芥子油等，具有强烈的刺激性，会刺激交感神经，使更年期综合征患者处于兴奋状态，不利于病情的恢复。

❷ 芥末性温，多食可积温成热，阴虚火旺的更年期综合征患者不宜食用，否则可加重其头晕耳鸣，腰酸腿软，潮热汗出，五心烦热，失眠多梦，咽干口燥，皮肤瘙痒，月经紊乱等症状。

❌ 忌吃关键词

芥子油、刺激性、性温

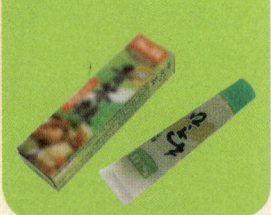

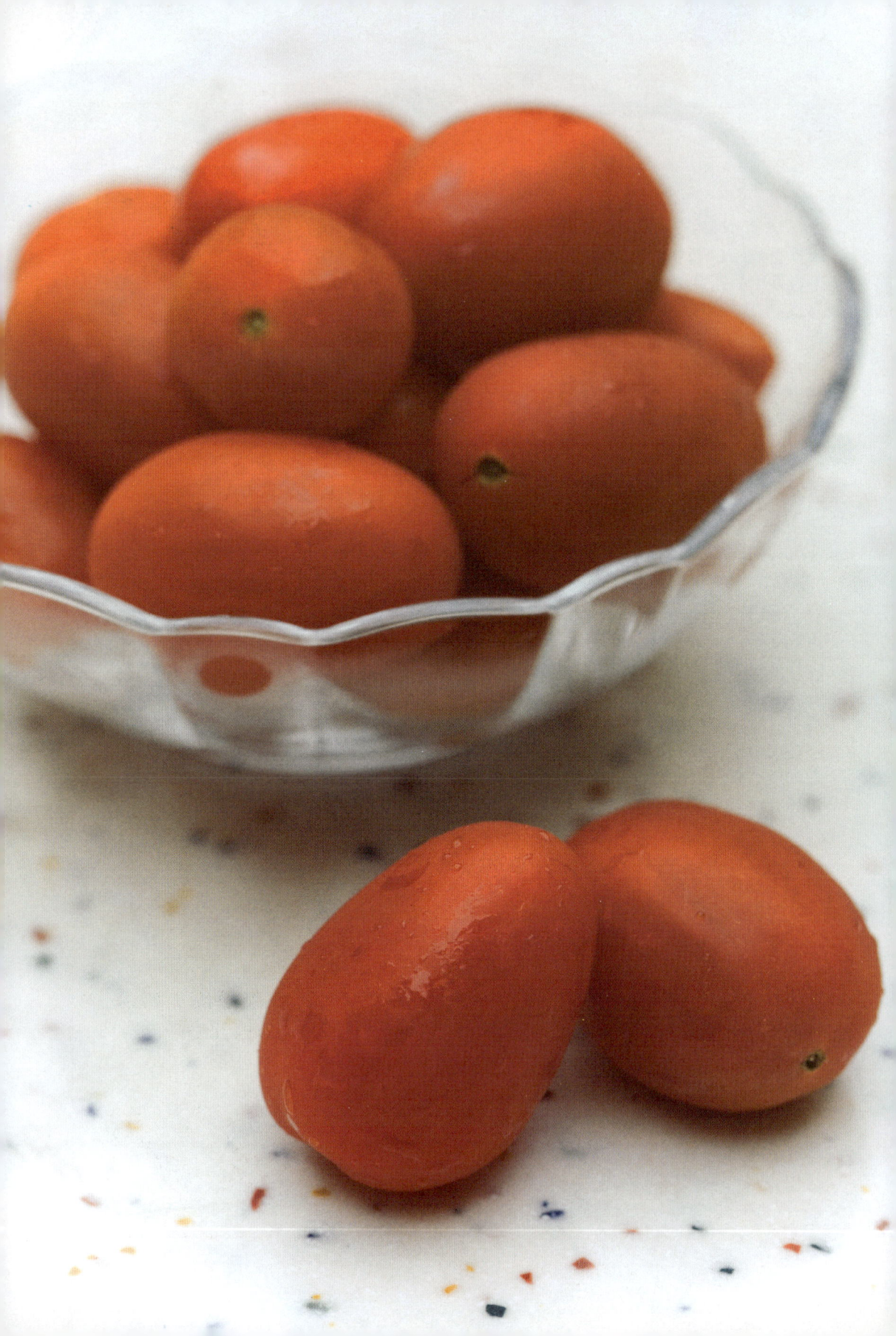

心脑血管疾病吃什么？禁什么？

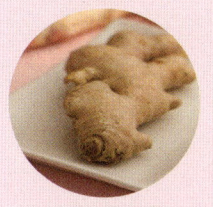 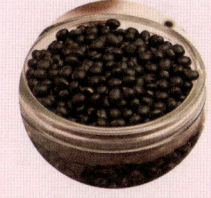 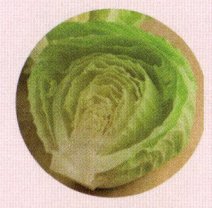

心脑血管疾病是心脏血管和脑血管疾病的统称，它是一种严重威胁人类健康的常见病。全世界每年死于心脑血管疾病的人数居各种死因之首，所以我们说心脑血管疾病已成为人类死亡的头号杀手。心脑血管疾病具有"发病率高、致残率高、死亡率高、复发率高、并发症多"的"四高一多"的特点。防治心脑血管疾病要保持良好的心态，养成良好的生活习惯，并且进行适当的运动。除此以外，饮食疗法也是防治心脑血管疾病自我管理的重要内容。

本章选取了冠心病、高血压、贫血、心律失常、高脂血症这5种心脑血管系统的常见慢性病，对于每一种病症，我们详细地介绍了疾病的定义、中医分型、民间秘方、饮食宜忌、生活保健等方面的知识，并且根据中医的分型，针对每一种病症，推荐了多种有对症食疗功效的食物，并且针对每种食物推荐一道菜例。同时，针对不同病症，我们还列举出了常见的应该忌吃的食物，并且详细地解释了忌吃的原因。

冠心病

◎冠心病以心绞痛及心肌梗死最为常见，以胸部压迫窒息感、闷胀感、疼痛剧烈多如压榨样、烧灼样，甚则胸痛彻背、气短、喘息不能卧、昏厥等为主要症状。心绞痛症状较轻，一般发病后，舌下含服硝酸甘油可缓解，而心肌梗死则不能。

中医分型

❶ 心血瘀阻

- **症状剖析** 胸部刺痛，固定不移，夜间更甚，时而心悸不宁，舌质紫暗，有瘀斑，脉象弦涩。
- **治疗原则** 活血化瘀、通脉止痛。
- **饮食禁忌** 慎食寒性生冷食物。

对症药材：❶桂枝 ❷桃仁 ❸红花 ❹丹参 ❺田七 ❻川芎 ❼延胡索

对症食材：❶木耳 ❷洋葱 ❸山楂 ❹芹菜

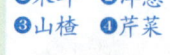
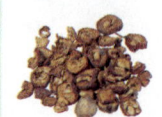

❷ 气滞心胸

- **症状剖析** 心胸满闷，隐隐作痛，一阵阵发作，疼痛固定不移，时欲叹息，常因情绪因素诱发或加重，或兼有胸脘胀闷，嗳气后则舒，苔薄白，脉细弦。
- **治疗原则** 疏肝理气、活血通络。
- **饮食禁忌** 忌食难消化易导致腹胀的食物。

对症药材：❶香附 ❷柴胡 ❸枳壳 ❹白芍 ❺陈皮

对症食材：❶洋葱 ❷柚子 ❸猕猴桃 ❹萝卜 ❺黄花菜 ❻山楂

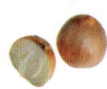

❸ 痰浊闭阻

- **症状剖析** 胸闷疼痛有窒息感，痛引肩背，喘促气短，肢体沉重，身体肥胖，痰多，苔浊腻或白滑，脉滑等。
- **治疗原则** 豁痰宣痹、通阳泄浊。
- **饮食禁忌** 忌食寒凉生冷食物、忌食滋阴肥腻会加重痰湿的食物。

对症药材：❶瓜蒌 ❷半夏 ❸薤白 ❹茯苓 ❺竹茹 ❻石菖蒲

对症食材：❶白酒 ❷木耳 ❸萝卜 ❹杏仁 ❺无花果 ❻香菇

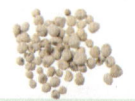
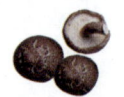

❹ 寒凝心脉

- **症状剖析** 胸痛牵掣背痛，喘息不能平卧，多因气候骤冷或骤感风寒而发病或加重，伴胸闷气短，心悸，面色苍白，舌苔薄白，脉沉紧或沉细。
- **治疗原则** 辛温散寒、宣通心阳。
- **饮食禁忌** 忌食寒凉生冷食物。

对症药材：❶桂枝 ❷肉桂 ❸枳实 ❹薤白 ❺当归 ❻细辛 ❼白芍

对症食材：❶猪心 ❷洋葱 ❸花椒 ❹白酒

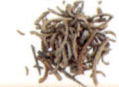
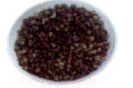

⑤ 气阴两虚

- **症状剖析** 胸闷隐痛，间歇性发作，心悸气短，倦怠乏力，面色苍白，头晕目眩、劳累后加重，舌质偏红，或有尺印，脉细弱无力或结代。
- **治疗原则** 益气养阴、活血通脉。
- **饮食禁忌** 忌食生冷食物，忌食燥热伤阴食物。

对症药材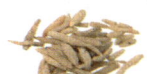
① 玉竹　② 麦冬
③ 人参　④ 五味子
⑤ 白术　⑥ 枸杞

对症食材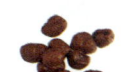
① 甲鱼　② 猪心
③ 红枣　④ 鸽肉
⑤ 桑葚　⑥ 银耳

饮食宜忌

宜
√ 饮食宜清淡，易消化，多食蔬菜和水果，少食多餐，晚餐量宜少。
√ 多吃含有抗氧化物质的食物如脱脂牛奶、豆及豆制品、芝麻、山药等。

忌
× 忌吃高胆固醇、高脂肪的食物，如螃蟹、肥肉、蛋黄等，否则会诱发心绞痛、心肌梗死。
× 忌喝浓茶、咖啡，少食油腻、脂肪、糖类食物。
× 戒烟少酒，吸烟是造成心肌梗死、中风的重要因素，应绝对戒烟，少量饮啤酒、黄酒、葡萄酒等低度酒可促进血脉流通，气血调和，但不能喝烈性酒。

民间秘方

❶ 银杏叶15克，瓜蒌12克，丹参10克，郁金8克，共加水煎成汁，每日一剂，分两次服用，早晚各服一次。本品疏经通络、活血化瘀，对冠心病有很好的效果。

❷ 葛根30克，桑寄生50克，香附40克，茯神80克。将以上材料共研细末，加入适量蜂蜜，制成丸药，每次10克，日服3次。此方可补血养心，有效治疗冠心病。

生活保健

✓ 起居有常，早睡早起，避免熬夜工作，临睡前不看紧张、恐怖的小说和电视。

✓ 做到劳逸结合，避免过重体力劳动或突然用力，饱餐后不宜立即运动。

✓ 坚持体育锻炼，如打太极拳、乒乓球、健身操，但要量力而行，适量的运动克使全身气血流通，减轻心脏负担。

⊗ 忌暴怒、惊恐、过度思虑以及过喜等情绪刺激。

[冠心病吃什么?]

◎冠心病患者宜吃的食物及其简易食疗方

冠心病证属心血瘀阻者宜多食具有活血化瘀、扩张冠脉作用的食物，如红花糯米粥、田七莲子猪心汤。气滞心胸者宜多食疏肝理气的食物，如柴胡香附茶；痰浊闭阻者宜多食半夏天麻饮等化痰通络的食物；寒凝心脉者应常食散寒通络的食物，如生姜肉桂炖猪肚；气阴两虚者宜多食滋阴益气食物，如知母玉竹饮。

洋葱（温经活血+健胃散寒）

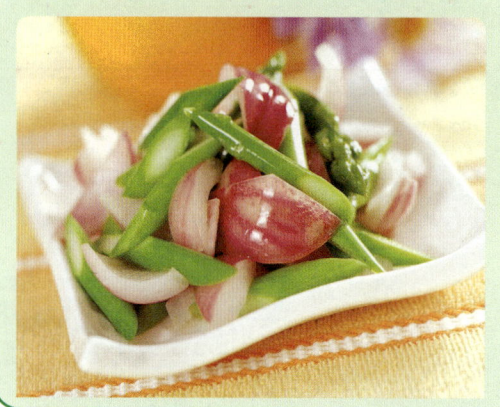

洋葱炒芦笋

材料 洋葱150克，芦笋200克，盐3克，味精少许

制作 ①芦笋洗净，切成斜段；洋葱洗净，切成片。②锅中加水烧开，下入芦笋段稍焯后捞出沥水。③锅中加油烧热，下入洋葱爆炒香，再下入芦笋稍炒，下入盐和味精炒匀即可。

功效 本品具有活血化瘀、通脉止痛的功效，适合心血瘀阻型的冠心病患者食用。

木耳（补气活血+滋润强壮）

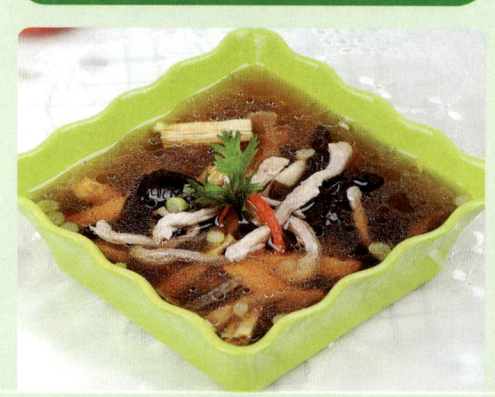

腐竹木耳瘦肉汤

材料 猪瘦肉100克，腐竹50克，木耳30克，花生油20克，精盐、酱油各适量，味精、香油各3克，葱5克

制作 ①将猪瘦肉切丝、氽水，腐竹用温水泡开切小段，木耳撕成小块备用。②净锅上火倒入花生油，将葱爆香，倒入水，下入肉丝、腐竹、木耳，调入精盐、味精、酱油烧沸，淋香油即可。

功效 本品具有活血化瘀、通脉止痛的功效，适合心血瘀阻型的冠心病患者食用。

红枣（补气养血+增强免疫力）

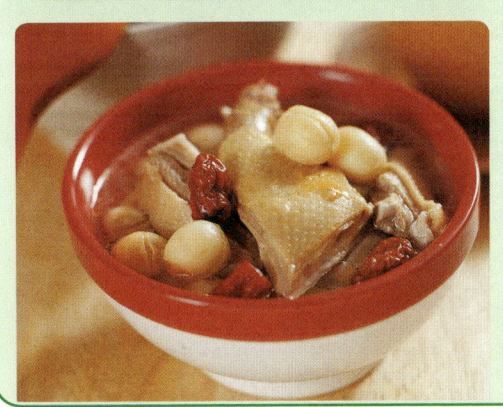

鸽肉莲子红枣汤

◎材料 鸽子1只，莲子60克，红枣25克，姜5克，盐6克，味精4克

◎制作 ①鸽子洗净，砍成小块；莲子、红枣泡发洗净；姜切片。②将鸽块下入沸水中余去血水后，捞出。③锅上火加油烧热，用姜片爆锅，下入鸽块稍炒后，加适量清水，下入红枣、莲子一起炖35分钟至熟，调入盐、味精即可。

◎功效 本品具有益气养阴、活血通脉的功效，适合气阴两虚型的冠心病患者食用。

甲鱼（益气补虚+滋阴壮阳）

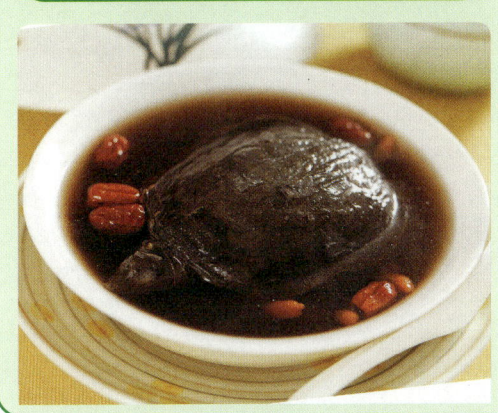

枸杞炖甲鱼

◎材料 甲鱼250克，枸杞30克，熟地黄30克，红枣10枚，盐、味精各适量

◎制作 ①甲鱼宰杀后洗净。②枸杞、熟地黄、红枣洗净。③将全部用料一齐放入煲内，加开水适量，以小火炖2小时，加盐和味精调味即可。

◎功效 本品具有滋阴养血、补益肝肾的功效，适合气阴两虚型的冠心病患者食用。

桂枝（温经通脉+解热镇痛）

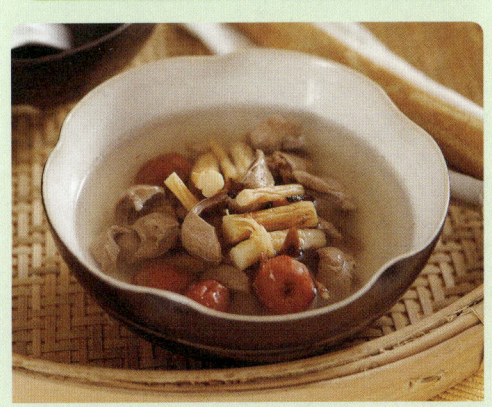

桂参红枣猪心汤

◎材料 桂枝5克，党参、杜仲各10克，红枣6颗，猪心半个，盐适量

◎制作 ①将猪心挤去血水，放入沸水中余烫，捞出冲洗净，切片。②桂枝、党参、红枣、杜仲分别洗净，放入锅中，加3碗水，以大火煮开，转小火续煮30分钟。③再转中火让汤汁沸腾，放入猪心片，待水再开，加盐调味即可。

◎功效 本品具有辛温散寒、宣通心阳的功效，适合寒凝心脉型的冠心病患者食用。

[冠心病 吃 什么？]

肉桂（暖肾壮阳+活血通经）

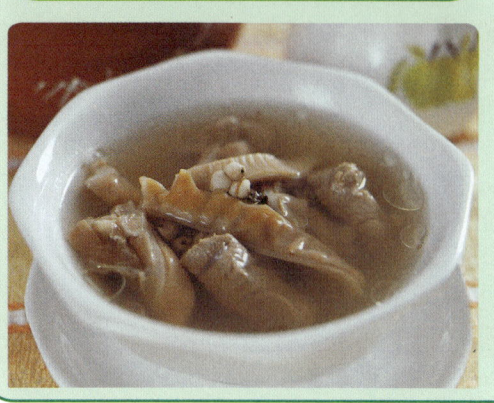

生姜肉桂炖猪肚

材料 猪肚150克，猪瘦肉50克，生姜15克，肉桂5克，薏米25克，盐6克

制作 ①猪肚里外反复洗净，氽水后切成长条；猪瘦肉洗净后切成块。②生姜去皮，洗净，用刀拍烂；肉桂浸透洗净，刮去粗皮；薏米淘洗干净。③将所有材料放入炖盅，加适量清水，隔水炖2小时，加盐调味即可。

功效 本品具有辛温散寒、宣通心阳的功效，适合寒凝心脉型的冠心病患者食用。

玉竹（养阴润燥+除烦止渴）

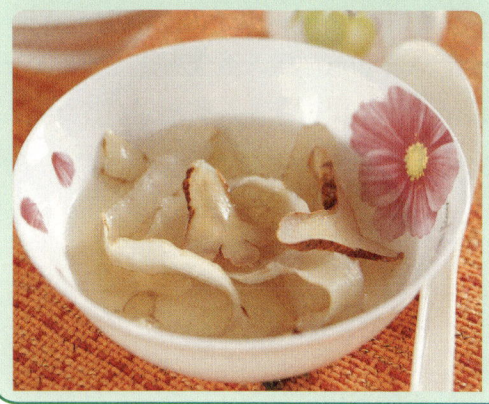

知母玉竹饮

材料 知母10克，玉竹20克，蜂蜜适量

制作 ①将知母、玉竹洗净，放入锅中，加水500毫升。②大火煮开后再转小火煮5分钟即可关火。③将药汁倒入杯中，待温度低于60℃时，加入蜂蜜，搅拌均匀即可饮用。

功效 本品具有安神宁心、养阴生津的功效，对气阴两虚型冠心病以及热病伤阴的干渴、烦渴有良好的食疗作用。

红花（活血通经+去瘀止痛）

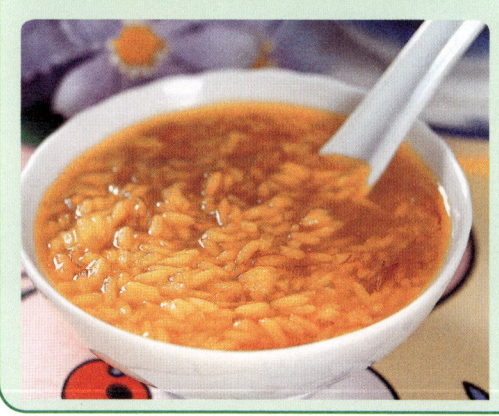

红花糯米粥

材料 糯米100克，红花、桃仁各10克，蒲黄5克

制作 ①将红花、桃仁、糯米、蒲黄洗净，备用。②把红花、桃仁、蒲黄放入净锅中，加水煎煮30分钟，捞出药渣。③锅中再加入糯米煮成粥即可。

功效 本品具有活血化瘀、通脉止痛的功效，适合心血瘀阻型的冠心病患者食用。

[冠心病 吃 什么？]

丹参（活血祛瘀+安神宁心）

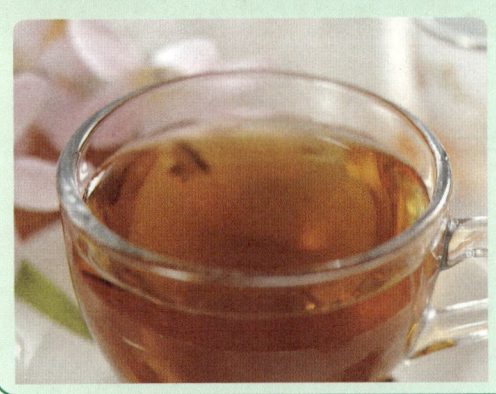

丹参红花酒

◎材料　丹参30克，红花20克，白酒800毫升

◎制作　①将丹参、红花洗净，泡入白酒中。②约7天后即可服用。③每次20毫升左右，饭前服，酌量饮用。

◎功效　本品具有活血化瘀、通脉止痛的功效，适合心血瘀阻型的冠心病患者食用。

香附（理气解郁+活血止痛）

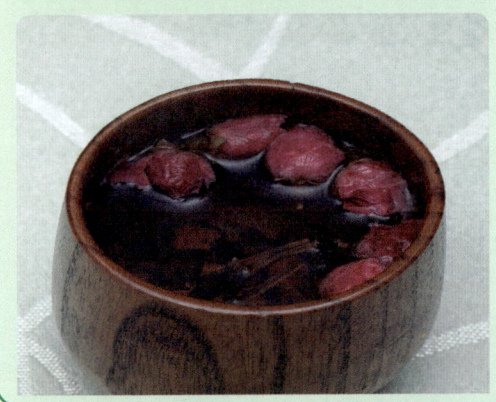

柴胡香附茶

◎材料　香附10克，玫瑰花、柴胡各5克，冰糖1大匙

◎制作　①玫瑰花剥瓣，洗净，沥干。②香附、柴胡以清水冲净，加2碗水熬煮约5分钟，滤渣，留汁。③将备好的药汁再烧热，放入玫瑰花瓣，加入冰糖，搅拌均匀，待冰糖全部溶化后，药汁变黏稠时，搅拌均匀即可。

◎功效　本品具有疏肝理气、活血通络的功效，适合气滞心胸型的冠心病患者食用。

田七（止血散瘀+消肿止痛）

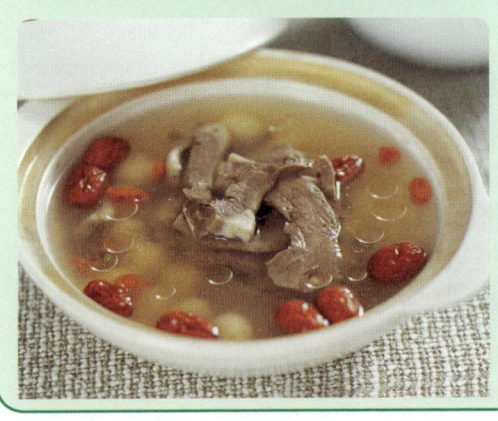

田七莲子猪心汤

◎材料　猪心1个，莲子（不去心）60克，红枣15克，田七10克，枸杞15克，蜜枣、盐各适量

◎制作　①猪心入锅中加水煮熟洗净，切成片。②红枣、莲子、枸杞泡发洗净；田七洗净备用。③把全部材料放入锅中，加水适量，小火煲2小时，加盐调味即可。

◎功效　本品具有活血化瘀、补血养心的功效，适合瘀血阻滞型心律失常患者食用。

[冠心病 禁 什么？]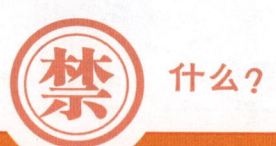

◎冠心病患者忌吃食物及原因

冠心病患者应忌食具有高脂肪、高胆固醇、高糖分食物，忌食对心脏有刺激的食物。

肥 肉

不宜吃肥肉的原因

❶ 肥胖是冠心病的危险因子之一，而肥肉的热量以及脂肪含量都极高，冠心病患者经常食用，可致体重增加，肥胖程度增加，从而不利于冠心病的病情。

❷ 有些肥猪肉的脂肪含量可高达90.8%，冠心病患者经常食用，多余的脂肪堆积在体内，可直接导致血脂升高，从而引起动脉硬化，所以，冠心病及动脉硬化患者，均应慎食肥肉。

忌吃关键词
高脂肪、高热量

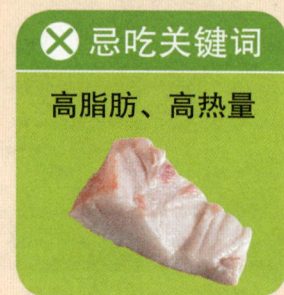

猪 肝

不宜吃猪肝的原因

❶ 猪肝的胆固醇含量很高，每100克的猪肝中含胆固醇可高达288毫克，这些脂类物质在体内的堆积，沉积在动脉内膜上，直接促使了冠心病的发生，所以冠心病患者应忌食猪肝。

❷ 冠心病患者宜食用富含维生素C的蔬菜和水果，维生素C有预防血栓形成的作用，但是如果在补充维生素C的同时食用猪肝，猪肝中富含的微量元素铜、铁等会使维生素C氧化成为去氢抗坏血酸，从而失去原本的药理作用。

忌吃关键词
高胆固醇、高铜、高铁

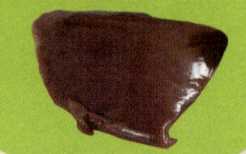

鹅 肉

不宜吃鹅肉的原因

❶ 鹅肉的脂肪含量很高，而且其熔点亦很低，质地柔软，容易被人体吸收，一方面不利于冠心病患者体重的控制，另一方面大量摄入脂肪，会使血脂升高，加重心脏负荷。

❷ 关于鹅的食用禁忌，《本草纲目》中早有记载："鹅，气味俱厚，发风发疮，莫此为甚。"而《饮食须知》中也提出："鹅卵性温，多食鹅卵发痼疾。"由此可见，鹅肉、鹅卵均为大发食物，冠心病等慢性病患者均不宜食用。

忌吃关键词
高脂肪、发物

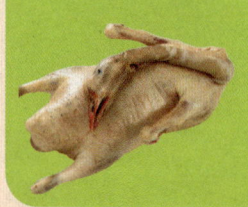

[冠心病 禁 什么？]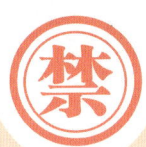

螃蟹

▶ 不宜吃螃蟹的原因

❌ 忌吃关键词

高胆固醇、性寒

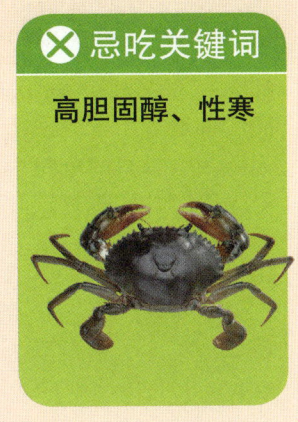

❶ 螃蟹的胆固醇含量很高，每100克的蟹中含有胆固醇142毫克，经常食用，大量的脂质堆积在体内，沉积在动脉内膜，容易导致动脉硬化，从而加重冠心病的病情。

❷ 蟹肉性寒，中医认为，寒凝心脉型的冠心病多由气候骤冷或骤感风寒而发病或加重，故不宜食用螃蟹等生冷、性寒的食物，否则会使病情加重，不利于病情的控制。

墨鱼

▶ 不宜吃墨鱼的原因

❌ 忌吃关键词

高胆固醇、发物

❶ 墨鱼的胆固醇含量很高，每100克的墨鱼中含有胆固醇226毫克，冠心病患者过多的食用，会使血脂升高，加重动脉硬化的程度，从而严重影响冠心病的病情。

❷ 墨鱼的胆固醇含量很高，每100克的墨鱼中含有胆固醇226毫克，冠心病患者过多的食用，会使血脂升高，加重动脉硬化的程度，从而严重影响冠心病的病情。

咖啡

▶ 不宜喝咖啡的原因

❌ 忌喝关键词

咖啡因、中枢神经兴奋剂

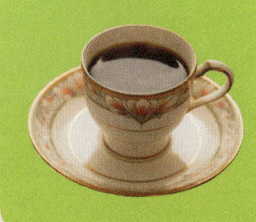

❶ 咖啡中含有咖啡因，研究显示，1杯咖啡中含咖啡因100~150毫克，而长期每天喝2杯咖啡者，其冠心病的发病率比每天喝1杯以下者明显增高。

❷ 咖啡中含有的咖啡因是一种中枢神经兴奋剂，它可以引起兴奋、失眠、心跳加快、心律不齐，诱发冠心病的急性发作。此外，多饮咖啡还有可能影响睡眠质量，对于冠心病患者的病情不利。

[冠心病 禁 什么？]

浓茶

不宜喝浓茶的原因

❶ 浓茶是指使用过多茶叶泡出来的茶，淡茶有益于健康，而浓茶对健康不利，冠心病患者更不适宜喝浓茶，这是因为浓茶中含有的咖啡因有兴奋神经中枢的作用，可引起兴奋、不安、心跳加快和心律不齐，从而增加心脏负担，加重冠心病的病情。

❷ 浓茶中的鞣酸可与食物中的蛋白质结合生成不易消化吸收的鞣酸蛋白，导致便秘，对冠心病的病情不利。

❸ 研究显示，在空腹的情况下或者晚上喝浓茶更容易诱使冠心病的病情加重，诱发心绞痛、心律失常等。

忌喝关键词

咖啡因、鞣酸

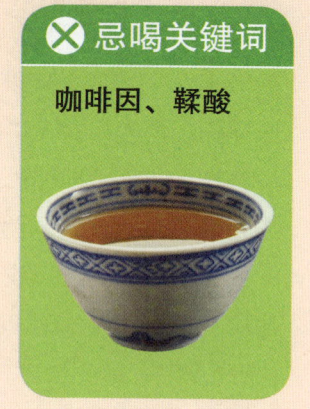

白酒

不宜喝白酒的原因

❶ 白酒属于高浓度烈酒，冠心病患者不宜食用。这是因为白酒具有强烈的刺激性，它可使心率增快，长期饮酒会使心脏扩大，导致心脏收缩功能减退，从而会加重冠心病患者的病情。

❷ 研究显示，白酒能够促使β脂蛋白的产生，升高血液中的胆固醇和三酰甘油的浓度，大量的脂类物质沉积在动脉内膜，导致动脉粥样硬化，从而加重冠心病患者的病情。

忌喝关键词

酒精、刺激性

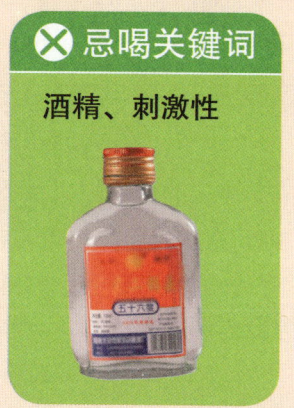

糖果

不宜吃糖果的原因

❶ 糖果的主要原料为白砂糖、粉糖浆或允许使用的甜味剂、食用色素等，其含糖量很高，食用后容易引起肥胖，不利于冠心病患者的病情控制。

❷ 如长期食用过多的糖果，使摄入的糖量大大地超过人体的需要，多余的热量会在体内转化为脂肪堆积起来，久而久之，就可能导致动脉硬化，使血压上升，心肺的负荷加重，进一步影响冠心病的病情。

忌吃关键词

高糖、加重心脏负荷

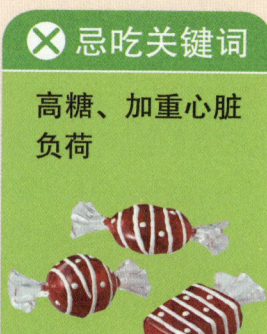

[冠心病 禁 什么？]

蛋黄

不宜吃蛋黄的原因

❶ 蛋黄中胆固醇含量很高，如每100克的鸡蛋黄中含有胆固醇1510毫克，每100克的鸭蛋黄中含有胆固醇1576毫克，过多的胆固醇的摄入，可沉积在动脉内膜，导致动脉硬化，从而加重冠心病病情。

❷ 冠心病的饮食原则是控制热量，低脂、低胆固醇饮食，而蛋黄属于高热量、高脂肪、高胆固醇食物，每100克鸡蛋黄的热量是328千卡，含有脂肪28.2克，冠心病患者不宜食用。

忌吃关键词

高胆固醇、高脂肪、高热量

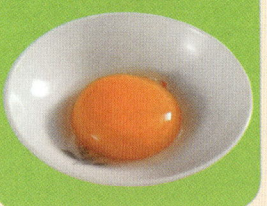

奶油

不宜吃奶油的原因

❶ 奶油的热量很高，每100克的热量为879千卡，其脂肪含量也极高，达到97%以上，冠心病患者食用后，可使血脂升高，血液黏稠度增大，从而加重动脉粥样硬化的程度，影响冠心病的病情。

❷ 奶油中含有大量的反式脂肪酸，反式脂肪酸是一类羧酸化合物，它有增加血液黏稠度和凝聚力的作用，易诱发冠心病或使冠心病病情加重。

忌吃关键词

高热量、高脂肪、反式脂肪酸

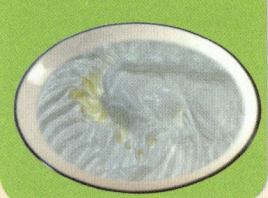

猪油

不宜吃猪油的原因

❶ 猪油是从猪肉中提炼出来的，其热量和脂肪含量都极高，每100克猪油的热量为827千卡，含有脂肪88.7克，故冠心病患者不宜食用，否则可引起体重增加，加剧动脉硬化，从而影响冠心病患者的病情。

❷ 猪油中含有大量的饱和脂肪酸，饱和脂肪酸为含饱和键的脂肪酸，它有加剧血管硬化的特点，故冠心病患者不宜食用猪油。

忌吃关键词

高热量、高脂肪、饱和脂肪酸

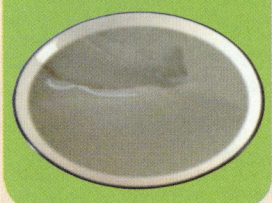

高血压

◎高血压是指在静息状态下动脉收缩压和舒张压增高的病症，一般正常血压小于140/90毫米汞柱（18.7/12千帕），早期症状为：头晕、头痛、心悸、烦躁、失眠等。严重者不但头痛还伴有恶心、呕吐、眩晕、耳鸣、心悸气短、肢体麻木等症，最终易导致脑中风、猝死等现象。

中医分型

❶ 肝阳上亢型

- **症状剖析** 头目胀痛、面红目赤、急躁易怒、失眠多梦，或伴胸胁胀痛、口苦咽干、大便秘结、小便黄赤、舌红少津、舌苔干黄等。
- **治疗原则** 清肝泻火、平肝潜阳。
- **饮食禁忌** 忌辛辣刺激性食物；忌燥热性食物。

对症药材：❶菊花 ❷钩藤 ❸黄芩 ❹决明子 ❺莲心

对症食材：❶牡蛎 ❷兔肉 ❸绿豆 ❹苦瓜 ❺冬瓜 ❻芹菜 ❼西瓜 ❽火龙果

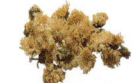
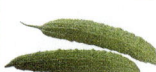

❷ 肝肾阴虚型

- **症状剖析** 眩晕耳鸣、两目干涩、四肢酸软、失眠多梦、骨蒸劳热、手足心热、夜尿频多、两颧潮红、口干咽燥、舌质红、舌苔少或无苔等症。
- **治疗原则** 滋阴潜阳、滋补肝肾。
- **饮食禁忌** 忌辛辣刺激性食物；忌燥热伤阴食物。

对症药材：❶女贞子 ❷熟地 ❸枸杞 ❹黄精 ❺何首乌

对症食材：❶黑芝麻 ❷甲鱼 ❸海带 ❹桑葚 ❺黑木耳 ❻豆腐 ❼金针菇

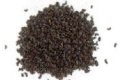
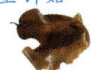

❸ 痰湿逆阻型

- **症状剖析** 头晕目眩、头重如裹（像被湿布裹住的感觉）、四肢麻木沉重、胸闷恶心、不思饮食、困倦嗜睡、素日唾液黏腻、舌色淡、苔白腻、脉滑。
- **治疗原则** 化湿祛痰、健脾和胃。
- **饮食禁忌** 忌冰冻食物，忌滋腻、肥腻性食物。

对症药材：❶天麻 ❷半夏 ❸白术 ❹茯苓 ❺泽泻 ❻厚朴

对症食材：❶薏米 ❷鲫鱼 ❸香菇 ❹木耳 ❺白扁豆 ❻萝卜 ❼鳝鱼 ❽杏仁

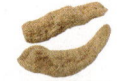
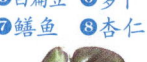

❹ 瘀血阻滞型

- **症状剖析** 头痛眩晕，有时头痛如针刺状，或伴胸胁疼痛，烦躁易怒，兼有健忘、失眠、心悸、精神不振、耳鸣耳聋等症，面色晦暗呈紫色，舌色紫暗有瘀点，脉象弦涩。
- **治疗原则** 凉血止血、活血化瘀。
- **饮食禁忌** 忌食辛辣刺激性食物；忌食燥热性食物。

对症药材：❶丹参 ❷三七 ❸红花 ❹桃仁 ❺川芎

对症食材：❶山楂 ❷猪血 ❸佛手瓜 ❹甲鱼

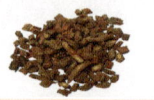
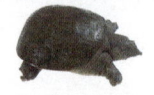

❺ 气血亏虚型

- **症状剖析** 面色苍白或萎黄、精神倦怠、神疲乏力、少气懒言、心悸气短、失眠多梦、饮食减少、经常出现头晕，平时易感冒、汗出较多特别是活动后更厉害、舌色淡、舌苔薄白、脉象较弱。
- **治疗原则** 补气养血、调养心脾。
- **饮食禁忌** 忌食寒凉生冷性食物；忌食刺激性食物。

对症药材
❶ 黄芪 ❷ 红枣
❸ 当归 ❹ 党参
❺ 白术

对症食材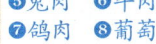
❶ 乌鸡 ❷ 黄豆
❸ 鲫鱼 ❹ 香菇
❺ 兔肉 ❻ 牛肉
❼ 鸽肉 ❽ 葡萄

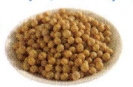

生活保健

✓ 养成睡午觉的好习惯，时间不宜过长，以1～2小时即可。

✓ 睡前用热水泡脚，可以促进血液循环，预防动脉硬化、脑缺血等并发症。

✓ 宜逐渐降压，对无并发症的患者，要求使血压降至140/90毫米汞柱（18.7/12千帕）左右。过度降压可使脑、心、肾供血不足导致进一步缺血，轻者头晕，重者导致缺血性脑中风和心肌梗死。

✓ 大便保持通畅，一日一次，排便时勿要用力屏气，以免血压升高引发猝死。

✗ 老年人在洗热水浴时水温不能过高，时间也不能过长，以免发生虚脱。

✗ 防止情绪激动，要保持心情舒畅。

饮食宜忌

宜
- ✓ 多食蔬菜、水果、鱼类等食物，保证充足的营养。
- ✓ 白天多喝水，晚餐少吃，且吃易消化食物，还应配些汤类。
- ✓ 宜适量饮茶，可平衡血压、软化血管降血脂，扩张冠状动脉。

忌
- ✗ 忌食肉类等高脂肪、高胆固醇食物。

民间秘方

❶ 取天麻、杜仲、桑寄生、黄芩、益母草、山栀子、茯神、夜交藤各10克，钩藤、川牛膝各12克，生石决明18克。水煎服，每日1剂，分3次服用。此方可平肝潜阳，主治肝阳上亢型高血压症。

❷ 取天麻、制半夏、白蒺藜、枳壳、陈皮各10克，炒白术、竹茹各12克，钩藤、茯苓各15克，炒薏仁20克，青木香6克。水煎服，每日1剂，每日3次。此方健脾化痰，主治痰湿逆阻型高血压症。

[高血压 吃 什么？]

◎高血压患者宜吃的食物及其简易食疗方

高血压证属肝阳上亢者应多食具有清肝泻火、平肝潜阳的食物，如黑白木耳炒芹菜、苦瓜海带瘦肉汤；证属肝肾阴虚者宜多食具有滋阴补肝肾的食物，如女贞子鸭汤；证属痰湿逆阻者宜多食具有化痰祛湿的食物，如山药薏米白菜粥；瘀血阻滞者宜多食活血化瘀的食物，如丹参山楂大米粥；气血亏虚者宜多食补益气血的食物，如黄芪桂圆山药乌鸡汤。

黄豆（补血益气+健脾利水）

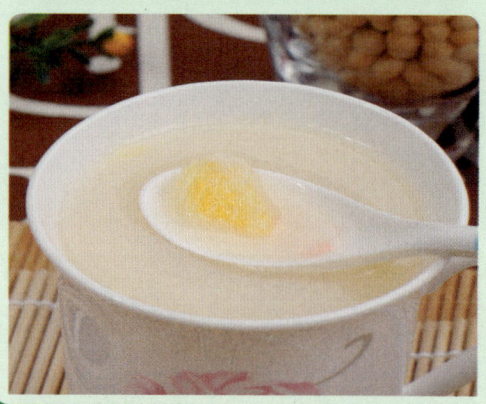

蜜柚黄豆浆

材料 黄豆50克，柚子60克，白糖少许

制作 ①黄豆加水泡至发软，捞出洗净；柚子去皮去子，将果肉切碎丁备用。②将上述材料放入豆浆机中，加水搅打成豆浆，煮沸后滤出蜜柚黄豆浆，加入白糖拌匀。

功效 本品具有补气养血、调养心脾的功效，适合气血亏虚型的高血压患者食用。

薏米（健脾和胃+清热利湿）

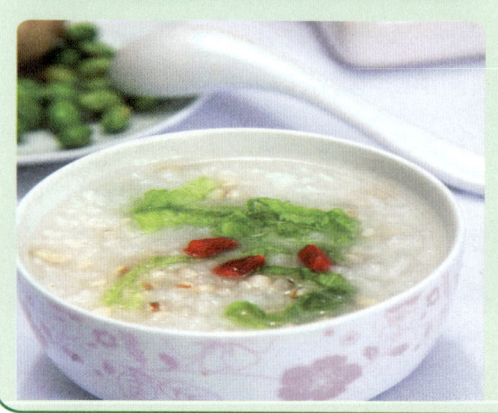

山药薏米白菜粥

材料 山药、薏米各20克，白菜30克，大米70克，盐2克

制作 ①大米、薏米均泡发洗净；山药洗净；白菜洗净，切丝。②锅置火上，倒入清水，放入大米、薏米、山药，以大火煮开。③加入白菜煮至浓稠状，调入盐拌匀即可。

功效 本品具有化湿祛痰、健脾和胃的功效，适合痰湿逆阻型的高血压患者食用。

[高血压 吃 什么?]

鲫鱼（健脾利湿+补气养血）

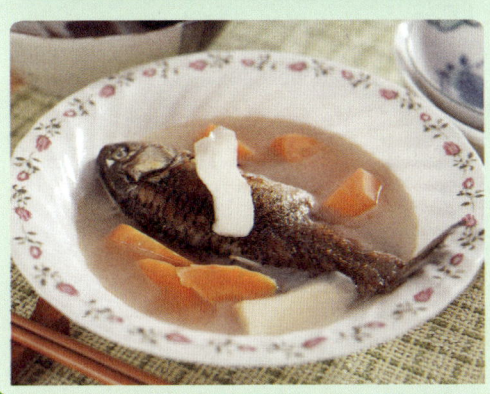

胡萝卜山药鲫鱼汤

◎ **材料** 鲫鱼1条（约300克），胡萝卜350克，山药60克，盐4克，味精2克

◎ **制作** ①鲫鱼去鳞及内脏，洗净；胡萝卜洗净切片。②油锅烧热，下入鲫鱼煎至两面金黄。③将鲫鱼、胡萝卜块、山药放入锅中，加适量水，以大火煮开，转用小火煲20分钟，加盐、味精调味即可。

◎ **功效** 本品具有化湿祛痰、健脾和胃、补气养血的功效，适合痰湿逆阻、气血亏虚型高血压患者食用。

香菇（化痰理气+益胃和中）

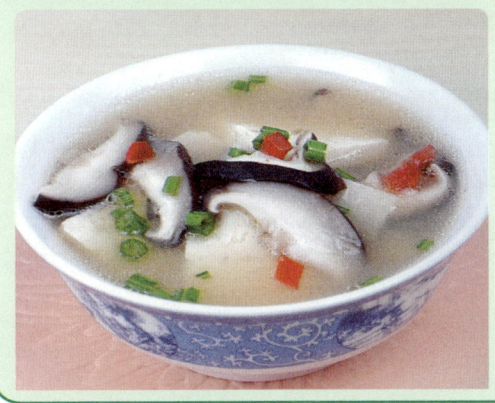

香菇豆腐汤

◎ **材料** 鲜香菇100克，豆腐90克，水发竹笋20克，三棱10克，清汤适量，盐5克，香菜3克

◎ **制作** ①将鲜香菇、豆腐、水发竹笋均洗净，切片，备用；三棱、香菜洗净，备用。②净锅上火倒入清汤，调入盐，下入香菇、豆腐、水发竹笋、三棱煲至熟。③最后撒入香菜即可。

◎ **功效** 本品具有化湿祛痰、健脾和胃的功效，适合痰湿逆阻型的高血压患者食用。

蘑菇（平肝潜阳+增强免疫力）

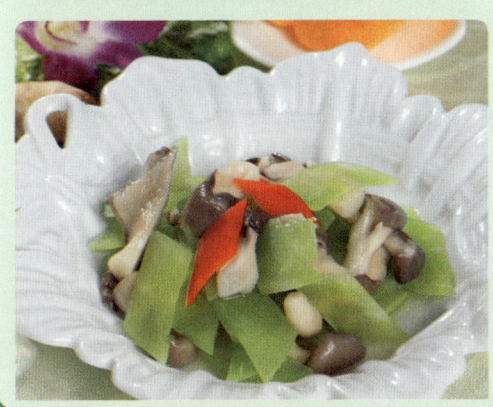

莴笋炒蘑菇

◎ **材料** 莴笋250克，蘑菇200克，甜椒20克，植物油4克，黄酒、盐、白糖、味精、水淀粉、素鲜汤各适量

◎ **制作** ①将莴笋去皮，洗净切菱形片；蘑菇洗净，切片；甜椒洗净，切片。②起锅，加入植物油，放入蘑菇片、莴笋片、甜椒片，倒入素鲜汤煮沸，最后加入适量的黄酒、盐、白糖、味精烧沸。③用水淀粉勾芡即成。

◎ **功效** 本品具有清肝泻火、平肝潜阳的功效，适合肝阳上亢型的高血压患者食用。

[高血压 吃 什么？]

苦瓜（清热泻火+平肝潜阳）

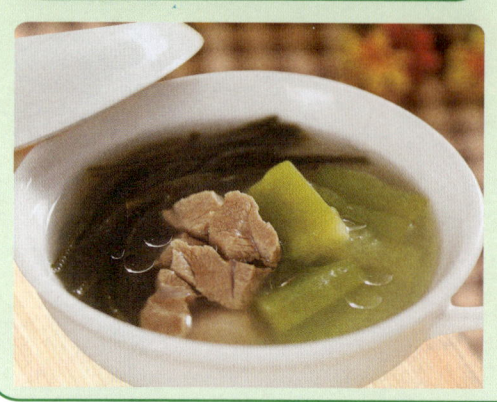

🥣 苦瓜海带瘦肉汤

◎ **材料** 苦瓜150克，海带100克，瘦肉200克，盐、味精各适量

◎ **制作** ①将苦瓜洗净，切成两半，挖去核，切块；海带浸泡1小时，洗净；瘦肉切成小块。②把苦瓜、瘦肉、海带放入砂锅中，加适量清水，煲至瘦肉烂熟。③调入适量的盐、味精即可。

◎ **功效** 本品具有清肝泻火、平肝潜阳的功效，适合肝阳上亢型的高血压患者食用。

兔肉（滋阴凉血+解毒祛热）

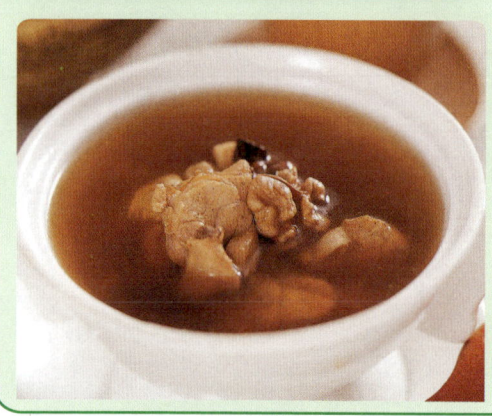

🥣 杜仲核桃兔肉汤

◎ **材料** 兔肉200克，杜仲、核桃肉各30克，生姜2片，盐5克

◎ **制作** ①兔肉洗净，斩件。②杜仲、生姜洗净，核桃肉用开水烫去外皮。③把兔肉、杜仲、核桃放入锅内，加清水适量，放入生姜，大火煮沸后转小火煲2～3小时，调入盐即可。

◎ **功效** 本品具有清肝泻火、平肝潜阳的功效，适合肝阳上亢型的高血压患者食用。

鹌鹑（补气养血+温肾助阳）

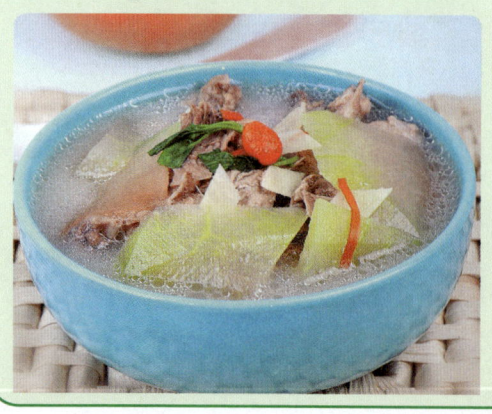

🥣 鹌鹑瓜皮汤

◎ **材料** 西瓜皮200克，鹌鹑150克，葱花、清汤各适量，精盐5克，姜片2克

◎ **制作** ①将西瓜皮洗净去除硬皮及内部，切片；鹌鹑洗净斩块备用。②净锅上火倒入清汤，调入精盐，下入西瓜皮、鹌鹑、姜片，小火煲至成熟，撒上葱花即可。

◎ **功效** 本品具有补气养血、调养心脾的功效，适合气血亏虚型的高血压患者食用。

[高血压 吃 什么？]

海带（滋补肝肾+清热利湿）

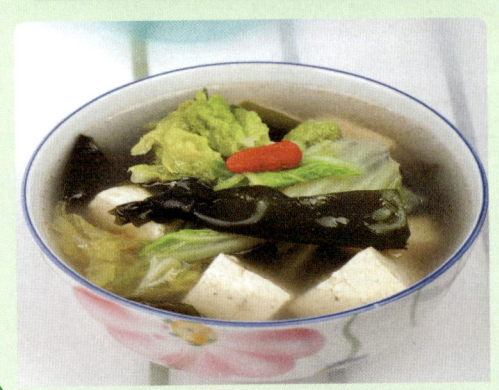

白菜海带豆腐汤

◎材料 白菜200克，海带结80克，豆腐55克，黄精10克，高汤、盐各少许，香菜3克

◎制作 ①将白菜洗净撕成小块；海带结、黄精洗净，备用；豆腐洗净切块备用。②黄精入锅，加适量水煲10分钟，取汁备用。③炒锅上火加入高汤，下入白菜、豆腐、海带结、药汁，调入盐煲至熟，最后撒入香菜即可。

◎功效 本品具有滋阴潜阳、滋补肝肾的功效，适合肝肾阴虚型的高血压患者食用。

芹菜（平肝除烦+利水消肿）

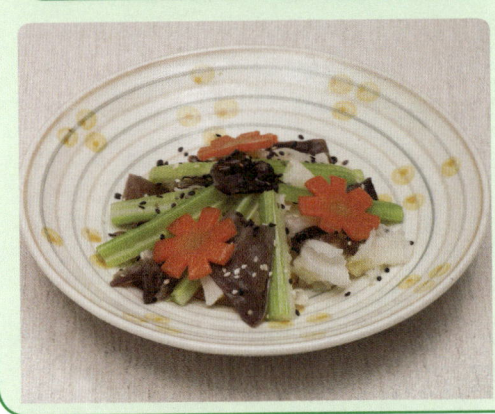

黑白木耳炒芹菜

◎材料 干黑木耳、干白木耳各25克，芹菜茎、胡萝卜、黑白芝麻各适量，姜、砂糖、芝麻油各适量

◎制作 ①黑木耳、白木耳以温水泡开、洗净，芹菜切段，胡萝卜切丝，上述材料均以开水氽烫捞起备用。②将黑、白芝麻以芝麻油爆香，拌入所有食材并熄火起锅，最后加入盐、糖腌制30分钟即可。

◎功效 本品具有清肝泻火、平肝潜阳的功效，适合肝阳上亢型的高血压患者食用。

木耳（滋肝补肾+活血补气）

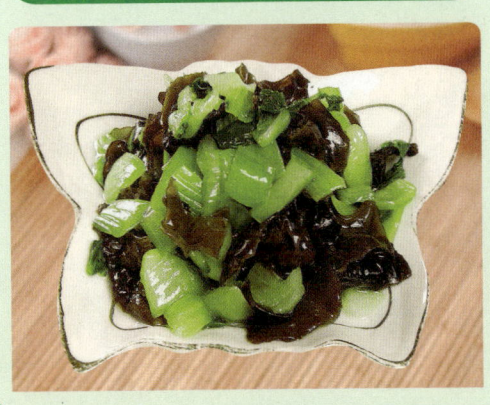

油菜炒木耳

◎材料 油菜300克，黑木耳200克，盐3克，鸡精1克

◎制作 ①将油菜洗净，切段；黑木耳泡发，洗净，撕成小朵。②锅置火上，注入适量油烧热，放入油菜略炒，再加入黑木耳一起翻炒至熟。③最后加入盐和鸡精调味，起锅装盘即可。

◎功效 本品具有滋补肝肾、补气养血的功效，适合肝肾阴虚、气血亏虚型的高血压患者食用。

[高血压 吃 什么?]

洋葱（散瘀解毒+温中散寒）

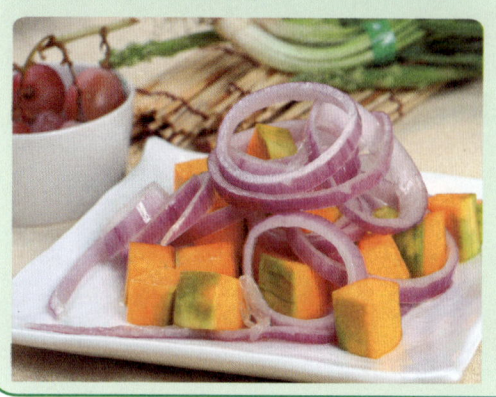

南瓜炒洋葱

◎材料　洋葱、南瓜各100克，盐、醋各6克，白糖5克，姜丝、蒜末各适量，胡椒粉少许

◎制作　①南瓜去皮，洗净切块；洋葱剥去老皮，洗净切圈。②锅置火上，加油烧热，先炒香姜丝、蒜末，再放入洋葱和南瓜翻炒，放少许水焖煮一会儿。③调入盐、醋、白糖、胡椒粉，翻炒均匀即可出锅。

◎功效　本品可疏通血管，降低血压、血脂，适合瘀血阻滞型的高血压患者食用。

莴笋（清肝泻火+利水通淋）

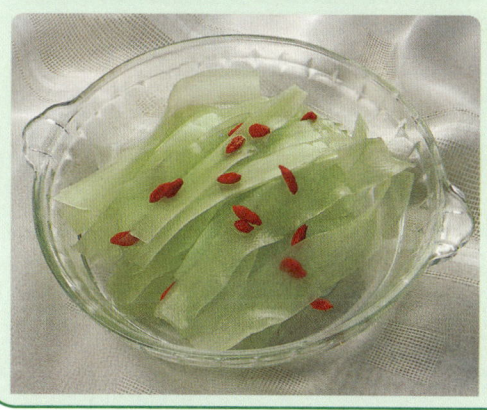

大刀笋片

◎材料　莴笋400克，枸杞30克，精盐5克，味精5克，白糖5克，香油15克

◎制作　①将莴笋去皮洗净后用刀切成大刀片，放开水中焯至断生，捞起沥干水，装盘。②枸杞洗净，放开水中烫熟，撒在莴笋片上。③把调味料一起放碗中拌匀，淋在笋片上即可。

◎功效　本品具有清热凉血、利湿消肿的功效，适合肝阳上亢以及痰湿逆阻型高血压患者食用。

桑葚（补肝益肾+生津润肠）

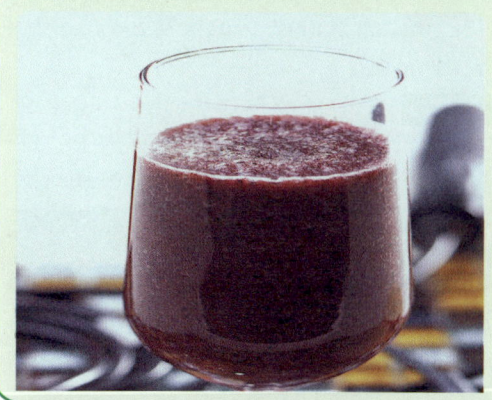

桑葚蓝莓汁

◎材料　桑葚100克，蓝莓70克，柠檬汁30毫升，水100毫升

◎制作　①桑葚用水洗净，备用；蓝莓洗净，备用。②再把蓝莓、桑葚、柠檬汁和水放入果汁机内，搅打均匀。把果汁倒入杯中即可。

◎功效　本品具有养阴润燥、滋补肝肾的功效，适合肝肾阴虚型的高血压患者食用。

[高血压 吃 什么？]

丹参（活血祛瘀+安神宁心）

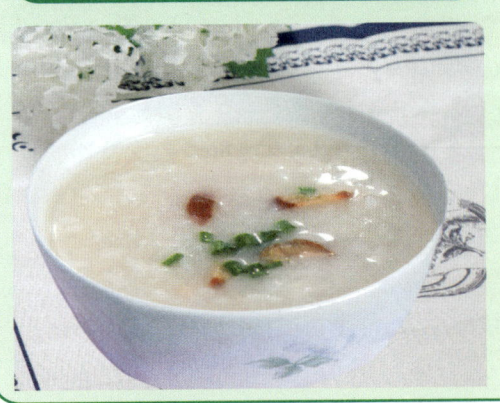

🥣 丹参山楂大米粥

◎ **材料** 丹参20克，干山楂30克，大米100克，冰糖5克，葱花少许

◎ **制作** ①大米洗净，放入水中浸泡；干山楂用温水泡后洗净。②丹参洗净，用纱布袋装好扎紧封口，放入锅中加清水熬汁。③锅置火上，放入大米煮至七成熟，放入山楂，倒入丹参汁煮至粥将成，放冰糖调匀，撒上葱花即可。

◎ **功效** 此粥有活血化瘀、降压降脂、消食化积的功效，适于瘀血阻滞型高血压患者食用。

菊花（清热解毒+疏肝明目）

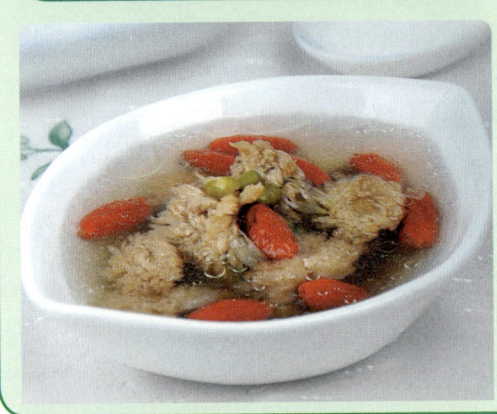

🥣 菊花枸杞绿豆汤

◎ **材料** 绿豆120克，枸杞10克，红枣20克，干菊花8克，高汤适量，红糖8克

◎ **制作** ①将绿豆淘洗干净；枸杞、干菊花用温水洗净备用；红枣洗净备用。②净锅上火倒入高汤烧开，下入绿豆煮至快熟时，再下入枸杞、干菊花、红枣煲至熟透。③调入红糖搅匀即可。

◎ **功效** 本品具有清肝泻火、平肝潜阳的功效，适合肝阳上亢型的高血压患者食用。

山楂（行气散瘀+消食化积）

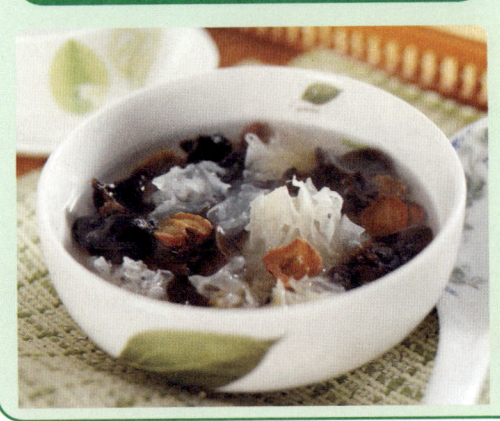

🥣 双耳山楂汤

◎ **材料** 干白木耳、干黑木耳、山楂各10克，盐适量

◎ **制作** ①将白木耳、黑木耳分别用洗净，泡软，山楂洗净备用。②锅洗净，置于火上，将上述材料放入锅中，注入适量清水煎汤，最后加盐调味即可。

◎ **功效** 本品具有滋补肝肾、活血化瘀的功效，适合肝肾阴亏、瘀血阻滞型的高血压患者食用。

[高血压  什么？]

女贞子（滋补肝肾+强壮腰膝）

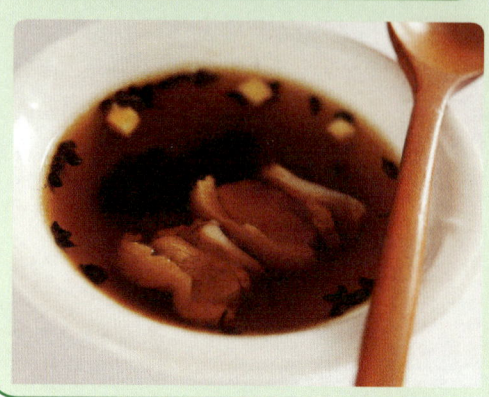

🥣 女贞子鸭汤

材料 鸭肉500克，枸杞30克，熟地黄、淮山各100克，女贞子50克，盐适量

制作 ①将鸭肉洗净，切块。②将枸杞、熟地黄、淮山、女贞子分别洗净，同放入锅中，加适量清水，煎至鸭肉熟烂。③最后加入盐调味即可，饮汤吃鸭肉。

功效 本品具有滋阴潜阳、滋补肝肾的功效，适合肝肾阴虚型的高血压患者食用。

天麻（平肝潜阳+化痰熄风）

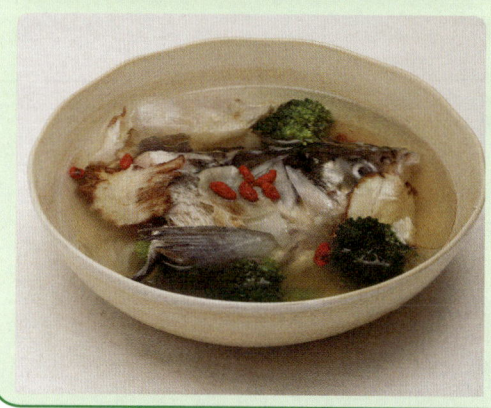

🥣 天麻枸杞鱼头汤

材料 鲢鱼头1个，西蓝花150克，蘑菇3朵，天麻10克，枸杞15克，盐2小匙

制作 ①鱼头去鳃，洗净；西蓝花撕去梗上的硬朵，洗净后切小朵；蘑菇洗净，对切为两半。②将天麻、枸杞以5碗水熬至剩4碗水左右，放入鱼头煮至将熟。③将西蓝花、蘑菇加入煮熟，以盐调味即可。

功效 本品具有平肝潜阳、化痰熄风、止晕止眩等功效，适合肝阳上亢以及痰湿逆阻型高血压患者食用。

黄芪（补气固表+利尿解毒）

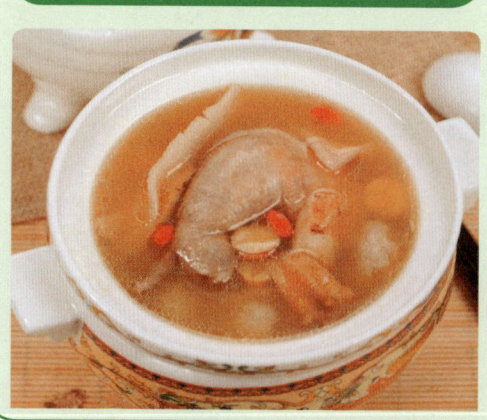

🥣 黄芪桂圆山药乌鸡汤

材料 乌鸡400克，黄芪、桂圆、山药各适量，枸杞15克，盐5克

制作 ①乌鸡洗净，斩件，汆水；黄芪洗净，切开；桂圆洗净，去壳去核；山药去皮，洗净，切片；枸杞洗净，浸泡。②将乌鸡、黄芪、桂圆、山药、枸杞放入锅中，加适量清水慢炖2小时。③加入盐即可食用。

功效 本品具有补气健脾、补虚养血的功效，适合气血亏虚型的高血压患者食用。

红枣（补气健脾+增强免疫力）

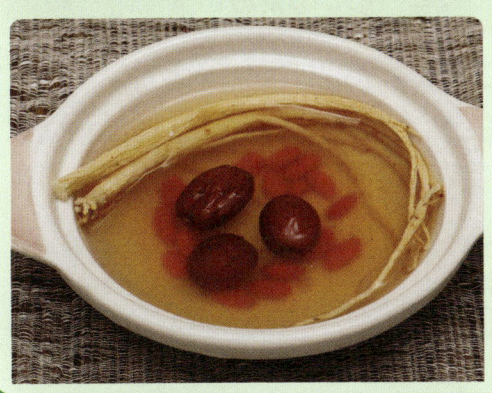

党参枸杞红枣汤

◎ 材料　红枣、枸杞各12克，党参15克，白糖适量

◎ 制作　①将党参洗净，切段，备用。②将红枣、枸杞放入清水中浸泡5分钟后捞出，备用。③将红枣、枸杞和党参放入砂锅中，然后放入适量水，以大火煮沸后改用小火煮10分钟左右，挑出党参，加入白糖，喝汤吃枸杞、红枣。

◎ 功效　本品具有益气养血、养肝明目的功效，适合气血亏虚型的高血压患者食用。

三七（活血散瘀+凉血止血）

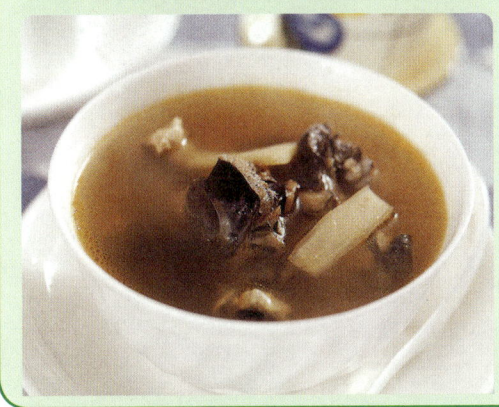

丹参三七炖鸡

◎ 材料　丹参30克，三七10克，乌鸡1只，盐5克，姜丝适量

◎ 制作　①乌鸡洗净，切块；丹参、三七洗净。②三七、丹参装入纱布袋中，扎紧袋口。③布袋与鸡同放于砂锅中，加清水600克，烧开后，加入姜丝和盐，小火炖1小时，加盐调味即可。

◎ 功效　本品具有活血化瘀、益气养血的功效，适合瘀血阻滞型、气血两虚型的高血压患者食用。

钩藤（清热平肝+熄风定惊）

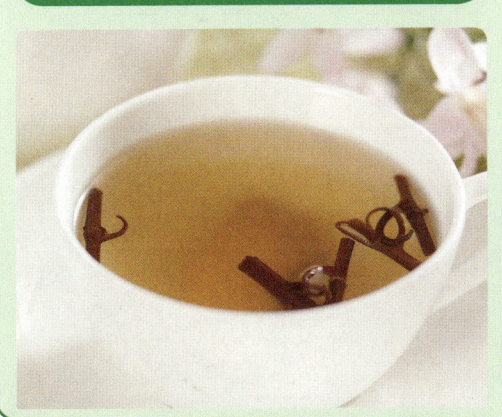

钩藤白术饮

◎ 材料　钩藤50克，白术30克，冰糖20克

◎ 制作　①钩藤洗净；白术洗净，加水300毫升，小火煎半小时。②加入钩藤，再煎煮10分钟。③加入冰糖调匀后即可服用。

◎ 功效　本品具有平肝潜阳、健脾化湿的功效，适合肝阳上亢型、痰湿逆阻型的高血压患者食用。

[高血压  什么？]

◎高血压患者忌吃食物及原因

高血压患者应忌食高热量、高脂肪、高钠食物，如方便面、鸡肉、火腿。

方便面

不宜吃方便面的原因

❶ 方便面是一种高热量、高脂肪、高碳水化合物的食物，每100克方便面中可产生472千卡的热量，含有61.6克碳水化合物以及21.2克脂肪，高血压患者不宜食用。
❷ 方便面在制作过程中大量使用棕榈油，其含有的饱和脂肪酸可加速动脉硬化的形成。
❸ 方便面中含钠量极高，食用后可升高血压，高血压患者应忌食。

忌吃关键词

高热量、高脂肪、高碳水化合物、饱和脂肪酸、高钠

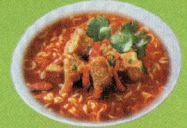

肥 肉

不宜吃肥肉的原因

❶ 肥肉的脂肪含量很高，一般的肥猪肉，每100克中含有脂肪88.6克，其产生的热量也很高，每100克可产生807千卡，不利于体重的控制，容易诱发肥胖，不利于高血压病情。
❷ 肥肉中含有大量的饱和脂肪酸，它可以与胆固醇结合沉淀于血管壁，诱发动脉硬化等心脑血管并发症。

忌吃关键词

高脂肪、饱和脂肪酸

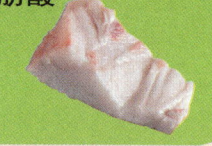

牛 髓

不宜吃牛髓的原因

❶ 牛髓中的脂肪含量极高，可达95.8%，多食牛髓会使进入体内脂肪过多，脂肪沉积在体内，容易引起肥胖，也会引发中风、心血管疾病以及动脉粥样硬化等疾病，加重高血压的病情，还可能诱发高脂血症。
❷ 中医认为，牛髓为滋腻之品，容易助湿生痰，痰湿逆阻型的高血压患者不宜食用。

忌吃关键词

高脂肪、滋腻之品

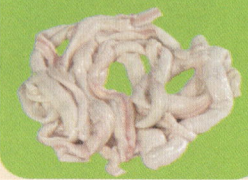

[高血压 禁 什么？]

羊肉

不宜吃羊肉的原因

❶ 羊肉中的蛋白质含量较多，每100克中含有蛋白质20.5克，过多摄入动物性蛋白质可能引起血压波动，对高血压病情不利。

❷ 羊肉是助元阳、补精血、疗肺虚、益劳损之佳品，是一种优良的温补强壮剂，但是高血压患者多属肝阳上亢体质，多食会助阳伤阴，加重高血压病情。

❸ 羊肉本身的嘌呤含量虽然不高，但是人们常常喜欢在打火锅的时候吃羊肉，这样会摄入更多的嘌呤，对于并发有高尿酸血症的患者不利。

❌ 忌吃关键词

高蛋白质、性热、高嘌呤

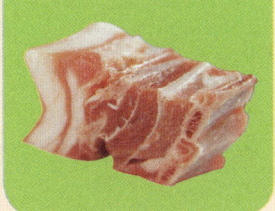

狗肉

不宜吃狗肉的原因

❶ 狗肉中蛋白质含量较高，高血压患者应限制动物性蛋白质的摄入，故不宜多食狗肉。

❷ 中医认为狗肉热性大、滋补强，高血压患者食用后会使血压升高，甚至导致脑血管破裂出血，所以患有高血压病、脑血管病、心脏病、中风后遗症的患者均不宜使用狗肉。

❸ 狗肉火锅中含有的嘌呤很高，合并有高尿酸血症的高血压患者食用后容易引起痛风发作。

❌ 忌吃关键词

高蛋白质、性温、高嘌呤

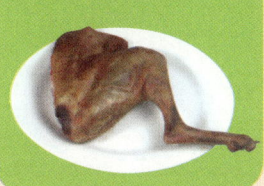

鸡肉

不宜吃鸡肉的原因

❶ 鸡肉的热量较高，高血压患者多食容易引起肥胖，不利于体重的控制。

❷ 鸡汤里含有大量的饱和脂肪酸，高血压患者饮用后可使血压升高，还有可能引起动脉硬化等。

❸ 鸡肉的蛋白质含量较高，高血压患者过多摄入动物性蛋白可引起血压波动，故不宜多食。

❹ 高血压多由于肝阳上亢所致，而中医认为，鸡肉性温，多食容易生热动风，因此不宜过食，凡肝火旺盛或肝阳上亢所致的头痛、头晕、目赤、烦躁、便秘等均应忌食。

❌ 忌吃关键词

高热量、高蛋白质、性温、饱和脂肪酸

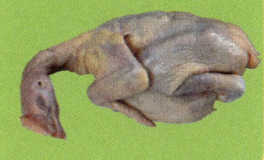

[高血压 禁 什么？]

火腿

不宜吃火腿的原因

❶ 火腿的热量很高，每100克火腿可产生330千卡热量，不利于体重的控制，高血压患者尤其是合并有肥胖症的患者应忌吃。

❷ 火腿的脂肪含量很高，每100克中含有脂肪27.4克，多食可引起肥胖，甚至引发高脂血症、动脉粥样硬化、中风等心脑血管并发症。

❸ 火腿中钠的含量极高，每100克中含钠1086.7毫克，食用后可使血压升高，不利于高血压的病情。

忌吃关键词

高热量、高脂肪、高钠

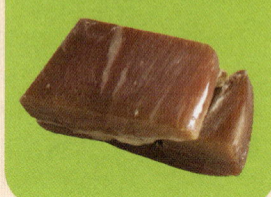

雪里蕻

不宜吃雪里蕻的原因

❶ 常常被腌制成咸菜，含盐量极高，腌制的雪里蕻中含钠量可达3.3%以上，高血压患者多食容易引起水肿、血压升高。

❷ 高血压患者多属肝阳上亢体质，而雪里蕻性温，高血压患者久食之，可积温成热，加重高血压病情。

忌吃关键词

高盐、性温

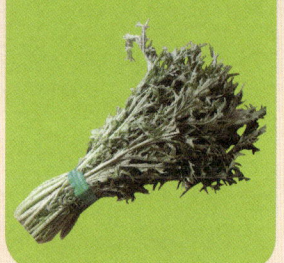

椰子

不宜吃椰子的原因

❶ 椰子是热量最高的几种水果之一，高血压患者若过多食用，多余的热量会在体内转化为脂肪堆积，容易导致肥胖，不利于体重的控制，同时也容易堵塞血管，升高血压。

❷ 椰子中本身的脂肪含量很高，多食对于高血压病情不利。

❸ 椰子性温，初期高血压患者大多数为肝阳上亢，不宜食用，否则可加重其头痛、口干、便秘等症状。

忌吃关键词

高热量、高脂肪、性温

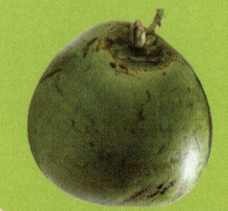

[高血压 禁 什么？]

榴莲

不宜吃榴莲的原因

❶ 榴莲热量较高，高血压患者不宜大量食用。
❷ 榴莲属于高脂水果，含有大量的饱和脂肪酸，高血压患者多吃会使血液中的总胆固醇含量升高，导致血管栓塞、血压升高，甚至可导致冠心病、中风。
❸ 中国传统医学认为，榴莲性热而滞，初期高血压患者多为肝阳上亢，不宜过多食用，否则可引发和加重头目胀痛、口苦咽干、大便秘结等症状。

忌吃关键词

高热量、高脂肪、性热

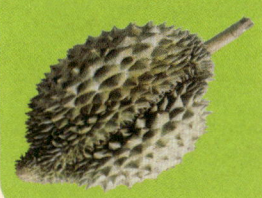

柚子

不宜吃柚子的原因

柚子中含有一种活性物质，对人体肠道的一种酶有抑制作用，从而干扰药物的正常代谢，令血液中的药物浓度升高，高血压患者需长期服用降压药，如同时食用柚子，则相当于服用了过量的降压药，引起血压的大幅度的波动，不利于高血压的病情，甚至还可诱发心绞痛、心肌梗死或中风。

忌吃关键词

活性物质

松花蛋

不宜吃松花蛋的原因

❶ 松花蛋的热量较高，高血压患者不宜多食，否则容易引起肥胖。
❷ 松花蛋中的胆固醇含量很高，低密度胆固醇在血管内皮的堆积可使管腔狭窄，使血压升高，甚至引发冠心病。
❸ 松花蛋在加工制作过程中加入了大量的盐腌渍，摄入过多对心血管不利，容易使血压升高，加重高血压病情。

忌吃关键词

高热量、高胆固醇、高盐

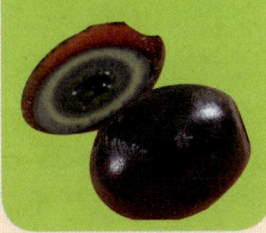

[高血压 禁 什么？]

薯片

不宜吃薯片的原因

❶ 薯片属于高热量的食物，食用后容易使人发胖，不利于高血压病情控制。
❷ 薯片的脂肪含量很高，高血压患者过多食用可使血中胆固醇与脂肪含量升高，从而产生高血脂。
❸ 薯片中含有致癌物丙烯酰胺，过量食用使丙烯酰胺大量堆积，加大了高血压患者患癌症的风险。
❹ 薯片的口味靠盐等调制，食用后可使血压升高，还可能引发其他心血管疾病。

忌吃关键词

高热量、高脂肪、丙烯酰胺、高盐

苏打饼干

不宜吃苏打饼干的原因

❶ 苏打饼干含有较高的钠，每100克中含钠312.2毫克，可升高血压、加重水肿，所以高血压患者、心衰和水肿的病人均不应食用。
❷ 苏打饼干中的含糖量和脂肪含量都很高，热量极高，高血压患者食用后不利于体重控制。
❸ 苏打饼干中可能含有潜在致癌物质——丙烯酰胺。

忌吃关键词

高钠、高糖、高脂肪、丙烯酰胺

白酒

不宜喝白酒的原因

❶ 白酒的热量较高，多饮容易引起肥胖，不利于高血压患者体重的控制。
❷ 白酒中的酒精成分会影响肝脏内的内源性胆固醇的合成，使血浆中的胆固醇以及三酰甘油的浓度升高，容易造成动脉硬化。
❸ 白酒引起的胆固醇和三酰甘油水平升高还可以引起心肌脂肪的沉积，使心脏扩大，从而引起高血压和冠心病。

忌喝关键词

高热量、酒精

~ 154 ~

[高血压 禁 什么？]

浓茶

不宜喝浓茶的原因

❶ 浓茶中含有浓度较高的咖啡因，可使人心跳加快，从而升高血压，增加心脏和肾脏的负担，不利于高血压病情。

❷ 浓茶中含有的大量的鞣酸和食物中的蛋白质结合生成不容易消化吸收的鞣酸蛋白，从而导致便秘发生。

❌ 忌喝关键词

咖啡因、鞣酸

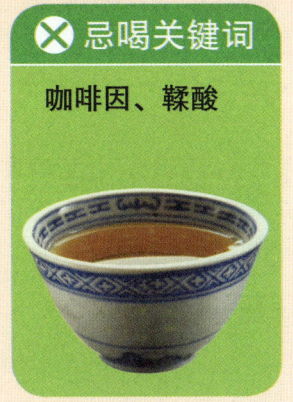

巧克力

不宜吃巧克力的原因

巧克力是高糖高油高热量，典型的增肥食物，医学界将超重和肥胖确认为高血压发病的重要原因之一，虽然并非所有肥胖者都有高血压，但总体上来说，体重越重，平均血压也越高，而且肥胖也和高血压一样，是引发心脑血管病的一个危险因素。所以，控制体重已经成为高血压患者降低血压的一个重要途径。所以，高血压患者不宜食用巧克力。

❌ 忌吃关键词

高糖、高油、高热量

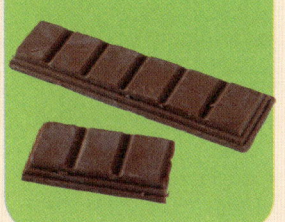

牛油

不宜吃牛油的原因

❶ 牛油中含有大量的脂肪，每100克牛油中含脂肪92克，且其热量极高，每100克牛油可产生835千卡热量，高血压患者过多食用容易引发肥胖，不利于体重的控制。

❷ 牛油中含有大量的胆固醇和饱和脂肪酸，二者可结合沉积在血管内皮，形成脂斑，引发冠心病。

❌ 忌吃关键词

高脂肪、高胆固醇、饱和脂肪酸

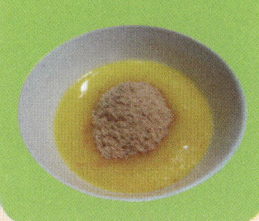

贫血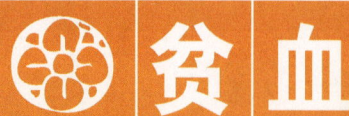

◎贫血是指全身循环血液中红细胞总量减少至正常值以下，若成年男子的血红蛋白如低于12.5g/dl，成年女子的血红蛋白低于11.0g/dl，则为贫血。贫血在中医里属"血虚"的范畴，多由于失血过多、饮食失衡及慢性消耗性疾病等因素引起。

中医分型

❶ 心血虚

- **症状剖析** 心悸怔忡，健忘，失眠多梦，面色淡白无华，唇甲色淡，肌肤枯槁无光泽，舌色淡，苔少、脉细。
- **治疗原则** 养血宁心。
- **饮食禁忌** 忌食生冷食物，忌食燥热性食物。

对症药材：❶人参 ❷当归 ❸酸枣仁 ❹茯苓

对症食材：❶猪心 ❷红枣 ❸桂圆肉 ❹葡萄 ❺木耳 ❻荔枝

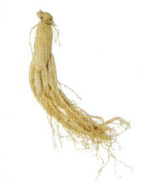
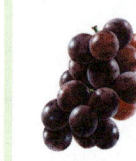

❷ 肝血虚

- **症状剖析** 头晕目眩，胁肋疼痛，肢体麻木，筋脉拘急，妇女月经不调，甚至闭经，面色无华，指甲苍白，两目干涩，舌质淡，苔少，脉细。
- **治疗原则** 补血养肝。
- **饮食禁忌** 忌食寒凉生冷食物，忌食燥热性食物。

对症药材：❶熟地 ❷当归 ❸阿胶 ❹白芍 ❺川芎

对症食材：❶猪肝 ❷鸡肝 ❸猪血 ❹菠菜 ❺黑米

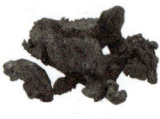
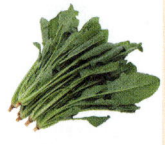

❸ 气血两虚

- **症状剖析** 神疲乏力、面色苍白、唇甲色淡、少气懒言、心悸失眠、头晕目眩、食欲不振、大便溏薄、舌质淡，苔薄白，脉细弱。
- **治疗原则** 益气补血。
- **饮食禁忌** 忌食寒凉生冷食物，忌辛辣刺激性食物。

对症药材：❶人参 ❷党参 ❸黄芪 ❹当归 ❺熟地

对症食材：❶猪肚 ❷乌鸡 ❸土鸡 ❹鸽肉 ❺红腰豆 ❻红枣 ❼桂圆肉 ❽甲鱼

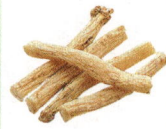
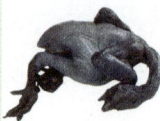

饮食宜忌

宜

√ 食物多样，谷类为主。保证足够的营养，特别是铁元素及蛋白质的摄入量，多吃富含铁质的食物，如动物肝脏、动物血、大枣、豆制品、绿叶蔬菜等。

√ 多食蔬菜水果，因为蔬菜水果中富含维生素C、柠檬酸及苹果酸，这类有机酸可与铁形成络合物，从而增加铁在肠道内的溶解度，有利于铁的吸收。

忌

× 忌过量嗜饮咖啡与茶，因为茶叶中的鞣酸和咖啡中的多酚类物质，可与铁形成难以溶解的盐类，抑制铁质吸收，导致缺铁性贫血。

× 不要过分节制饮食，及时纠正偏食，要吃平衡膳食，严禁暴饮暴食。

× 忌食辛辣刺激、生冷、不易消化的食物。

民间秘方

❶ 取黄芪、鹿角胶各20克，党参、当归、茯苓、酸枣仁、白芍各15克，桂圆肉、白术、菟丝子各10克，炙甘草、木香各5克（后下），黄连4克，肉桂3克。水煎服，每日一剂，分两次服用，连服三剂。本品可温肾健脾，益气养血，适合血虚伴阳虚怕冷的患者。

❷ 取乌鸡或土鸡一只（约500克），当归30克，黄芪20克，桂圆肉、红枣各8颗，山楂5克。煲汤食用。可益气补血，对气血亏虚的患者有很好的食疗效果。

生活保健

◎ 积极参加体育锻炼，增强体质，增加食欲。

◎ 积极治疗原发病，如慢性消化性疾病、出血性疾病等各种引起贫血的病症。

◎ 患者在口服铁剂治疗期间，因铁与大肠内硫化氢反应生成硫化铁，使大便颜色变为褐黑色（如柏油样大便），类似消化道出血，对此不必紧张，停用铁剂后即恢复正常。

[贫血吃什么？]

◎贫血患者宜吃的食物及其简易食疗方

贫血证属心血亏虚者应多食具有补血养心的食物，如当归、桂圆、红枣、鸡心、阿胶等，常用药膳有当归桂圆鸡肉汤等；肝血亏虚者宜多食猪肝、菠菜、熟地、白芍、枸杞、鸽肉等药材和食物，常用药膳有熟地枸杞猪肝汤；气血亏虚者应多食益气养血的食物，如土鸡、乌鸡、猪肚、当归、红枣、人参等，常用药膳有红枣桂圆炖鸡等。

猪肝（补肝+明目+养血）

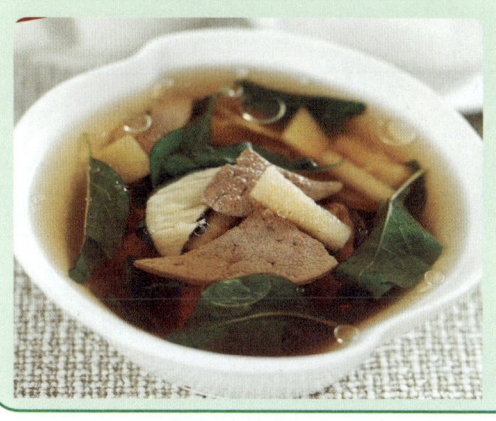

枸杞叶猪肝汤

材料 猪肝200克，枸杞叶、桑叶各10克，生姜5克，盐适量

制作 ①猪肝洗净，切成薄片；枸杞叶、桑叶洗净；生姜去皮，洗净，切片。②将桑叶加水熬成药液。③再下入猪肝片、枸杞叶、姜片，煮5分钟后，调入盐即可。

功效 本品具有清肝明目、补血养颜的功效，适合肝血虚型的贫血患者食用。

土鸡（补虚养血+益气强身）

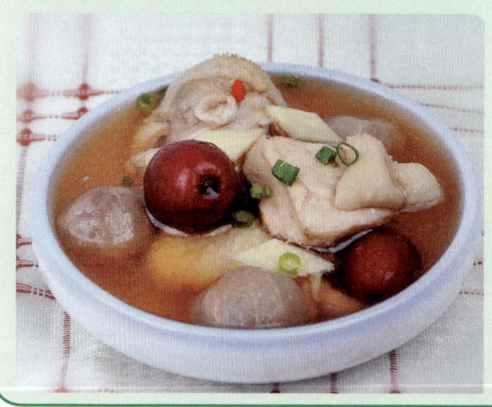

红枣桂圆炖鸡

材料 土鸡300克，桂圆100克，红枣30克，精盐少许，葱段5克，姜片5克，白糖10克，高汤适量

制作 ①将土鸡洗净切块汆水，桂圆、红枣洗净备用。②汤锅上火倒入高汤，加入葱段、姜片、鸡块、桂圆、红枣，调入精盐、白糖烧沸即可。

功效 本品具有益气养血、宁心安神的功效，适合气血两虚型的贫血患者食用。

[贫血 吃 什么？]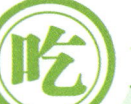

鸽子（益气养血+补肾壮阳）

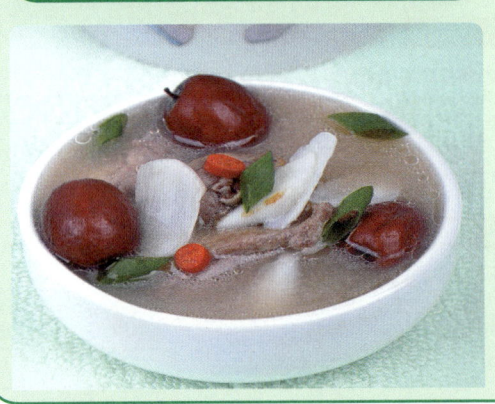

🥣 百合红枣鸽肉汤

材料 鸽子400克，水发百合25克，红枣4颗，精盐5克，葱、姜片各2克

制作 ①将鸽子宰杀洗净斩块氽水，水发百合、红枣均洗净备用。②净锅上火倒入水，调入精盐、葱、姜片，下入鸽子、水发百合、红枣煲至熟即可。

功效 本品具有益气养血、宁心安神的功效，适合气血两虚型的贫血患者食用。

菠菜（滋补肝肾+养血润燥）

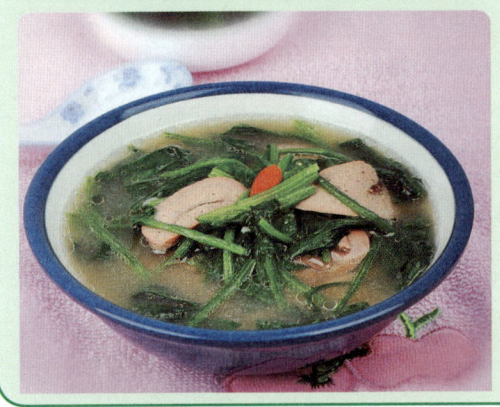

🥣 菠菜鸡肝汤

材料 菠菜100克，鸡肝60克，精盐4克

制作 ①将菠菜洗净切段焯水，鸡肝洗净切片氽水备用。②净锅上火倒入水，调入精盐，下入菠菜、鸡肝煲至熟即可。

功效 本品具有补肝养血的功效，适合肝血虚型的贫血患者食用。

桂圆肉（补养心脾+补血安神）

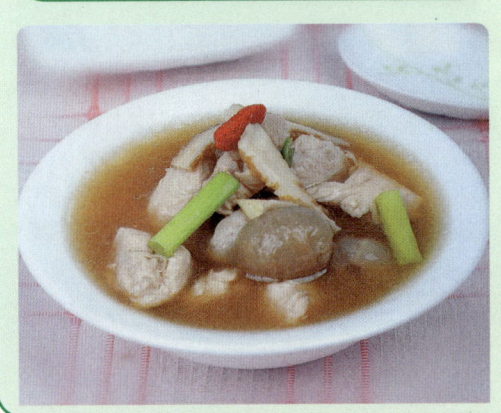

🥣 当归桂圆鸡肉汤

材料 鸡大胸175克，桂圆肉10颗，当归5克，精盐4克，葱段2克，姜片3克

制作 ①将鸡大胸肉洗净切块，桂圆肉洗净，当归洗净备用。②汤锅上火倒入水，调入精盐、葱段，姜片，下入鸡大胸肉、桂圆肉、当归煲至成熟即可。

功效 本品具有补脾养血、宁心安神的功效，适合心血虚型的贫血患者食用。

[贫血 吃 什么？]

红枣（养心补血+健脾和胃）

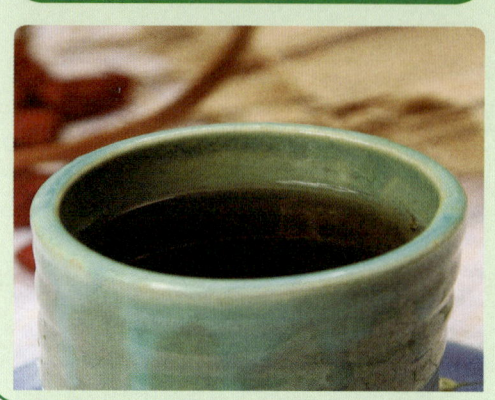

人参红枣茶

材料 红枣25克，人参、红茶各5克

制作 ①将人参、红枣(去核)洗干净备用。②将红枣、人参和红茶一起放入锅中。③加入适量水煮成茶饮即可

功效 本品具有大补元气、补血强身、增强免疫的功效，适合心血虚、气血两虚型的贫血患者食用。

红腰豆（补血益气+增强免疫力）

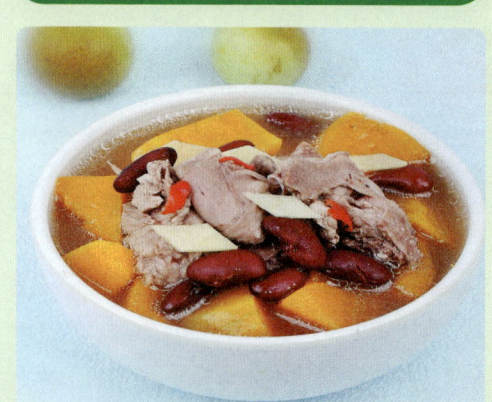

红腰豆煲鹌鹑

材料 南瓜200克，鹌鹑1只，红腰豆50克，精盐6克，味精2克，姜5克，高汤适量，香油3克

制作 ①将南瓜去皮、子，洗净切滚刀块，鹌鹑洗净剁块焯水备用，红腰豆洗净。②炒锅上火倒入花生油，将姜炝香，下入高汤，调入精盐、味精，加入鹌鹑、南瓜、红腰豆煲至熟，淋入香油即可。

功效 本品具有益气健脾、养血补血的功效，适合气血两虚型的贫血患者食用。

当归（补血活血+益气健脾）

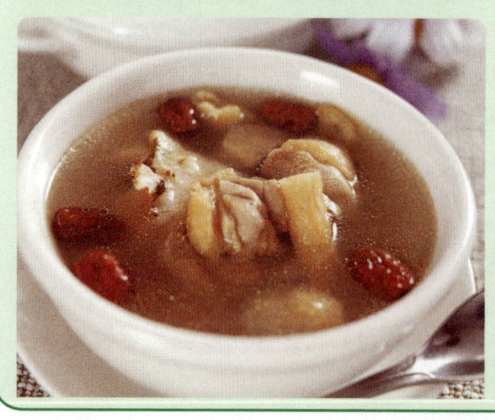

参归枣鸡汤

材料 党参15克，当归15克，红枣8枚，鸡腿1只，盐2小匙

制作 ①鸡腿洗净剁块，放入沸水中汆烫，捞起冲净；当归、党参、红枣洗净。②鸡腿、党参、当归、红枣一起入锅，加7碗水以大火煮开，转小火续煮30分钟。③起锅前加盐调味即可。

功效 本品具有健脾益气、养血宁心的功效，适合各个证型的贫血患者食用。

[贫血 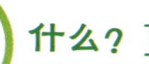 什么？]

熟地（滋补肝肾+补血益精）

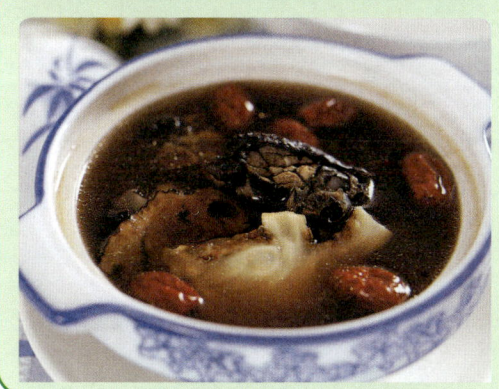

🥣 四物乌鸡汤

◎ **材料**　熟地15克，当归10克，川芎5克，白芍10克，红枣8枚，乌骨鸡腿1只，盐2小匙

◎ **制作**　①鸡腿洗净剁块，放入沸水中氽烫，捞起冲净；所有药材洗净。②鸡肉和所有药材一起盛入锅中，加7碗水以大火煮开，转小火续煮30分钟。③熄火加盐调味即可。

◎ **功效**　本品具有补血益气、滋阴补肝、养心安神的功效，适合各个证型的贫血患者食用。

阿胶（滋阴养肝+补血止血）

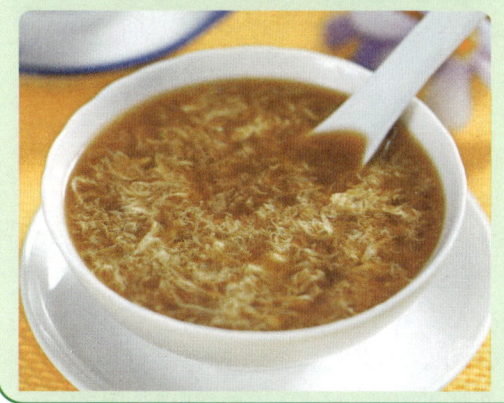

🥣 阿胶鸡蛋羹

◎ **材料**　阿胶10克，鸡蛋2个，精盐适量

◎ **制作**　①阿胶用1碗水烊化。②鸡蛋调匀后加入阿胶水中煮成蛋花。③加入精盐调味即可。

◎ **功效**　本品具有益气养血、滋阴润燥的功效，适合各个证型的贫血患者食用。

人参（大补元气+补血养虚）

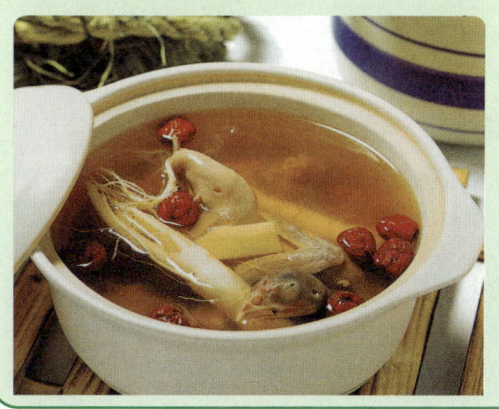

🥣 鲜人参煲乳鸽

◎ **材料**　乳鸽1只，鲜人参30克，红枣10颗，生姜5克，盐3克，味精2克

◎ **制作**　①乳鸽处理干净；人参洗净；红枣洗净，去核；生姜去皮，切片。②乳鸽入水中氽去血水后捞出。③将乳鸽、人参、红枣、姜片一起装入煲中，再加适量清水，以大火炖煮35分钟，加盐、味精调味即可。

◎ **功效**　本品具有益气补虚、养血活血的功效，适合气血两虚型的贫血患者食用。

[贫血 禁 什么？]

◎贫血患者忌吃食物及原因

贫血患者应忌食寒凉生冷食物，容易耗伤气血，忌食富含食用碱的食物，食用碱会影响人体对铁的吸收。

馒头

不宜吃馒头的原因

❶ 馒头的主要原料是面粉，加水和糖等调匀后，再经发酵蒸熟而成，馒头容易被消化吸收，而且营养丰富，但是贫血患者却不宜多食，因为馒头在制作的过程中加入了食用碱，这让馒头成为了典型的碱性食物之一，贫血患者过多地食用碱性食物，就会在体内形成碱性的环境，从而影响人体对铁质的吸收。

❷ 碱性食物也会中和胃酸，使胃酸缺乏，影响食物中铁的游离和转化。类似于馒头的碱性食物还有荞麦面、高粱等，这些食物，贫血患者也不宜多食。

忌吃关键词

食用碱、影响铁的吸收

海藻

不宜吃海藻的原因

❶ 海藻性寒，贫血在中医学上属于"虚证"范畴，不宜食用生冷寒凉的食物，否则会加重"虚"的病情。

❷ 海藻虽然含有丰富的微量元素铁，但是同时也含有丰富的铜，铜能影响铁的吸收，从而加重缺铁性贫血的病情。

❸ 关于海藻的食用禁忌，在《本草汇言》中早有记载："如脾虚胃弱，血气两亏者勿用之。"

忌吃关键词

性寒、高铜

马蹄

不宜吃马蹄的原因

❶ 马蹄中含有含有荸荠英，这是一种抗菌成分，对金黄色葡萄球菌、大肠杆菌、及绿脓杆菌等均有一定的抑制作用，但是，同时对于血压也有一定的降低作用，故贫血患者不宜食用。

❷ 中医认为，贫血属于"虚证"，应避免食用生冷寒凉的食物，否则会加重"虚证"，而马蹄性微寒，故贫血患者不适宜食用。

忌吃关键词

荸荠英、性寒

心律失常

◎ 正常心律起源于窦房结，频率60~100次/分（成人）。心律失常分为快速性和缓慢性心率失常两大类，前者见于过早搏动、心动过速、心房颤动和心室颤动等；后者以窦性缓慢性心率失常和各种传导阻滞为常见。

中医分型

❶ 心血不足

- **症状剖析** 心悸头晕，面色苍白无华，神疲乏力，舌质淡红，脉象细弱等。
- **治疗原则** 补血益气、养心安神。
- **饮食禁忌** 忌食寒凉生冷食物。

对症药材：❶当归 ❷白术 ❸熟地 ❹阿胶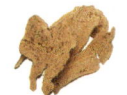

对症食材：❶猪心 ❷猪肝 ❸桂圆 ❹荔枝 ❺红枣 ❻山药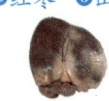

❷ 心阳不振

- **症状剖析** 心悸不安，胸闷气短，面色苍白或青白，形寒肢冷，舌质淡白、脉象虚弱或沉细。
- **治疗原则** 温补心阳、安神定惊。
- **饮食禁忌** 忌食寒凉生冷食物。

对症药材：❶桂枝 ❷当归 ❸吴茱萸 ❹附子 ❺人参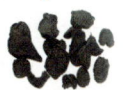

对症食材：❶牡蛎 ❷桂圆肉 ❸羊肉 ❹狗肉 ❺生姜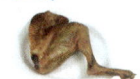

❸ 瘀阻心脉

- **症状剖析** 心悸，胸闷不舒。心痛时作，或见唇甲青紫，舌质紫暗或有瘀斑，脉涩或结或代。
- **治疗原则** 活血化瘀、通络定惊。
- **饮食禁忌** 忌食寒凉生冷食物。

对症药材：❶桃仁 ❷红花 ❸当归 ❹五灵脂 ❺桂枝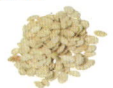

对症食材：❶猪血 ❷桂圆 ❸荔枝 ❹木耳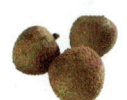

❹ 阴虚火旺

- **症状剖析** 心悸，心烦失眠，头晕目眩，手足心热，潮热盗汗，耳鸣腰酸，舌质红，少苔或无苔，脉细数等。
- **治疗原则** 滋阴泻火、养心安神。
- **饮食禁忌** 忌食燥热辛辣刺激性食物。

对症药材：❶黄连 ❷黄芩 ❸柏子仁 ❹酸枣仁 ❺石菖蒲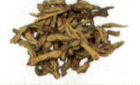

对症食材：❶牡蛎 ❷百合 ❸鸡蛋 ❹银耳 ❺西瓜 ❻莲子 ❼牛奶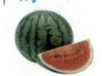

[贫血 禁 什么？]

白 酒

不宜喝白酒的原因

❶ 白酒中的乙醇浓度很高，它可以使神经系统从兴奋到高度的抑制，从而破坏神经系统的正常功能，不利于贫血患者的病情。

❷ 慢性酒精中毒，可导致胃溃疡、胃炎、多发性神经炎、心肌病变等，还可造成造血功能障碍，加重贫血的程度。

忌喝关键词

酒精

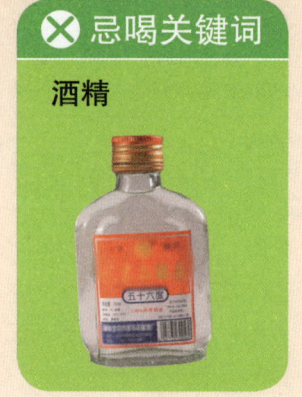

浓 茶

不宜喝浓茶的原因

❶ 浓茶中含有大量的鞣酸，人若经常饮用，鞣酸会与铁形成一种不溶性的物质，从而阻碍机体对铁的吸收，加重缺铁性贫血的程度。

❷ 贫血患者保证良好的睡眠质量，有助于病情的恢复，但是浓茶中含有大量的咖啡因，咖啡因有兴奋神经中枢的作用，贫血患者经常饮用，可能会影响睡眠质量，久而久之，还有可能引发脑神经衰弱。

忌喝关键词

鞣酸、咖啡因

冰激凌

不宜吃冰激凌的原因

❶ 冰激凌的主要原料为牛奶、奶粉、奶油、食糖、水等，其富含糖和脂肪，而且消化吸收率高，具有较高的营养价值，但是贫血患者却不宜食用，这是因为冰激凌的温度很低，食用后会刺激内脏血管，使局部出现贫血，这对于原本就贫血的患者来说，更是雪上加霜，更容易诱发胃肠炎、胆囊炎、肝炎等。

❷ 冰激凌是典型的生冷食物，而中医认为，贫血患者应忌吃生冷性凉的食物，故贫血患者应忌食冰激凌。

忌吃关键词

高脂肪、高糖、生冷食物

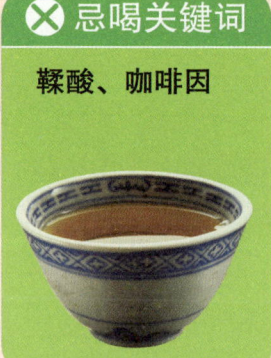

[心律失常 吃 什么？]

◎心律失常患者宜吃的食物及其简易食疗方

心律失常证属心血不足者宜多食具有补血养心的药膳，如桂圆百合炖鹧鸪、红枣柏子仁小米粥等；心阳不振者宜多食温补心阳的食物，如桂圆肉百合炖鹌鹑；瘀阻心脉者宜多食活血通脉的食物，如五灵脂红花炖鱿鱼；阴虚火旺者宜多食滋阴降火的食物，如香菇花生牡蛎汤；水饮凌心者宜多食利水宁心食物，如党参白术茯苓汤。

猪肝（养血+补肝+明目）

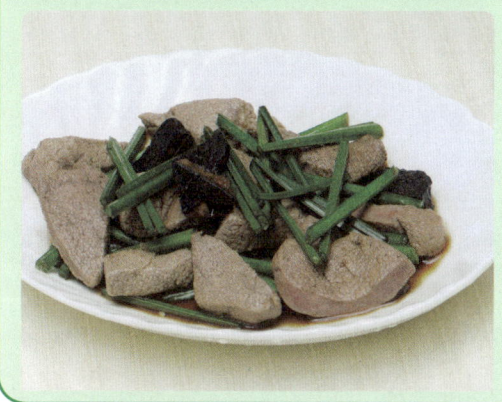

何首乌炒猪肝

材料 猪肝300克，韭菜花250克，何首乌、当归各15克，豆瓣酱、盐、淀粉各适量

制作 ①猪肝洗净，氽烫去腥，捞出切成薄片，备用。②韭菜花洗净切小段；将何首乌、当归放入清水中煮沸，转小火续煮10分钟后离火，滤去药汁后与淀粉混合均匀。③油锅烧热，下豆瓣酱爆香，再下所有材料翻炒至熟，加盐调味即可。

功效 本品补血养心、活血化瘀，适合心血不足型的心律失常患者食用。

莲子（养心安神+健脾补肾）

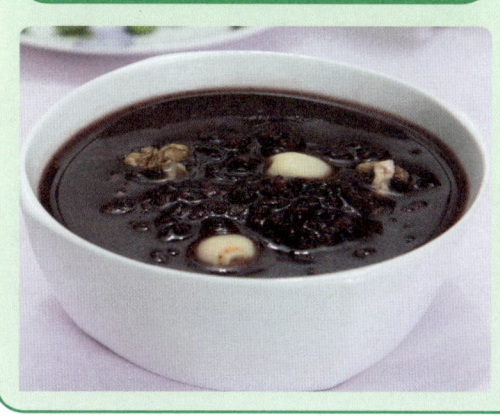

核桃莲子黑米粥

材料 黑米80克，莲子、核桃仁各适量，白糖4克

制作 ①黑米泡发洗净；莲子去心洗净；核桃仁洗净。②锅置火上，倒入清水，放入黑米、莲子煮开。③加入核桃仁同煮至浓稠状，调入白糖拌匀即可。

功效 本品具有滋阴泻火、养心安神的功效，适合阴虚火旺型的心律失常患者食用。

❺ 水饮凌心

- **症状剖析** 心悸眩晕，胸脘满闷，形寒肢冷，小便短少，或下肢浮肿，口渴不欲饮，恶心，呕吐痰涎，舌苔白滑，脉象弦滑或沉细而滑。
- **治疗原则** 振奋心阳、化气利水、宁心安神。
- **饮食禁忌** 忌食肥腻、滋腻食物，忌食寒凉生冷性食物。

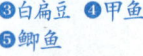 对症药材　对症食材

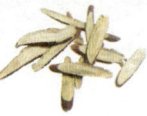 ❶桂枝　❷茯苓　❸白术　❹甘草

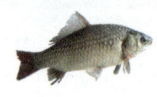 ❶薏米　❷马蹄　❸白扁豆　❹甲鱼　❺鲫鱼

民间秘方

❶ 取沙参、柏子仁、龙骨、牡蛎、合欢皮15克，熟地、石菖蒲、酸枣仁各10克，远志5克，五味子4克，西洋参、冬虫夏草各3克。水煎服，每日一剂，分两次服用，连服三天。服药好转后，每隔三天服一剂。此方可益气养血，养心安神。主治心悸头晕，甚则怔忡不安，面色少华，指甲苍白，舌淡少苔，脉细弱，或虚大滑数、重按无力。

❷ 取桂圆肉、柏子仁各15克，松子仁20克，珍珠粉3克（先煎一小时后去渣），猪心半个。煲汤食用。本药膳具有和血宁心、益气安神的功效。

❌ 饮食宜忌

宜
- ✓ 饮食宜清淡，多吃绿色蔬菜、鱼类、瘦肉类、鸡肉、豆类、奶类、水果类等。
- ✓ 饮食宜定时定量，切勿暴饮暴食或空腹时间过长。

忌
- ✗ 少食肥腻食物以及辛辣刺激性食物，不饮浓茶、不吸烟。

生活保健

- ⓥ 生活要规律养成按时作息的习惯，保证睡眠，因为失眠可诱发心律失常。
- ⓥ 运动要适量，量力而行，不做剧烈及竞赛性活动，可练练气功、打太极拳，要节制性生活。
- ⓥ 保持良好的心情，忌过度紧张、愤怒，忌过度操劳。
- ⊗ 不要用太热的水洗澡，洗澡时间不宜过长。养成按时排便习惯，保持大便通畅。饮食要定时定量。

[心律失常 吃 什么？]

牡蛎（潜阳敛阴+养血安神）

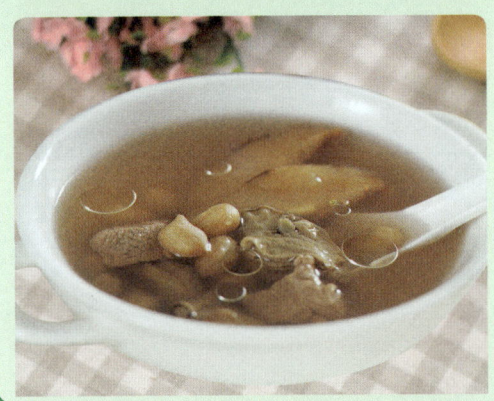

香菇花生牡蛎汤

◎ 材料　香菇25克，花生40克，牡蛎250克，猪瘦肉200克，花生油10克，姜2片，盐5克

◎ 制作　①香菇剪去蒂，洗净泡开；花生洗净；牡蛎洗净，汆水；猪瘦肉洗净、切块。②炒锅下花生油、牡蛎、姜片，将牡蛎爆炒至微黄。③将水2升放入瓦煲内，煮沸后放入香菇、花生、牡蛎、猪瘦肉，大火煮沸改小火煲3小时，加盐调味即可。

◎ 功效　本品温补心阳、安神定惊，适合心阳不振型的心律失常患者食用。

百合（清心安神+润肺止咳）

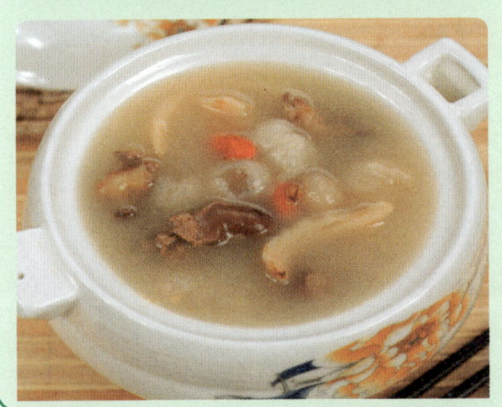

鲜百合鸡心汤

◎ 材料　鸡心200克，百合、山药各适量，枸杞10克，盐3克，鸡精2克

◎ 制作　①鸡心洗净，切块；百合洗净，浸泡；山药洗净，去皮，切片；枸杞洗净，浸泡。②锅中烧水，放入水鸡心稍微煮一下，捞出沥干水分。③锅中放入鸡心、百合、山药、枸杞，加入适量清水，大火烧沸后转小火炖1小时，调入盐和鸡精即可。

◎ 功效　本品补血益气、滋阴养心，适合心血不足、阴虚火旺型心律失常患者食用。

桂圆肉（补血安神+健脾益智）

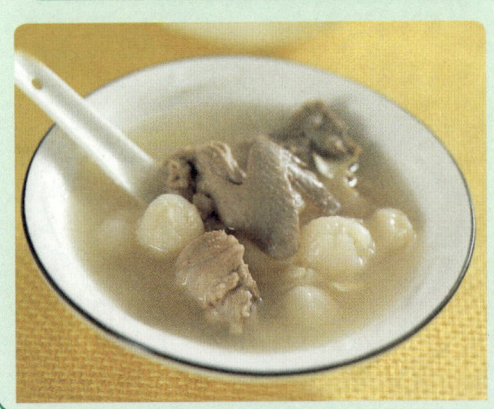

桂圆百合炖鹧鸪

◎ 材料　桂圆肉15克，百合30克，鹧鸪2只

◎ 制作　①将鹧鸪宰杀后去毛和内脏，洗净。②鹧鸪与桂圆、百合同放碗内，加适量沸水，再上笼隔水炖熟，调味后饮汤食肉。

◎ 功效　本品具有温经通络、养血安神的功效，适合瘀阻心脉型的心律失常患者食用。

[心律失常 吃 什么？]

马蹄（清热凉血+利尿解毒）

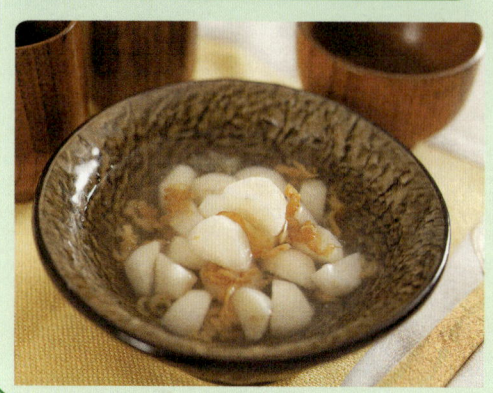

马蹄海蜇汤

◎ 材料　马蹄30克，海蜇丝50克

◎ 制作　①将马蹄洗净，去皮，切块。②海蜇丝洗净，备用。③将马蹄、海蜇丝一同放入砂锅中，加适量水，煎汤饮用。

◎ 功效　本品具有化气利水、宁心安神的功效，适合水饮凌心型的心律失常患者食用。

桂枝（温经通脉+发汗解肌）

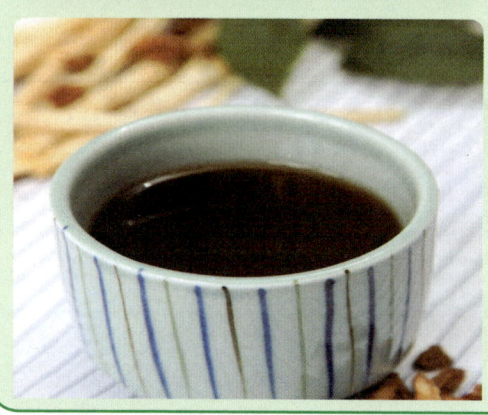

桂枝二参茶

◎ 材料　北沙参、丹参、桂枝各15克，白糖少许

◎ 制作　①将药材放入砂锅，加水1000克，水沸，续煮15分钟，取汁倒入茶杯。②加放白糖，搅匀待温饮用。

◎ 功效　本品具有活血化瘀、通络定惊的功效，适合瘀阻心脉型的心律失常患者食用。

柏子仁（养心安神+润肠通便）

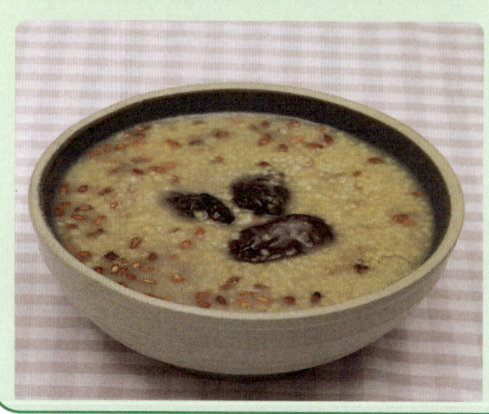

红枣柏子仁小米粥

◎ 材料　红枣10颗，柏子仁15克，小米100克，白糖少许

◎ 制作　①红枣、小米洗净，分别放入碗内，泡发；柏子仁洗净备用。②砂锅洗净，置于火上，将红枣、柏子仁、小米放入砂锅内，加水煮沸后转入小火，共煮成粥，至黏稠时，加入白糖搅拌均匀即可。

◎ 功效　本品补血益气、养心安神、滋阴泻火，适合心血不足、阴虚火旺型的心律失常患者食用。

[心律失常 吃 什么？]

茯苓（渗湿利水+宁心安神）

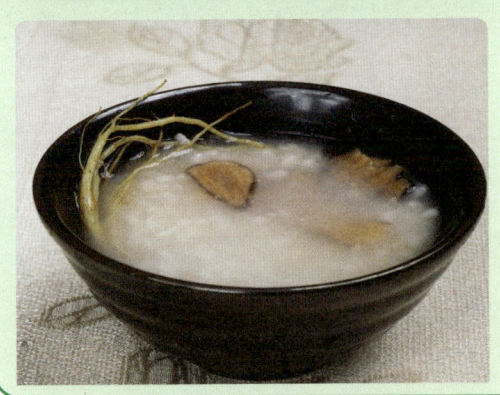

党参白术茯苓粥

◎ **材料** 红枣3颗、薏米适量，白术、党参、茯苓各15克，甘草5克

◎ **制作** ①将红枣、薏米洗净，红枣去核。②将白术、党参、茯苓、甘草洗净煎取药汁200毫升，锅中加入薏米、红枣，以武火煮开，加入药汁，再转入文火熬煮成粥，加入适当的调味料即可。

◎ **功效** 本品具有振奋心阳、化气利水、宁心安神的功效，适合水饮凌心型的心律失常患者食用。

当归（活血化瘀+调经止痛）

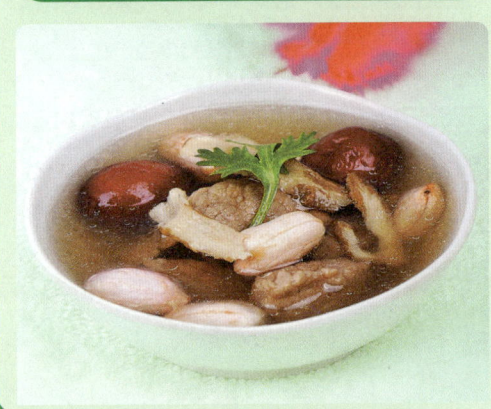

当归猪蹄汤

◎ **材料** 猪蹄200克，红枣5颗，黄豆、花生米各10克，当归5克，黄芪3克，盐5克，白糖2克，八角1个

◎ **制作** ①将猪蹄洗净、切块，余水；红枣、黄豆、花生米、当归、黄芪洗净，浸泡备用。②汤锅上火倒入水，下入猪蹄、红枣、黄豆、花生米、当归、黄芪、八角煲至熟。③最后调入盐、白糖即可。

◎ **功效** 本品具有活血化瘀、通络定惊的功效，适合瘀阻心脉型的心律失常患者食用。

红花（活血通经+去瘀止痛）

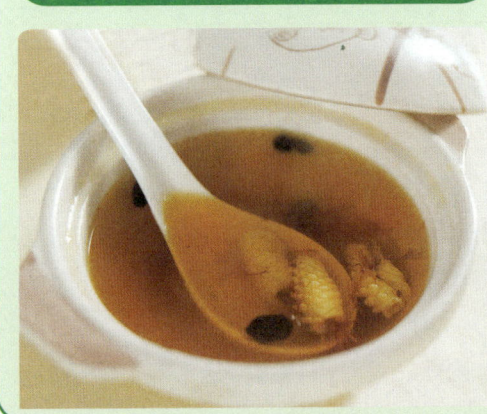

五灵脂红花炖鱿鱼

◎ **材料** 五灵脂9克，红花6克，鱿鱼200克，姜5克，葱5克，盐5克，绍酒10克

◎ **制作** ①将五灵脂、红花洗净；鱿鱼洗净，切块；姜洗净，切片；葱洗净，切段。②把鱿鱼放在蒸盆内，加入盐、绍酒、姜、葱、五灵脂和红花，注入清水150毫升。③把蒸盆置于蒸笼内，用大火蒸35分钟即成。

◎ **功效** 本品活血化瘀、通络定惊，适合瘀阻心脉型的心律失常患者食用。

[心律失常 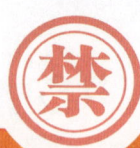 禁 什么？]

◎心律失常患者忌吃食物及原因

心律失常患者应忌食高脂肪、高胆固醇食物，如牛油；忌食对心脏有刺激的食物，如辣椒、洋葱等。

鸡肉

◀ 不宜吃鸡肉的原因

❶ 鸡肉中的胆固醇含量较高，多食可使血液中的胆固醇水平升高，导致胆固醇在动脉壁上沉积，诱发动脉硬化、冠心病等，从而加重心律失常的病情。

❷ 鸡肉性温，助火，多食可积温成热，阴虚火旺型的心律失常患者食用后会加重其"虚火"的症状，加剧心悸、心烦失眠、头晕目眩、手足心热、潮热盗汗、耳鸣腰酸、舌质红、少苔或无苔、脉细数等病情。

❌ 忌吃关键词

高胆固醇、性温助火

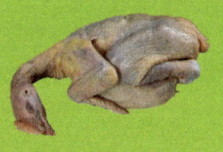

肥肉

◀ 不宜吃肥肉的原因

❶ 肥肉的脂肪含量很高，一般的肥猪肉，每100克中含有脂肪88.6克，其产生的热量也很高，每100克可产生807千卡，食用后容易使血脂升高，增加血液黏稠度，影响心脏的血液供应，从而加重心律失常的病情。

❷ 肥肉中含有大量的饱和脂肪酸，它可以与胆固醇结合沉淀于血管壁，诱发动脉硬化等心脑血管并发症，加重心律失常的病情。

❌ 忌吃关键词

高脂肪、饱和脂肪酸

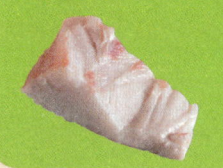

螃蟹

◀ 不宜吃螃蟹的原因

❶ 螃蟹的胆固醇含量很高，每100克的蟹中含有胆固醇142毫克，经常食用，大量的脂质堆积在体内，沉积在动脉内膜，容易导致动脉硬化，从而加重心律失常的病情。

❷ 蟹肉性寒，中医认为，心阳不足、痰阻心脉型的心律失常患者应忌食生冷性寒凉的食物，否则会加重其心悸、胸闷等病情。

❌ 忌吃关键词

高胆固醇、性寒

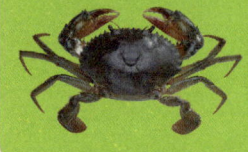

[心律失常 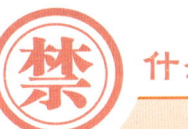 什么？]

鱼子

不宜吃鱼子的原因

❶ 鱼子胆固醇含量很高，每100克鱼子中含有胆固醇460毫克，不但可使血清胆固醇水平升高，而且低密度胆固醇在血管内皮的堆积还可诱发动脉硬化、冠心病等心血管并发症，从而加重心律失常。

❷ 鱼子虽然很小，但是很难煮透，食用后也很难消化，肠胃功能不好的心律失常患者要忌吃。

忌吃关键词

高胆固醇、难消化

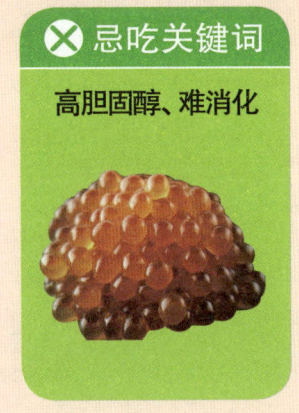

包菜

不宜吃包菜的原因

❶ 包菜含有大量的粗纤维，如大量摄入不容易消化，在胃肠道里产生大量的气体，出现腹部胀气的症状，从而影响心脏活动，不利于心律失常患者的病情。

❷ 包菜不易消化的粗纤维，同时也增加了胃肠道的消化负担，对于心律失常患者的病情不利。

忌吃关键词

产气、难消化

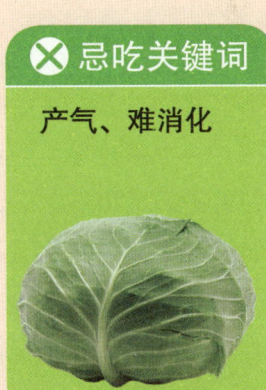

韭菜

不宜吃韭菜的原因

❶ 韭菜含有大量的粗纤维，如大量摄入不容易消化，在胃肠道里产生大量的气体，出现腹部胀气的症状，从而影响心脏活动，不利于心律失常患者的病情。

❷ 韭菜性温，多食可积温成热，阴虚火旺型的心律失常患者食用后会加重其"虚火"的症状，加剧心悸、心烦失眠、头晕目眩、手足心热、潮热盗汗、耳鸣腰酸、舌质红、少苔或无苔、脉细数等病情。

忌吃关键词

产气、性温

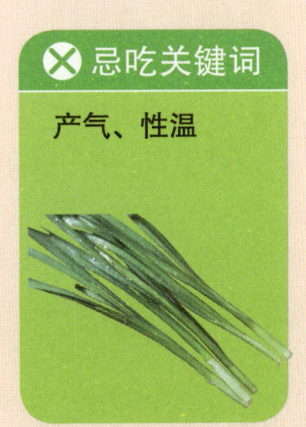

[心律失常 禁 什么？]

洋葱

不宜吃洋葱的原因

❶ 洋葱在体内的消化吸收过程中，容易产生过量的气体，导致腹胀症状，从而影响心脏活动，不利于心律不齐患者的病情。

❷ 洋葱性温，多食可积温成热，阴虚火旺型的心律不齐患者食用后会加重其"虚火"的症状，加剧心悸、心烦失眠、头晕目眩、手足心热、潮热盗汗、耳鸣腰酸、舌质红、少苔或无苔、脉细数等病情。

忌吃关键词

产气、性温

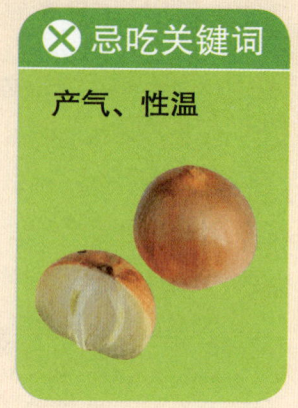

浓茶

不宜喝浓茶的原因

❶ 浓茶中含具有兴奋神经中枢作用的咖啡因，它可刺激心跳，使心跳过速，从而加重心律失常的病情，故心律失常患者不宜饮用浓茶。

❷ 茶叶中含有的鞣酸可与食物中的蛋白质结合形成一种块状的、不易消化吸收的鞣酸蛋白，从而导致便秘的发生，使腹压增高，大量血液回流心脏，造成心脏负担过重，加重心律失常。

忌喝关键词

咖啡因、鞣酸

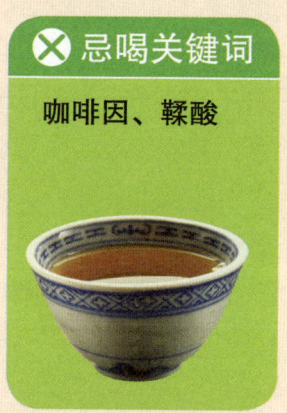

咖啡

不宜喝咖啡的原因

❶ 咖啡中含有咖啡因，咖啡因有兴奋神经中枢的作用，它可刺激心脏，甚至导致心动过速，加重心律失常的病情，严重者还有可能诱发心脏病发作，所以心律失常患者不宜饮用咖啡。

❷ 由于咖啡因的兴奋神经中枢作用，它常被人们平时作为提神之用，但是，如果过多饮用，会影响人们的睡眠质量，久之还有可能导致神经衰弱，对心律失常患者的病情不利。

忌喝关键词

咖啡因、刺激心脏

[心律失常 禁 什么？]

蛋黄

不宜吃蛋黄的原因

❶ 蛋黄中胆固醇含量很高，如每100克的鸡蛋黄中含有胆固醇1510毫克，每100克的鸭蛋黄中含有胆固醇1576毫克，过多的胆固醇的摄入，可沉积在动脉内膜，导致动脉硬化，诱发冠心病，加重心律失常的病情。

❷ 蛋黄性温，多食可积温成热，阴虚火旺型的心律不齐患者食用后会加重其"虚火"的症状，加剧心悸、心烦失眠、头晕目眩、手足心热、潮热盗汗、耳鸣腰酸、舌质红、少苔或无苔、脉细数等病情。

忌吃关键词

高胆固醇、性温

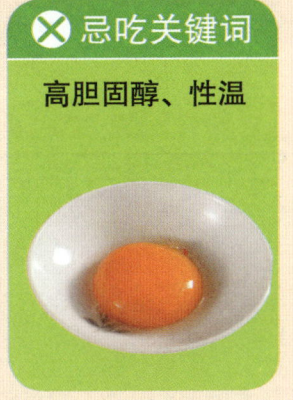

牛油

不宜吃牛油的原因

❶ 牛油中含有大量的脂肪，每100克牛油中含脂肪92克，且其热量极高，每100克牛油可产生835千卡热量，心律失常患者最好少吃或不吃。

❷ 牛油中含有大量的胆固醇和饱和脂肪酸，二者可结合沉积在血管内皮，形成脂斑，引发冠心病，从而加重心律失常的病情。

忌吃关键词

高脂肪、高胆固醇、饱和脂肪酸

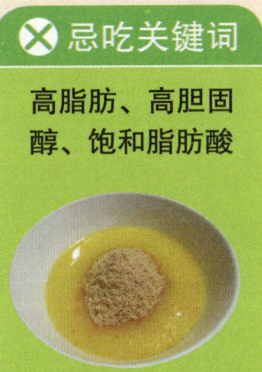

辣椒

不宜吃辣椒的原因

❶ 辣椒含有辣椒素，具有强烈的刺激性，它会刺激心血管系统，使人出现短暂性的血压下降以及心跳减慢，使心肌细胞的自律性和心肌血液供应发生改变，从而引发心律失常或使心律失常病情加重。

❷ 辣椒性大热，食用后可使胃肠中积聚燥热，并且耗损大肠津液，使大便干燥积滞，从而导致便秘，便秘患者在屏息排便时可能会使心脏的负荷增大，从而影响心肌的血液供应，使心律失常的病情加重。

忌吃关键词

辣椒素、刺激性、性热

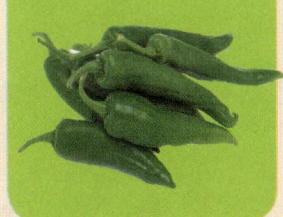

高脂血症

◎高脂血症是指血中总胆固醇或三酰甘油过高或高密度脂蛋白过低的一种全身性疾病，又称血脂异常。一般症状表现为：头晕、神疲乏力、失眠健忘、胸闷、心悸等，有患者无明显症状。较重时会出现头晕目眩、头痛乏力、胸闷气短、肢体麻木等症，易致冠心病、中风等重病。

中医分型

❶ 痰瘀阻络型

- **症状剖析** 患者平日嗜食肥甘厚味，形体肥胖，满面油光，伴有头昏胀痛，时吐涎痰，口中黏腻不爽，口干，不欲饮水，脘腹痞满，胸闷或闷痛，四肢沉重麻木，舌苔厚腻，舌色隐紫，或有瘀斑，脉象弦滑。
- **治疗原则** 理气化痰、活血化瘀。
- **饮食禁忌** 忌滋腻、肥腻性食物。

对症药材：❶山楂 ❷半夏 ❸天麻 ❹苏子 ❺白术 ❻丹参 ❼虎杖 ❽姜黄
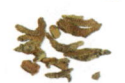

对症食材：❶白果 ❷白萝卜 ❸杏仁 ❹海蜇 ❺薏米 ❻魔芋
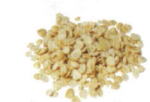

❷ 脾虚湿盛型

- **症状剖析** 素体肥胖虚弱、面色萎黄、神疲乏力、食欲不振、脘腹作胀、头重如裹、身体浮肿、大便溏稀或泄泻、舌质胖大、舌色淡、舌苔白腻、脉象濡滑。
- **治疗原则** 补气健脾、利水化湿。
- **饮食禁忌** 忌寒凉生冷食物；忌滋腻、厚腻性食物。

对症药材：❶泽泻 ❷玉米须 ❸山药 ❹砂仁 ❺白术 ❻豆蔻仁 ❼茯苓
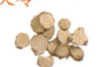

对症食材：❶白扁豆 ❷薏米 ❸莲子 ❹冬瓜 ❺鲫鱼 ❻银鱼 ❼竹笋
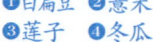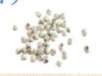

❸ 肝肾亏虚型

- **症状剖析** 面白无华、唇甲色淡、头晕耳鸣、眼干眼花、心悸失眠、多梦易惊、头晕昏痛；妇女可见月经不调、经少经闭、腰酸疲乏、五心烦热、舌红、脉细滑或细弦等。
- **治疗原则** 滋补肝肾、养血补虚。
- **饮食禁忌** 忌燥热辛辣刺激性食物。

对症药材：❶何首乌 ❷枸杞 ❸黄精 ❹桑寄生 ❺女贞子
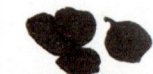

对症食材：❶乌鸡 ❷甲鱼 ❸黑芝麻 ❹黑豆 ❺葡萄 ❻鸽肉 ❼韭菜
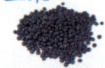

❹ 气阴两虚型

- **症状剖析** 心悸气短、语声低微、精神不振、四肢乏力、头晕目眩、口干咽燥、失眠多梦、自汗盗汗、腰膝酸软、饮食减少、形体逐渐消瘦、舌质淡红、苔白而干、脉象微弱等。
- **治疗原则** 滋阴益气。
- **饮食禁忌** 忌燥热、辛辣刺激性食物。

对症药材：❶山药 ❷灵芝 ❸人参 ❹麦冬 ❺五味子 ❻党参 ❼冬虫夏草

对症食材：❶猪肚 ❷老鸭 ❸甲鱼 ❹牡蛎 ❺蜂蜜 ❻荔枝 ❼粳米

⑤ 气滞血瘀型

对症药材	对症食材
①山楂 ②香附 ③木香 ④红花 ⑤桃仁 ⑥延胡索	①茄子 ②猪血 ③兔肉 ④葡萄 ⑤芹菜 ⑥芥蓝

- **症状剖析** 胸闷憋气、针刺样疼痛、头痛眩晕、烦躁易怒，女性伴有月经量少有血块等症，面色晦暗呈紫色、舌色紫暗有瘀点、脉象弦涩。
- **治疗原则** 活血化瘀。
- **饮食禁忌** 忌食高胆固醇食物。

饮食宜忌

宜
- √ 饮食应以清淡为宜，少吃咸食，吃盐过多，会使血管硬化和血压升高。每天吃盐应在5克以下为宜。
- √ 宜多食含钾食物，因为钾在体内能缓解钠的有害作用，促进钠的排出，可以降压。含钾的食物有：豆类、乳品、菌类及各种绿叶蔬菜，水果有橘子、苹果、香蕉、梨、菠萝、猕猴桃、核桃、山楂、西瓜等。
- √ 食用油宜采用橄榄油和玉米油。

忌
- × 禁止饮酒、少食甜食，限制胆固醇及脂肪的摄入量，如肥肉、动物内脏、蛋黄等。

民间秘方

❶ 何首乌、女贞子、枸杞各20克，茯苓、泽泻、丹皮、山楂、冬瓜皮各10克，乌龙茶3克。水煎服。每日一剂，一剂煎煮两遍，兑匀，分三次服用。本品可滋阴补肾、利水降脂，可治疗肝肾阴虚型高血脂。

❷ 半夏、苏子、陈皮各10克，天麻、白术各15克，丹参、姜黄、山楂各5克。水煎服，每日一剂，分两次服用。本品理气化痰、活血化瘀，可治疗痰瘀阻络型高血脂。

生活保健

- ✓ 加强体力活动和体育锻炼，不仅能增加热能的消耗，而且可以增强机体代谢，提高体内某些酶的活性，有利于降低三酰甘油和血中胆固醇。
- ✓ 对体重超标的患者，应在医生指导下逐步减轻体重。
- × 避免过度紧张，过度兴奋，要保持平和的心态。

[高脂血症 吃 什么？]

◎高脂血症患者宜吃的食物及其简易食疗方

高脂血症属痰瘀阻络者宜多食具有理气化痰、活血化瘀的食物，如荠菜魔芋汤；脾虚湿盛者，宜多食健脾祛湿的食物，如泽泻红豆鲫鱼汤；肝肾亏虚者宜多食滋阴补肝肾的食物，如青豆烧兔肉；气阴两虚者宜多食补气养阴食物，如灵芝玉竹麦冬茶；气滞血瘀者宜多食行气活血的食物，如蛏子王炒茄子。

芹菜（清热凉血+利水消肿）

芹菜炒香菇

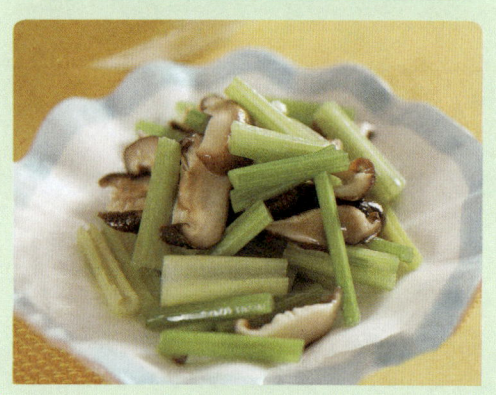

材料 芹菜400克，水发香菇50克，醋、干淀粉、酱油、味精、菜油各适量

制作 ①芹菜择去叶，洗净，切成长节。②香菇洗净切片；醋、味精、淀粉混合后装入碗内，加水50毫升兑成汁。③油锅烧热，倒菜油烧热，下入芹菜爆炒3分钟，投入香菇片迅速炒匀，再加入酱油，淋入芡汁速炒起锅即可。

功效 本品具有补气健脾、利水化湿的功效，适合脾虚湿盛型的高血脂患者食用。

白菜（利尿养胃+清热解毒）

柠檬白菜

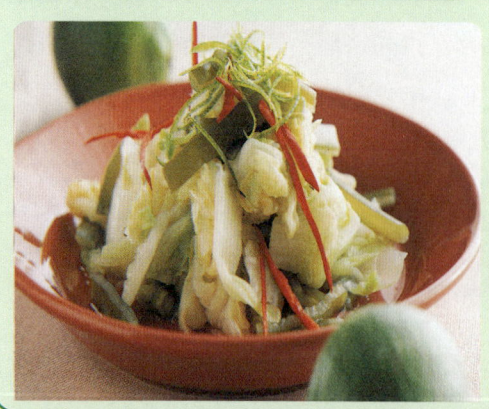

材料 山东白菜80克，海带芽10克，柠檬5克，辣椒2克，淀粉5克，盐3克

制作 ①辣椒去子、切细丝；柠檬洗净、削皮、切丝；淀粉加20毫升水拌匀。②海带芽、白菜洗净，放入滚水汆烫至熟，捞起沥干。③起油锅，放入白菜、海带芽、辣椒丝及适量水炒匀，加入柠檬丝，加盐调味，倒入淀粉水勾芡即可。

功效 本品具有补气健脾、利水化湿的功效，适合脾虚湿盛型的高血脂患者食用。

[高脂血症 吃 什么？]

魔芋（行瘀化痰+消肿散积）

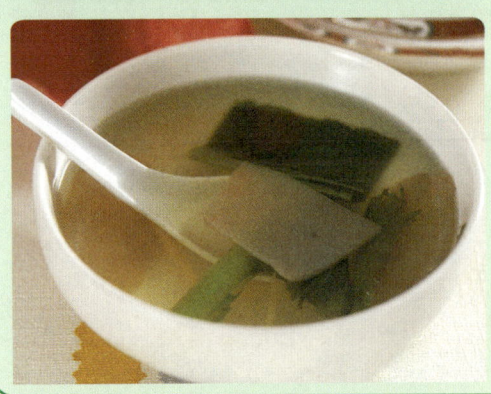

荠菜魔芋汤

◎ 材料　荠菜300克，魔芋200克，姜丝、盐各适量

◎ 制作　①荠菜去叶，择洗干净，切成大片；魔芋洗净，切片。②锅中加入适量清水，加入荠菜、魔芋及姜丝，用大火煮沸。③转中火煮至荠菜熟软，加盐调味即可。

◎ 功效　本品具有理气化痰、活血化瘀的功效，适合痰瘀阻络型的高血脂患者食用。

香菇（化痰理气+透疹解毒）

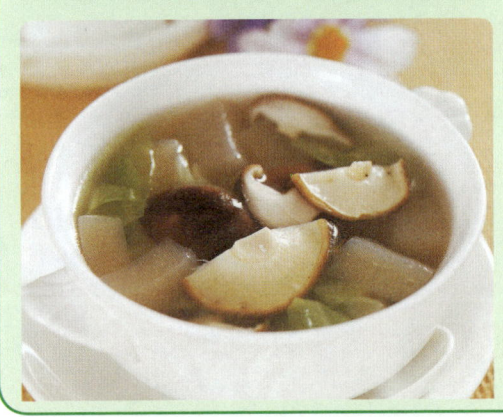

香菇白菜魔芋汤

◎ 材料　香菇20克，白菜150克，魔芋100克，盐5克，生粉适量，味精3克

◎ 制作　①香菇洗净切成片，白菜洗净切角。②魔芋切成薄片，下入沸水中汆去碱味后，捞出。③将白菜倒入热油锅内炒软，再将500毫升水倒入白菜锅中，加盐煮沸，放入香菇、魔芋同煮开约2分钟，加味精调味，以生粉勾芡拌匀即可。

◎ 功效　本品具有理气化痰、活血化瘀的功效，适合痰瘀阻络型的高血脂患者食用。

白萝卜（顺气化痰+清热凉血）

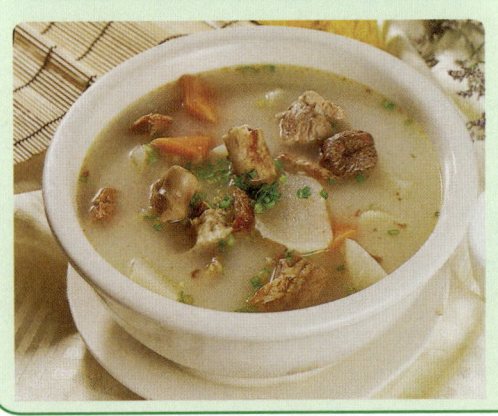

白萝卜丹参骨头汤

◎ 材料　大骨800克，白萝卜、胡萝卜各300克，丹参10克，盐3克，葱花10克，醋少许

◎ 制作　①大骨洗净，砸开；白萝卜去皮，洗净，切块；胡萝卜洗净，切块；丹参洗净，备用。②大骨和白萝卜、胡萝卜、丹参放入高压锅内，放入适量清水，滴几滴醋，压阀炖30分钟。③放适量盐调味，撒上葱花。

◎ 功效　本品具有理气化痰、活血化瘀的功效，适合痰瘀阻络型的高血脂患者食用。

[高脂血症 吃 什么?]

茄子（活血化瘀+清热消肿）

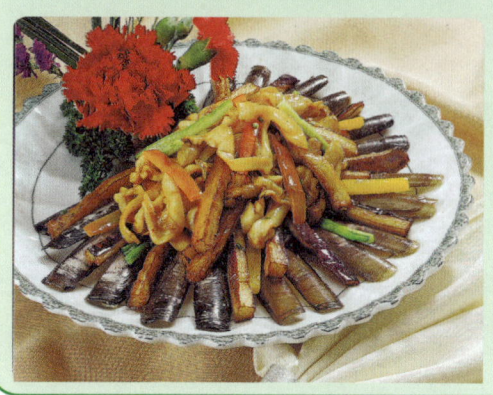

🥣 蛏子王炒茄子

◎材料 茄子300克，蛏子200克，红椒30克，盐、葱、鸡精、酱油、醋各适量

◎制作 ①茄子、红椒均去蒂洗净，切条状；蛏子去壳洗净；葱洗净，切段。②锅入水烧开，将蛏子氽水后，捞出沥干备用。③锅下油烧热，放入茄子、蛏子略炒，放入红椒，加盐、鸡精、酱油、醋调味，待熟放入葱段略炒，装盘即可。

◎功效 本品具有清热通便、活血化瘀的功效，适合气滞血瘀型的高血脂患者。

韭菜（温肾助阳+行气理血）

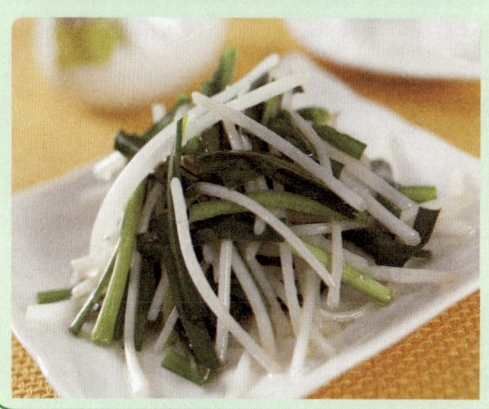

🥣 韭菜绿豆芽

◎材料 韭菜、绿豆芽各200克，葱、生姜、花生油、盐、味精、香油各适量

◎制作 ①将绿豆芽冲洗干净，控干水；韭菜择洗干净，切成段；葱、生姜洗净，切成丝备用。②锅置火上，倒入花生油，烧热后下入葱丝、姜丝爆香，再放入绿豆芽翻炒。③下入韭菜段翻炒均匀，加入盐、味精、香油调味即成。

◎功效 本品具有滋补肝肾、养血补虚的功效，适合肝肾亏虚型的高血脂患者。

竹笋（健脾益气+清热利水）

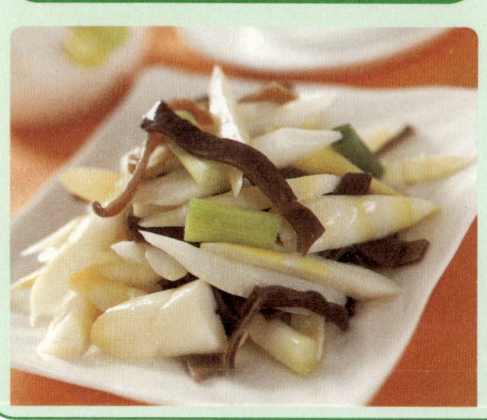

🥣 鲜竹笋炒木耳

◎材料 竹笋200克，木耳150克，盐5克，味精3克，葱段少许

◎制作 ①竹笋洗净，切滚刀块；木耳泡发洗净，切粗丝。②竹笋入沸水中焯水，取出控干水分。③锅中放油，爆香葱段，下入竹笋、木耳炒熟，调入盐、味精调味，炒至入味即可。

◎功效 本品具有补气健脾、利水化湿的功效，适合脾虚湿盛型的高血脂患者食用。

[高脂血症 吃 什么？]

泽泻（利水降脂+渗湿泻热）

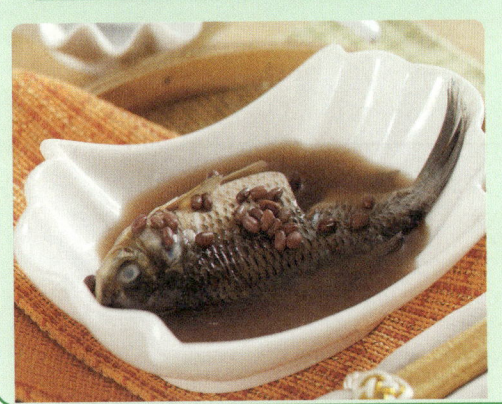

泽泻红豆鲫鱼汤

◎ **材料** 鲫鱼1条（约350克），红豆500克，泽泻15克

◎ **制作** ①将鲫鱼处理干净；红豆洗净；泽泻洗净，装入棉布袋中，扎进袋口。②将鲫鱼红豆和药袋放入锅内，加1500~2000毫升水清炖，炖至鱼熟豆烂，捞出药袋丢弃即可。

◎ **功效** 本品补气健脾、利湿消肿、保肝降脂，适合脾虚湿盛型高血脂患者食用。

银鱼（健脾补虚+利水渗湿）

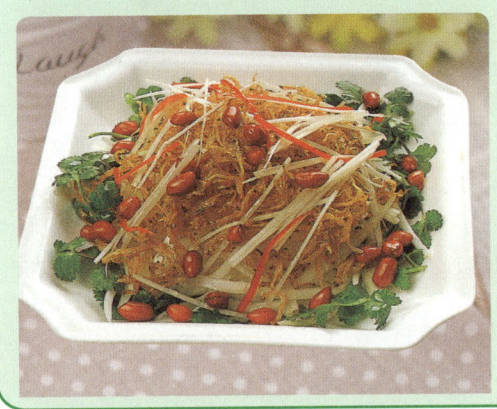

葱拌小银鱼

◎ **材料** 小银鱼200克，洋葱、熟花生米、红椒、大葱各适量，味精2克，盐3克，醋8克，生抽10克，香菜段少许

◎ **制作** ①洋葱、红椒、大葱洗净，切丝；银鱼洗净备用。②锅内注油烧热，下银鱼炸熟后捞起沥干装盘，再放入花生米、红椒、洋葱、香菜段、大葱丝。③再向盘中加入盐、味精、醋、生抽，拌匀即可食用。

◎ **功效** 本品具有补气健脾、利水化湿的功效，适合脾虚湿盛型的高血脂患者食用。

兔肉（滋阴益气+清热养肝）

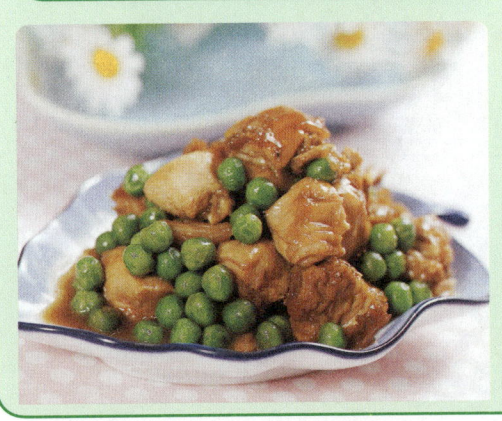

青豆烧兔肉

◎ **材料** 兔肉200克，青豆150克，姜末、盐各5克，葱花、鸡精各3克

◎ **制作** ①兔肉洗净，切成大块；青豆洗净。②将切好的兔肉入沸水中氽去血水，洗净待用。③锅上火，加油烧热，下入兔肉、青豆炒熟，加姜末、盐、鸡精调味，撒上葱花即可起锅。

◎ **功效** 兔肉和青豆均有降低血脂、抑制血小板聚集的作用，适合肝肾阴虚以及气阴两虚型高血脂患者食用。

[高脂血症 吃 什么？]

鸽肉（益气养血+补肝养肾）

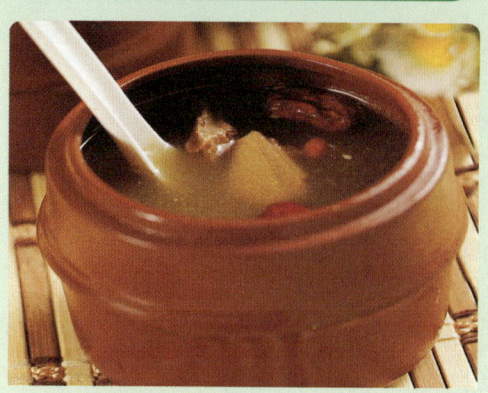

枸杞老鸽汤

◎ **材料** 枸杞10克，老鸽1只，盐适量

◎ **制作** ①老鸽处理干净，入沸水氽烫。②用冷水将老鸽冲凉，放入锅内，加适量水。③将枸杞洗净放入锅中与鸽肉一起炖3~4小时，加盐调味即可。

◎ **功效** 鸽肉脂肪含量甚少，具有补肝养肾、益气养血的功效，适合肝肾亏虚、视物昏花、体虚的高血脂患者食用。

杏仁（化痰止咳+下气润肠）

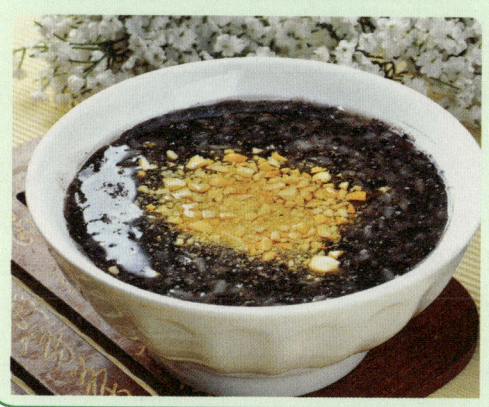

杏仁芝麻羹

◎ **材料** 黑芝麻50克，杏仁30克，糯米300克，冰糖适量

◎ **制作** ①糯米、杏仁均泡发洗净；将黑芝麻下锅用小火炒香，然后擀碎。②将糯米冷水下锅用大火熬十分钟，之后放黑芝麻、杏仁。③慢慢搅拌，20分钟后放冰糖即可。

◎ **功效** 本品具有润肺止咳、润肠通便、排毒降脂等功效，适合痰瘀阻络型高血脂患者食用。

山药（补脾养胃+益肺补肾）

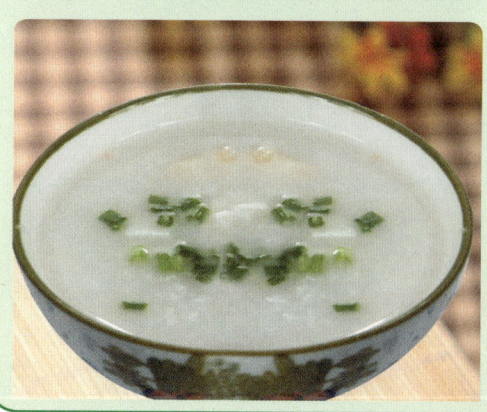

山药白扁豆粥

◎ **材料** 山药、白扁豆各50克，莱菔子、泽泻各10克，大米100克，盐、葱各适量

◎ **制作** ①白扁豆、莱菔子、泽泻均洗净；山药去皮洗净，切块；葱洗净切成葱花；大米洗净。②锅内注水，放入大米、白扁豆、莱菔子、泽泻，用旺火煮至米粒绽开，放入山药。③改用小火煮至粥成闻到香味时，放入盐调味，撒上葱花即可。

◎ **功效** 此粥可补脾和中、祛湿化痰。可用于脾虚湿盛型高血脂患者食用。

[高脂血症 吃 什么？]

西瓜（滋阴泻火+利水消脂）

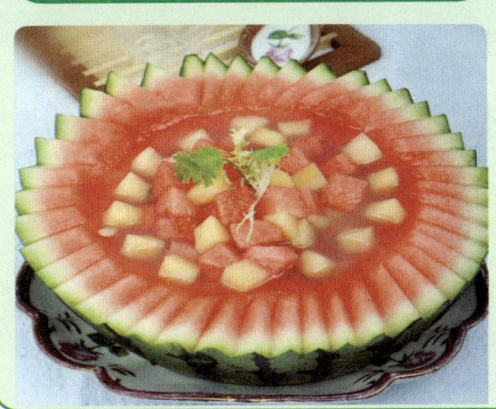

🥣 解暑西瓜汤

◎ **材料** 西瓜250克，苹果100克，白糖50克，淀粉10克

◎ **制作** ①将西瓜、苹果洗净，去皮切小丁备用。②净锅上火倒入水，调入白糖烧沸。③加入西瓜、苹果，用水淀粉勾芡即可。

◎ **功效** 本品清热利尿、泻火解毒、降脂降压，适合为肝肾阴虚伴有胃火的高血脂患者食用。

薏米（利水渗湿+健脾益气）

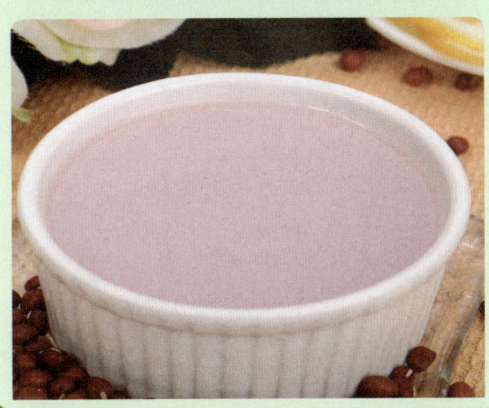

🥣 柠檬薏米豆浆

◎ **材料** 红豆、薏米各50克，柠檬2片

◎ **制作** ①红豆、薏米用清水浸泡2～3小时，捞出洗净。②将红豆、薏米、柠檬片放入豆浆机中，加水搅打成豆浆并煮沸。③滤出豆浆，装杯即可。

◎ **功效** 本品具有补气健脾、利水化湿的功效，适合脾虚湿盛型的高血脂患者食用。

柠檬（滋阴生津+化痰祛瘀）

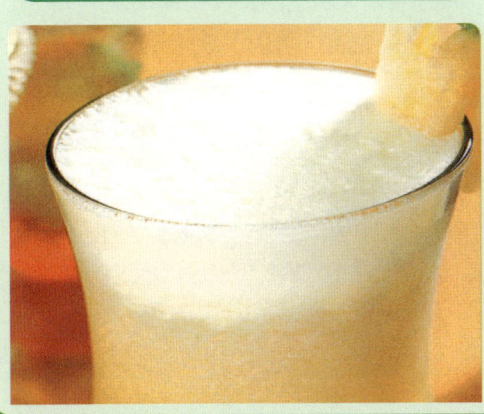

🥣 纤体柠檬汁

◎ **材料** 柠檬半个，菠萝150克，蜂蜜适量

◎ **制作** ①柠檬切开去皮；菠萝去皮，洗净后切块。②再将柠檬、菠萝块放入搅拌机中。③加入蜂蜜后搅拌均匀即可。

◎ **功效** 本品滋阴润燥、化痰祛瘀，适合肝肾阴虚型以及痰瘀阻络型高血脂患者食用。

[高脂血症 吃 什么？]

山楂（活血化瘀+健脾消食）

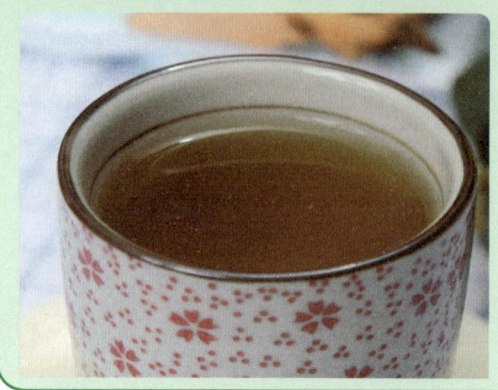

山楂茯苓槐花茶

◎ 材料　鲜山楂4颗，茯苓10克，槐花6克，白糖少许

◎ 制作　①将新鲜山楂洗净，去核，捣烂备用。②把山楂和茯苓一同放入砂锅中，煮沸10分钟左右滤去渣，取汁用。③用所制的汁泡槐花，加糖少许，温服即可。

◎ 功效　此茶可活血化瘀、疏肝理气、健脾祛湿，适合痰瘀阻络型以及气滞血瘀型高血脂患者食用。

玉米须（清热泻火+利水降脂）

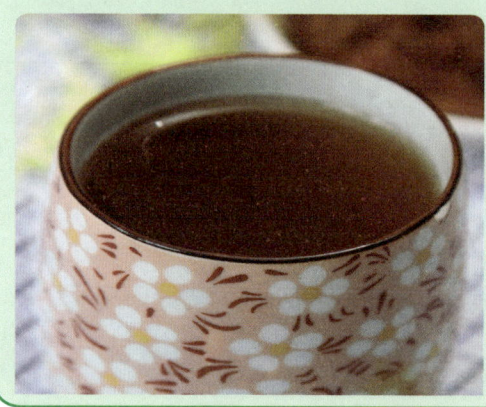

山楂玉米须茶

◎ 材料　山楂、荠菜花、玉米须各8克，蜂蜜适量

◎ 制作　①将山楂、荠菜花、玉米须冲洗干净，用纱布包好，扎紧。②在砂锅中加入800毫升水，放入包好的纱布包，水开后再煮5分钟。③去掉纱布包，取汁；待药茶微温时，加入蜂蜜即可饮用。

◎ 功效　本品具有清热利尿、消食化积、活血化瘀、降脂瘦身的功效，可用于痰瘀阻络型高血脂患者食用。

灵芝（补气养阴+养心安神）

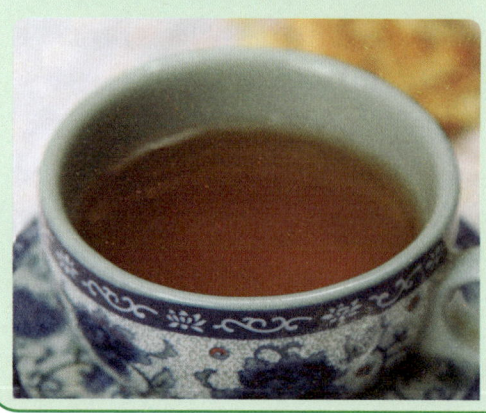

灵芝玉竹麦冬茶

◎ 材料　灵芝、玉竹、麦冬各10克

◎ 制作　①灵芝、玉竹和麦冬洗净。②将灵芝、玉竹、麦冬放入杯中。③加入沸水冲泡10分钟即可。

◎ 功效　本品具有益气补虚、生津滋阴的功效，对气阴两虚型高血脂患者有很好的食疗作用。

[高脂血症 吃 什么？]

何首乌（补肝益肾+养血祛风）

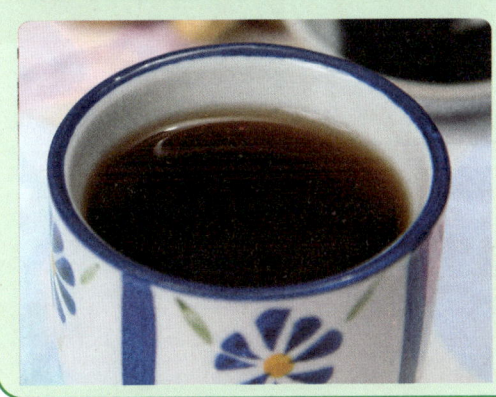

何首乌泽泻茶

◎ 材料　何首乌、泽泻、丹参各8克，绿茶3克

◎ 制作　①何首乌、泽泻、丹参洗净，备用。②将所有材料放入锅中，加水500毫升共煎。③滤去药渣后饮用。

◎ 功效　本品滋阴补肾、利水化瘀，适合肝肾亏虚、痰瘀阻络、气滞血瘀型高血压患者食用。

枸杞（滋阴补肾+养肝明目）

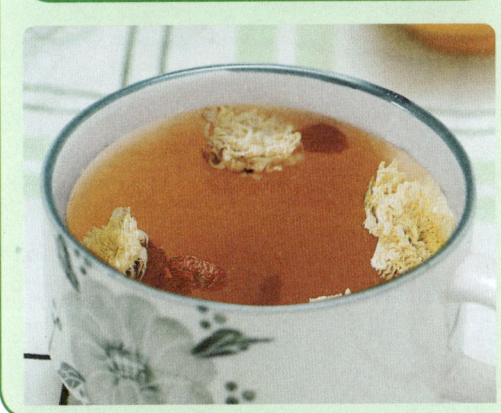

杞菊饮

◎ 材料　枸杞10克，杭菊花5克，绿茶包1袋

◎ 制作　①将枸杞、杭菊花与绿茶一起放入保温杯。②冲入沸水500毫升，加盖焖15分钟。③滤渣后即可饮用。

◎ 功效　本品具有清肝明目、利尿降脂的作用，适合肝肾阴虚型高血脂患者食用。

葡萄（滋补肝肾+养血活血）

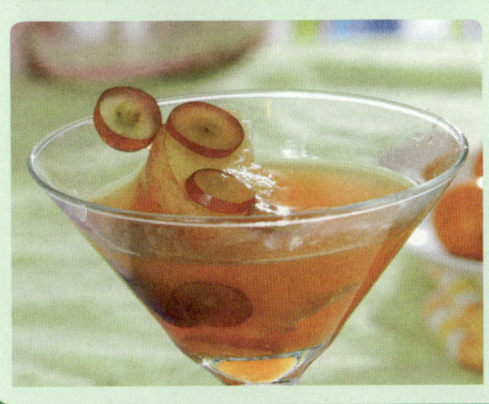

葡萄苹果汁

◎ 材料　红葡萄150克，红色去皮的苹果1个，碎冰适量

◎ 制作　①葡萄洗净，切片；苹果切下几片作装饰用。②把剩余苹果切块，与葡萄一起榨汁。③碎冰倒在成品上，放上苹果片作装饰即可。

◎ 功效　本品具有滋阴养血、补肝养肾、疏通血管的作用，适合肝肾阴虚、气滞血瘀以及气阴两虚型高血脂患者食用。

[高脂血症 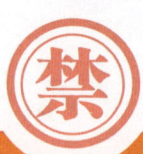 什么？]

◎高脂血症患者忌吃食物及原因

高脂血症患者应忌食高热量、高脂肪、高胆固醇食物；忌食对心脏有刺激的食物。

糯米

不宜吃糯米的原因

❶ 糯米的热量很高，每100克糯米可产生348千卡的热量，过多食用容易引起肥胖，不利于高血脂患者体重的控制。

❷ 糯米，特别是冷的糯米制品的黏度较高，不易被磨成"食糜"而消化吸收，所以肠胃不好的高血脂患者要慎用。

忌吃关键词

高热量、性黏滞

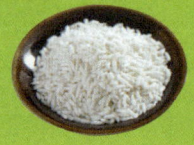

锅巴

不宜吃锅巴的原因

❶ 锅巴含有的碳水化合物和脂肪的量都很高，而水分含量很低，会使血脂上升，加重高血脂的病情。

❷ 锅巴经油炸而成，含有较多的油脂，热量极高，一来可升高血脂，二来不容易消化，不适宜胃肠功能较弱者。

忌吃关键词

高碳水化合物、高脂肪、高油脂

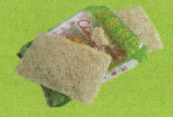

猪脑

不宜吃猪脑的原因

❶ 猪脑中的胆固醇含量极高，每100克中含有胆固醇2571克，食用后可使血液中的胆固醇水平升高，故高血脂患者不宜食用。

❷ 猪脑性寒，脾胃功能较弱的高血脂患者如食用过多，容易引起腹泻等。

❸ 高血压患者长期食用猪脑可能引发冠心病，导致脑中风。

忌吃关键词

高胆固醇、性寒

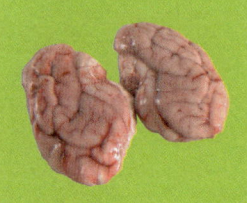

[高脂血症 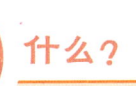 禁什么？]

猪肝

不宜吃猪肝的原因

❶ 猪肝中胆固醇含量较高，多食可使血液中的胆固醇水平升高，导致胆固醇在动脉壁上沉积，诱发动脉硬化、冠心病等。

❷ 长期大量食用猪肝会使维生素A过多积聚从而出现恶心、呕吐、头痛、嗜睡等中毒现象，久之还会损害肝脏，导致骨质疏松、毛发干枯、皮疹等。

忌吃关键词：高胆固醇、中毒反应

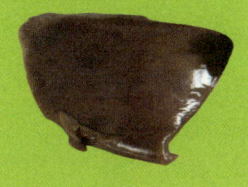

鸡肉

不宜吃鸡肉的原因

❶ 鸡肉里含有大量的饱和脂肪酸，饱和脂肪酸可使血液中的低密度脂蛋白胆固醇增加，堆积在血管壁上，从而发生高血压、动脉硬化等并发症。

❷ 鸡含有较多的蛋白质，且为动物性蛋白。实验证明，过多的摄入动物性蛋白会使血压发生波动，这对于高血脂患者尤其是合并有高血压的患者是十分不利的。

忌吃关键词：饱和脂肪酸、高蛋白质

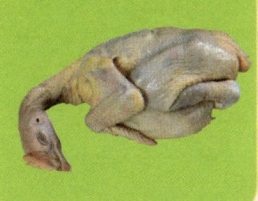

腊肉

不宜吃腊肉的原因

❶ 腊肉多用五花肉制成，其热量和脂肪含量都非常高，每100克中，可产生498千卡热量，含有48.8克脂肪，食用后容易引起血脂升高、肥胖，导致动脉粥样硬化、冠心病等疾病。

❷ 腊肉中的含钠量很高，每100克中含钠量为763.9毫克，高血脂患者过食，会使血压升高，使身体出现水肿等，长期食用还会诱发高血压病。

忌吃关键词：高热量、高脂肪、高钠

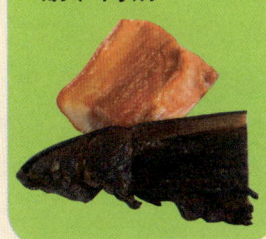

[高脂血症 禁 什么？]

鲍鱼

不宜吃鲍鱼的原因

❶ 鲍鱼中胆固醇含量较高，每100克鲍鱼中，含胆固醇量为242毫克，高血脂患者不宜食之。

❷ 鲍鱼含钠量极高，每100克中的钠含量为2011.7毫克，食用后易造成血压升高，引发心脑血管并发症，并发有高血压病的高血脂患者尤其要注意。

❸ 鲍鱼肉难消化，肠胃功能较弱的高血脂患者应慎食。

忌吃关键词

高胆固醇、高钠、难消化

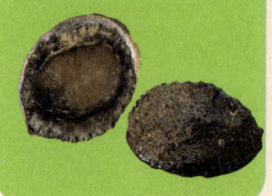

鱼子

不宜吃鱼子的原因

❶ 鱼子胆固醇含量很高，每100克鱼子中含有胆固醇460毫克，不但可使血清胆固醇水平升高，而且低密度胆固醇在血管内皮的堆积还可诱发动脉硬化、冠心病等心血管并发症。

❷ 鱼子虽然很小，但是很难煮透，食用后也很难消化，肠胃功能不好的高血脂患者要忌吃。

忌吃关键词

高胆固醇、难消化

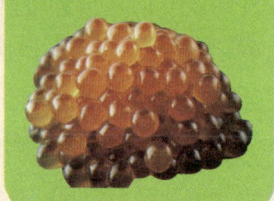

榴莲

不宜吃榴莲的原因

❶ 榴莲的含糖量很高，过量的糖分摄入会在体内转化为内源性三酰甘油，使血清三酰甘油浓度升高，故高血脂患者应尽量不吃或少吃。

❷ 榴莲属于高脂水果，含有大量的饱和脂肪酸，多吃会使血液中的总胆固醇含量升高，加重高血脂病情，导致血管栓塞、血压升高，甚至可导致冠心病、中风。

忌吃关键词

高糖、高脂肪、饱和脂肪酸

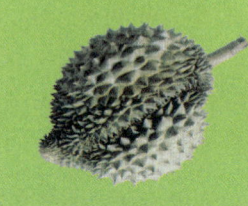

[高脂血症 禁 什么？]

柚子

🟡 不宜吃柚子的原因

柚子中含有一种活性物质，对人体肠道的一种酶有抑制作用，从而干扰药物的正常代谢，令血液中的药物浓度升高，高血脂患者需长期服用降脂药，如同时食用柚子，则相当于服用了过量的降脂药，影响血脂的控制，对高血脂病情不利。所以高血脂患者应尽量避免在服用药物期间吃柚子。

❌ 忌吃关键词

活性物质、干扰药效

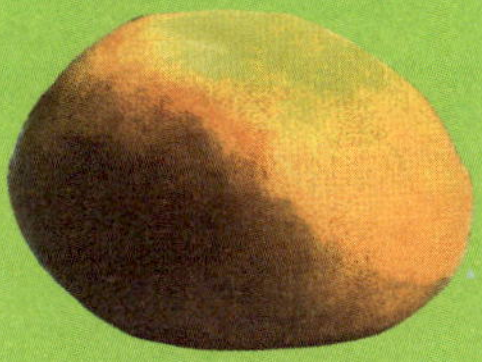

椰子

🟡 不宜吃椰子的原因

❶ 椰子是热量最高的几种水果之一，高血脂患者多食不利于体重的控制。
❷ 椰子含糖量很高，过量的糖分摄入会在体内转化为内源性三酰甘油，使三酰甘油水平升高，不利于高血脂病情。
❸ 椰子中含有大量的饱和脂肪酸，可使血清胆固醇水平升高，高血脂患者宜慎食。

❌ 忌吃关键词

高热量、高糖、饱和脂肪酸

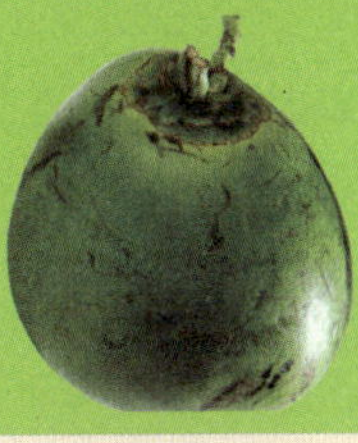

鸭蛋

🟡 不宜吃鸭蛋的原因

❶ 鸭蛋中的脂肪含量较高，高血脂患者不宜多食，否则可引起血脂升高、体重增加。
❷ 鸭蛋中胆固醇含量很高，每100克中含有565毫克胆固醇，食用后容易使血清胆固醇水平升高，还可能诱发动脉硬化、冠心病等心血管并发症。

❌ 忌吃关键词

高脂肪、高胆固醇

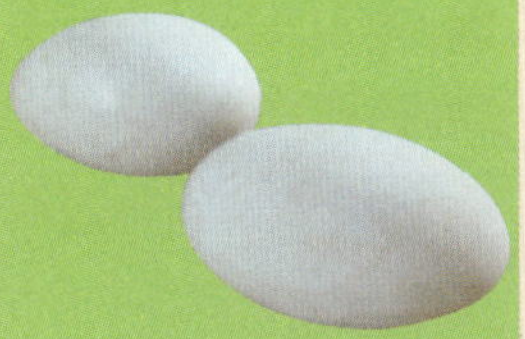

[高脂血症 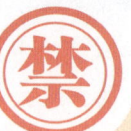 禁什么？]

鹌鹑蛋

不宜吃鹌鹑蛋的原因

❶ 鹌鹑蛋属于高胆固醇食物，每100克中含有胆固醇的量为515毫克，食用后容易使血清胆固醇水平升高，不利于高血脂病情。

❷ 鹌鹑的脂肪含量较高，食用过多容易引起血脂升高、体重增加，故高血脂患者应慎食。

忌吃关键词：高胆固醇、高脂肪

开心果

不宜吃开心果的原因

❶ 开心果的热量极高，若食用过多，多余的热量会在体内转化为脂肪堆积，容易引起肥胖，不利高血脂患者体重的控制。

❷ 开心果的脂肪含量很高，高达53%，食用后可使血脂升高，甚至可引发中风、动脉粥样硬化等心脑血管并发症，加重高血脂的病情。

忌吃关键词：高热量、高脂肪

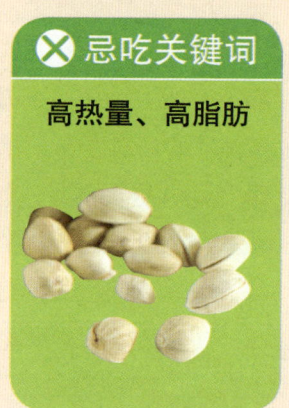

白酒

不宜喝白酒的原因

❶ 白酒的热量很高，每100克白酒中可产生298千卡热量，是导致肥胖的重要饮食因素。

❷ 酒精的最大损害是损害肝脏，导致脂肪肝，严重者还会造成酒精性肝硬化。

❸ 酒精可抑制脂蛋白脂肪酶，从而使三酰甘油浓度升高，加速动脉粥样硬化，引发心脑血管并发症。

忌喝关键词：高热量、酒精

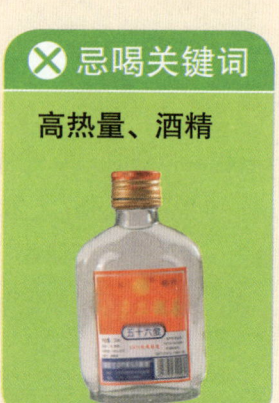

[高脂血症 禁 什么？]

咖啡

不宜喝咖啡的原因

研究证明，咖啡的热量和脂肪含量均较高，长期饮用大量的煮沸咖啡，咖啡豆里的咖啡白脂等物质可导致血清总胆固醇、低密度脂蛋白胆固醇以及三酰甘油水平升高，从而使血脂过高。喝过咖啡后2小时，血中的游离脂肪酸会增加，血糖、乳酸、丙酮酸都会升高，所以，正常饮用咖啡要适量得法，而对于患有高血压、高血脂等慢性疾病者则不宜饮用。

忌喝关键词

高热量、高脂肪

猪 油

不宜吃猪油的原因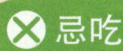

❶ 猪油的热量极高，容易使人发胖，不利于高血脂患者体重的控制，肥胖型的高血脂患者尤其要注意。
❷ 猪油中的饱和脂肪酸和胆固醇的含量均很高，高血脂患者食用后，增加了患动脉硬化等心脑血管并发症的风险。

忌吃关键词

高热量、高胆固醇、饱和脂肪酸

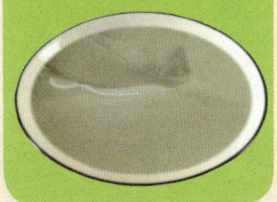

比 萨

不宜吃比萨的原因

❶ 比萨的脂肪含量均较高，多食不仅不利于高血脂患者的体重控制，还有可能引发动脉粥样硬化等心脑血管并发症。
❷ 比萨的原料多有黄油、乳酪等，这些物质都含有大量的饱和脂肪酸和胆固醇，高血脂患者食用可使血脂升高，诱发引发动脉硬化等并发症。
❸ 比萨在制作过程中常常需要加入较多的盐和其他调味料，所以成品比萨中往往含有较多的钠，高血脂患者长期食用可能诱发高血压。

忌吃关键词

高脂肪、高胆固醇、高钠、饱和脂肪酸

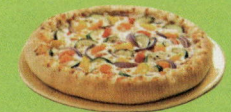

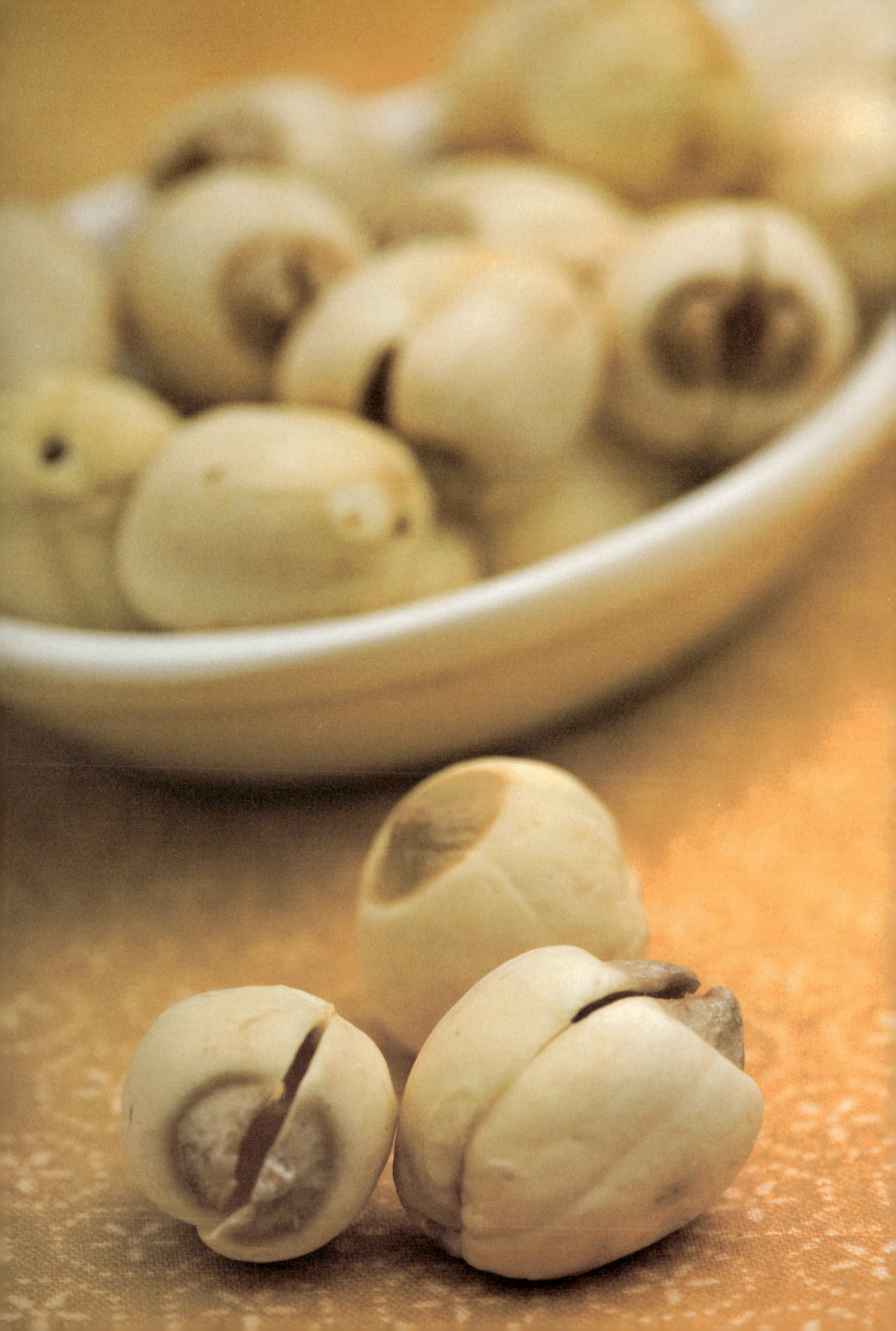

内分泌代谢疾病吃什么？禁什么？

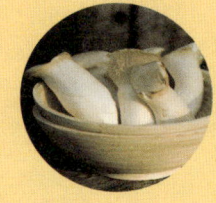
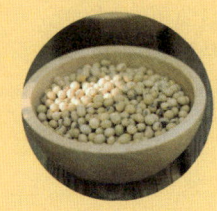

内分泌代谢疾病是一组常见而多发的慢性非传染性疾病，它的发病率有随着人民生活水平的改善而不断上升的趋势，以糖尿病为例，1980年的发病率为0.6%，而到了1994年已然增长至2.5%。内分泌疾病还有一个重要特点，就是病发一处，累计全身，对健康的危害很大。随着现代科学技术的发展，内分泌代谢疾病的防治也有了长足的进步，放射免疫分析、酶联免疫分析、化学发光等技术的应用，胰岛素的发现及临床应用等，对于内分泌代谢疾病的诊断和治疗都有着重大的意义。

本章选取了糖尿病、痛风、甲亢这3种内分泌代谢系统的常见慢性病，对于每一种病症，我们详细地介绍了疾病的定义、中医分型、民间秘方、饮食宜忌、生活保健等方面的知识，并且根据中医的分型，针对每一种病症，推荐了多种有对症食疗功效的食物，并且针对每种食物推荐一道菜例。同时，针对不同病症，我们还列举出了常见的应该忌吃的食物，并且详细地解释了忌吃的原因。

糖尿病

◎ 糖尿病是胰岛功能减退、胰岛素抵抗引发的糖、蛋白质、脂肪、水和电解质等代谢紊乱综合征，临床上以高血糖为主要特点，空腹时，血糖大于7.0，饭后2小时，血糖大于11.0即可诊断为糖尿病。中医称糖尿病为消渴病，典型的症状为：多饮、多尿、多食、身体消瘦。

中医分型

① 上消型（肺热伤津型）

- **症状剖析** 患者自觉烦躁易怒，口干舌燥，口渴多饮，小便频多，舌尖红，苔薄黄而干，脉洪数。
- **治疗原则** 清热养阴。
- **饮食禁忌** 忌食辛辣刺激性食物，忌食燥热伤津食物。

对症药材：❶金银花 ❷葛根 ❸知母 ❹天花粉 ❺麦冬

对症食材：❶兔肉 ❷苦瓜 ❸竹笋 ❹胡萝卜 ❺银耳 ❻南瓜 ❼莲藕 ❽西红柿

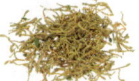

② 中消型（胃热炽盛型）

- **症状剖析** 患者多食易饥饿，形体消瘦，尿量频多，大便干燥，舌红苔黄而干燥，脉滑而有力。
- **治疗原则** 清胃泻火。
- **饮食禁忌** 忌食辛辣刺激性食物，忌食燥热性食物。

对症药材：❶生地 ❷葛根 ❸玉米须 ❹黄连 ❺玄参 ❻莲子心

对症食材：❶黄瓜 ❷冬瓜 ❸竹笋 ❹薏米 ❺蕨菜 ❻兔肉 ❼西葫芦 ❽豆浆

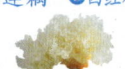

③ 中消型（气阴两虚型）

- **症状剖析** 口渴多饮，多食易饥与大便溏泻并见，或饮食减少，精神不振，四肢乏力，身体消瘦，骨蒸劳热、自汗盗汗，舌质淡，苔白而干，脉象弱。
- **治疗原则** 滋阴益气。
- **饮食禁忌** 忌食燥热伤阴食物，忌食高热量食物。

对症药材：❶西洋参 ❷玉竹 ❸沙参 ❹黄芪 ❺白术

对症食材：❶甲鱼 ❷乌鸡 ❸银耳 ❹蛤蜊 ❺牛奶 ❻草菇 ❼蘑菇 ❽山楂

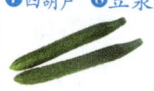

④ 下消型（肾阴亏虚型）

- **症状剖析** 多饮多尿，尿液混浊如淘米水，或尿甜，口干唇燥，或伴腰膝酸软，五心烦热，头晕目昏，皮肤干燥瘙痒，舌质红，少苔或无苔，脉细数。
- **治疗原则** 滋阴补肾。
- **饮食禁忌** 忌食辛辣刺激性食物，忌食燥热伤阴食物。

对症药材：❶熟地 ❷枸杞 ❸女贞子 ❹首乌 ❺黄精

对症食材：❶扇贝 ❷乌鸡 ❸牡蛎 ❹芝麻 ❺海带 ❻黑木耳

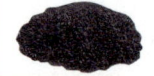

❺ 下消型（阴阳两虚型）

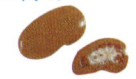

对症药材 ❶人参 ❷山萸肉 ❸肉桂 ❹熟地 ❺黄精 ❻山药

对症食材 ❶乌鸡 ❷洋葱 ❸茼蒿 ❹龟肉 ❺羊奶 ❻猪腰 ❼鸽子肉

- **症状剖析** 小便频数，混浊如淘米水样，甚至饮多少尿多少，面色黧黑，皮肤焦干，腰膝酸软，形寒肢冷，阳痿不举，神疲乏力，舌淡苔白而干，脉沉细无力。
- **治疗原则** 滋阴补肾。
- **饮食禁忌** 忌食辛辣刺激性食物，忌食生冷食物。

生活保健

✓ 保持良好的生活习惯，适量运动，保证充足的睡眠，不要熬夜。

✗ 糖尿病患者尽量不要在空腹或餐前运动，容易引发低血糖，一般在餐后1~2小时运动较佳。

饮食宜忌

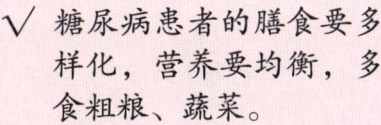

宜
- √ 糖尿病患者的膳食要多样化，营养要均衡，多食粗粮、蔬菜。
- √ 宜少食多餐，少细多粗，少荤多素，少肉多鱼、少油多清淡，少吃零食。
- √ 糖尿病患者一旦出现低血糖现象，就应立即补充糖分或食物。

忌
- × 忌煎、炸等烹调方法，多用蒸、煮、拌、卤等方法来烹制菜肴，可减少油脂的摄入量。
- × 忌食糖分含量高的食物，忌油脂过多的食物。

民间秘方

❶ 生黄芪、益母草、玄参、丹参各30克，山药、苍术、葛根、生地、熟地各15克，当归、赤芍、川芎各10克，一日一剂，一剂煎水两遍，兑匀，分三次服用。本品可滋阴止渴、活血化瘀，还可有效防治动脉硬化、冠心病等并发症的发作。

❷ 钩藤、桑寄生各30克，生地、花粉各20克，玄参、石斛、女贞子、丹参、广地龙、赤白芍各15克，菊花、枸杞各10克。一日一剂，一剂煎水两遍，兑匀，分三次服用。本品育阴息风、活血通络，适合糖尿病性中风的患者食用。

[糖尿病 吃 什么？]

◎糖尿病患者宜吃的食物及其简易食疗方

糖尿病证属上消型者食疗宜选择清热滋阴的药膳，如莲心决明茶、胡萝卜炒豆芽等；证属中消型者宜选择清胃热、养气阴的药膳，如银耳西红柿汤、玉竹西洋参茶；证属下消者应多食具有滋阴补肾以及阴阳双补的药膳，如熟地龙骨煲冬瓜汤、肉桂奶茶等。

蛤蜊（滋阴润燥+清热散结）

蛤蜊白菜汤

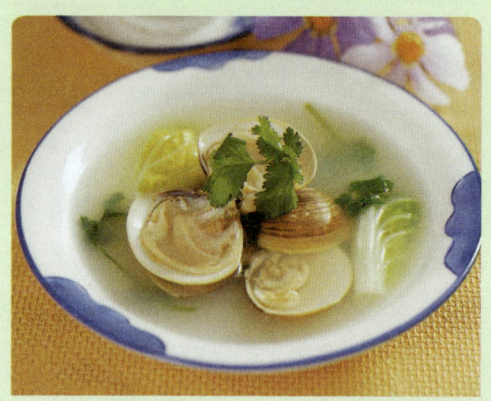

- **材料** 蛤蜊300克，白菜250克，香菜10克，生姜片适量
- **制作** ①将蛤蜊剖开洗净；白菜洗净，切段；香菜洗净，切段。②锅上火，加入5克植物油烧热，下入蛤蜊煎2分钟至腥味去除。③锅中加入高汤烧沸，下入蛤蜊、白菜、生姜煲20分钟，调入5克盐，撒上适量的香菜即可。
- **功效** 本品滋阴润燥、清热化痰，适合各个证型的高血脂患者食用。

兔肉（清热滋阴+益气补虚）

手撕兔肉

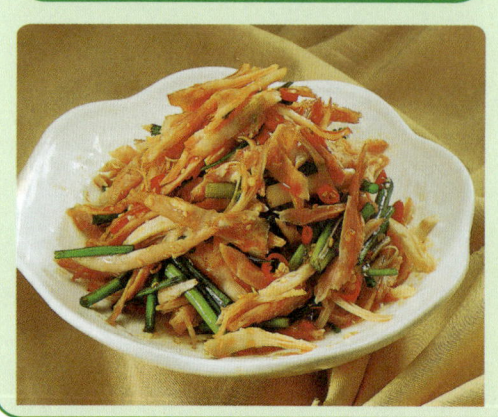

- **材料** 兔肉300克，红椒适量，植物油6克，葱段、姜片、八角、盐、醋、熟芝麻各适量
- **制作** ①兔肉洗净，入水汆烫后捞出洗去血沫；红椒洗净切圈。②兔肉入高压锅，加盐、姜片、八角、醋、适量清水，上火压至软烂，取肉撕成丝。③起油锅，爆香葱段、熟芝麻、红椒，盛出浇在兔肉上即可。
- **功效** 此菜具有滋阴凉血、益气补虚的作用，适合各个证型的糖尿病患者食用。

[糖尿病 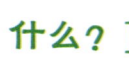 什么？]

扇贝（滋阴补肾+调中下气）

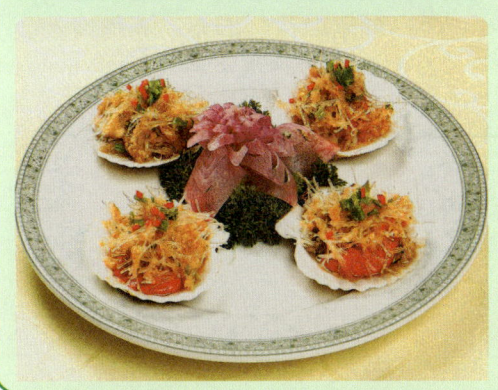

🥣 蒜蓉蒸扇贝

◎ 材料 扇贝200克，蒜蓉50克，粉丝30克，油、葱丝、红椒丁、盐、味精各适量

◎ 制作 ①扇贝洗净剖开，留一半壳；粉丝泡发，剪小段。②将贝肉洗净，剖两三刀，放置在贝壳上，撒上粉丝，上笼屉，蒸2分钟。③烧热油锅，下蒜蓉、葱丝、红椒丁煸香，放入盐、味精，熟后淋到扇贝上。

◎ 功效 此菜滋阴补肾、健脾和胃的功效，适合肝肾阴虚型高血脂患者食用。

草菇（清热解毒+养阴生津）

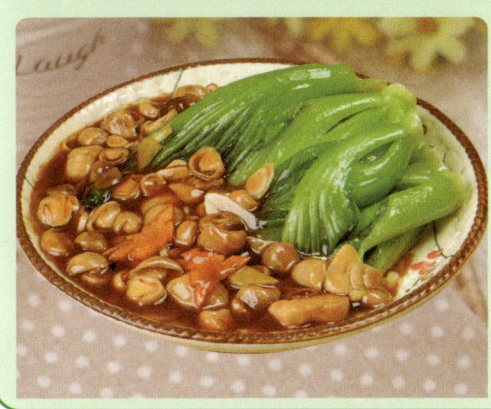

🥣 草菇扒芥菜

◎ 材料 芥菜200克，草菇300克，大蒜10克，老抽、盐、鸡精各适量

◎ 制作 ①将芥菜洗净，入沸水中氽熟装盘；草菇洗净沥干。②大蒜去皮切片。油锅烧热，大蒜爆香，倒入草菇滑炒片刻，再倒入老抽、少量水烹调片刻。③加盐、鸡精调味，将草菇倒在芥菜上即可。

◎ 功效 本菜清热解毒、养阴生津、降压降脂，适合肺热伤津以及胃热炽盛的糖尿病患者食用。

银耳（养阴生津+益气补虚）

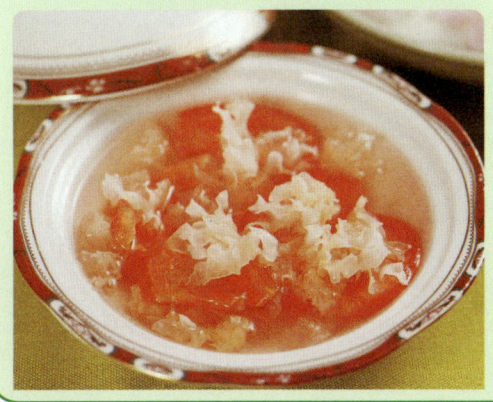

🥣 银耳西红柿汤

◎ 材料 银耳20克，西红柿150克

◎ 制作 ①将银耳用温水泡发，去杂质洗净，撕碎。西红柿洗净，切块。②在锅内加适量水，放入银耳、西红柿块，大火煮沸即成。

◎ 功效 本品具有清热生津、益气补虚、止消渴的功效，适合各个证型的糖尿病患者食用。

[糖尿病 吃 什么？]

蕨菜（清热解毒+利尿润肠）

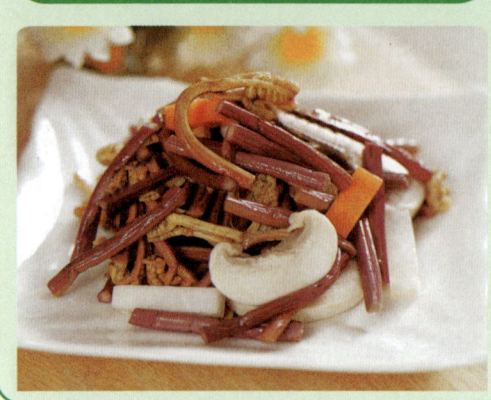

如意蕨菜蘑

材料 蕨菜嫩秆、蘑菇、鸡脯肉丝、胡萝卜、白萝卜各适量，盐、淀粉、油、葱丝、姜丝、料酒、蒜片、鲜汤各适量

制作 ①蕨菜洗净切段；蘑菇洗净切片，鸡脯肉丝用温热油滑熟。②锅内放油烧热，用葱丝、姜丝、蒜片炝锅，放蕨菜段煸炒，入鸡脯肉丝、蘑菇、鲜汤及调料，汤沸后用淀粉勾芡，煨至入味即可装盘。

功效 本品清热解毒、健脾益胃，适合胃火炽盛、肺热伤津型糖尿病患者食用。

黑木耳（滋阴润燥+益气活血）

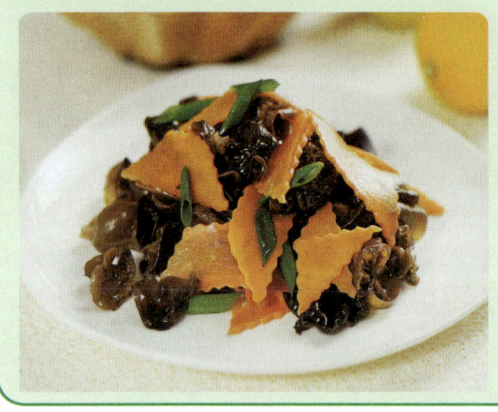

胡萝卜烩木耳

材料 黑木耳200克，胡萝卜200克，橄榄油5克，料酒、盐、生抽、鸡精各适量

制作 ①将黑木耳用冷水泡发洗净；胡萝卜洗净切片。②锅置火上，倒入5克橄榄油。待油烧至七成热时，放入适量姜片煸炒，随后放木耳稍炒一下，再放胡萝卜片，再依次放入适量的料酒、盐、生抽、鸡精，炒匀即可。

功效 此菜滋阴补虚、润肠通便，适合各个证型的糖尿病患者食用。

冬瓜（清热泻火+利水通淋）

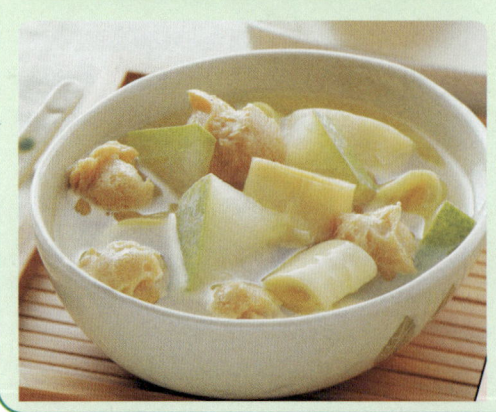

冬瓜竹笋汤

材料 素肉30克，冬瓜200克，竹笋100克，香油4克，盐适量

制作 ①素肉块放入清水中浸泡至软化，取出挤干水分备用；冬瓜洗净，切片；竹笋洗净，切丝。②置锅于火上，加入600毫升清水，以大火煮沸，最后加入所有材料小火煮沸，加入香油、适量盐，至熟后关火。

功效 本品具有利尿通淋、清热生津的功效，非常适合肺热伤津、胃热炽盛以及肝肾阴虚型糖尿病患者食用。

[糖尿病 吃 什么？]

西葫芦（生津止渴+清热利尿）

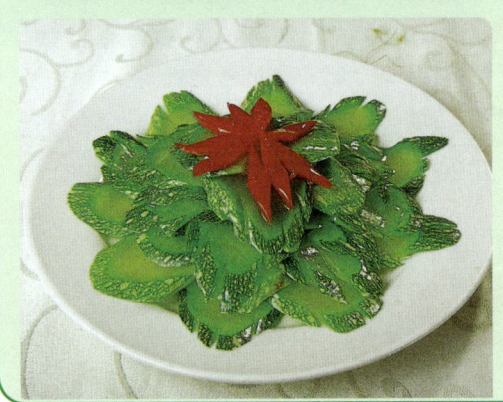

醋熘西葫芦

◎ **材料** 西葫芦500克，红尖椒30克，香油4克，白醋10毫升，盐、味精、生抽各适量

◎ **制作** ①将西葫芦、红尖椒洗净，改刀，入沸水中汆熟，装盘。②把香油、适量的盐、味精、生抽和白醋一起放入碗中，调匀成调味汁，均匀淋在西葫芦和红尖椒上即可。

◎ **功效** 本菜具有除烦止渴、生津利尿的功效，肺热伤津、胃热炽盛、肝肾阴虚的糖尿病患者食用。

苦瓜（清热泻火+降糖降压）

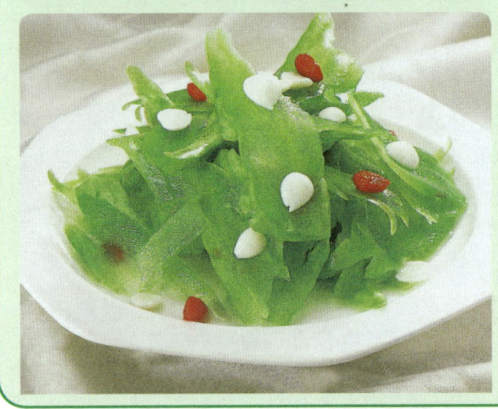

杏仁拌苦瓜

◎ **材料** 苦瓜250克，杏仁50克，枸杞10克，香油4克，鸡精、盐各适量

◎ **制作** ①苦瓜剖开，去瓤，洗净切成薄片，放入沸水中焯至断生，捞出，沥干水分，放入碗中。②杏仁用温水泡一下，撕去外皮，掰成两瓣，放入开水中烫熟；枸杞泡发洗净。③将香油、盐、鸡精与苦瓜搅拌均匀，撒上杏仁、枸杞即可。

◎ **功效** 本菜具有降血糖、清热润肺、提神健脑的功效。

茼蒿（平补肝肾+缩小便+宽中理气）

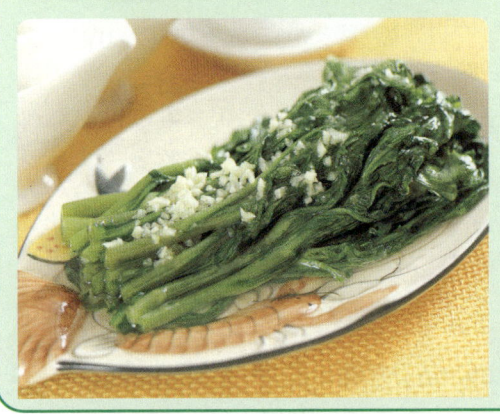

蒜蓉茼蒿

◎ **材料** 茼蒿400克，大蒜20克，盐3克，味精2克

◎ **制作** ①大蒜去皮，剁成细末，茼蒿去掉黄叶后洗净。②锅中加水，烧沸，将茼蒿稍焯，捞出。③锅中加油，炒香蒜蓉，下入茼蒿、调味料，翻炒匀即可。

◎ **功效** 本品平补肝肾、理气宽中，适合肝肾亏虚型高血压、阴阳两虚型糖尿病患者食用。

[糖尿病 吃 什么？]

胡萝卜（健脾和胃+清热解毒）

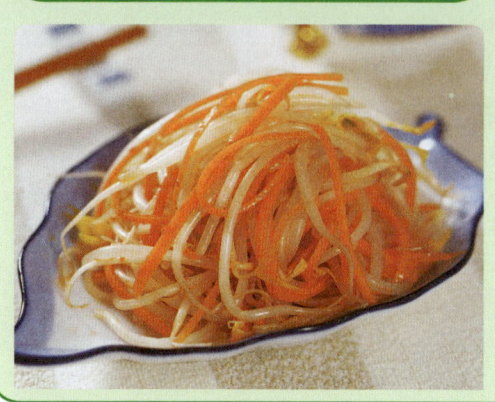

🥣 胡萝卜炒豆芽

◎ **材料** 胡萝卜、豆芽各100克，盐3克，鸡精2克，醋、香油各适量

◎ **制作** ①胡萝卜去皮，洗净，切丝；豆芽洗净，备用。②锅下油烧热，放入胡萝卜、豆芽炒至八成熟。③加盐、鸡精、醋、香油炒匀，起锅装盘即可。

◎ **功效** 本品具有清热利尿、健脾和胃的功效，适合肺热伤津以及胃热炽盛的糖尿病患者食用。

南瓜（滋阴益气+生津止渴）

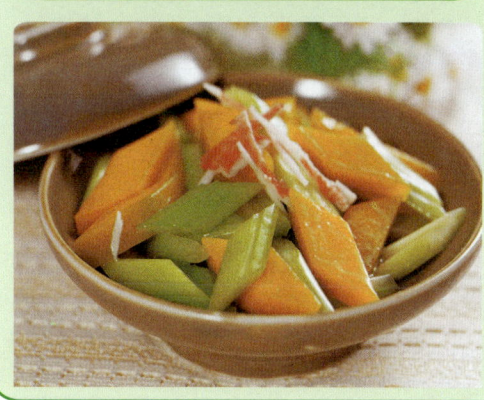

🥣 西芹炖南瓜

◎ **材料** 南瓜200克，西芹150克，姜片、葱段、盐、味精、水淀粉各适量

◎ **制作** ①西芹取茎洗净，切菱形片；南瓜去皮、去瓤，洗净，切菱形片。②将西芹片、南瓜片一起下开水锅中焯水，然后捞出，沥干水分。③装入砂锅中，于中火上炖5分钟，下入调味料翻匀即可。

◎ **功效** 本品具有滋阴、利尿、止消渴的功效，适合肺热伤津、胃热炽盛以及肝肾阴虚型糖尿病患者食用。

西红柿（生津止渴+清热平肝）

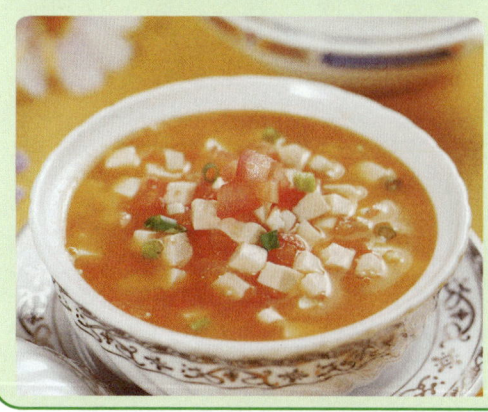

🥣 西红柿豆腐汤

◎ **材料** 豆腐150克，西红柿250克，橄榄油4克，葱花适量

◎ **制作** ①将豆腐洗净，切粒；西红柿洗净，入沸水汆烫后剖皮，切成粒。②豆腐入碗，加西红柿、适量的盐、味精、淀粉一起拌匀。③将炒锅置中火上，下油烧热，倒入豆腐、西红柿，翻炒至香，再炒约5分钟，撒上适量葱花即可。

◎ **功效** 本品降糖降压、清热解毒、养心润肺，适合热证、阴虚的糖尿病患者食用。

[糖尿病 吃 什么？]

竹笋（清热毒+治消渴+利水道）

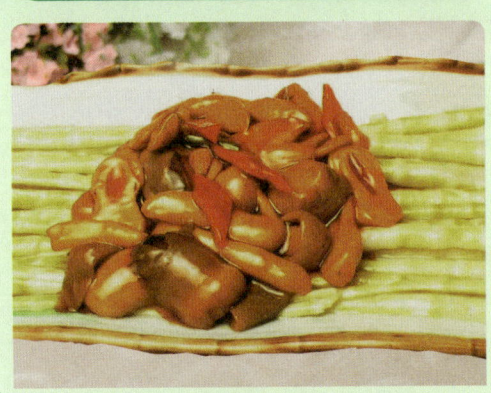

鸡腿菇扒竹笋

◎ **材料** 鸡腿菇50克，青红椒各20克，竹笋50克，盐、酱油、香油各适量

◎ **制作** ①鸡腿菇洗净，泡发，沥干水分，青、红椒分别洗净切片待用。②将竹笋洗净，放入沸水中，略焯烫，捞出装盘待用。油锅烧热，放入鸡腿菇快炒，放盐、酱油，翻炒均匀，加入青、红椒，炒熟后淋上香油，起锅，倒在装有竹笋的盘中即可。

◎ **功效** 本品具有生津利尿、益胃消食、增强体质的功效，适合各个证型的糖尿病患者食用。

熟地（滋补肝肾+养血益精）

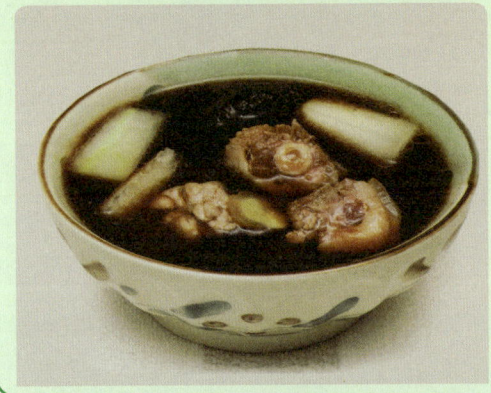

熟地龙骨煲冬瓜汤

◎ **材料** 冬瓜100克，熟地50克，龙骨300克，姜、麻油、盐各适量

◎ **制作** ①将龙骨洗净剁块，熟地洗净切片，姜去皮洗净切片。②锅上火，放适量清水水，大火煮开后放入腔骨焯烫，去血水。③砂锅上火，加水适量，放少许麻油，将腔骨转入砂煲，加入熟地、冬瓜，大火煮开，转中火煲1小时，调入盐，盛出即可。

◎ **功效** 本品清热凉血、利尿除湿，适合肝肾阴虚以及气阴两虚型糖尿病患者食用。

玉竹（养阴润燥+除烦止渴）

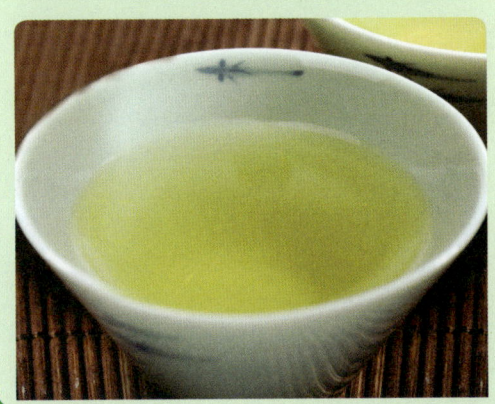

玉竹西洋参茶

◎ **材料** 玉竹、麦冬各20克，西洋参3片，蜂蜜适量

◎ **制作** ①玉竹、西洋参冲净；麦冬洗净捣碎，与玉竹、西洋参一起用600毫升沸水冲泡。②加盖焖15分钟。③滤渣待凉后，加入蜂蜜，拌匀即可饮用。

◎ **功效** 本品具有滋阴益气、补虚生津的功效，可用于肺热伤津、肝肾阴虚及气阴两虚型高血脂患者饮用，常喝此茶可强身健体、延年益寿。

[糖尿病 吃 什么？]

葛根（清热生津+除烦止渴）

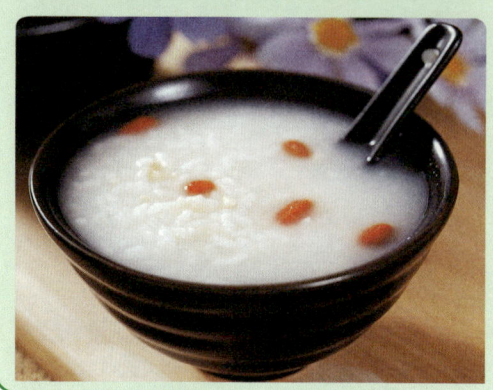

葛根枸杞粥

◎ 材料　粳米80克，葛根粉30克，枸杞10克

◎ 制作　①将粳米淘洗干净，枸杞洗净备用。②将葛根粉用少量冷开水搅拌成芡汁。③将粳米放入锅中，煮至八成熟时，放入枸杞、葛粉芡汁。

◎ 功效　本品具有清热生津、益气养肝的功效，肺热伤津、胃热炽盛、肝肾阴虚以及气阴两虚型糖尿病患者食用。

黄精（补气养阴+健脾益肾）

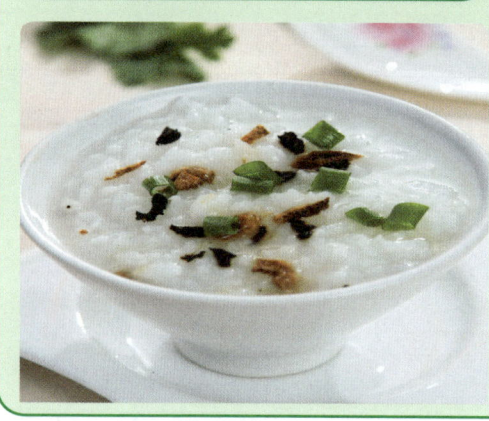

黄精桑葚粥

◎ 材料　黄精20克，干桑葚20克，陈皮3克，大米80克

◎ 制作　①将黄精、干桑葚、陈皮分别洗净；大米洗净；锅置火上，加水适量，放入大米，大火煮至米粒开花。②再放入黄精、桑葚、陈皮，用小火熬至粥成时即可关火，分两次食用。

◎ 功效　此粥可滋阴生津、补肝益肾，适合肝肾阴虚型糖尿病患者食用，症见腰膝酸软、头晕耳鸣、手足心热、口干咽燥等。

生地（清热生津+凉血止血）

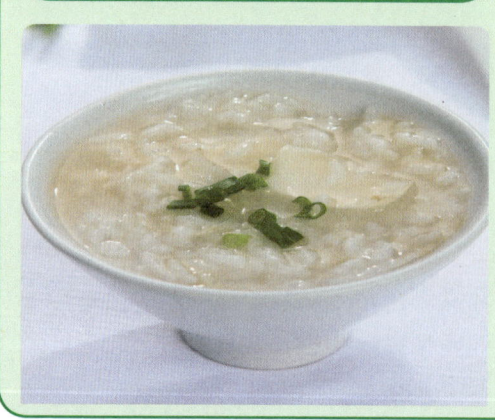

百合生地粥

◎ 材料　大米80克，百合20克，生地黄15克，盐、葱花各适量

◎ 制作　①将大米、百合、生地黄分别洗净。②取生地黄入锅熬汁留用，再将大米和百合放入锅中用旺火煮至米粒将开花时倒入生地黄汁，粥成后关火，撒上葱花，加盐调味即可。

◎ 功效　本品可清热凉血、润燥生津，适合肺热伤津、胃火炽盛以及肝肾阴虚型糖尿病患者食用。

[糖尿病 吃 什么？]

莲心（清热泻火+养心安神）

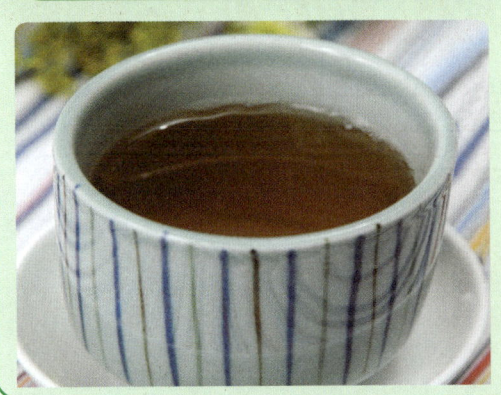

莲心决明茶

◎ 材料　莲心2克，决明子10克

◎ 制作　①将莲心（由于莲心大苦大寒，量不宜过大，2～3克即可）与决明子分别洗净，放入杯中。②用沸水冲泡，加盖焖10分钟，当茶饮用，一日一杯即可。

◎ 功效　本品清热泻火、润肠通便，适合肺热伤津、胃热炽盛的糖尿病患者饮用。

山楂（消食健胃+活血化瘀）

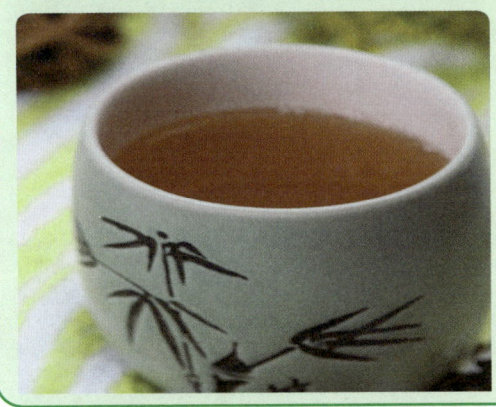

山楂绞股蓝茶

◎ 材料　山楂片10克，绞股蓝8克

◎ 制作　①将山楂片、绞股蓝洗净。②将绞股蓝、山楂片入锅，加适量水煮沸。③滤渣后即可饮用。

◎ 功效　本品具有开胃消食、降糖降压、活血化瘀、益气养血的功效，适合气阴两虚型糖尿病患者饮用，常饮还能预防动脉硬化以及冠心病等并发症的发生。

肉桂（补元阳+暖脾胃+通血脉）

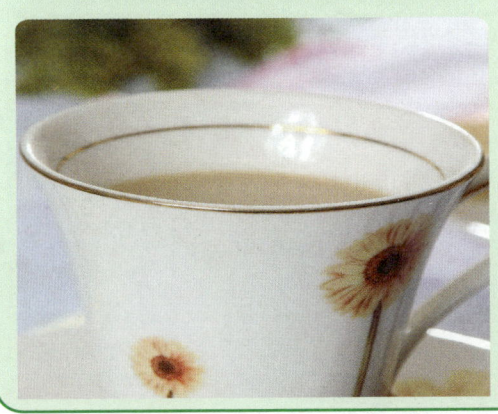

肉桂奶茶

◎ 材料　低脂鲜奶300克，肉桂2根

◎ 制作　①将低脂鲜奶倒入杯中，放入微波炉中加热后取出。②以2根肉桂棒搅拌，直至肉桂香味渗入奶中即成。

◎ 功效　本品可温中散寒、温肾助阳、滋阴益气，适合阴阳两虚型糖尿病患者食用，同时，还能促进血液循环，减少心脑血管疾病以及肾病等并发症的发病率。

[糖尿病 禁 什么？]

◎糖尿病患者忌吃食物及原因

糖尿病患者应忌食高糖、高钾、高热量、高脂肪食物，如糯米、芋头、荔枝等。

糯米

不宜吃糯米的原因

❶ 糯米中含碳水化合物的量很高，热量较高，每100克中含有78.3克，糖尿病患者食用后可使血糖升高，对糖尿病病情不利。
❷ 糯米的钾含量较高，这对于存在钾代谢障碍的糖尿病并发肾病患者来说十分不利。
❸ 糯米的血糖生成指数为87，属于高血糖生成指数的食物，糖尿病患者食用后可使血糖快速升高。
❹ 糯米，特别是冷的糯米制品的黏度较高，不易被磨成"食糜"而消化吸收，所以肠胃不好的糖尿病患者要慎食。

忌吃关键词：高碳水化合物、高钾、黏度高

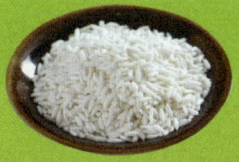

油条

不宜吃油条的原因

❶ 油条经高温油炸而成，热量较高，而且许多营养成分也已经被破坏，多吃会使血糖上升，还会造成营养失衡。
❷ 油条含钠量较高，每100克中含钠585.2毫克，多食可能引致水肿、血压升高。
❸ 油条含钾量很高，糖尿病并发肾病的患者需慎食。
❹ 油条表面裹着大量油脂，不易被消化，肠胃功能较差的糖尿病患者要慎食。

忌吃关键词：高钠、高钾、高油脂

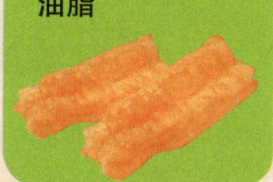

肥肉

不宜吃肥肉的原因

❶ 肥猪肉的脂肪含量很高，每100克肥肉中含有脂肪88.6克，其热量也很高，每100克肥肉可产生807千卡热量，不利于糖尿病患者血糖和体重的控制。
❷ 肥猪肉中含有大量的饱和脂肪酸和胆固醇，二者可结合沉淀于血管壁，诱发动脉硬化等心脑血管并发症。

忌吃关键词：高脂肪、高胆固醇、饱和脂肪酸

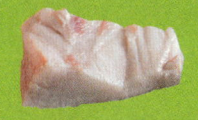

[糖尿病 禁 什么？]

猪肝

不宜吃猪肝的原因

❶ 猪肝中胆固醇含量较高，不利于血糖控制。
❷ 猪肝中含有丰富的钾和磷，会增加肾脏负担，不利于肾脏的病情恢复。
❸ 猪肝中的含铁量丰富，每100克中含铁22.6毫克，适当食用可有效地调节和改善贫血病人的造血功能，但是如多食会使体内储存较多的血红元素铁，从而加重机体损伤，加重糖尿病病情。

❌ 忌吃关键词

高胆固醇、高钾、高磷、高铁

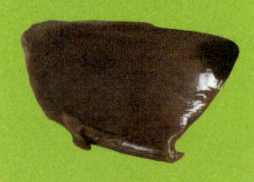

鲍鱼

不宜吃鲍鱼的原因

❶ 鲍鱼中胆固醇的含量较高，每100克鲍鱼中，含有242毫克胆固醇，糖尿病患者不宜食用。
❷ 鲍鱼含钠量较高，每100克鲍鱼中，含有2011.7毫克钠，糖尿病患者多食易造成血压升高，引发心脑血管并发症。
❸ 鲍鱼肉难消化，肠胃功能较弱的糖尿病患者应慎食。

❌ 忌吃关键词

高胆固醇、高钠、难消化

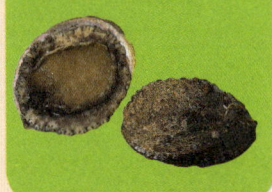

红薯

不宜吃红薯的原因

❶ 红薯中淀粉和糖的含量都较高，糖尿病患者不宜食用淀粉和糖含量过高的食物，因为淀粉和糖都极易使血糖升高，引起血糖的大波动，不利于糖尿病患者血糖的控制。
❷ 红薯中含有"气化酶"，多食可能出现烧心、肚胀排气等现象，不利于糖尿病病情的控制。

❌ 忌吃关键词

高糖、气化酶

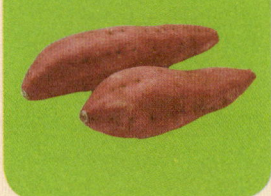

[糖尿病 禁 什么？]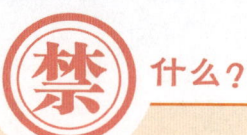

土豆

不宜吃土豆的原因

❶ 土豆含淀粉量较高，糖尿病患者不宜多吃，食用时应该相应减少主食的进食量。

❷ 土豆中钾的含量很高，糖尿病并发肾病的患者食用后会增加肾脏负担，引起高钾血症。

❸ 土豆的血糖生成指数为62，属于中等血糖生成指数食物，食用后较容易使血糖升高，糖尿病患者应慎食。

❌ 忌吃关键词

高淀粉、高钾、中等血糖生成指数食物

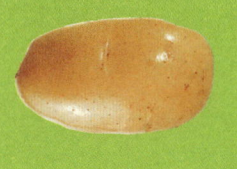

雪里蕻

不宜吃雪里蕻的原因

❶ 糖尿病患者多属阴虚火旺体质，而雪里蕻性温，糖尿病患者久食之可积温成热，加重糖尿病病情。

❷ 雪里蕻常常被腌制成咸菜，含盐量较高，糖尿病患者特别是合并有高血压病的患者要慎食。

❸ 雪里蕻的含钾量较高，糖尿病合并有肾病的患者要慎食。

❌ 忌吃关键词

性温、高盐、高钾

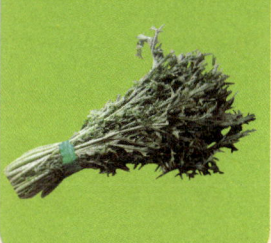

芋头

不宜吃芋头的原因

❶ 芋头含淀粉量特别丰富，每100克芋头中可含69.6克的淀粉，淀粉在体内易转化成葡萄糖，糖尿病患者应慎食。

❷ 芋头含有黏性多糖类物质，极易被消化和吸收，从而引起血糖快速上升，使血糖更难控制。

❸ 芋头的含钾量较高，糖尿病并发肾病的患者多食可能致钾堆积从而引起高钾血症。

❌ 忌吃关键词

高淀粉、黏性多糖类物质、高钾

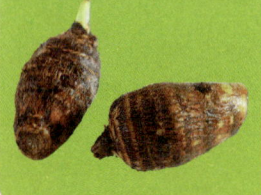

[糖尿病 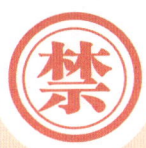 禁 什么？]

韭菜

不宜吃韭菜的原因

❶ 韭菜性温，有温肾助阳的功效，适合阳虚者食用，而早、中期糖尿病患者多属阴虚体质，不宜过多食用。
❷ 韭菜能昏目，有眼部疾病者不适宜吃，否则会加重病情，所以糖尿病并发眼部疾病的患者更要禁吃。
❸ 韭菜的含钾量较高，每100克中含钾247毫克，糖尿病并发肾病的患者需慎食。

忌吃关键词

性温、昏目、高钾

柿子

不宜吃柿子的原因

❶ 柿子中的含糖量极高，每100克熟柿子中含糖可达5～20克，且主要是葡萄糖、蔗糖和果糖，能使血糖快速上升。
❷ 柿子性寒，肠胃虚寒的糖尿病患者多食易造成腹泻。此外，柿子常被制成柿饼，含糖量也很高，也应禁食。

忌吃关键词

高糖、性寒

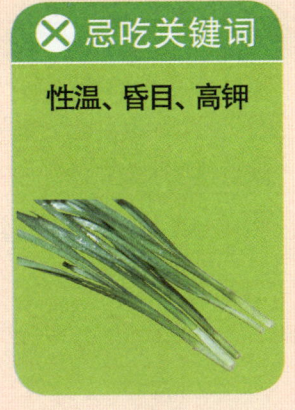

甘蔗

不宜吃甘蔗的原因

❶ 甘蔗中含有糖量高达12%，且主要以蔗糖、葡萄糖和果糖为主，容易被吸收使血糖快速升高。
❷ 甘蔗属寒性水果，多食易造成腹泻，对于肠胃虚寒的糖尿病患者尤为不利。

忌吃关键词

高糖、性凉

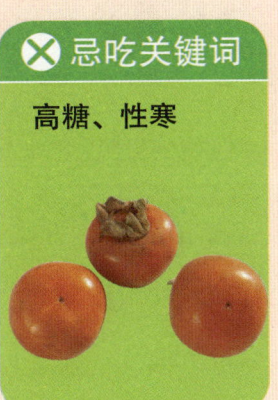

[糖尿病 禁 什么？]

荔枝

不宜吃荔枝的原因

1. 荔枝性质温热，易助热上火，加重糖尿病患者的病情。
2. 荔枝中葡萄糖含量高达66%，果糖和蔗糖的含量也很高，易使血糖升高。
3. 荔枝属于高血糖生成指数食物，食用后容易被吸收从而使血糖快速升高。

忌吃关键词

性热、高糖、高血糖生成指数

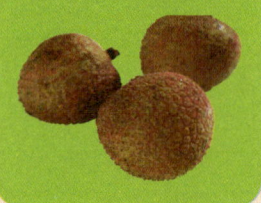

开心果

不宜吃开心果的原因

1. 开心果的脂肪含量很高，热量极高，糖尿病患者食用后，容易引起血糖升高，肥胖型糖尿病患者尤不适宜。
2. 开心果中钾、磷的含量均极高，这对于存在钾、磷代谢障碍的糖尿病并发肾病的患者来说，无疑是雪上加霜。
3. 开心果中的钠含量较高，糖尿病并发高血压病的患者慎食。

忌吃关键词

高脂肪、高钾、高磷、高钠

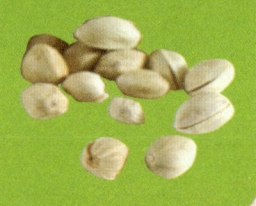

薯片

不宜吃薯片的原因

1. 薯片属于高热量、血糖生成指数较高的食物，糖尿病患者不宜食用。
2. 薯片中含有致癌物丙烯酰胺，过量食用会使丙烯酰胺大量堆积，增加糖尿病患者患癌症的风险。
3. 薯片的口味多用盐等调制，长期食用易患心血管疾病。

忌吃关键词

高热量、高血糖生成指数、丙烯酰胺、高盐

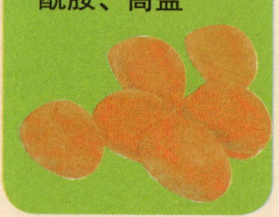

[糖尿病  禁什么？]

白酒

不宜喝白酒的原因

1. 白酒性烈火热，糖尿病等阴虚火旺者不宜饮用。
2. 白酒中的甲醇成分可加重糖尿病患者的周围神经损害。
3. 白酒热量高，可致肥胖，增加心脑血管并发症的风险。
4. 白酒可抑制肝糖原分解和糖异生作用，可引起低血糖。

忌喝关键词：性温、甲醇

牛油

不宜吃牛油的原因

1. 牛油的脂肪含量和热量都极高，每100克牛油中含脂肪92克，且其热量极高，每100克牛油可产生835千卡热量，糖尿病患者食用后会引起体重增加和血糖升高，不利于病情控制。
2. 牛油中的胆固醇含量和饱和脂肪酸含量都很高，多食容易引起冠心病、动脉硬化等心脑血管并发症。

忌吃关键词：高脂肪、高热量、高胆固醇、饱和脂肪酸

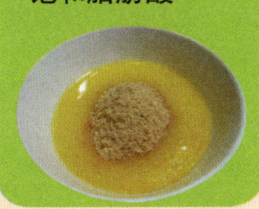

蜂蜜

不宜喝蜂蜜的原因

1. 蜂蜜中碳水化合物的含量很高，热量也较高，糖尿病患者食用后可引起高血糖，也不利于体重控制。
2. 蜂蜜中所含糖分以葡萄糖和果糖为主，二者均为单糖，可不经任何转化而被人体直接吸收，迅速升高血糖。

忌喝关键词：高碳水化合物、高热量、高糖

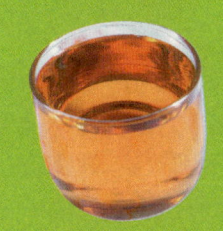

痛风

◎痛风是人体内嘌呤物质的代谢紊乱，尿酸合成增加或排出减少，造成血尿酸浓度过高，尿酸以钠盐的形式沉积在关节、软骨和肾脏中，引起组织异物炎性反应。症状有：关节部位红、肿、热、剧烈疼痛反复发作，关节畸形等，常发于大拇指、踝、膝、足背、足跟、指腕等关节部。

中医分型

❶ 湿热痹阻型

- **症状剖析** 关节红肿热痛，病势较急，局部灼热，得凉则舒。伴发热、口渴、心烦、小便短黄。舌质红，苔黄或腻，脉象滑数或弦数。
- **治疗原则** 清热利湿、通络止痛。
- **饮食禁忌** 忌食燥热、辛辣刺激性食物，忌食鱼类、动物内脏等含嘌呤成分过高的食物。

对症药材：❶苍术 ❷黄柏 ❸知母 ❹石膏 ❺金银花 ❻连翘 ❼地龙 ❽川牛膝 ❾威灵仙

对症食材：❶薏米 ❷木瓜 ❸西瓜 ❹玉米 ❺绿豆 ❻冬瓜

❷ 风寒湿痹型

- **症状剖析** 症见关节肿痛，屈伸不利，或见局部皮下结节、痛风石。伴关节喜温，肢体沉重麻木，小便清长，大便溏薄。舌质淡红，苔薄白，脉象弦紧或濡缓。
- **治疗原则** 祛风散寒、除湿通络。
- **饮食禁忌** 忌寒凉生冷食物，忌鱼类、动物内脏等含嘌呤成分过高的食物。

对症药材：❶桂枝 ❷白芍 ❸生姜 ❹黄芪 ❺制川乌 ❻防己 ❼川芎 ❽羌活 ❾防风

对症食材：❶樱桃 ❷花椒 ❸生姜 ❹韭菜 ❺洋葱

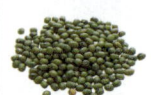

❸ 痰瘀阻滞型

- **症状剖析** 关节肿痛，反复发作，时轻时重，局部硬节，或见痛风石。伴关节畸形，屈伸不利，局部皮色暗红，体虚乏力，面色青暗。舌质绛红有瘀点，苔白或黄，脉象沉滑或细涩。
- **治疗原则** 化痰散结、活血通络。
- **饮食禁忌** 忌寒凉生冷食物，忌含嘌呤多的食物。

对症药材：❶半夏 ❷川芎 ❸茯苓 ❹陈皮 ❺当归 ❻丹参 ❼桃仁 ❽红花 ❾秦艽 ❿炮山甲

对症食材：❶薏米 ❷南瓜 ❸木耳 ❹香菇 ❺山楂

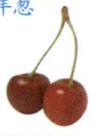

❹ 脾肾阳虚型

- **症状剖析** 症见关节肿痛持续，肢体及面部水肿。伴气短乏力，腰膝酸软，畏寒肢冷，纳呆呕恶，腹胀便溏。舌质淡胖，苔薄白，脉象沉缓或沉细。
- **治疗原则** 健脾益肾、温阳散寒。
- **饮食禁忌** 忌食寒凉生冷食物，忌食鱼类、动物内脏等含嘌呤成分过高的食物。

对症药材：❶制附子 ❷白术 ❸黄芪 ❹杜仲 ❺补骨脂 ❻仙灵脾 ❼肉苁蓉 ❽骨碎补

对症食材：❶樱桃 ❷花椒 ❸胡椒 ❹生姜

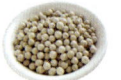

❺ 肝肾阴虚型

- **症状剖析** 关节疼痛，时轻时重，反复发作，日久不愈，或关节变形可见结节，屈伸不利。伴腰膝酸软，耳鸣口干，肢体麻木，神疲乏力，面色潮红。舌质干红，苔薄黄燥，脉弦细或细数。
- **治疗原则** 补肝养肾、祛风除湿。
- **饮食禁忌** 忌食燥热、辛辣刺激性食物。

对症药材
❶桑寄生 ❷白芍 ❸熟地 ❹杜仲 ❺牛膝 ❻龟板 ❼鳖甲 ❽独活 ❾菟丝子

对症食材
❶黑米 ❷莴笋 ❸南瓜 ❹桑葚 ❺黑豆

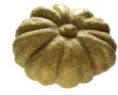
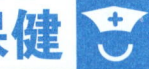

生活保健

✓ 注意劳逸结合，避免过度用脑、过度劳累、精神紧张，肥胖者要积极减肥，减轻体重，这些对于防止痛风发生颇为重要。

✗ 禁用或少用影响尿酸排泄的药物：如青霉素、四环素、大剂量的利尿剂、维生素B_1和维生素B_2胰岛素及小剂量阿司匹林等。

饮食宜忌

宜
- ✓ 多喝水，多食瓜果蔬菜，如绿豆、莴笋、木瓜、薏米、冬瓜、西瓜等，这些多有利尿作用，可促进尿酸的排泄。
- ✓ 饮食清淡，限制每天总热能的摄入，低脂低糖低盐，少用强烈刺激的调味料或香料。

忌
- ✗ 少吃碳水化合物，少吃蔗糖、蜂蜜，因为它们含果糖很高，会加速尿酸生成。
- ✗ 禁酒，荤腥不要过量，少吃鱼类、虾蟹、动物内脏等食物，因为这些食物含嘌呤成分较高，常食会较重痛风。

民间秘方

❶ 黄柏、威灵仙、陈皮、羌活各30克，苍术、赤芍各50克，甘草10克。将以上药材共研末，加蜂蜜做成药丸服用，一日两次，一次20克。本品有清热除湿、活血通络之功，主治湿热痹阻型痛风（症状参照中医分型①）。

❷ 党参、白术、熟地黄、黄柏各60克、山药、半夏、龟板各30克，锁阳、干姜灰各15克。将以上药材共研末，粥糊为丸，每次10克，一日三次。本品补脾益肾、化痰散结，主治气血两虚，痰浊痛风。

◎痛风患者宜吃的食物及其简易食疗方

痛风属湿热痹阻者宜选择具有清热利湿、祛风通络的食物，如防风饮；风寒湿痹型患者应食用祛风散寒的食物，如川乌粥、独活当归粥；痰瘀阻滞型痛风者宜多食化痰除湿的药膳，如半夏薏米汤、红豆黑米粥；脾肾阳虚型痛风患者宜多食温补脾肾的药膳，如肉桂川芎茶。

南瓜（益气化痰+消炎止痛）

炖南瓜

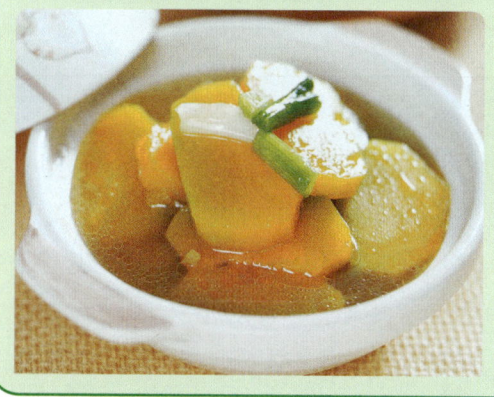

材料 南瓜300克，生姜20克、葱10克，盐3克

制作 ①将南瓜去皮、去瓤，切成厚块；葱洗净，切圈；姜去皮切丝。②锅上火，加油烧热，下入姜、葱炒香。③再下入南瓜，加入适量清水炖10分钟，调入盐即可。

功效 本品具有益气补虚、散寒化痰、消炎止痛的功效，适合风寒痹阻、脾肾阳虚以及痰瘀痹阻型痛风患者食用。

莴笋（滋阴益胃+利水消肿）

酸甜莴笋

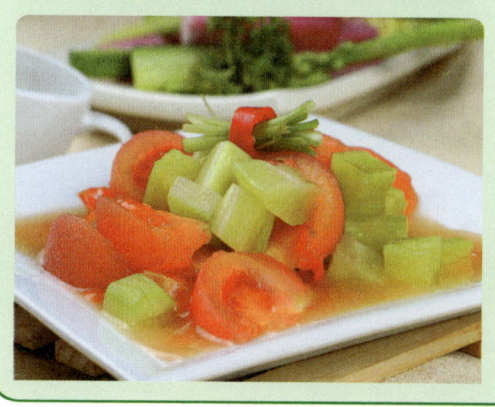

材料 嫩莴笋500克，西红柿2个，蒜泥10克，柠檬汁50克，糖10克，盐适量

制作 ①莴笋削皮，切丁，放入沸水略烫；西红柿去皮，切块。②将所有调味料一起放入碗中调成味汁，放入冰箱冷藏8分钟。③将所有材料放入容器，淋上味汁拌匀即可。

功效 本品具有清热解毒、利水消肿的功效，适合湿热痹阻型糖尿病患者食用。

[痛风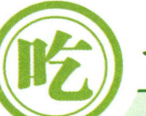什么？]

木瓜（清热利尿+祛风除湿）

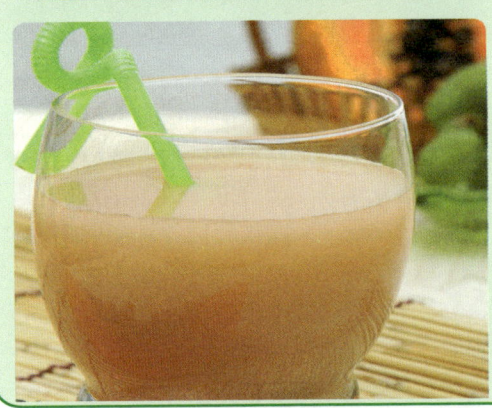

木瓜汁

◎ **材料** 木瓜1个，菠萝1个

◎ **制作** ①将木瓜去皮、去瓤后切成小块备用，菠萝去皮后洗净，用盐水浸泡5分钟，切成块。②将木瓜与菠萝放入榨汁机一起搅打成汁。

◎ **功效** 本品具有清热利尿、祛湿通络、生津止渴的功效，适合湿热痹阻型痛风患者食用。

樱桃（益气健脾+祛风除湿）

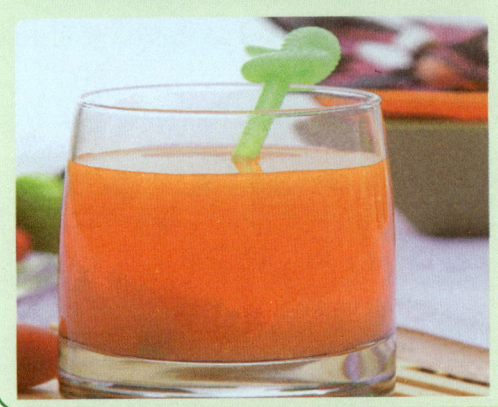

樱桃西红柿汁

◎ **材料** 柳橙150克，樱桃300克，西红柿100克

◎ **制作** ①将1个柳橙剖半，榨汁。②再将樱桃、半个西红柿（切成小块，放入榨汁机内榨成汁。③以滤网过滤残渣，和柳橙汁混合搅拌即可。

◎ **功效** 本品具有解渴利尿、祛风除湿的功效，尤其适合暑热烦渴、风湿病、痛风等患者食用。

西瓜（消暑止渴+利尿消肿）

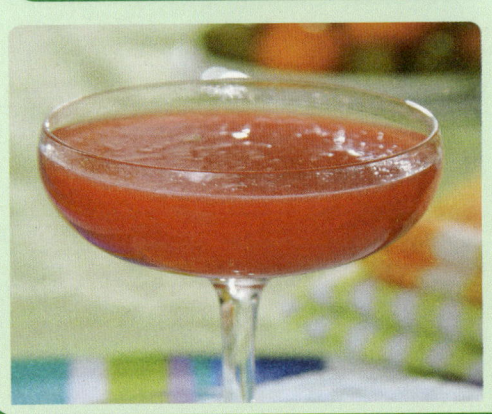

西红柿西瓜西芹汁

◎ **材料** 西红柿100克，西瓜200克，西芹50克

◎ **制作** ①将一个西红柿洗净，去皮并切块；西瓜洗净去皮，切成薄片；西芹撕去老皮，洗净并切成小块。②将所有材料放入榨汁机中，一起搅打成汁，滤出果肉即可。

◎ **功效** 本品具有清热解暑、利尿通便、降糖降压，适合湿热痹阻型痛风患者食用。

[痛风 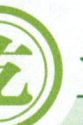 什么？]

威灵仙（祛风除湿+通络止痛+消痰散积）

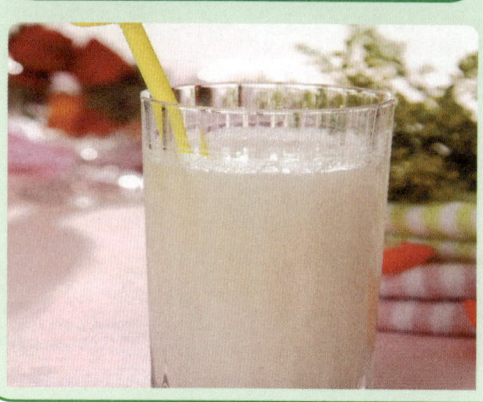

威灵仙牛膝茶

材料 威灵仙、牛膝各10克，车前子5克，砂糖适量

制作 ①先将威灵仙、牛膝、车前子洗净，放入茶杯。②置锅于火上，倒入600毫升水，烧开。③再将开水倒入杯中冲泡威灵仙、牛膝、车前子，加盖焖10分钟即可。

功效 本品具有祛风除湿、活络通经、利尿通淋功效，适合湿热痹阻、痰瘀阻滞型痛风患者食用。

防风（发表祛风+胜湿止痛）

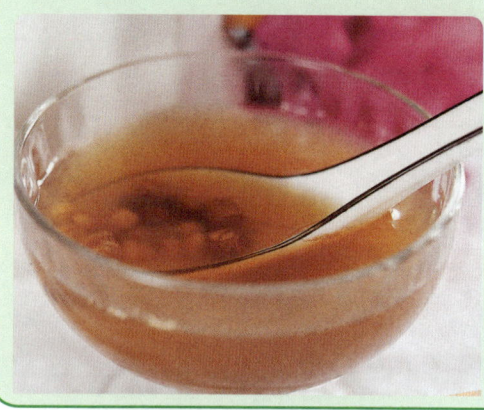

防风饮

材料 防风9克，丹参6克，薏仁20克，冰糖20克

制作 ①把丹参去皮、心、尖，洗净；防风润透切片；薏仁去杂质，洗净。②把薏仁、防风、丹参同放炖锅内，加水250毫升。③把炖锅置武火上烧沸，再用文火煎煮50分钟，加入冰糖调味即可。

功效 本品具有解表祛风、除湿止痛、活血化瘀的功效，适用于湿热痹阻、痰瘀阻滞型痛风患者患者食用。

川芎（行气活血+通络止痛）

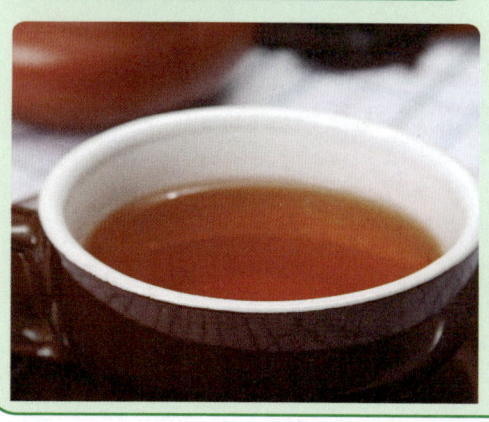

丹参川芎茶

材料 丹参、地龙各10克，川芎8克

制作 ①丹参、川芎、地龙分别洗净，润透，切片。②将川芎、丹参、地龙放入炖锅内，加水600毫升。③炖锅置火上烧沸，再用小火煮15分钟，加入白糖即可。

功效 本品可活血祛瘀、通络止痛，适合痰瘀阻滞型痛风患者食用者饮用。

[痛风 吃 什么？]

独活（祛风胜湿+散寒止痛）

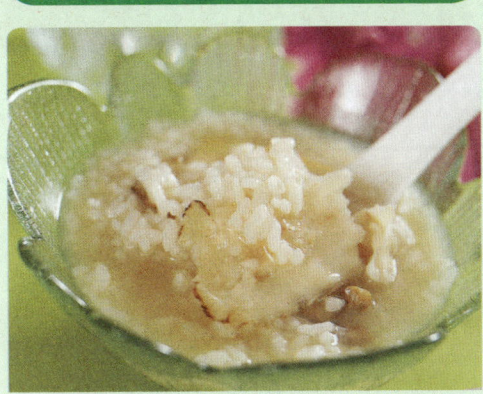

🥣 独活当归粥

◎ **材料** 独活25克，当归20克，生姜15克，粳米100克，蜂蜜适量

◎ **制作** ①将独活、当归、生姜洗净，待干。②独活、当归、生姜水煎1小时，取汁与粳米煮粥，临熟时调入蜂蜜。

◎ **功效** 本品散寒除湿、活血止痛，适合风寒湿痹以及脾肾阳虚型痛风患者食用。

川乌（祛风除湿+温经止痛）

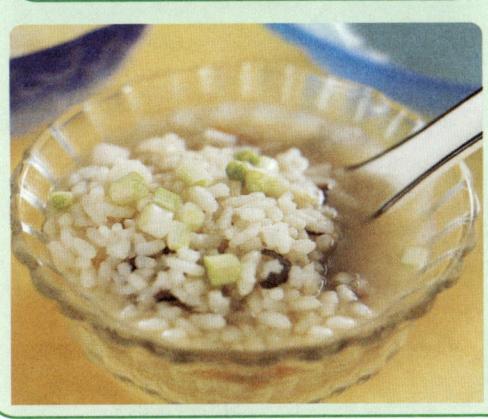

🥣 川乌粥

◎ **材料** 川乌、桂枝各10克，肉桂5克，葱白2根，粳米100克，红糖适量

◎ **制作** ①先将川乌洗净，沥干，煎90分钟；粳米洗净。②下洗净的桂枝、肉桂、葱白，再煎40分钟。③取汁与粳米煮粥，粥熟调入红糖稍煮即成。

◎ **功效** 本品具有活血通络、祛风除湿的功效，适合风寒湿痹以及脾肾阳虚型痛风患者食用。

黑米（滋阴益气+补肝养肾）

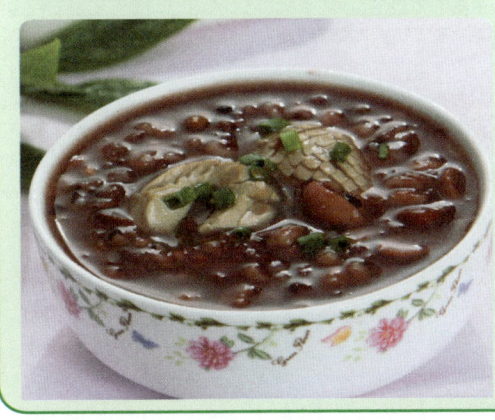

🥣 红豆黑米粥

◎ **材料** 黑米50克，红豆30克，花生米10克，萝卜20克，盐、葱花各适量

◎ **制作** ①花生米洗净；黑米、红豆洗净后泡1小时；萝卜洗净切块。②将泡好的黑米、红豆入锅，加水煮沸，下入花生米、萝卜，中火熬煮半小时。③等黑米、红豆煮至开花，调入盐调味，撒上葱花即可。

◎ **功效** 本粥品具有滋阴养血、补肝益肾、利尿通淋的作用，适合各个证型的痛风患者食用。

[痛风 禁 什么？]

◎痛风患者忌吃食物及原因

痛风患者应忌食富含嘌呤的食物，因嘌呤摄入过多会导致尿酸浓度过高，从而加重痛风。

豆腐

不宜吃豆腐的原因

❶ 痛风是由于人体内的嘌呤类物质发生代谢紊乱而致，而豆腐由黄豆制成，含有较多的嘌呤类物质，食用过多就会出现尿酸沉积的问题，从而诱发痛风并发症。

❷ 豆腐的蛋白质含量极为丰富，植物蛋白质经过代谢变化，大部分会成为含氮废物，由肾脏排出体外，而痛风患者大多数伴有肾脏病变，摄入过多的植物性蛋白质，无疑会使体内的含氮废物增多，加重肾脏的负担，使肾功能进一步衰退。

忌吃关键词

高嘌呤、高蛋白质

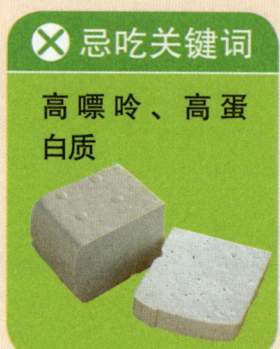

狗肉

不宜吃狗肉的原因

❶ 狗肉含有较多的嘌呤类物质，食用过多就会出现尿酸沉积的问题，从而诱发痛风并发症，故痛风患者不适宜食用狗肉。

❷ 狗肉性温，《本草纲目》中有记载："热病后食之，杀人。"故湿热痹阻型的痛风患者不宜食用，否则会加重其关节红肿热痛、局部灼热、发热、口渴、心烦、小便短黄、脉象滑数或弦数等症状。

忌吃关键词

高嘌呤、性温

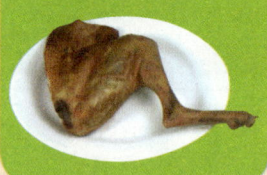

羊肉

不宜吃羊肉的原因

❶ 羊肉富含嘌呤物质，特别是羊肉常常被人们吃火锅时食用，如此摄入的嘌呤物质更是几倍的增长，更加容易出现尿酸沉积的问题，从而诱发痛风并发症，故痛风患者不适宜食用狗肉。

❷ 羊肉属于大热性食物，湿热痹阻型的痛风患者不宜食用，否则会加重其关节红肿热痛、局部灼热、发热、口渴、心烦、小便短黄、脉象滑数或弦数等症状。

忌吃关键词

高嘌呤、性热

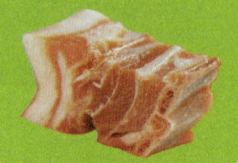

[痛风 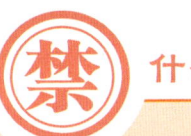 禁什么？]

鹅肉

▶ 不宜吃鹅肉的原因

❶ 关于鹅的食用禁忌，《本草纲目》中早有记载："鹅，气味俱厚，发风发疮，莫此为甚。"而《饮食须知》中也提出："鹅卵性温，多食鹅卵发痼疾。"由此可见，鹅肉、鹅卵均为大发食物，痛风患者可能诱发并发症的发作。

❷ 鹅肉甘润肥腻，多食能助热碍湿，湿热痹阻型的痛风患者不宜食用，否则可加重其关节红肿热痛、局部灼热、发热、口渴、心烦、小便短黄、脉象滑数或弦数等症状。

❌ 忌吃关键词

发物、甘润肥腻

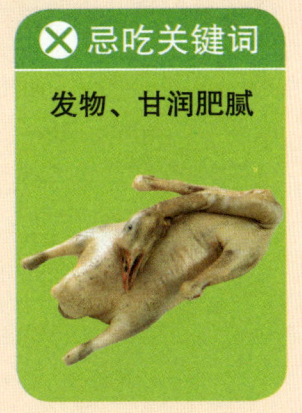

鸡汤

▶ 不宜喝鸡汤的原因

❶ 鸡汤含有很多的嘌呤类物质，而痛风是由于人体内的嘌呤类物质发生代谢紊乱而致，所以痛风患者不宜食用，否则可出现尿酸沉积，从而诱发痛风并发症。

❷ 鸡肉含有的嘌呤量在同类食物中排中等的位置，所以痛风患者不是绝对忌食，但是需慎重食用，注意控制好食用量。

❌ 忌喝关键词

高嘌呤

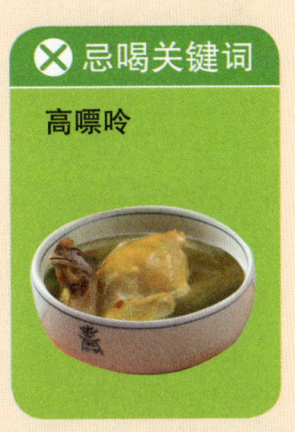

螃蟹

▶ 不宜吃螃蟹的原因

❶ 螃蟹属于高蛋白高嘌呤食物，而痛风是由于人体内的嘌呤类物质发生代谢紊乱而致，所以痛风患者不宜食用，否则可出现尿酸沉积，从而诱发痛风并发症。

❷ 螃蟹性寒，风寒湿痹型的痛风患者不宜食用，否则可加重其关节肿痛、屈伸不利、关节喜温、肢体沉重麻木、小便清长、大便溏薄、舌质淡红、苔薄白、脉象弦紧或濡缓等症状。

❌ 忌吃关键词

高嘌呤、性寒

[痛风 禁 什么？]

虾

不宜吃虾的原因

❶ 虾和螃蟹一样，都是高蛋白高嘌呤食物，痛风患者不宜食用，否则可出现尿酸沉积，从而诱发痛风并发症。

❷ 虾性温，多食会积温成热，湿热痹阻型的痛风患者不宜食用，否则可加重其关节红肿热痛、局部灼热、发热、口渴、心烦、小便短黄、脉象滑数或弦数等症状。

忌吃关键词

高嘌呤、性温

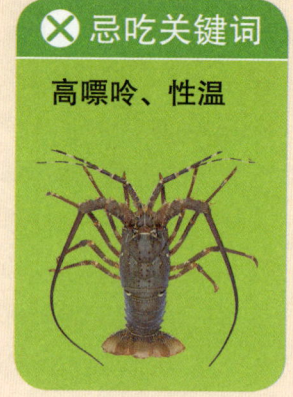

桂圆

不宜吃桂圆的原因

❶ 桂圆性温热，多食可助热上火，壅滞经络，湿热痹阻型的痛风患者不宜食用，否则可加重其关节红肿热痛、局部灼热、发热、口渴、心烦、小便短黄、脉象滑数或弦数等症状。

❷ 桂圆含腺嘌呤，对于需限制嘌呤摄入的痛风患者来说不适宜。

❸ 关于桂圆的食用禁忌，《药品化义》中有记载曰："甘甜助火、亦能作痛。"而《本草汇言》中也有记载说："甘温而润，恐有滞气。"

忌吃关键词

性温、腺嘌呤

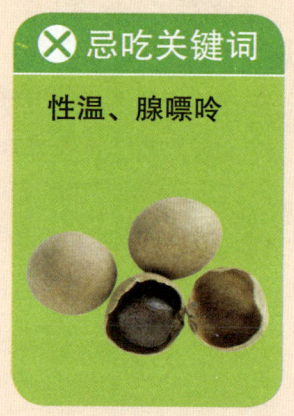

杏

不宜吃杏的原因

❶ 杏子性温，多食可助热上火，壅滞经络，湿热痹阻型的痛风患者不宜食用，否则可加重其关节红肿热痛、局部灼热、发热、口渴、心烦、小便短黄、脉象滑数或弦数等症状。

❷ 关于杏的食用禁忌，古人早有多食可"伤筋骨，生痰热，发疮痈，动宿疾"的说法，故痛风病人特别是在痛风的急性发作期，应忌食杏。

忌吃关键词

性温、伤筋骨

[痛风 禁 什么？]

白酒

不宜喝白酒的原因

❶ 白酒中含有的浓度很高的酒精成分在肝组织代谢的过程中，会大量地吸收水分，从而使血浓度增加，痛风患者体内的已经接近饱和的尿酸，就会加速进入软组织中，形成结晶，从而引起身体发生免疫系统过度反应而促使炎症发生。

❷ 酒精还有抑制尿酸排泄的作用，如果长期少量饮酒，还可刺激嘌呤的合成增加，这些均不利于痛风患者的病情。

忌喝关键词

酒精、刺激嘌呤合成

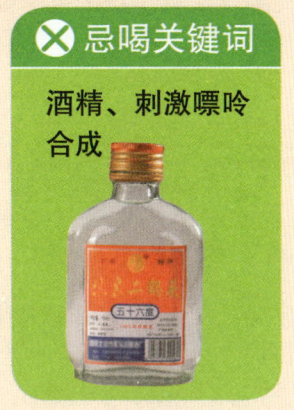

啤酒

不宜喝啤酒的原因

❶ 啤酒本身的嘌呤含量不高，仅仅含2~5毫升/分升，但是它含有较多的鸟苷酸，经过人体代谢后，可产生嘌呤，最后变成尿酸，不利于痛风患者的病情。

❷ 啤酒的酒精度数虽然低，但是长期饮用的话，它会导致乳酸堆积在体内，乳酸和尿酸均需从肾脏排出，它们存在竞争拮抗的关系，即乳酸的增多会直接影响尿酸的排出，使尿酸的排出减少，诱发痛风。

忌喝关键词

鸟苷酸、酒精

胡椒

不宜吃胡椒的原因

❶ 胡椒、辣椒、花椒、咖喱、芥末、生姜等热性调料均具有强烈的刺激性，可兴奋植物神经，从而诱使痛风发作。

❷ 关于胡椒的食用禁忌，《本草纲目》中早有记载："胡椒。大辛热，纯阳之物，肠胃寒湿者宜之。热病人食之，动火伤气，阴受其害。"故痛风患者特别是湿热痹阻型的患者，食用胡椒后，必定助热动火，加重其关节局部红肿热痛，状如热痹等症状。

忌吃关键词

刺激性、性热

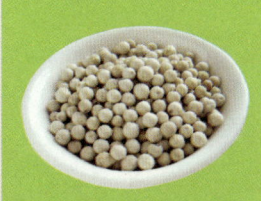

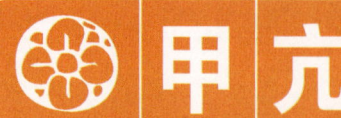

甲亢

◎甲状腺功能亢进简称甲亢，是由多种原因引起的甲状腺激素分泌过多所致的内分泌疾病。主要症状为易激动、神经过敏、失眠紧张、多汗、怕热、多食易饥、大便次数增加、疲乏无力，患者眼球突出，眼睛凝视，呈惊恐状，甲状腺弥漫性对称性肿大（少数不对称，肿大明显）。

中医分型

❶ 气郁痰凝型

- **症状剖析** 颈前出现肿块、肿块光滑且柔软，吞咽疼痛，烦躁易怒，胸闷气短，食欲不振为主要临床表现。
- **治疗原则** 理气疏郁、化痰散结。
- **饮食禁忌** 忌食肥肉、五花肉等肥腻难消化的食物。

对症药材：❶玫瑰花 ❷柴胡 ❸香附 ❹半夏 ❺苏子 ❻白芥子

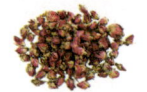

对症食材：❶杏仁 ❷银杏 ❸核桃 ❹香菇 ❺橘子

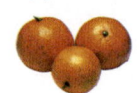

❷ 肝火亢盛型

- **症状剖析** 常出现眼睛突出，烦躁易怒，失眠心悸，手指颤抖，舌质偏红，舌苔较黄等现象。
- **治疗原则** 清肝泻火、软坚散结。
- **饮食禁忌** 忌食燥热刺激性食物。

对症药材：❶夏枯草 ❷菊花 ❸墨旱莲 ❹桑叶 ❺决明子

对症食材：❶苹果 ❷柚子 ❸豆腐 ❹干贝 ❺冬瓜 ❻苦瓜

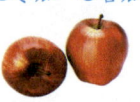

❸ 阴虚火旺型

- **症状剖析** 主要表现为口干咽燥、四肢疲软、头晕失眠、心悸健忘、舌质偏红，舌苔薄白。
- **治疗原则** 滋阴降火、软坚散结。
- **饮食禁忌** 忌食燥热刺激性食物。

对症药材：❶玄参 ❷生地 ❸沙参 ❹夏枯草

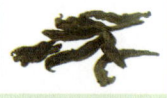

对症食材：❶牡蛎 ❷蛤蜊 ❸干贝 ❹墨鱼 ❺苹果

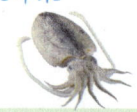

❹ 气阴两虚型

- **症状剖析** 主要表现为口干咽燥、四肢疲软、头晕失眠、心悸健忘、舌质偏红，舌苔薄白。
- **治疗原则** 益气养阴、软坚散结。
- **饮食禁忌** 忌食燥热刺激性食物，忌食寒性生冷耗伤气血的食物。

对症药材：❶鳖甲 ❷党参 ❸玉竹 ❹黄芪 ❺太子参

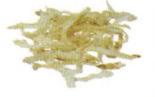

对症食材：❶龟肉 ❷甲鱼 ❸干贝 ❹牛奶

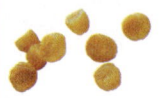

饮食宜忌

宜

✓ 少食多餐，不能暴饮暴食，给予高热量、高糖、高蛋白、高B族维生素饮食。

✓ 适当控制高纤维素食物，尤其腹泻时。多进食含钾、钙丰富的食物，如豆类、芹菜、奶类。

✓ 补充水分，每天饮水2500毫升左右。

✓ 每日应给予足够的碳水化合物，以纠正过度消耗，每日能量供给3000~3500千卡，要比正常人高50%~70%，以满足过量的甲状腺素分泌所引起的代谢增加。

忌

× 忌含碘食物和药物，忌辛辣刺激性食物，忌烟酒，忌咖啡、浓茶等兴奋性饮料。

 民间秘方

❶ 生地、磁石、珍珠母各15克，白芍、天冬、麦冬、知母、龟板、鳖甲、五味子各12克，黄芩、龙胆草、远志、酸枣仁、柏子仁各8克，水煎服，每日1剂，分早晚两次服用，连续服用7天。甲亢多属阴虚、肝郁。本方采用滋阴、平肝、潜阳的治疗治则，兼以养血安神，对甲亢有一定的疗效。注意不要用含碘药，以免影响西药疗效。

❷ 海蛤壳、珍珠母各20克，穿山甲、赤芍、当归、丹参各15克，桃仁、红花、三棱、莪术、皂角刺各10克。水煎服，每日1剂，分早晚两次服用，连续服用7天。本方具有软坚散结、破血化瘀的功效，适合浸润性突眼伴胫前黏液性水肿患者服用。

生活保健

🔵 患者要保持心情平静，避免情绪波动，平日可多听优美的音乐、做静养功、欣赏花鸟鱼虫等。

🔵 家人要主动关心安慰病人，切勿刺激病人。

🔵 患者要保证充足的睡眠，适当休息，避免过度劳累。

🔵 要注意预防感冒，保持个人卫生清洁，防止发生各类感染而加重病情。

❌ 不擅自减少、增加或停用抗甲状腺药物，要在有经验的医生的指导下合理用药，并定期上医院复查。

[甲亢 吃 什么？]

◎ 甲亢患者宜吃的食物及其简易食疗方

甲亢证属气郁痰结者应多食理气化痰散结的食物，如橘子杏仁菠萝汤、苏子牛蒡子茶等；肝火亢盛者应多食清肝泻火的食物，如玫瑰夏枯草茶；阴虚火旺者宜多食滋阴清热的药膳，如生地玄参汤、牡蛎豆腐汤；气阴两虚者宜多食滋阴益气的食物，如干贝瘦肉汤、牛奶炖花生等。

甲鱼（滋阴益气+净血散结）

🥣 香菇甲鱼汤

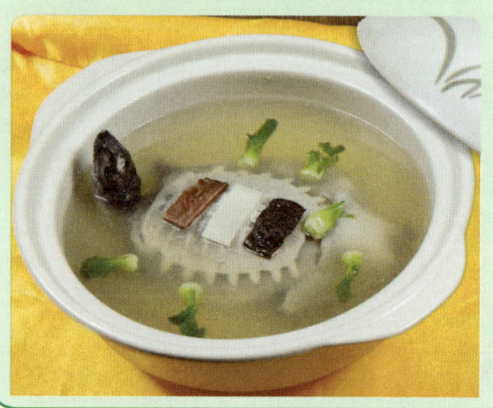

◎ **材料** 甲鱼500克，香菇、豆腐皮、上海青各适量，盐、鸡精、姜各适量

◎ **制作** ①甲鱼处理干净；姜洗净，去皮切片；香菇、豆腐皮、上海青洗净备用。②锅中注水烧开，放入甲鱼焯去血水，捞出放入瓦煲中，加入姜片，加适量清水煲开。③继续煲至甲鱼熟烂，放入盐、鸡精调味，放入香菇、豆腐皮、上海青煮熟，起锅摆盘即可。

◎ **功效** 本品能滋阴益气、软坚散结、清热除蒸，适合气阴两虚型甲亢患者食用。

干贝（滋阴补肾+调中下气）

🥣 干贝瘦肉汤

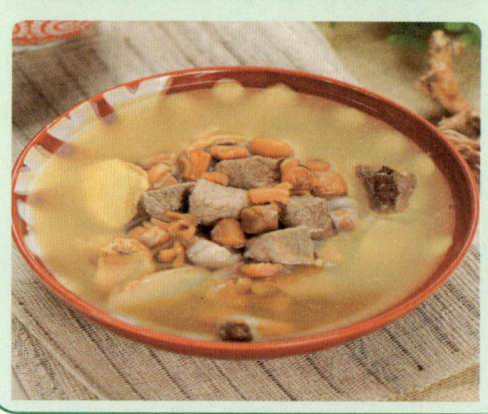

◎ **材料** 瘦肉500克，干贝15克，新鲜山药200克，生姜2片，盐4克

◎ **制作** ①瘦肉洗净，切块，氽水；干贝洗净，切丁；山药、生姜洗净，去皮，切片。②将瘦肉放入沸水中氽去血水。③锅中注水，放入瘦肉、干贝、山药、生姜慢炖2小时，加入盐调味即可。

◎ **功效** 本品具有滋阴润燥、益气补虚的功效，适合阴虚火旺、气阴两虚型甲亢患者食用。

[甲亢 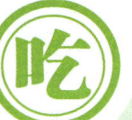 什么？]

蛤蜊（滋阴+散结+化痰）

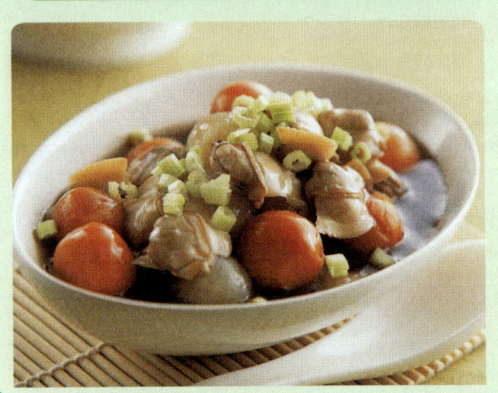

双色蛤蜊

◎ **材料** 白萝卜球30克，胡萝卜球30克，文蛤100克，芹菜末10克，肉苁蓉3克，当归15克，太白粉5克

◎ **制作** ①文蛤洗净，放入蒸笼蒸熟，取出蛤肉、汤汁；肉苁蓉、当归煎取药汁备用。②将胡萝卜、白萝卜入锅，加水焖煮20分钟，加入太白粉勾芡，放入、蛤肉汁、蛤肉及芹菜末、药汁拌匀即可。

◎ **功效** 本品滋阴益气、化痰散结、温肾助阳，适用于气阴两虚型的甲亢病。

龟肉（滋阴补血+益肾补虚）

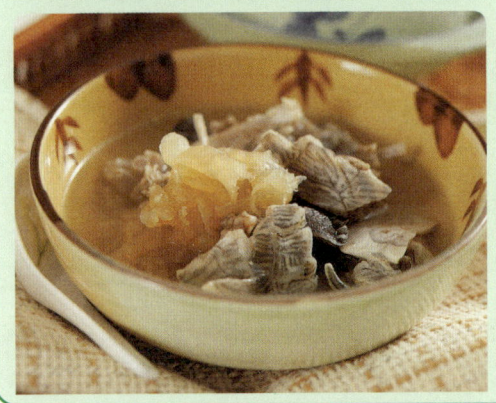

龟肉鱼鳔汤

◎ **材料** 龟肉150克，鱼鳔30克，精盐、味精各适量

◎ **制作** ①先将龟肉洗干净，切成小块；鱼鳔洗去腥味，切碎。②将龟肉、鱼鳔同入砂锅，加适量水，武火烧沸后，用文火慢炖，待肉熟后，加入精盐、味精调味即可。

◎ **功效** 补益肾阳、滋阴补血，适合阴虚火旺以及气阴两虚型甲亢患者食用。

杏仁（理气化痰+润肠通便）

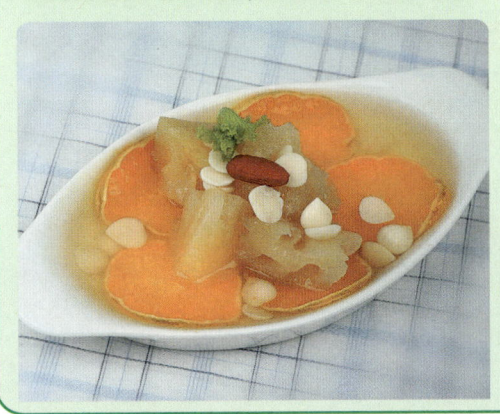

橘子杏仁菠萝汤

◎ **材料** 菠萝100克，杏仁80克，橘子20克，冰糖50克

◎ **制作** ①将菠萝去皮，切块；橘子洗净，切片。②杏仁洗净，备用。③锅上火倒入水，调入冰糖，下入菠萝、杏仁、橘子烧沸即可。

◎ **功效** 本品具有理气化痰、疏肝解郁、防癌抗癌等功效，适合气郁痰结型甲亢患者食用。

[甲亢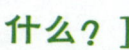什么？]

牛奶（健脾益气+养阴生津）

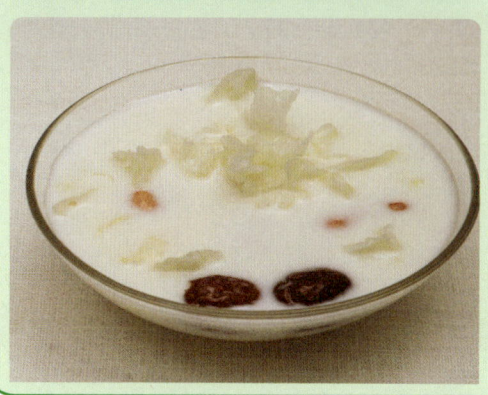

🥣 牛奶炖花生

材料 枸杞20克，银耳10克，花生100克，牛奶1500克，冰糖适量

制作 ①将银耳、花生、枸杞泡发，洗净。②银耳撕成小片。③砂锅上火，倒入牛奶，加入泡好的银耳、枸杞、花生，加入冰糖同煮，待花生煮烂时即可食用。

功效 本品可益气养血、养阴润燥，适合阴虚火旺以及气阴两虚型甲亢患者食用。

苹果（滋阴润燥+健脾益胃）

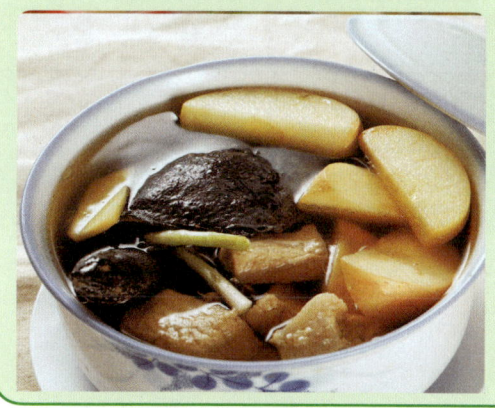

🥣 苹果炖甲鱼

材料 苹果2个，甲鱼1只，猪肉100克，龙骨100克，姜、盐、胡椒粒、香油各适量

制作 ①苹果洗净切瓣，猪肉洗净切块，龙骨剁块，姜切片。②锅上火，加水适量，放入姜片大火煮开，放入甲鱼焯烫后捞出，去内脏。③砂锅上火，放入甲鱼、猪肉、龙骨，加入胡椒粒，大火炖开，转用小火炖约2小时，调入盐，淋入少许香油即可。

功效 本品益气养血、养阴润燥，适用于阴虚火旺以及气阴两虚型甲亢病。

生地（清热凉血+养阴生津）

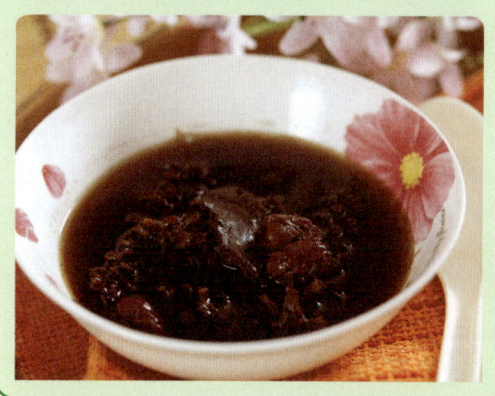

🥣 生地玄参汤

材料 生地20克，玄参、酸枣仁、夏枯草各10克，红枣6颗

制作 ①先将生地、玄参、酸枣仁、夏枯草、红枣洗净。②将全部原材料放入锅中。③加入适量清水，煮半小时即可。

功效 本品具有清热解毒、滋阴凉血、养心安神的功效，适合肝火旺盛以及阴虚火旺型甲亢患者食用，还可缓解甲亢患者精神亢奋的症状。

[甲亢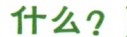什么？]

鳖甲（养阴清热+软坚散结+平肝熄风）

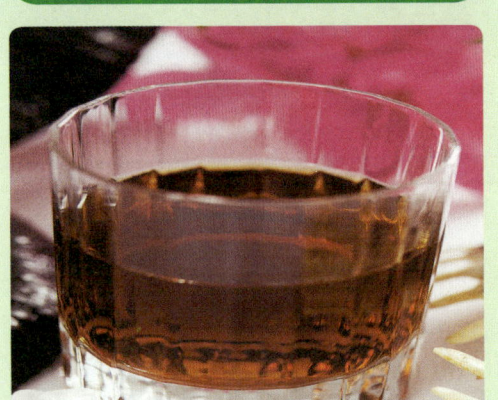

🥣 鳖甲灵杞酒

◎ **材料** 鳖甲20克，灵芝50克，枸杞50克，冰糖100克，白酒500毫升

◎ **制作** ①灵芝洗净，切薄片；鳖甲、枸杞洗净。②将药材置于酒罐中，加入冰糖、白酒，密封罐口，浸泡15天即成。

◎ **功效** 本品具有益气养阴、软坚散结的功效，适合气郁痰凝、阴虚火旺以及气阴两虚型甲亢患者食用。

夏枯草（清肝泻火+软坚散结）

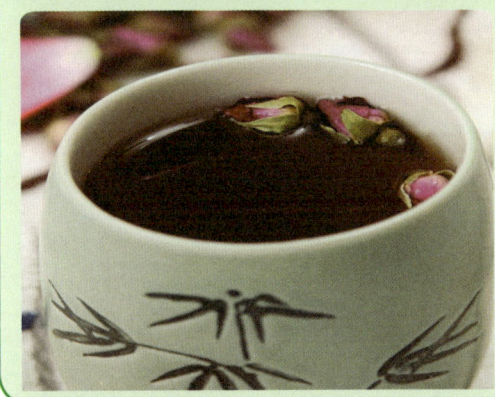

🥣 玫瑰夏枯草茶

◎ **材料** 玫瑰、夏枯草、蜂蜜各适量

◎ **制作** ①玫瑰、夏枯草洗净，放进杯碗中。②往杯碗中注入开水冲泡。③加入蜂蜜调味即可。

◎ **功效** 本品有行气解郁、清肝火、散结肿，适合气滞痰凝、肝火旺盛的甲亢患者食用，还能调节内分泌，缓和甲亢引起的情绪躁动、眼突眼干等症。

苏子（降气消痰+平喘润肠）

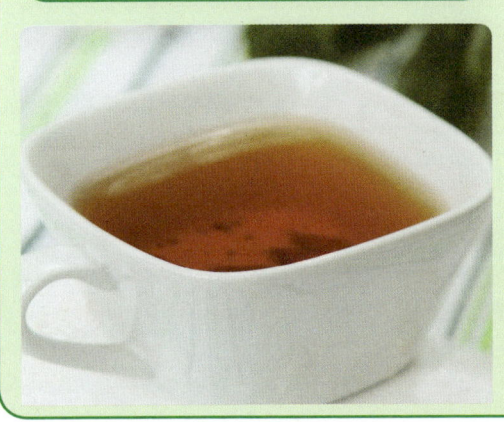

🥣 苏子牛蒡子茶

◎ **材料** 苏子10克，牛蒡子10克，枸杞5克，绿茶20毫升，冰糖适量

◎ **制作** ①枸杞洗净后与苏子、牛蒡子一起放入锅中，加500毫升水用小火煮至沸腾。②倒入杯中后，再加入冰糖、绿茶汁搅匀即可饮用。

◎ **功效** 本品具有降气化痰、滋阴止咳的功效，适合气郁痰凝型甲亢患者食用。

[甲亢 禁 什么？]

◎甲亢患者忌吃食物及原因

甲亢患者应忌食富含碘的食物，如海带、紫菜等；忌食羊肉等高热量、高脂肪的食物。

肥肉

不宜吃肥肉的原因

❶ 中医认为，肥肉为肥厚油腻之品，人长期食用后会助湿生痰，中医认为，痰邪内生结聚于颈前可引起甲亢，故甲亢患者尤其是气郁痰凝型的患者不宜食用肥肉，否则可加重其吞咽疼痛、烦躁易怒、胸闷气短、食欲不振等症状。

❷ 有些肥猪肉的脂肪含量可高达90.8%，这些脂肪不容易被消化，从而影响了甲亢患者对其他营养物质的摄入。

忌吃关键词

肥厚油腻、高脂肪

羊肉

不宜吃羊肉的原因

❶ 羊肉属于性大热的食物，食用后可助热上火，肝火亢盛、阴虚火旺型的甲亢患者均不宜食用，否则可加重其烦躁易怒，失眠心悸，手指颤抖，舌质偏红等症状。

❷ 关于羊肉的食用禁忌，在《金匮要略》中有记载曰："有宿热者不可食之。"而《医学入门》中也有记载："素有痰火者，食之骨蒸。"所以，有"宿热"和"痰火"的甲亢患者应当忌食。

忌吃关键词

性热、燥

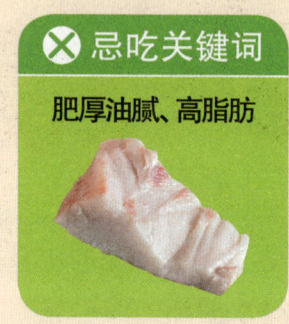

狗肉

不宜吃狗肉的原因

❶ 狗肉性温，偏热性，和羊肉一样，食用后可助热上火，肝火亢盛、阴虚火旺型的甲亢患者均不宜食用，否则可加重其烦躁易怒、失眠心悸、手指颤抖、舌质偏红等症状。

❷ 关于狗肉的食用禁忌，《本草纲目》有记载曰："热病后食之，杀人。"，《本草经疏》中也有告诫曰："凡病人阴虚内热，多痰多火者慎勿食之。"故有"内热"和"痰火"的热病甲亢患者不宜食用。

忌吃关键词

性温、燥

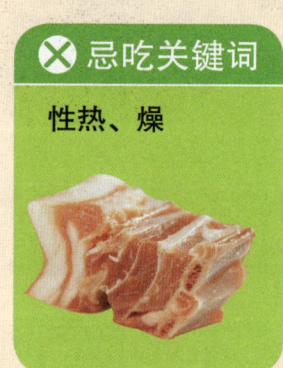

[甲亢禁什么？]

鹅肉

不宜吃鹅肉的原因

❶ 鹅肉性热、肥腻，多食能助热生痰，故气郁痰凝、肝火亢盛、阴虚火旺、气阴两虚型的甲亢患者均不宜食用，否则可加重病情。

❷ 关于鹅的食用禁忌，《本草纲目》中早有记载："鹅，气味俱厚，发风发疮，莫此为甚。"而《饮食须知》中也提出："鹅卵性温，多食鹅卵发痼疾。"由此可见，鹅肉、鹅卵均为大发食物，甲亢等慢性病患者均不宜食用。

忌吃关键词

肥腻、发物

带鱼

不宜吃带鱼的原因

❶ 带鱼属于海鱼的一种，含有大量的碘。正常的机体可以将过剩的碘排出体外，但是甲亢患者的甲状腺功能亢进，自身的保护机制失调，不仅不能排出多余的碘，而且还会利用这些碘合成更多的甲状腺激素，进而加重病情。

❷ 带鱼性温，多食可积温成热，助热上火，肝火亢盛、阴虚火旺型的甲亢患者均不宜食用，否则可加重病情。

忌吃关键词

高碘、性温

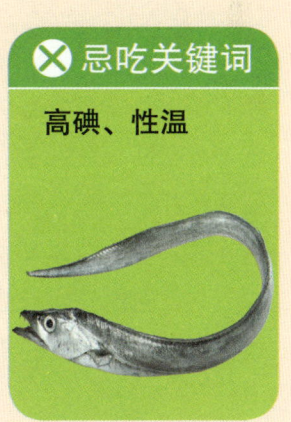

海带

不宜吃海带的原因

海带是一种含碘很高的海藻，可高达7%~10%。正常的机体摄入适量的碘，合成甲状腺激素，从而调节人体的生理功能、新陈代谢，并且可以将过剩的碘排出体外，但是甲亢患者的甲状腺功能亢进，自身的保护机制失调，不仅不能排出多余的碘，而且还会利用这些碘合成更多的甲状腺激素，进而加重病情。

忌吃关键词

高碘、合成甲状腺素

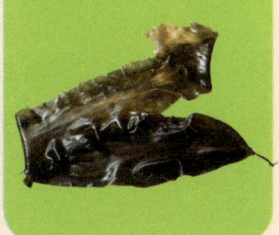

[甲亢 禁 什么？]

紫菜

不宜吃紫菜的原因

紫菜和海带一样，含碘量极高。正常的机体摄入适量的碘，合成甲状腺激素，从而调节人体的生理功能、新陈代谢，并且可以将过剩的碘排出体外，但是甲亢患者的甲状腺功能亢进，自身的保护机制失调，不仅不能排出多余的碘，而且还会利用这些碘合成更多的甲状腺激素，进而加重病情。

忌吃关键词：高碘

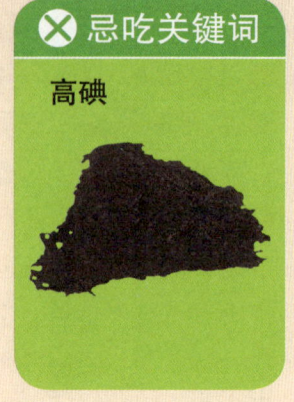

白酒

不宜喝白酒的原因

❶ 甲亢患者常伴有心慌、多汗、心律加快等代谢增高及交感神经高度兴奋的症状表现，而白酒中含有酒精，酒精可使神经系统出现兴奋状态，从而加剧甲亢患者的症状。

❷ 关于白酒的饮用禁忌，李时珍记载曰："烧酒，纯阳毒物，与火同性。"可见，其性烈之程度，故肝火亢盛、阴虚火旺型的甲亢患者均不宜饮用。

忌喝关键词：酒精、刺激性

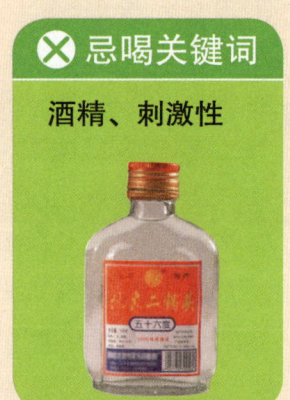

猪油

不宜吃猪油的原因

❶ 中医认为，猪油为肥厚油腻之品，人长期食用后会助湿生痰，中医认为，痰邪内生结聚于颈前可引起甲亢，故甲亢患者尤其是气郁痰凝型的患者不宜食用肥肉，否则可加重其吞咽疼痛、烦躁易怒、胸闷气短、食欲不振等症状。

❷ 猪油是从猪肉中提炼出来的，其脂肪含量都极高，这些脂肪不容易被消化，从而影响了甲亢患者对其他营养物质的摄入。

忌吃关键词：肥厚油腻、高脂肪

[甲亢 禁 什么?]

辣椒

◀ 不宜吃辣椒的原因

❶ 辣椒属于性大热的食物，食用后可助热上火，肝火亢盛、阴虚火旺型的甲亢患者均不宜食用，否则可加重其烦躁易怒，失眠心悸，手指颤抖，舌质偏红等症状。

❷ 辣椒含有辣椒素，具有强烈的刺激性，它会刺激交感神经，使神经系统处于兴奋状态，这无疑加重了甲亢患者的病情。

❌ 忌吃关键词

性热、辣椒素、刺激性

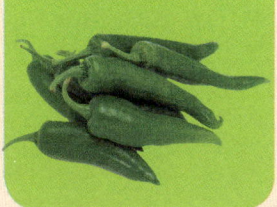

大蒜

◀ 不宜吃大蒜的原因

❶ 大蒜中具有广泛的药理、药效作用是因为其含有很多的含硫化合物，这些含硫化合物又统称为大蒜精油。大蒜精油也是构成大蒜独有辛辣气味的主要风味物质，这种辛辣的刺激会刺激交感神经，使神经系统处于兴奋状态，不利于甲亢患者的病情。

❷ 大蒜性温，多食助热上火，肝火亢盛、阴虚火旺型的甲亢患者均不宜食用，否则可加重其不适症状。

❌ 忌吃关键词

大蒜精油、性温

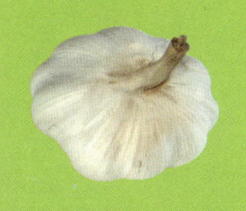

人参

◀ 不宜吃人参的原因

❶ 现代药理学研究证实，人参对高级神经系统兴奋与抑制均有增强作用，即人参会增强甲亢患者的神经兴奋状态，不利于病情。

❷ 人参有大补元气之功效，适宜虚证寒证，但对甲亢患者不适宜，因为甲亢多属于实证热证，食用人参会助热上火，加重病情。

❌ 忌吃关键词

助热上火

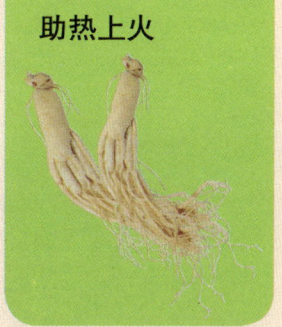

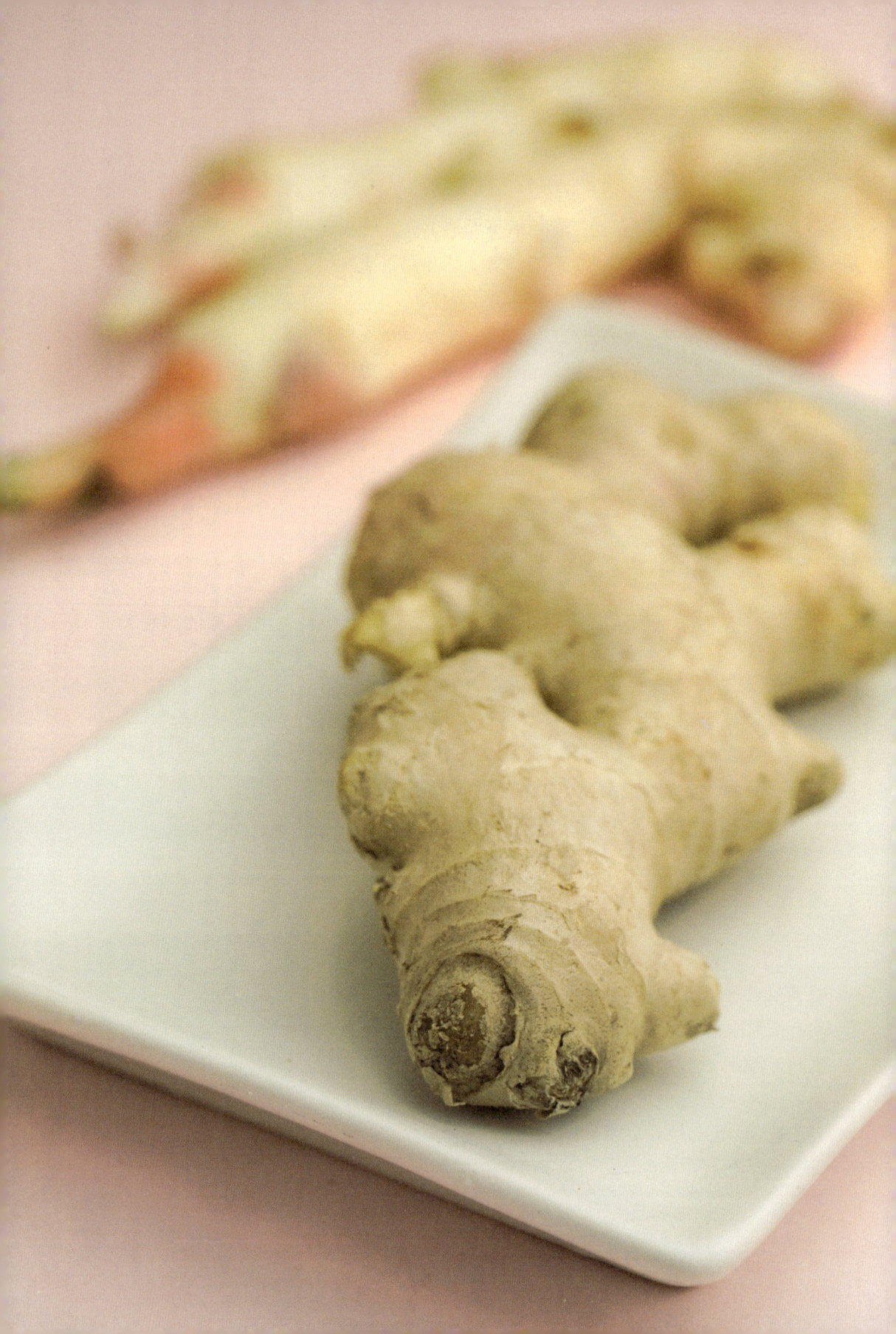

泌尿生殖系统疾病吃什么？禁什么？

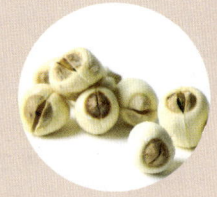 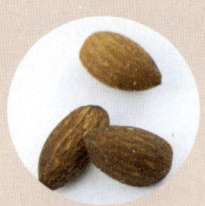

　　泌尿生殖系统疾病包括泌尿系统的疾病和生殖系统的疾病，泌尿系统疾病发生的部位包括肾脏、输尿管、膀胱、尿道，可由身体其他系统病变引起，又可影响其他系统甚至全身，其主要的临床表现为排尿的改变、尿的改变、疼痛等。生殖系统的疾病可分为男性生殖系统疾病和女性生殖系统疾病，其已经严重影响了人们的生活，特别是女性生殖系统疾病，已经成为全球范围内危害严重的重要传染病之一，且具有患病率高、无症状比例高、不就诊的比例高和得不到合理治疗比例高的特点。

　　本章选取了慢性盆腔炎、子宫脱垂、慢性前列腺炎、慢性肾炎、尿路结石等5种泌尿生殖系统的常见慢性病，对于每一种病症，我们详细地介绍了疾病的定义、中医分型、民间秘方、饮食宜忌、生活保健等方面的知识，并且根据中医的分型，针对每一种病症，推荐了多种有对症食疗功效的食物，并且针对每种食物推荐一道菜例。同时，针对不同病症，我们还列举出了常见的应该忌吃的食物，并且详细地解释了忌吃的原因。

慢性盆腔炎

◎慢性盆腔炎是指女性内生殖器及其周围组织、盆腔腹膜的慢性炎症。其全身症状多不明显，有时可有低热、易疲劳等，病程较长，主要表现为月经紊乱、白带增多、腰腹部的疼痛以及不孕等症，还易引起慢性附件炎，此时可触及肿块。

中医分型

❶ 湿热瘀结型

- **症状剖析** 下腹部疼痛胀满拒按，热势起伏不定，寒热往来，带下色黄量多，气味臭秽，经期延长，大便或稀或干，尿赤，舌红有瘀点，苔黄厚，脉弦滑。
- **治疗原则** 清热解毒、利湿排脓。
- **饮食禁忌** 忌辛辣刺激性食物，忌煎炸烧烤食物。

对症药材：❶黄芩 ❷黄连 ❸桔梗 ❹黄柏 ❺连翘 ❻土茯苓 ❼丹参

对症食材：❶绿豆 ❷赤小豆 ❸蕨菜 ❹马齿苋 ❺田鸡

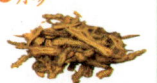
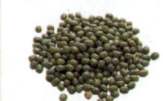

❷ 气滞血瘀型

- **症状剖析** 少腹胀痛或刺痛，月经期腰腹疼痛加重，经血量多有血块，带下频多，情志抑郁，乳房及胸胁胀痛，舌体紫暗，有瘀斑、瘀点，苔薄白，脉弦涩。
- **治疗原则** 理气活血、化瘀止痛。
- **饮食禁忌** 忌食辛辣刺激性食物，忌食难消化食物。

对症药材：❶当归 ❷桃仁 ❸乌药 ❹五灵脂 ❺川芎 ❻香附 ❼木香 ❽延胡索

对症食材：❶茴香 ❷干荔枝 ❸佛手瓜 ❹芹菜 ❺柚子 ❻橘子

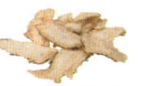
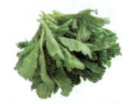

❸ 寒湿凝滞型

- **症状剖析** 小腹冷痛，或坠胀疼痛，经行加重，得热痛缓，腰骶部冷痛，小便频数清长，舌质暗红，舌苔白腻，脉沉迟。
- **治疗原则** 祛寒除湿、活血化瘀。
- **饮食禁忌** 忌食寒凉生冷食物。

对症药材：❶乌药 ❷延胡索 ❸桃仁 ❹没药 ❺当归 ❻川芎 ❼肉桂 ❽蒲黄 ❾五灵脂

对症食材：❶茴香 ❷生姜 ❸羊肉 ❹狗肉 ❺桂圆 ❻干荔枝

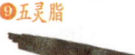

❹ 气虚血瘀型

- **症状剖析** 下腹部疼痛结块，缠绵日久不愈，痛连腰骶，经期加重，神疲无力，食少纳呆，舌质暗红，有瘀斑、瘀点，舌苔白，脉弦涩无力。
- **治疗原则** 益气健脾、化瘀散结。
- **饮食禁忌** 忌食寒凉生冷食物。

对症药材：❶桃仁 ❷红花 ❸莪术 ❹黄芪 ❺党参 ❻白术 ❼山药 ❽三棱 ❾鸡内金

对症食材：❶干荔枝 ❷粳米 ❸小米 ❹黑木耳 ❺猪肚 ❻鸽肉

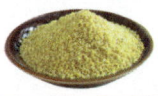

饮食宜忌

宜
- ✓ 发热期间宜食清淡易消化饮食，对高热伤津的病人可给予梨汁或苹果汁、西瓜汁等饮用，但不可冰冻后饮用。
- ✓ 白带色黄、量多、质稠的患者属湿热证，忌食煎烤、油腻、辛辣之物。
- ✓ 体质虚弱者多食肉类、鱼类、蛋类、菌菇类等食物，以滋补强身。

忌
- ✗ 少食烧烤、煎炸类食物，平时忌喝冷饮，忌食冰镇食物，饮食宜清淡。
- ✗ 治疗期间，忌食辛辣刺激性食物和虾蟹等发物。

民间秘方

❶ 苦参、蛇床子各30克，黄柏、百部、芦荟各20克，红花、川芎、丹参、木香各15克。煎水300毫升，将注推器吸入药水，推入阴道底部冲洗，每晚一次，每次一支，一日一次，滴虫性阴道炎、霉菌性阴道炎、老年性阴道炎、宫颈糜烂、附件炎、盆腔炎、子宫内膜炎等妇科炎症。

❷ 土茯苓30克，鸡血藤、忍冬藤、薏米各20克，丹参15克，车前草、益母草各10克，甘草6克。水煎服，每日一剂，分两次服用。有清热利湿，解毒化瘀的功效。对湿热瘀结型盆腔炎有辅助治疗作用。

生活保健

- 患者要多了解关于慢性盆腔炎的知识，清楚它是可防可治的，树立起战胜疾病的信心。
- 性生活要节制，性生活前后要注意清洗，保持外阴清洁卫生。在经期、产褥期、流产后更应注意卫生，防止感染。
- 在平时的生活中，要注意劳逸结合，适当进行一些强身健体的运动锻炼。勤洗澡，勤换衣服，内裤要经常加热消毒及进行日晒处理。
- 可以用温热布包局部热敷小腹部，能缓解症状，有利于病情恢复。
- 成年女性应注意避孕，避免或减少人工流产手术及其他妇科手术对盆腔的损伤，避免病菌侵入盆腔内。

[慢性盆腔炎 吃 什么？]

◎慢性盆腔炎患者宜吃的食物及其简易食疗方

慢性盆腔炎证属湿热瘀结者宜多食具有清热利湿、活血化瘀的食物，如薏米黄芩酒；气滞血瘀型患者宜多食具有行气活血的食物，如红花煮鸡蛋；寒湿凝滞型慢性盆腔炎患者宜多食具有散寒活血的食物，如肉桂茴香炖雀肉；气虚血瘀型患者宜多食具有补气活血的药膳，如乌药养血粥。

干荔枝（补肝肾+补气血+散结肿）

荔枝粥

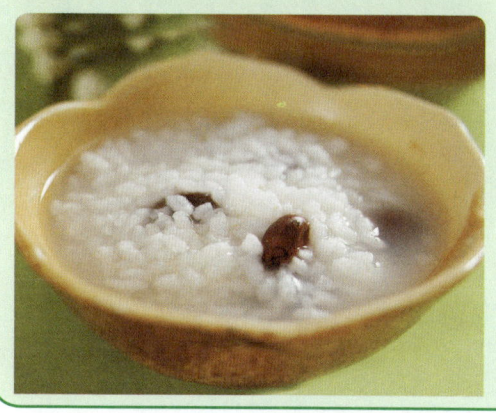

- **材料** 带核干荔枝20克，莪术10克，粳米100克，盐适量
- **制作** ①将荔枝的核和果肉与莪术一起捣碎，置锅中，加清水100毫升，武火煮开10分钟，滤渣取汁。②将粳米和药汁共入锅中，加清水500毫升，武火煮开5分钟。③改文火煮30分钟，成粥即可。
- **功效** 本品具有补气养血、行气止痛、散结破气的功效，适合气虚血瘀以及气滞血瘀型慢性盆腔炎患者食用。

乌鸡（补气养血+滋阴补肾）

核桃乌鸡粥

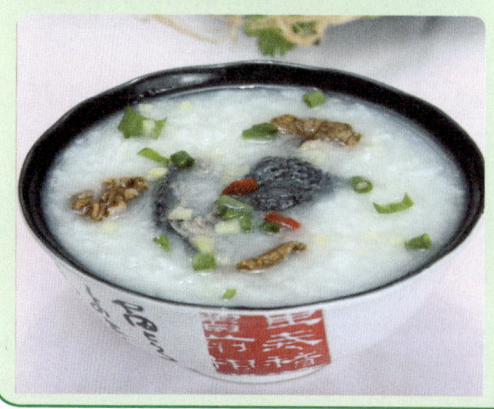

- **材料** 乌鸡肉200克，核桃100克，大米80克，枸杞30克，姜末5克，鲜汤150克，盐3克，葱花4克
- **制作** ①核桃去壳取肉；大米淘净；枸杞洗净；乌鸡肉洗净切块。②油锅烧热，爆香姜末，下入乌鸡肉过油，倒入鲜汤，放入大米烧沸，下核桃肉和枸杞熬煮成粥，调入盐，撒上葱花即可。
- **功效** 本品具有滋阴益气、补肾养血的功效，适合气虚血瘀型的盆腔炎患者食用。

[慢性盆腔炎 吃 什么？]

乌药（顺气开郁+散寒止痛）

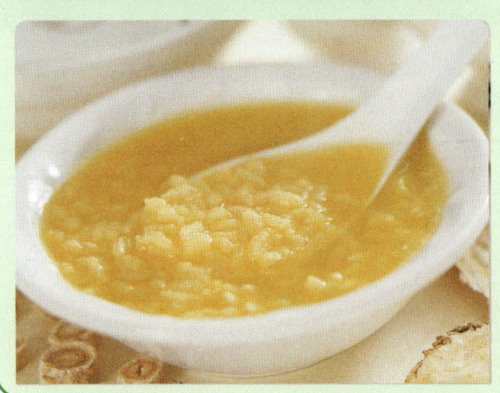

乌药养血粥

◎ **材料** 乌药、白芍、红花、当归各10克，北沙参15克，川芎、木香各6克，粳米100克

◎ **制作** ①将药材洗净，放入布袋内，先武火煮开，再用文火煎取药汁。②再取药渣煎一次，合两次药汁为一，加入洗净的粳米，煮成粥即可。

◎ **功效** 本品具有疏肝理气、活血化瘀、散寒止痛等功效，适合气滞血瘀、寒湿凝滞以及气虚血瘀型慢性盆腔炎患者食用。

赤小豆（清热解毒+利尿通淋）

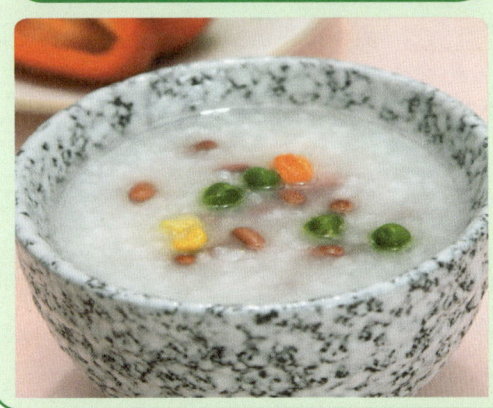

双豆双米粥

◎ **材料** 赤小豆30克，豌豆、胡萝卜各20克，玉米粒20克，大米80克，白糖5克

◎ **制作** ①大米、赤小豆均泡发洗净；玉米粒、豌豆均洗净；胡萝卜洗净，切丁。②锅置火上，倒入清水，放入大米与赤小豆，以大火煮开。③加入玉米粒、豌豆、胡萝卜同煮至浓稠状，调入白糖即可。

◎ **功效** 本品具有清热解毒、利尿排脓的功效，适合湿热蕴结型的盆腔炎患者食用。

茴香（温中散寒+理气止痛）

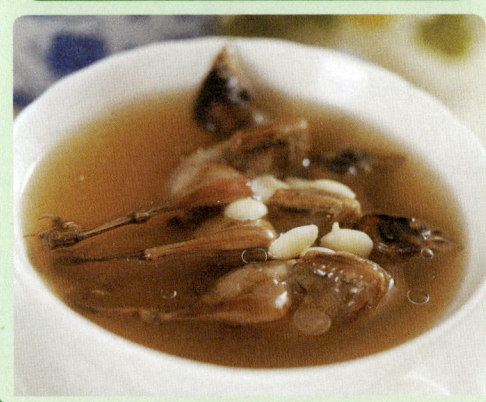

茴香炖雀肉

◎ **材料** 麻雀3只，小茴香、胡椒各20克，杏仁15克，盐少许

◎ **制作** ①麻雀去毛、内脏、脚爪，洗净。②将小茴香、胡椒、杏仁包入纱布中。③麻雀、纱包放入煲中，加适量滚水，以小火炖2小时，加盐调味供用。

◎ **功效** 本品具有散寒燥湿、理气止痛的作用，适合寒湿凝滞型慢性盆腔炎患者食用。

[慢性盆腔炎吃什么？]

茼蒿（疏肝理气+散寒止痛）

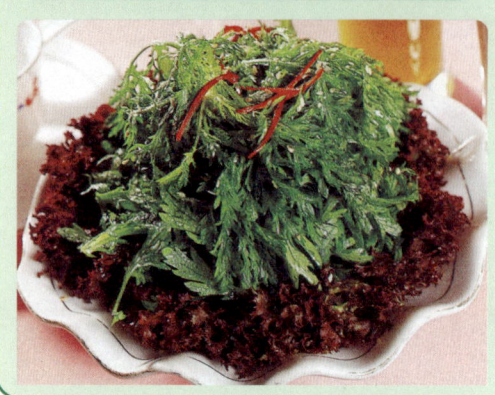

🥣 风味茼蒿

◎ **材料** 茼蒿300克，芝麻50克，红椒20克，盐3克，鸡精1克，香油15克

◎ **制作** ①将茼蒿洗净，切段，稍过水，装盘待用。②将红椒洗净，切成细丝。③锅注油烧热，放入红椒和芝麻炒香，倒在茼蒿上。加盐、鸡精和香油调味，搅拌均匀即可。

◎ **功效** 本品平补肝肾、宽中理气、温经散寒，对气滞血瘀以及寒湿凝滞型慢性盆腔炎患者有较好的食疗作用。

黄芩（泻实火+除湿热）

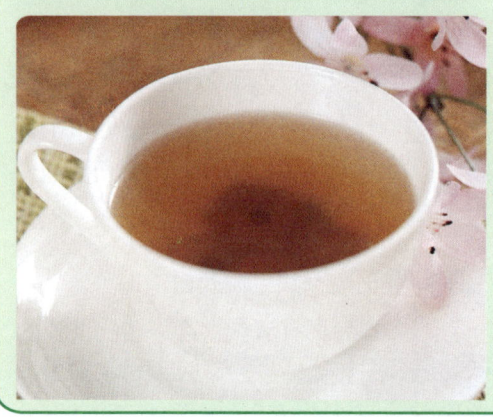

🥣 薏米黄芩酒

◎ **材料** 薏米50克，黄芩30克，黄柏15克，枳壳20克，白酒500毫升

◎ **制作** ①以上中药均冲洗干净，沥干，共捣粗末。②将粗末用白纱布袋包裹住，将袋口扎紧，置于净器中，入白酒浸泡，封口，置阴凉干燥处。③7日后开取，过滤去渣备用。每于食前，取30毫升饮用。

◎ **功效** 本品具有清热燥湿、活血化瘀、行气止痛的功效，适合湿热瘀结型慢性盆腔炎患者食用

马齿苋（清热解毒+利湿止带）

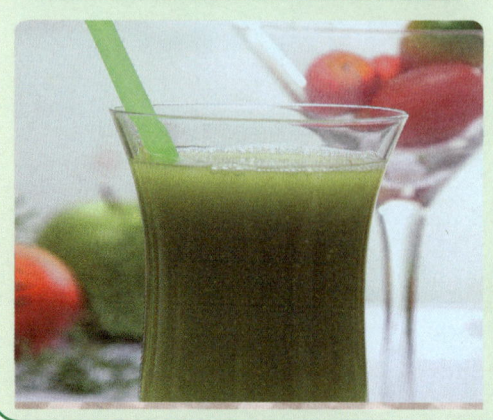

🥣 马齿苋荠菜汁

◎ **材料** 鲜马齿苋、鲜荠菜各500克，益母草15克，冰糖适量

◎ **制作** ①将马齿苋、荠菜洗净，切碎，放入榨汁机中榨成汁。②把马齿苋、荠菜渣用适量温开水浸泡，重复绞榨取汁，合并两次汁液，用纱布过滤。③把滤后的汁液倒在锅里，加入益母草，小火煮沸即可。

◎ **功效** 本品清热解毒、利湿泻火、活血化瘀，对湿热瘀结型慢性盆腔炎有很好的食疗作用。

[慢性盆腔炎 吃 什么？]

桃仁（破血行瘀+润燥滑肠）

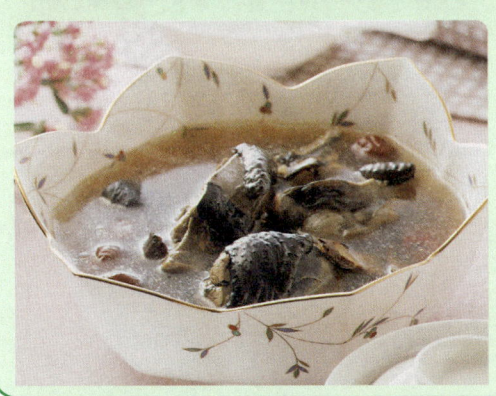

丹参桃红乌鸡汤

◎材料　丹参15克，红枣10枚，红花2.5克，桃仁5克，乌鸡腿1只，盐8克

◎制作　①将红花、桃仁装在棉布袋内，扎紧。②将鸡腿洗净剁块，氽烫后捞出。③将红枣、丹参冲净。④将所有材料盛入锅中，加6碗水煮沸后，转小火炖约20分钟，待鸡肉熟烂，加盐调味即成。

◎功效　本品具有疏肝解郁、活血化瘀、益气补虚的功效，对气滞血瘀以及气虚血瘀型慢性盆腔炎患者有很好的食疗作用。

红花（活血化瘀+通经止痛）

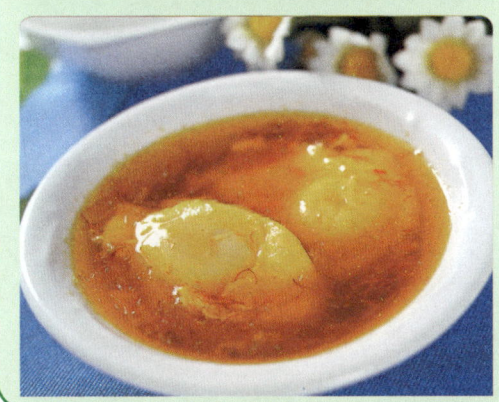

红花煮鸡蛋

◎材料　红花30克，鸡蛋2个，盐少许

◎制作　①将红花洗净，加水煎煮。②往红花中打入鸡蛋煮至蛋熟。③蛋熟后加入盐，继续煮片刻便可。

◎功效　本品具有活血化瘀、益气养血、通经止痛的功效，适合气滞血瘀以及气虚血瘀型慢性盆腔炎患者食用。

延胡索（活血散瘀+理气止痛）

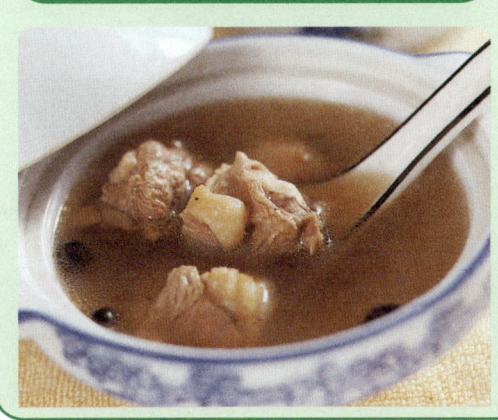

五胡鸭汤

◎材料　五灵脂、延胡索各10克，鸭肉500克，食醋适量

◎制作　①将鸭肉洗净，用少许盐抹一遍，让咸味入内。②五灵脂、延胡索洗净，放入碗内，加适量水，隔水蒸30分钟左右，去渣存汁。③将鸭肉放入大盆内，倒上药汁，隔水蒸至鸭熟软，食前滴少许醋调味即可。

◎功效　本品理气止痛、活血散瘀，适合气滞血瘀、寒凝血瘀型盆腔炎患者食用。

[慢性盆腔炎  什么？]

◎慢性盆腔炎患者忌吃食物及原因

慢性盆腔炎患者饮食宜清淡，忌食辛辣刺激性食物；忌羊肉等发物；忌冷饮、凉菜及寒性食物等。

油条

不宜吃油条的原因

❶ 油条中含有铝，铝是一种非必需的微量元素，它是多种酶的抑制剂，可抑制脑内酶的活性，影响人的精神状态，从而加重抑郁症患者的病情。
❷ 油条经油炸而成，食用后可助热上火，慢性盆腔炎患者尤其是湿热瘀结型的患者不宜食用，否则可加重患者盆腔炎症，如腹痛、带下臭秽等症加重。

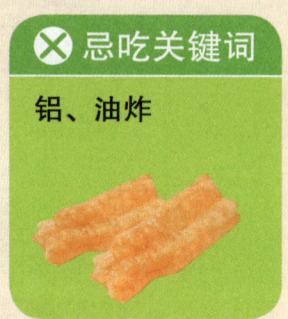

忌吃关键词

铝、油炸

肥肉

不宜吃肥肉的原因

❶ 中医认为，肥肉为肥厚油腻之品，人长期食用后会助湿生痰，从而加重湿热瘀结型的慢性盆腔炎患者的病情，加重其带下量多质稠、气味臭秽、大便溏稀、苔黄厚等症。
❷ 有些肥猪肉的脂肪含量可高达90.8%，这些脂肪不容易被消化，在胃内长时间地潴留，一方面会影响睡眠，不利于病情的恢复；另一方面也影响了其他营养物质的摄入。

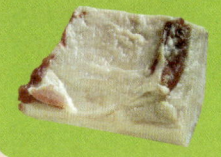

忌吃关键词

肥厚油腻、高脂肪

羊肉

不宜吃羊肉的原因

❶ 羊肉属于性大热的食物，食用后可助热上火，慢性盆腔炎患者尤其是湿热瘀结型的患者不宜食用，否则可加重其带下量多、色黄质稠、气味臭秽等湿热症状。
❷ 关于羊肉的食用禁忌，在《金匮要略》中有记载曰："有宿热者不可食之。"而《医学入门》中也有记载："素有痰火者，食之骨蒸。"所以，湿热瘀结型的慢性盆腔炎患者应当忌食。

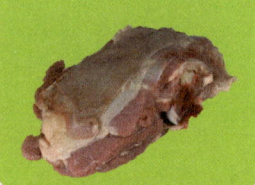

忌吃关键词

性热

[慢性盆腔炎 禁 什么?]

狗肉

不宜吃狗肉的原因

❶ 狗肉性温，偏热性，和羊肉一样，食用后可助热上火，慢性盆腔炎患者尤其是湿热瘀结型的患者不宜食用，否则可加重患者的症状。

❷ 关于狗肉的食用禁忌，《本草纲目》有记载曰："热病后食之，杀人。"，《本草经疏》中也有告诫曰："凡病人阴虚内热，多痰多火者慎勿食之。"故湿热瘀结型的慢性盆腔炎患者不宜食用。

❌ 忌吃关键词

性温、易上火

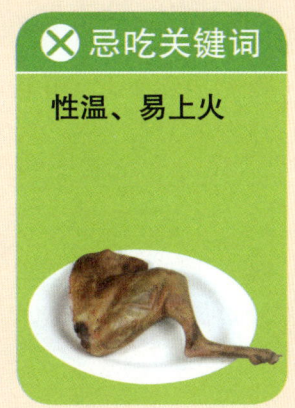

鹅肉

不宜吃鹅肉的原因

❶ 鹅肉甘润肥腻，多食能生湿生痰，慢性盆腔炎患者尤其是湿热瘀结型的患者不宜食用，否则可加重带下量多、色黄质稠、气味臭秽、小便短赤、舌质红、苔黄厚等症状。

❷ 关于鹅的食用禁忌，《本草纲目》中早有记载："鹅，气味俱厚，发风发疮，莫此为甚。"而《饮食须知》中也提出："鹅卵性温，多食鹅卵发痼疾。"由此可见，鹅肉、鹅卵均为大发食物，慢性盆腔炎等慢性病患者均不宜食用。

❌ 忌吃关键词

甘润肥腻、发物

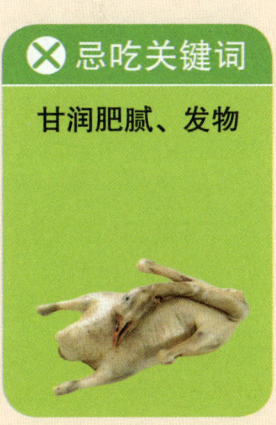

田螺

不宜吃田螺的原因

❶ 田螺性大寒，寒凝易致血瘀，所以寒湿凝滞、气虚血瘀型的慢性盆腔炎患者均不宜食用，否则可加重其小腹冷痛、坠胀疼痛、腰骶部冷痛、小便频数清长等症状。

❷ 关于田螺的食用禁忌，《本经逢原》指出："多食令人腹痛泄泻。"故田螺不宜多食，否则导致腹痛腹泻，不利于慢性盆腔炎的病情。

❌ 忌吃关键词

性寒、易致血瘀

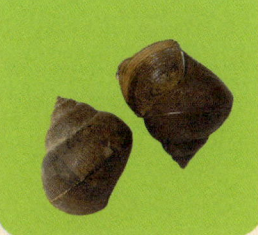

[慢性盆腔炎 禁 什么？]

螃蟹

不宜吃螃蟹的原因

❶ 螃蟹性寒，寒湿凝滞、气虚血瘀型的慢性盆腔炎患者均不宜食用，否则可加重其小腹冷痛、坠胀疼痛、经行加重、腰骶部冷痛、小便频数清长、舌质暗红、舌苔白腻、脉沉迟等症状。

❷ 螃蟹属于海鲜发物，慢性盆腔炎患者食用后容易导致病情加重或导致病情急性发作，不利病情的控制与恢复。

忌吃关键词：性寒、发物

白酒

不宜喝白酒的原因

❶ 白酒性温，偏热性，和羊肉一样，食用后可助热上火，慢性盆腔炎患者尤其是湿热瘀结型的患者不宜食用，否则可加重其下腹部疼痛拒按、胀满、寒热往来、带下量多、色黄质稠、气味臭秽、大便溏稀或燥结、小便短赤、舌质红有瘀点，苔黄厚，脉弦滑等症状。

❷ 白酒中酒精浓度很高，具有一定的刺激性，它可刺激盆腔里的炎症病灶，促使其局部充血、水肿，从而加重盆腔炎的病情。

忌喝关键词：性温、酒精、刺激性

浓茶

不宜喝浓茶的原因

❶ 茶叶中含有咖啡因，浓茶中的咖啡因浓度很高，它具有一定的刺激性，可刺激盆腔里的炎症病灶，促使其局部充血、水肿，从而加重盆腔炎的病情。

❷ 浓茶中含有的茶碱还有兴奋中枢神经的作用，多饮会影响睡眠，长此以往还会导致神经衰弱，不利于慢性盆腔炎病情的恢复。

忌喝关键词：咖啡因、茶碱

[慢性盆腔炎 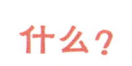 禁 什么？]

咖啡

▶ 不宜喝咖啡的原因

❶ 咖啡中含有咖啡因，咖啡因是一种黄嘌呤生物碱化合物，它可刺激盆腔里的炎症病灶，促使其局部充血、水肿，从而加重盆腔炎的病情。

❷ 咖啡因同时也是一种中枢神经兴奋剂，有提神醒脑之功用，但是如果长期饮用或饮用过多，可影响睡眠的质量，对于慢性盆腔炎患者的病情不利。

❌ 忌喝关键词

咖啡因、中枢神经兴奋剂

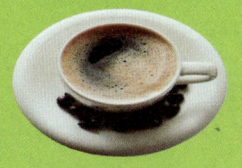

冰激凌

▶ 不宜吃冰激凌的原因

❶ 冰激凌的温度很低，甚至接近0℃，而人体的正常体温为37℃，如此悬殊的温差会刺激盆腔里的炎症病灶，促使其局部充血、水肿，从而加重盆腔炎的病情。

❷ 冰激凌属于生冷食物，寒湿凝滞、气虚血瘀型的慢性盆腔炎患者均不宜食用，否则可加重其小腹冷痛、坠胀疼痛、经行加重、腰骶部冷痛、小便频数清长、舌质暗红、舌苔白腻、脉沉迟等症状。

❌ 忌吃关键词

生冷食物

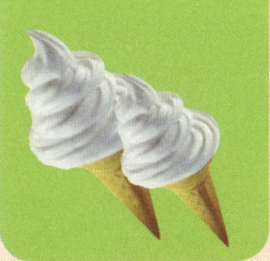

辣椒

▶ 不宜吃辣椒的原因

❶ 辣椒含有辣椒素等，具有强烈的刺激性，可刺激盆腔里的炎症病灶，促使其局部充血、水肿，从而加重盆腔炎的病情。

❷ 辣椒属于大热之品，食用后可助热上火，慢性盆腔炎患者尤其是湿热瘀结型的患者不宜食用，否则可加重其下腹部疼痛拒按、胀满、寒热往来、带下量多、色黄质稠、气味臭秽、大便溏稀或燥结、小便短赤、舌质红有瘀点、苔黄厚、脉弦滑等症状。

❌ 忌吃关键词

辣椒素、刺激性、性热

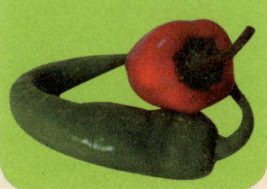

子宫脱垂

◎子宫脱垂是指由于支撑子宫的组织受损或薄弱,使子宫脱离正常位置,沿阴道下降,甚至全部脱出阴道口外的一种生殖器官变位的综合征。主要表现为腰骶酸痛,劳累后加重,卧床休息后可缓解。子宫脱垂患者还经常并发泌尿道的症状以及月经的改变、白带增多等症状。

中医分型

❶ 气虚型

- **症状剖析** 中气不足,无力升举,导致子宫脱垂。子宫下移或脱出阴道口外,阴道壁松弛膨出,劳累后加重,伴小腹坠胀,身体乏力困倦,面色无华,四肢乏力,小便频数,带下频多,质清稀色淡,舌淡苔白,脉缓弱。
- **治疗原则** 补中益气、升阳举陷。
- **饮食禁忌** 忌食辛辣刺激性食物,忌食生冷食物。

对症药材：❶黄芪 ❷白术 ❸升麻 ❹柴胡 ❺金樱子

对症食材：❶土鸡 ❷乌鸡 ❸猪肚 ❹鲫鱼 ❺粳米 ❻小米 ❼银耳 ❽木耳

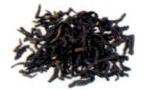

❷ 肾虚型

- **症状剖析** 肾气亏虚,冲任不固,导致子宫脱垂。子宫下垂,日久不愈,小腹坠胀,伴头晕耳鸣、腰膝酸软冷痛,小便频数,夜间更甚,带下清稀,舌淡,脉沉弱。
- **治疗原则** 补肾固脱、益气举陷。
- **饮食禁忌** 忌食辛辣刺激性食物,忌食生冷食物。

对症药材：❶人参 ❷熟地 ❸杜仲 ❹山茱萸 ❺升麻 ❻当归

对症食材：❶牛肉 ❷板栗 ❸黑豆 ❹鸽肉 ❺甲鱼 ❻芡实 ❼山药 ❽黑木耳

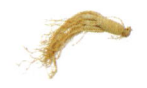
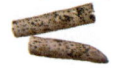

❸ 湿热型

- **症状剖析** 由于气虚下陷或肾虚不固,导致子宫长期脱出于阴道口外,受衣裤摩擦损伤,易为湿热邪毒侵袭,蕴结于下。子宫脱出阴道口外,表面溃烂,黄水淋漓,或小便灼热,或口干口苦,舌质红,苔或黄腻,脉或沉乏力。
- **治疗原则** 清热利湿、益气举陷。
- **饮食禁忌** 忌食辛辣刺激性食物,忌食虾、蟹等发物。

对症药材：❶乌药 ❷延胡索 ❸桃仁 ❹没药 ❺当归 ❻川芎 ❼肉桂 ❽蒲黄 ❾五灵脂

对症食材：❶马齿苋 ❷油菜 ❸绿豆 ❹丝瓜 ❺蕨菜

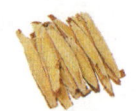
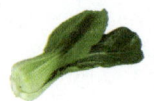

饮食宜忌

宜

✓ 多喝水，多吃水果、蔬菜，多摄取水分，多吃核果、种子、谷类等有益的食物。

✓ 多食有补气、补肾作用的食品，如鸡、山药、扁豆、莲子、芡实、韭菜、大枣等。

✓ 子宫脱垂患者应常食海藻类食品，可有效地调节血液酸碱度，避免体内碱性元素因酸性中和而被过多消耗。

✓ 各种肉类以及豆类等食物要打碎打烂吃，有利于养分的吸收，可减少消化不良，腹胀症状。

忌

✗ 子宫脱出阴道口外的患者，忌食燥热辛辣刺激性食物，虾、蟹等发物，以免湿热下注，引起子宫红肿、糜烂。

民间秘方

❶ 黄芪、党参、金樱子各20克，白术、升麻、柴胡、杜仲、当归各15克，猪肚半个。煲汤食用，常食可益气健脾、补肾举陷。对体质虚弱，轻度子宫的脱垂患者有很好的效果，症见神疲乏力、少气懒言、腰酸腿软、食少腹胀、带下频多清稀等。

❷ 苦参、蛇床子、白花生舌草各30克，黄柏、黄连、苍术各20克，丹参、赤芍各15克。共煎水，坐浴熏洗。每日一次，宜晚上睡前熏洗。可清热利湿、消炎杀菌。主治湿热下注型子宫脱垂（症状见中医分型❸）。

生活保健

✓ 更年期及进入老年期的妇女，应特别注意劳逸结合，避免过度疲劳。适当减轻工作，避免参加重体力劳动。

✓ 适当进行身体锻炼，坚持做肛提肌运动锻炼，以防组织过度松弛或过早衰退。

✓ 要注意保持心情舒畅，减少精神负担，排除紧张、焦虑、恐惧的情绪。

✓ 积极防治老年性慢性支气管炎，以免久咳气虚，引发或加重子宫脱垂症状。

✓ 定期进行全身及妇科检查，及早发现和治疗各种常见病。

[子宫脱垂 吃 什么？]

◎子宫脱垂患者宜吃的食物及其简易食疗方

子宫脱垂多见于体质虚弱的老年人，临床上以气虚型最多见，其次是肾虚型，当子宫脱出阴道口外时，因走路摩擦等原因，易引起炎症，此为湿热型。气虚患者应多食补气的食物，如四宝炖乳鸽、猪肚白术粥；肾虚的患者应多食补肾的药膳，如杜仲鹌鹑汤、党参猪腰汤；湿热型患者可食用黄柏油菜排骨汤以清热利湿。

猪腰（补肾强腰+益气补虚）

党参猪腰汤

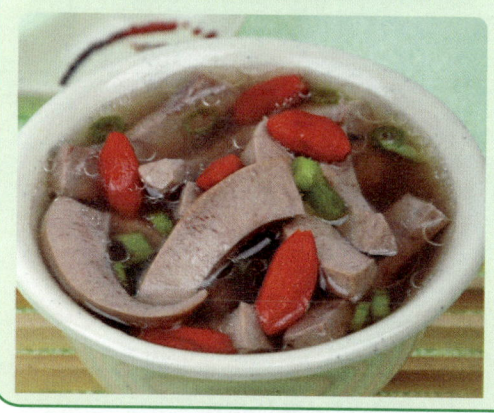

◎材料　枸杞100克，鲜猪腰90克，党参片4克，清汤适量，精盐6克，姜片3克

◎制作　①将枸杞洗净，鲜猪腰片去腰臊，洗净切条备用。②净锅上火倒入清汤，调入精盐、姜片、党参烧开，下入枸杞、鲜猪腰烧沸，打去浮沫，煲至成熟即可。

◎功效　本品具有补肾气、托内脏的功效，适合肾气虚弱型子宫脱垂的患者食用。

母鸡（益气养血+补虚健脾）

益气母鸡汤

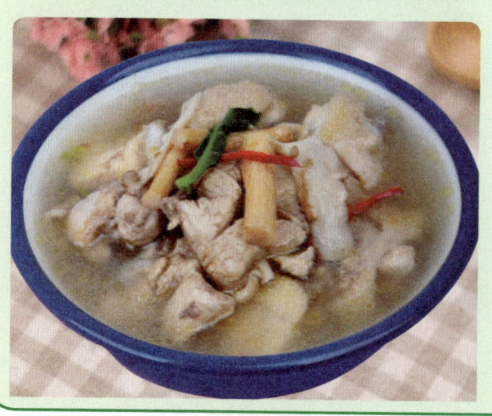

◎材料　母鸡250克，当归、党参各6克，精盐6克，姜片3克

◎制作　①将母鸡宰杀洗净斩块焯水；当归、党参洗净。②净锅上火倒入水，调入精盐、姜片，下入母鸡、当归、党参煲至成熟即可。

◎功效　本品具有补气养血、升阳举陷的功效，适合脾气虚弱型子宫脱垂的患者食用。

[子宫脱垂 吃 什么？]

鸽肉（补肾益气+疏肝养血）

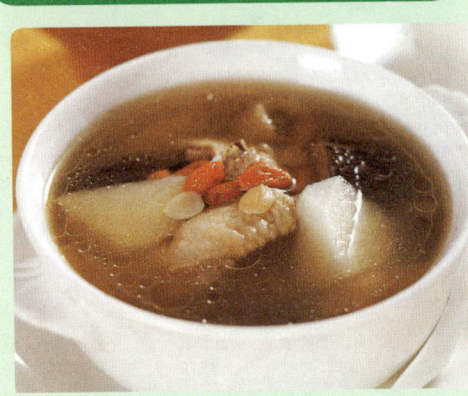

🍲 四宝炖乳鸽

材料 乳鸽1只，山药、银杏各130克，干香菇15克，枸杞13克，姜片、料酒、盐、味精各适量

制作 ①将乳鸽洗净剁块。②山药洗净切块；香菇泡开洗净。③取清汤700毫升，置锅中，放入银杏、山药、香菇、枸杞、乳鸽及姜片、料酒、盐、味精等调料，入笼中蒸约2小时即成。

功效 本品补肾气、养肝血、举内脏，适合肾气虚弱型子宫脱垂的患者食用。

猪肚（补虚损+健脾胃）

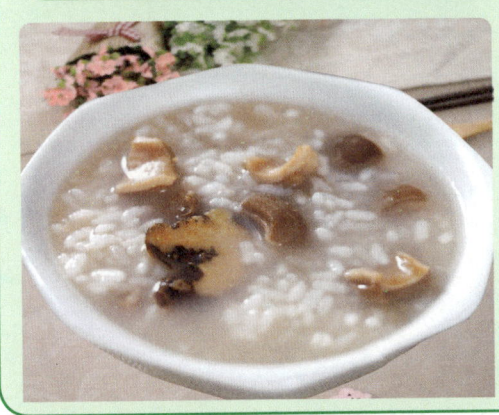

🍲 猪肚白术粥

材料 猪肚500克，白术30克，黄芪15克，粳米150克，生姜6克，盐适量

制作 ①将猪肚翻洗干净，煮熟后切成小块；生姜洗净切片。②白术、黄芪洗净，一并放入锅中加清水适量，用大火烧沸后再改用小火煎煮。③约煮1小时后加入洗净的粳米、姜片、猪肚煮粥，至粥熟后调入盐即可。

功效 本品健脾益气、升阳举陷，适合气虚型的子宫脱垂的患者食用。

马齿苋（清热解毒+消肿止痛）

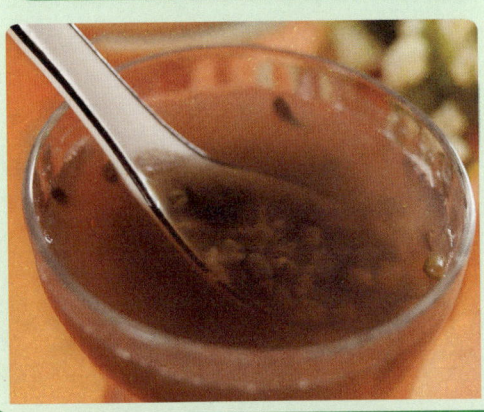

🍲 绿豆马齿苋汤

材料 绿豆60克，马齿苋30克，冰糖适量

制作 ①马齿苋、绿豆洗净。②将马齿苋、绿豆放入锅内，加800毫升清水，大火煮开后转用小火煮至绿豆开花。③再加入适量冰糖即可关火。

功效 本品具有清热利湿、解毒消肿，适合湿热下注型子宫脱垂的患者食用。

[子宫脱垂 吃 什么？]

芡实（补肾固精+补脾益气）

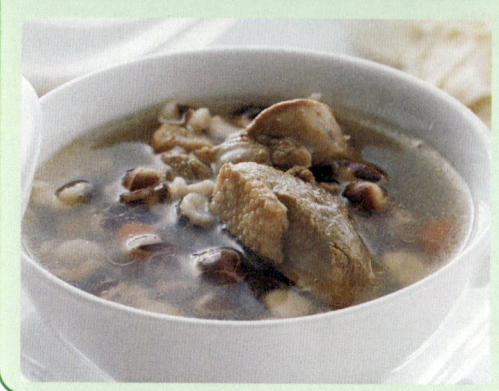

🍲 补骨脂芡实鸭汤

◎ **材料** 补骨脂15克，芡实50克，鸭肉300克，盐1小匙

◎ **制作** ①将鸭肉洗净，放入沸水中汆去血水，捞出，备用。②芡实淘洗干净，与补骨脂、鸭肉一起放入锅中，加入7碗水，大约盖过所有的原材料。③用大火将汤煮开，再转用小火续炖约30分钟，快煮熟时加盐调味即可。

◎ **功效** 此汤补肾助阳、益气补虚，适合气虚型、肾虚型子宫下垂的患者食用。

人参（大补元气+补脾益肾）

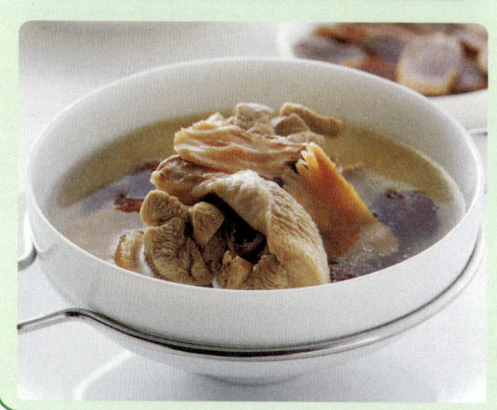

🍲 人参鸡汤

◎ **材料** 人参片15克，鸡腿1只，红枣8枚，盐5克

◎ **制作** ①鸡腿剁块，放入沸水中汆烫后捞出，洗净。②鸡腿和参片、红枣放入锅中，加1000毫升水，以大火煮开，转小火续炖25分钟。③起锅前加盐调味即成。

◎ **功效** 此汤有补肾健脾、大补元气的功效，适合气虚型、肾虚型子宫下垂的患者食用。

黄柏（清热燥湿+泻火解毒）

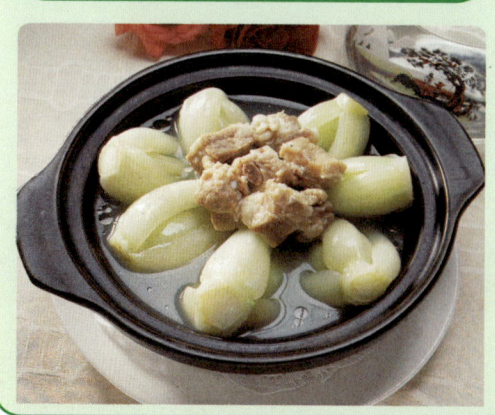

🍲 黄柏油菜排骨汤

◎ **材料** 排骨500克，油菜1000克，黄柏15克，盐适量，鸡精5克，味精3克

◎ **制作** ①油菜洗净，切段，备用；黄柏洗净，备用。②排骨洗净，切成小段，用盐腌8小时至入味。③锅上火，注适量清水，放入排骨、黄柏和油菜一起煲3小时，调入鸡精、味精拌匀即可。

◎ **功效** 本品具有清热燥湿、解毒止痒的功效，适合湿热下注型盆腔炎患者食用。

[子宫脱垂 吃 什么？]

黄芪（补气健脾+升阳举陷）

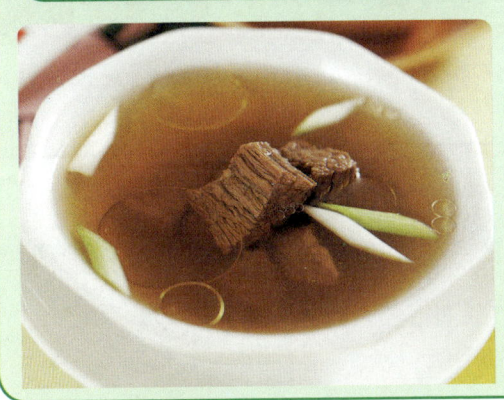

🥣 参芪炖牛肉

材料 牛肉250克，党参、黄芪各20克，升麻5克，鸡内金10克，姜片、黄酒各适量，盐3克，麻油、味精适量

制作 ①牛肉洗净切块。②党参、黄芪、升麻、鸡内金分别洗净，纱布包好，扎紧。③药包与牛肉同放于砂锅中，注入清水1升；烧开后，加入姜片和黄酒，炖至酥烂，捡出药袋，下盐、味精，淋麻油即可。

功效 本品补气健脾、升阳举陷，对气虚型内脏下垂的患者有较好的食疗作用。

升麻（升阳举陷+透疹解毒）

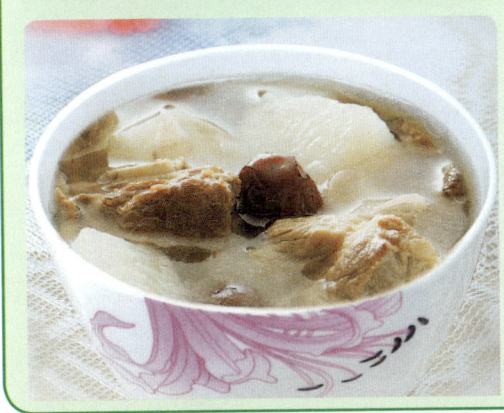

🥣 升麻山药排骨汤

材料 升麻20克，白芍10克，新鲜山药300克，小排骨250克，红枣10枚，盐5克

制作 ①白芍、升麻装入棉布袋系紧，红枣以清水泡软。②小排骨汆烫后捞起，山药去皮，洗净切块。③将棉布袋、红枣、排骨、山药一起入锅，加1600毫升水烧开，转小火炖1小时，取出棉布袋丢弃，加盐调味即可。

功效 本品健脾益气、疏肝养血、升阳举陷，适合气虚型内脏下垂的患者食用。

杜仲（补肝肾+强筋骨）

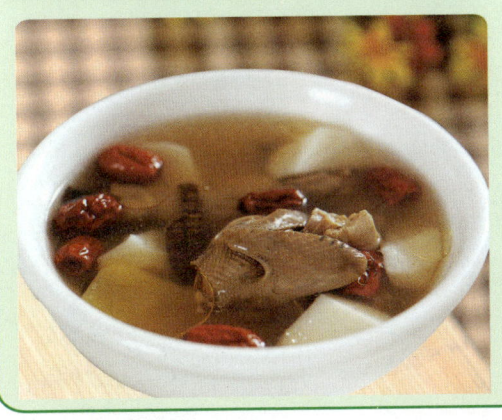

🥣 杜仲鹌鹑汤

材料 鹌鹑1只，杜仲50克，淮山100克，枸杞子25克，红枣6个，生姜5片，盐8克，味精3克

制作 ①鹌鹑洗净去内脏，剁成块。②杜仲、枸杞子、淮山、红枣、生姜洗净。③把以上用料放入锅内，加清水适量，大火煮滚后，改文火煲3小时，再调入盐、味精即可。

功效 本品补肾壮阳、益气补虚，对肾虚或气虚型内脏下垂的患者均有食疗作用。

[子宫脱垂  什么？]

◎子宫脱垂患者忌吃食物及原因

子宫脱垂的患者忌食寒凉生冷食物，如蚌肉、竹笋、苦瓜等；忌食刺激性食物，如浓茶、辣椒等。

蚌 肉

不宜吃蚌肉的原因

❶ 蚌肉为性寒之物，食用后可伤脾气，子宫脱垂患者尤其是气虚型食用后，会进一步加重子宫脱垂的病情，使脱垂的子宫难以恢复。

❷ 蚌为海鲜发物，子宫脱垂患者食用后可加重脱出肿物的溃疡、感染、分泌物增多、出血等症状，加重了子宫脱垂的病情。

忌吃关键词
性寒、发物

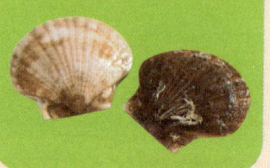

田 螺

不宜吃田螺的原因

❶ 田螺属于大寒之物，食用后可伤脾气，子宫脱垂患者尤其是气虚型的患者食用后，会进一步加重子宫脱垂的病情，使脱垂的子宫难以恢复。

❷ 关于田螺的食用禁忌，《本经逢原》指出："多食令人腹痛泄泻。"故田螺不宜多食，否则导致腹痛腹泻，不利于子宫脱垂患者的病情。

忌吃关键词
性寒、耗气

螃 蟹

不宜吃螃蟹的原因

❶ 螃蟹性寒，具有寒性下坠的作用，子宫脱垂患者尤其是肾虚型的患者食用后，可导致子宫虚冷下垂，进一步加重子宫脱垂的病情。

❷ 螃蟹为海鲜发物，子宫脱垂患者食用后可加重脱出肿物的溃疡、感染、分泌物增多、出血等症状，加重了子宫脱垂的病情。

忌吃关键词
性寒、发物

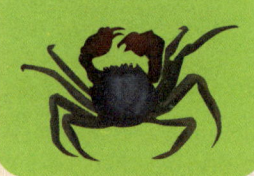

[子宫脱垂 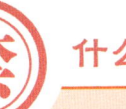 禁 什么？]

甲鱼

▶ 不宜吃甲鱼的原因

❶ 甲鱼与螃蟹一样，具有寒性下坠的作用，子宫脱垂患者尤其是肾虚型的患者食用后，可导致子宫虚冷下垂，进一步加重子宫脱垂的病情。

❷ 甲鱼滋腻，久食可伤及脾胃，导致消化不良，脾胃功能的减弱引起中期不足，进一步导致小腹下坠、子宫下脱等，加重子宫脱垂的病情。

❌ 忌吃关键词

寒性下坠、滋腻

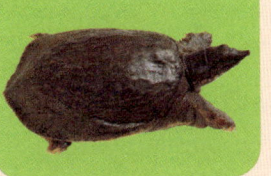

冬瓜

▶ 不宜吃冬瓜的原因

❶ 冬瓜性凉而滑利，食用后可导致脾胃功能虚弱，从而导致中气不足，使子宫下滑，加重了子宫脱垂的病情。

❷ 关于冬瓜的食用禁忌，中医认为，脾胃虚寒、阳气不足、阴虚消瘦者均不宜食用，故气虚型、肾虚型的子宫脱垂患者均不宜食用。

❌ 忌吃关键词

性凉、耗气

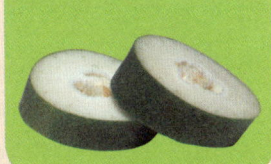

黄瓜

▶ 不宜吃黄瓜的原因

❶ 黄瓜性凉而滑利，食用后可导致脾胃功能虚弱，从而导致中气不足，使子宫下滑，加重了子宫脱垂的病情。

❷ 关于黄瓜的食用禁忌，《滇南本草》早有记载曰："动寒痰，胃冷者食之，腹痛吐泻。"故脾胃虚寒的子宫脱垂患者不宜食用。

❌ 忌吃关键词

性凉、滑利

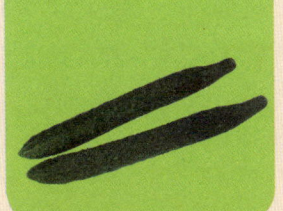

[子宫脱垂 禁 什么？]

苦瓜

▶ 不宜吃苦瓜的原因

❶ 苦瓜性寒而滑利，食用后可导致脾胃功能虚弱，从而导致中气不足，使子宫下滑，加重了子宫脱垂的病情。

❷ 关于苦瓜的食用禁忌，《随息居饮食谱》中有告诫曰："寒者（寒底）勿食。"而《滇南本草》也有记载说："脾胃虚寒者，食之令人吐泻腹痛。"

❸ 苦瓜含有奎宁，奎宁有刺激子宫收缩的作用，不利于子宫脱垂患者的病情。

❌ 忌吃关键词

性寒、奎宁

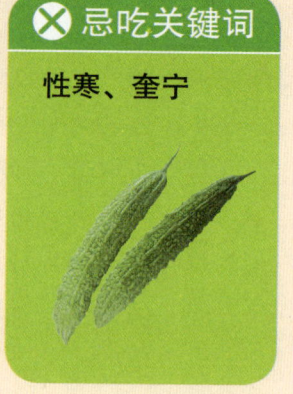

西瓜

▶ 不宜吃西瓜的原因

❶ 西瓜属于寒凉水果，而且在夏天的时候，人们常喜欢将西瓜冰冻后食用，寒凉的刺激会损伤脾胃的阳气，从而导致中气不足而致小腹下坠，子宫下脱，加重子宫下垂的病情。

❷ 关于西瓜的食用禁忌，《本草纲目》有云："西瓜、甜瓜，皆属生冷，世俗以为醍醐灌顶，甘露洒心，取其一时之快，不知其伤脾助湿之害也。"故脾胃虚弱的气虚型的子宫脱垂患者不宜食用西瓜。

❌ 忌吃关键词

性寒、伤脾助湿

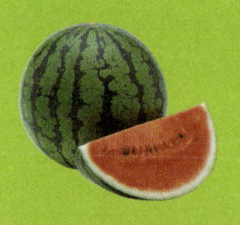

白萝卜

▶ 不宜吃白萝卜的原因

❶ 中医认为，白萝卜性凉，属破气耗气之物，久食会损伤正气，从而损耗营养，使虚弱的机体得不到营养补充而愈发虚弱，以致子宫回缩无力，不利于子宫脱垂的病情。

❷ 白萝卜性凉，脾胃虚寒的气虚型的子宫脱垂患者不宜多食，否则会导致腹泻，影响子宫脱垂的病情恢复。

❌ 忌吃关键词

性凉、破气耗气

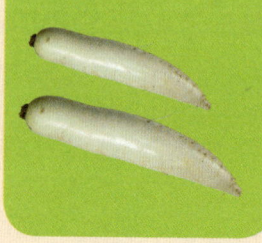

[子宫脱垂  禁什么？]

竹笋

不宜吃竹笋的原因

❶ 中医认为，竹笋和白萝卜一样，属于伤食气之物，久食会损伤正气，从而损耗营养，使虚弱的机体得不到营养补充而愈发虚弱，以致子宫回缩无力，不利于子宫脱垂的病情。

❷ 关于竹笋的食用记载，《笋谱》中有介绍说："笋虽甘美，而滑利大肠，无益于脾。"所以脾胃虚弱的子宫脱垂患者不宜多食。

忌吃关键词

伤食气、易致腹泻

浓茶

不宜喝浓茶的原因

❶ 茶叶中含有咖啡因，浓茶中的咖啡因浓度很高，它具有一定的刺激性，尤其是对于湿热型的子宫脱垂患者，它可刺激脱出肿物，促使其局部充血、水肿，从而加重溃疡、感染、分泌物增多、出血等症状等症状。

❷ 浓茶中含有的茶碱还有兴奋中枢神经的作用，多饮会影响睡眠，长此以往还会导致神经衰弱，不利于子宫脱垂病情的恢复。

忌喝关键词

咖啡因、茶碱

辣椒

不宜吃辣椒的原因

❶ 辣椒属于大热之品，食用后可助热上火，湿热型的子宫脱垂患者不宜食用，否则可加重其脱出肿物表面溃烂、小便灼热等病情。

❷ 辣椒含有辣椒素等，具有强烈的刺激性，它可刺激脱出肿物，促使其局部充血、水肿，从而加重溃疡、感染、分泌物增多、出血等症状等症状。

忌吃关键词

性热、辣椒素、刺激性

慢性前列腺炎

◎慢性前列腺炎发病率非常高，常见的有尿道刺激征，尿频、尿急、尿痛，尿道口出现黏液、粘丝或脓性分泌物，会阴、肛门、阴茎、睾丸、腹股沟的不适，还可出现射精痛、性欲减退、阳痿等性功能障碍，并有乏力、头晕、失眠、抑郁等证。

中医分型

❶ 湿热蕴结型

- **症状剖析** 小便频数，热涩疼痛，腰骶及会阴部胀痛，或遗精频作，或阳痿，阴囊及会阴部潮湿臊臭，下肢困重酸软，或恶心呕吐，舌红，苔黄腻，脉濡数。
- **治疗原则** 清热、利湿、通淋。
- **饮食禁忌** 忌食燥热、辛辣刺激性食物。

对症药材：❶车前子 ❷瞿麦 ❸萹蓄 ❹栀子 ❺木通 ❻白茅根

对症食材：❶红豆 ❷马蹄 ❸薏米 ❹绿豆 ❺西瓜 ❻田螺

 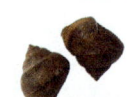

❷ 气滞血瘀型

- **症状剖析** 会阴部和小腹部胀满刺痛，小便淋漓，或滞涩不畅，伴早泄、阳痿、胸闷心烦、两胁疼痛，或伴有食少腹胀，舌质暗有瘀点，脉象沉涩。
- **治疗原则** 活血化瘀、行气止痛。
- **饮食禁忌** 忌食辛辣刺激性食物及虾蟹等发物。

对症药材：❶香附 ❷泽兰 ❸赤芍 ❹桃仁 ❺红花 ❻乳香 ❼没药 ❽败酱草 ❾蒲公英

对症食材：❶莲藕 ❷鲫鱼 ❸牛蛙 ❹佛手瓜 ❺山楂

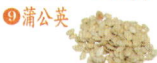 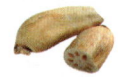

❸ 阴虚火旺型

- **症状剖析** 小便灼热涩痛，尿少或点滴不出，或尿血，口渴咽干喜冷饮，腰膝酸软，小腹疼痛，伴盗汗遗精、五心烦热，大便干燥，舌红少苔或无苔，脉细数。
- **治疗原则** 滋阴降火。
- **饮食禁忌** 忌食燥热、辛辣刺激性食物。

对症药材：❶生地 ❷知母 ❸黄柏 ❹山药 ❺石斛 ❻丹皮

对症食材：❶蛤蜊 ❷马蹄 ❸冬瓜 ❹西瓜 ❺干贝

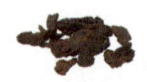 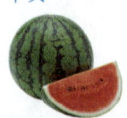

❹ 肾阳虚损型

- **症状剖析** 小便频数清冷，淋漓不尽，小腹冷痛，或尿如米汤水样，伴遗精滑泄，阳痿不举，腰膝酸痛，畏寒怕冷，四肢不温，舌质淡，苔薄白，脉沉细。
- **治疗原则** 补肾助阳、利尿通淋。
- **饮食禁忌** 忌食寒凉生冷食物。

对症药材：❶车前子 ❷牛膝 ❸桂枝 ❹山茱萸 ❺泽泻 ❻熟地 ❼杜仲

对症食材：❶鲈鱼 ❷核桃 ❸羊肉 ❹狗肉 ❺生姜 ❻韭菜 ❼榴莲

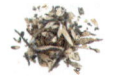 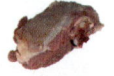

饮食宜忌

- √ 饮食宜清淡，营养要全面，多食蔬菜水果，保持大便通畅。
- √ 多食含锌食物（如坚果类、贝类、豆类等食物），因为前列腺中锌的含量，决定了前列腺自行抗菌消炎的能力。

- × 多食有利尿作用的食物，如绿豆、赤小豆、冬瓜、莴笋、西瓜等食物，可辅助治疗前列腺炎。
- × 忌酗酒，忌贪食油腻食物，忌辛辣刺激性食物，改变不良的饮食习惯。

民间秘方

❶ 赤芍、当归、川芎、五灵脂、生蒲黄各10克，延胡索、制乳香、制没药各12克，川牛膝、泽兰、益母草各15克，乌药9克，小茴香、甘草各6克。水煎服，每日一剂，分两次服用。此方具有活血化瘀、利尿通淋的功效，主治气滞血瘀型慢性前列腺炎（症状参考中医分型②）。

❷ 车前子15克、萹蓄、滑石各12克，瞿麦、山栀子、木通各10克，蒲公英30克，甘草6克。水煎服，每日一剂，分两次服用。此方可清热利湿、消炎止痛。主治湿热蕴结型慢性前列腺炎（症状参考中医分型①）。

生活保健

- ✓ 先要调整自己的心态，有必要的可进行抗抑郁、抗焦虑的治疗。
- ✓ 坚持每天早晨慢跑10~15分钟，沿着尿道两侧进行按摩15~20分钟，夏天的时候，还可以用湿毛巾冷敷睾丸。
- ✓ 要纠正长期久坐不动、性生活过频、手淫过多等不良的生活习惯。
- ✓ 起居要有规律，性生活要有节制，避免房事过度、强忍精出。
- ✓ 适当的前列腺按摩也是治疗方法之一，可促进前列腺腺管排空并增加局部的药物浓度，进而缓解慢性前列腺炎患者的症状。
- ✗ 不可私自乱用补肾壮阳之品，用药适度，应详查病情，辨证施治。

[慢性前列腺炎 吃 什么？]

◎慢性前列腺炎患者宜吃的食物及其简易食疗方

慢性前列腺炎证属湿热蕴结者应多食清热利湿的汤膳，如白茅根莲藕汤、红豆冬瓜排骨汤；证属气滞血瘀者应多食行气活血的药膳，如香附陈皮炒肉；阴虚火旺者宜多食滋阴清热的药膳，如生地煲龙骨、西葫芦干贝肉汤；肾阳虚损者应补益肾阳，如党参牛膝汤、姜丝鲈鱼汤等。

牛蛙（清热解毒+利尿通淋）

党参煲牛蛙

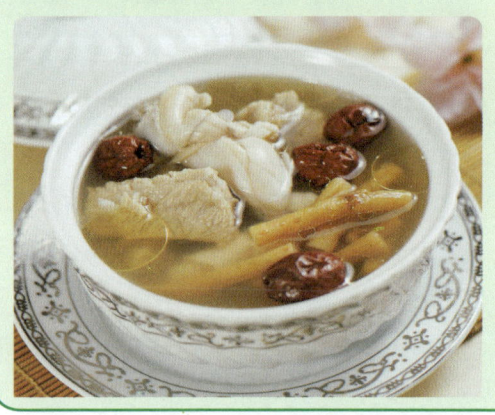

◎ **材料** 牛蛙200克，排骨50克，党参、干姜、红枣各10克，盐20克，胡椒粉少许

◎ **制作** ①牛蛙处理干净，切成块；排骨洗净，剁成块；姜洗净，切片；党参、红枣均洗净。②瓦煲内注入清水，加入姜、牛蛙、排骨、党参、红枣，用中火先煲30分钟。③调入盐、胡椒粉，煲10分钟即可。

◎ **功效** 本品具有益气养血、温肾散寒、利尿通淋的功效，适合肾阳虚损型慢性前列腺炎患者食用。

干贝（滋阴补肾+调中下气）

西葫芦干贝肉汤

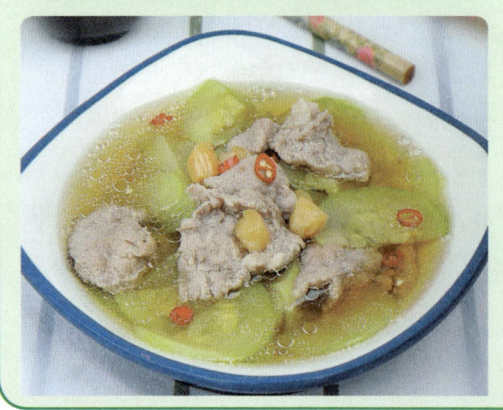

◎ **材料** 西葫芦150克，猪肉、水发干贝各80克，色拉油、盐、味精、香油、葱花适量

◎ **制作** ①将西葫芦洗净切片，猪肉洗净切片，水发干贝洗净备用。②净锅上火倒入色拉油，葱花炝香，下入肉片烹炒，再下入西葫芦稍炒，倒入水，调入盐、味精烧沸，下干贝煲至熟，淋入香油即可。

◎ **功效** 本品具有滋阴补虚、清热利湿的功效，适合湿热下注、阴虚火旺型慢性前列腺炎患者食用。

[慢性前列腺炎 吃 什么？]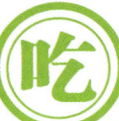

马蹄（清热泻火+利尿通淋）

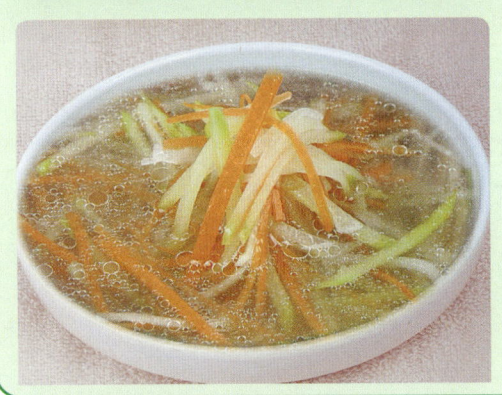

佛手胡萝卜马蹄汤

◎ 材料　色拉油35克，精盐5克，味精4克，姜末、香油2克，胡椒粉3克，胡萝卜100克，佛手瓜75克，马蹄35克

◎ 制作　①将胡萝卜、佛手瓜、马蹄处理干净均切丝备用。②净锅上火，倒入色拉油，将姜末爆香，下入胡萝卜丝、佛手瓜丝、马蹄煸炒，调入精盐、味精、胡椒粉烧开，淋入香油即可。

◎ 功效　本品理气活血、清热利湿，适用于气滞血瘀或湿热蕴结型慢性前列腺炎。

鲫鱼（清热解毒+健脾利水）

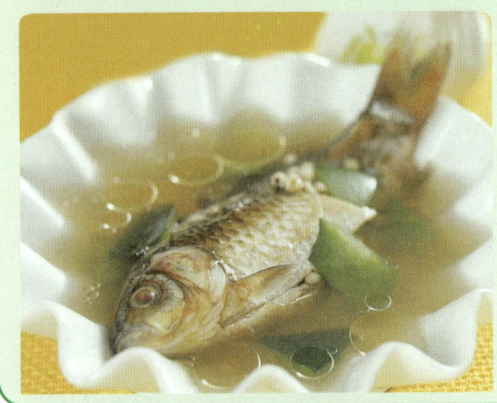

薏米瓜皮鲫鱼汤

◎ 材料　鲫鱼250克，冬瓜皮60克，薏米30克，生姜3片，盐少许

◎ 制作　①将鲫鱼剖洗干净，去内脏，去鳃；冬瓜皮、薏米分别洗净。②将鲫鱼、冬瓜皮、薏米、姜片均放进汤锅内，加适量清水，盖上锅盖。③用中火烧开，转小火再煲1小时，加盐调味即可。

◎ 功效　本品具有清热解毒、利水消肿的功效，可用于湿热蕴结引起的前列腺炎、尿路感染、肾炎水肿等症。

红豆（解毒杀菌+清热利尿）

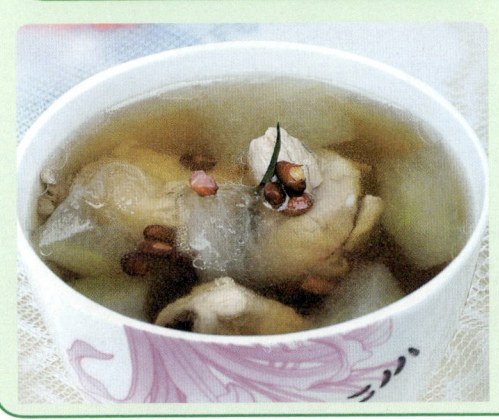

红豆冬瓜排骨汤

◎ 材料　排骨200克，冬瓜120克，红豆20克，精盐5克，葱、姜各2克

◎ 制作　①将排骨洗净、切块、汆水，冬瓜去皮、洗净、切块，红豆洗净浸泡备用。②煲锅上火倒入水，下入排骨、冬瓜块、红豆烧开，调入精盐、葱、姜煲至成熟即可。

◎ 功效　本品具有清热解毒、利尿通淋的功效，可用于湿热蕴结型慢性前列腺炎。

[慢性前列腺炎  什么？]

鲈鱼（健脾益肾+益气补血）

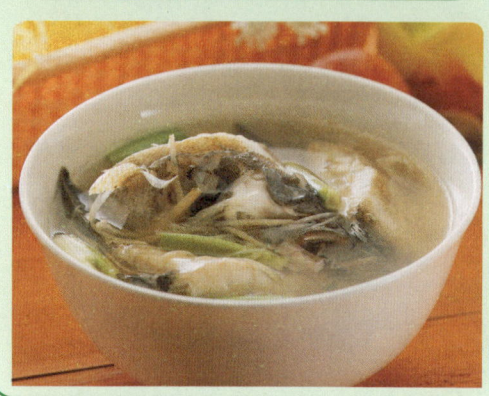

🥣 姜丝鲈鱼汤

材料 姜10克，鲈鱼1条，盐5克

制作 ①鲈鱼去鳞、鳃，去内脏，洗净，切成3段。②姜洗净，切丝。③锅中加水1200毫升煮沸，将鱼块、姜丝放入煮沸，转中火煮3分钟，待鱼肉熟嫩，加盐调味。

功效 本品具有温肾散寒、利尿通淋的功效，适合肾阳虚损型慢性前列腺炎患者食用。

牛膝（补肝肾+散瘀肿+利小便）

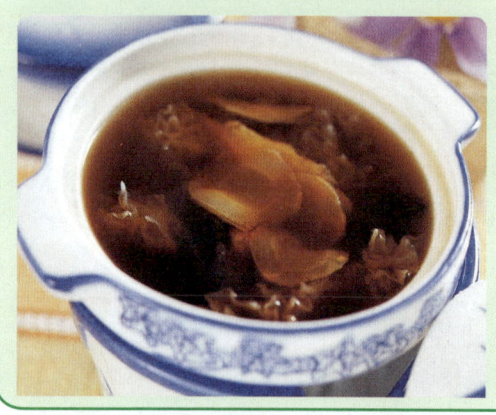

🥣 党参牛膝汤

材料 党参25克，当归、炙杜仲、怀牛膝各15克，何首乌、制黄精各20克，银耳50克，冰糖适量

制作 ①中药材洗净；银耳以冷水泡发，去蒂备用。②先将中药材加水，以小火煎约90分钟，加入银耳，续用小火煲约60分钟。③再加入冰糖溶化即可。

功效 本品具有散瘀消肿、补肾助阳的功效，适合气滞血瘀、肾阳虚损型慢性前列腺炎患者食用。

生地（滋阴凉血+软坚散结）

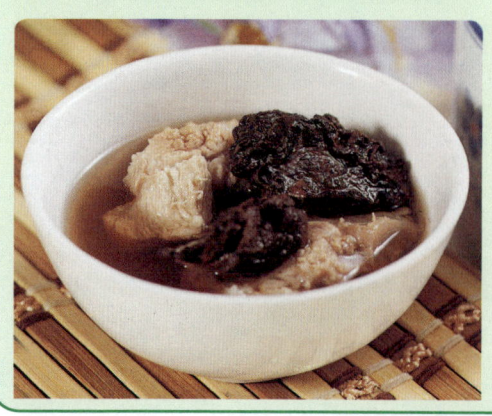

🥣 生地煲龙骨

材料 龙骨500克，生地30克，生姜3片，盐5克，味精3克

制作 ①龙骨洗净，斩成小段；生地洗净；生姜去皮，洗净后切成片。②将龙骨放入炒锅中炒至断生，捞出备用。③取一炖盅，放入龙骨、生地、生姜和适量清水，隔水炖1小时，加盐、味精调味即可。

功效 本品具有滋阴凉血、软坚散结的功效，适合阴虚火旺型慢性前列腺炎患者食用。

[慢性前列腺炎 吃 什么？]

香附（理气解郁+活血化瘀）

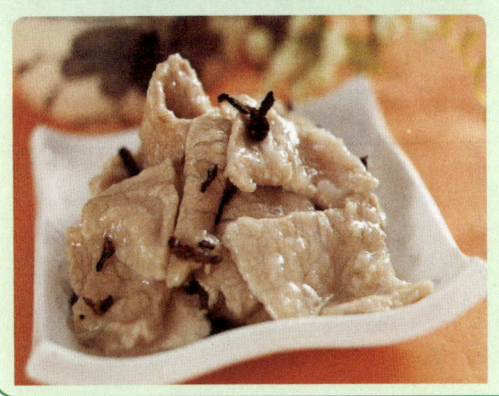

香附陈皮炒肉

◎ **材料** 瘦猪肉200克，香附10克，陈皮3克，盐3克

◎ **制作** ①先将香附、陈皮洗净，陈皮切丝备用；猪肉洗净，切片备用。②在锅内放少许食油，烧热后，放入猪肉片，炒片刻。③加适量清水烧熟，待熟时放陈皮、香附及食盐翻炒几下即可。

◎ **功效** 本品具有舒肝解郁、行气活血的功效，适用于气滞血瘀型慢性前列腺炎。

车前子（清热利水+明目祛痰）

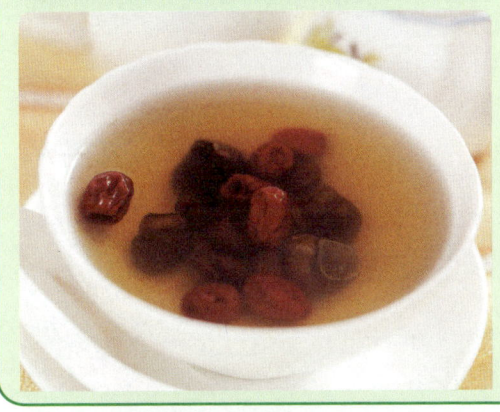

车前子田螺汤

◎ **材料** 田螺（连壳）1000克，车前子50克，红枣10颗，盐适量

◎ **制作** ①先用清水浸养田螺1~2天，经常换水以漂去污泥，洗净，钳去尾部。②车前子、红枣均洗净；用纱布包好车前子。③把田螺、车前子、红枣放入开水锅内，大火煮沸，改小火煲2小时，调入盐即可。

◎ **功效** 本品具有利水通淋、清热祛湿的功效，对湿热蕴结型前列腺炎、泌尿系统结石等属于膀胱湿热证者。

白茅根（清热生津+利尿通淋）

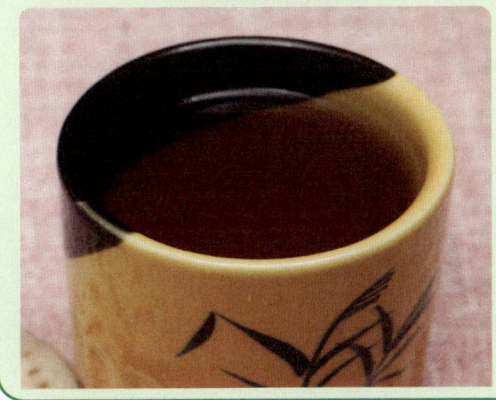

白茅根莲藕汤

◎ **材料** 鲜莲藕200克，白茅根150克，冰糖少许

◎ **制作** ①先将鲜莲藕洗净，用刀连皮切成薄片。②白茅根洗净，沥水，备用。③砂锅洗净，倒入适量清水，加入白茅根，以大火烧开，再转入小火，待熬出药味后，加入鲜莲藕。待莲藕煮熟后，加入少许冰糖，搅拌均匀后，滤渣即可。

◎ **功效** 本品滋阴凉血、利尿通淋，适用于湿热蕴结型或阴虚火旺型慢性前列腺炎。

[慢性前列腺炎  禁 什么？]

◎慢性前列腺炎患者忌吃食物及原因

慢性前列腺炎患者忌食狗肉、韭菜等热性发物；忌食湿热刺激性食物；忌冷饮冰冻食物。

狗肉

不宜吃狗肉的原因

❶ 狗肉性温、燥，偏热性，食用后可助热上火，湿热蕴结、阴虚火旺型的慢性前列腺炎患者均不宜食用，否则可加重其尿频尿急、尿道内灼热刺痛等症状。

❷ 关于狗肉的食用禁忌，《本草纲目》有记载曰："热病后食之，杀人。"《本草经疏》中也有告诫曰："凡病人阴虚内热，多痰多火者慎勿食之。"故有"湿热"的慢性前列腺炎患者不宜食用。

✕ 忌吃关键词
性温、燥

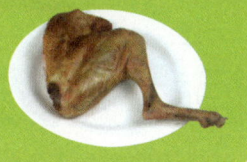

羊肉

不宜吃羊肉的原因

❶ 羊肉属于性大热的食物，食用后可助热上火，湿热蕴结、阴虚火旺型的慢性前列腺炎患者均不宜食用，否则可加重其尿频尿急、尿道内灼热刺痛等症状。

❷ 关于羊肉的食用禁忌，在《金匮要略》中有记载曰："有宿热者不可食之。"而《医学入门》中也有记载："素有痰火者，食之骨蒸。"所以，有"宿热"的慢性前列腺炎患者应当忌食。

✕ 忌吃关键词
助热上火

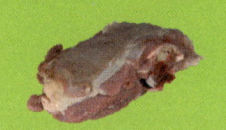

韭菜

不宜吃韭菜的原因

❶ 韭菜中含有的硫化物——硫化丙烯具有较强的刺激性，会刺激前列腺组织，加重其炎症程度，加重其尿频、尿急、尿痛、尿道灼热痛等不适症状。

❷ 韭菜性温，多食可积温成热，助热上火，湿热蕴结、阴虚火旺型的慢性前列腺炎患者均不宜食用，否则可加重其尿频尿急、尿道内灼热刺痛等症状。

✕ 忌吃关键词
硫化丙烯、性温

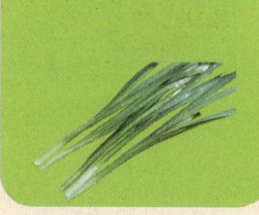

[慢性前列腺炎 禁 什么？]

白 酒

◀ 不宜喝白酒的原因

❶ 白酒性温，偏热性，和羊肉一样，食用后可助热上火，湿热蕴结、阴虚火旺型的慢性前列腺炎患者均不宜食用，否则可加重其尿频尿急、尿道内灼热刺痛等症状。

❷ 白酒中酒精浓度很高，具有一定的刺激性，它可刺激盆腔里的炎症病灶，促使其局部充血、水肿，致其小便不利，加重慢性前列腺炎的病情。

❌ **忌喝关键词**

性温、酒精

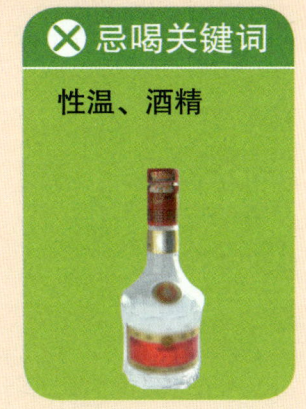

冰激凌

◀ 不宜吃冰激凌的原因

❶ 冰激凌的温度很低，甚至接近0℃，而人体的正常体温为37℃，如此悬殊的温差可对人体的内脏器官造成刺激，使前列腺收缩，导致尿液的流通不利，加重前列腺炎的病情。

❷ 冰激凌生性寒凉，肾阳虚损型的慢性前列腺炎患者不宜食用，否则可加重其病情，不利于病情恢复。

❌ **忌吃关键词**

生性寒凉

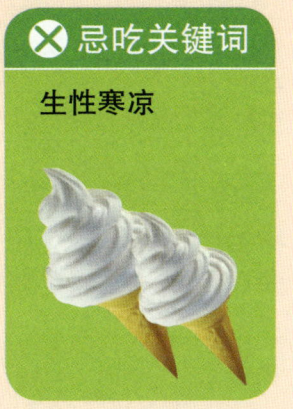

辣 椒

◀ 不宜吃辣椒的原因

❶ 辣椒是属于大热大辛的食物，它含有辣椒素，具有非常强烈的刺激性，会刺激前列腺组织，加重其炎症程度，加重其尿频、尿急、尿痛、尿道灼热痛等不适症状。

❷ 中医认为，辣椒性热，食用后可助热上火，湿热蕴结、阴虚火旺型的慢性前列腺炎患者均不宜食用，否则可加重其尿频尿急、尿道内灼热刺痛等症状。

❌ **忌吃关键词**

性热、辣椒素、刺激性

慢性肾炎

◎慢性肾炎又称为慢性肾小球肾炎，以血尿、蛋白尿、高血压、水肿为主要临床表现，起病多隐匿、缓慢。部分患者无明显的临床症状，只是偶尔有轻度水肿、血压轻度升高，也可有乏力、疲倦、腰痛、眼睑和下肢水肿、血尿、蛋白尿等症状。

中医分型

❶ 脾肾气虚型

- **症状剖析** 小便不畅，混浊如米汤水，面浮肢肿，面色萎黄，少气无力，食少腹胀，腰脊酸痛，舌淡苔白，舌边有齿印，脉细弱。
- **治疗原则** 益气固肾。
- **饮食禁忌** 忌食寒凉生冷食物。

对症药材：❶黄芪 ❷太子参 ❸白术 ❹冬虫夏草 ❺芡实 ❻金樱子

对症食材：❶猪腰 ❷鲫鱼 ❸老鸭 ❹赤小豆 ❺扁豆 ❻羊奶

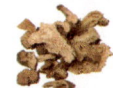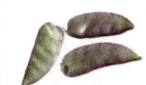

❷ 脾肾阳虚型

- **症状剖析** 小便量少，下肢严重浮肿或全身高度水肿，按之凹陷不易恢复，胸闷腹胀，纳少便溏，腰膝酸软，面色黄，神疲肢冷，遗精阳痿，舌淡胖有齿痕。
- **治疗原则** 温肾健脾、行气利水。
- **饮食禁忌** 忌食寒凉生冷食物，忌食难消化食物。

对症药材：❶桂枝 ❷茯苓 ❸白术 ❹干姜 ❺牛膝 ❻车前子 ❼山萸肉

对症食材：❶猪腰 ❷鲤鱼 ❸生姜 ❹洋葱 ❺韭菜 ❻板栗

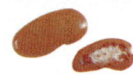

❸ 肝肾阴虚型

- **症状剖析** 小便量少或点滴不出，或尿血，腰膝酸软，下肢浮肿，两眼干涩，头晕耳鸣，五心烦热，口干咽燥，男子遗精早泄，女子月经不调，舌红少苔。
- **治疗原则** 滋阴补肝肾。
- **饮食禁忌** 忌燥热伤阴食物，忌辛辣刺激性食物。

对症药材：❶泽泻 ❷车前草 ❸玉米须 ❹茯苓 ❺白芍 ❻熟地 ❼麦冬 ❽丹皮 ❾女贞子 ❿黄精

对症食材：❶乌鸡 ❷马蹄 ❸田鸡 ❹田螺 ❺芝麻 ❻木瓜 ❼山药 ❽桑葚 ❾葫芦

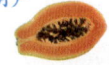

❹ 气阴两虚型

- **症状剖析** 小便量少、全身水肿，心悸气短，少气懒言，遇劳则甚，潮热盗汗，面色苍白无华，头晕目眩，口干不欲饮，舌质红，舌边有齿印，脉细弱无力。
- **治疗原则** 益气养阴。
- **饮食禁忌** 忌食大寒大热性食物。

对症药材：❶太子参 ❷熟地 ❸黄芪 ❹白术 ❺山药 ❻茯苓 ❼山萸 ❽生地 ❾枸杞

对症食材：❶马蹄 ❷鲫鱼 ❸甲鱼 ❹牡蛎 ❺粳米 ❻小米 ❼土鸡 ❽银耳 ❾香菇

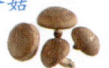

饮食宜忌

宜
- √ 慢性肾炎患者要以低蛋白、低磷、高维生素的饮食为主，蛋白的摄入量以每天0.6克/千克体重为宜。
- √ 宜多吃富含维生素C、胡萝卜素、核黄素之类的新鲜蔬菜瓜果。
- √ 有水肿的患者要严格控制水分和盐分的摄入量，每日水分摄入量不超过1000毫升，每日摄入的食盐应低于3克。当水肿消退，血压不高、尿量正常时可恢复之前的摄入量。

忌
- × 忌食高盐食物如咸鱼、腌肉、皮蛋、豆腐乳等，忌食辛辣刺激性食物。

民间秘方

❶ 生地、茯苓、泽泻、白芍、炒枣仁、钩藤各15克，山萸肉、山药、丹皮、五味子、当归、知母、菊花各10克。水煎服，一日一剂，分两次服用，连续服用5天。本品具有滋阴补肾、潜阳利水的功效，主治肝肾阴虚型慢性肾炎。

❷ 党参、茯苓、仙茅、淫羊藿、白芍、益母草各15克。制附片、苍术、白术、陈皮、泽泻各10克，干姜、甘草各6克。水煎服，一日一剂，分两次服用，连续服用5天。本品温补脾肾、化气行水。主治脾肾阳虚型慢性肾炎。

生活保健

- ◎ 平时的生活与工作要保证规律，要劳逸结合，避免过劳过累，尽量避免长途的旅游，注意休息，节制房事。
- ◎ 应该适量运动，增强自身的抗病能力。
- ◎ 切忌盲目进补补肾药材，切忌使用庆大霉素等具有肾毒性的药物，以免引起肾功能的恶化。
- ⊗ 忌憋尿、久坐及长时间骑车，避免加重水肿和少尿等症状。
- ⊗ 水肿较重的患者夜间睡眠时不要平卧位，应采取左侧卧位，有利于下腔静脉血回流，睡前用热水泡泡脚。

[慢性肾炎 吃 什么？]

◎慢性肾炎患者宜吃的食物及其简易食疗方

慢性肾炎证属脾肾气虚者应多食茯苓鸽子煲、海底椰太子参瘦肉汤等补脾肾之气的汤膳；证属脾肾阳虚者应多食温补脾肾之阳的药膳，如六味地黄鸡汤；肝肾阴虚者应多食滋阴补肾的汤膳，如车前空心菜猪心汤、螺肉煲西葫芦等；证属气阴两虚者应多食益气补阴的药膳，如党参马蹄猪腰汤等。

田螺（清热止渴+利尿通淋）

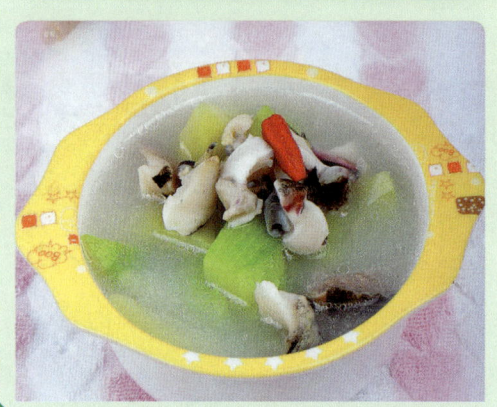

螺肉煲西葫芦

材料 田螺肉300克，西葫芦125克，高汤适量，精盐少许

制作 ①将田螺肉洗净，西葫芦洗净切方块备用。②净锅上火倒入高汤，下入西葫芦、螺肉、精盐煲至熟即可。

功效 本品具有滋阴解渴、利尿通淋、清热消肿的功效，适合肝肾阴虚型慢性肾炎患者食用。

鲫鱼（益气健脾+利水消肿）

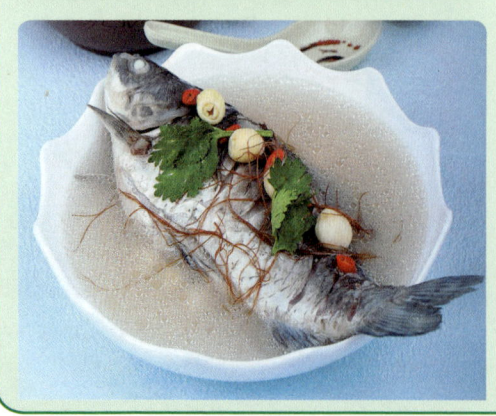

玉米须鲫鱼煲

材料 鲫鱼450克，玉米须90克，莲子5克，盐、味精各少许，葱段、姜片各5克

制作 ①将鲫鱼处理干净，在鱼身上打上几刀；玉米须洗净；莲子肉洗净备用。②锅上火倒入油，将葱、姜炝香，下入鲫鱼略煎，倒入水，加入玉米须、莲子肉煲至熟，调入盐、味精即可。

功效 本品具有健脾益气、利水消肿的功效，适合脾肾气虚型慢性肾炎患者食用。

[慢性肾炎 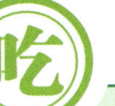 吃 什么?]

鲤鱼（滋补健胃+利水消肿）

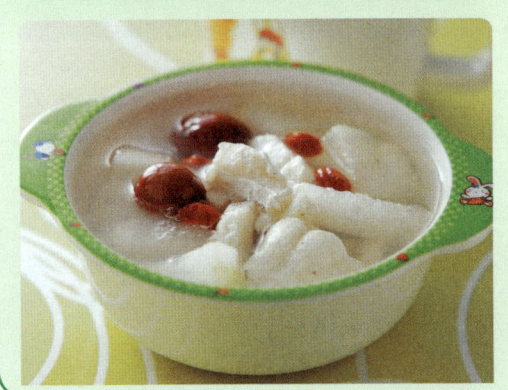

冬瓜红枣鲤鱼汤

◎材料　茯苓25克，干姜30克，红枣（去核）10颗，枸杞15克，鲤鱼450克，冬瓜200克，盐5克

◎制作　①茯苓、红枣分别洗净，放入锅中。②鲤鱼洗净，去骨、刺，取鱼肉切片。③冬瓜去皮切块，和姜片、鱼骨一起放入锅中，加入水，用小火煮至冬瓜熟透，放入鱼片煮沸，加盐调味即可。

◎功效　本品温胃散寒、利水消肿，适合脾肾阳虚型慢性肾炎患者食用。

田鸡（清热解毒+利尿通淋）

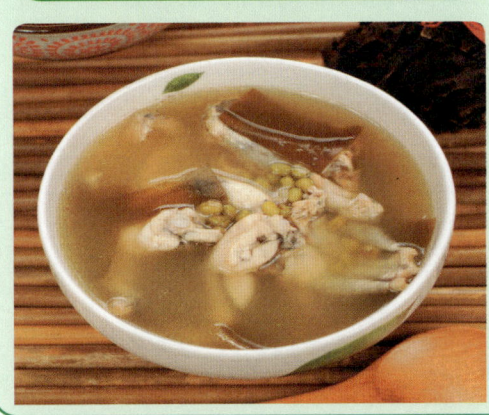

绿豆田鸡汤

◎材料　田鸡300克，绿豆、海带各50克，盐、鸡精各5克

◎制作　①田鸡处理干净，去皮，切段，余水；绿豆洗净，浸泡；海带洗净，切片，浸泡。②锅中放入田鸡、绿豆、海带，加入清水，以小火慢炖。③待绿豆熟烂之后调入盐和鸡精即可。

◎功效　本品具有清热滋阴、利尿消肿的功效，适合肝肾阴虚型慢性肾炎患者食用。

马蹄（凉血生津+利尿通便）

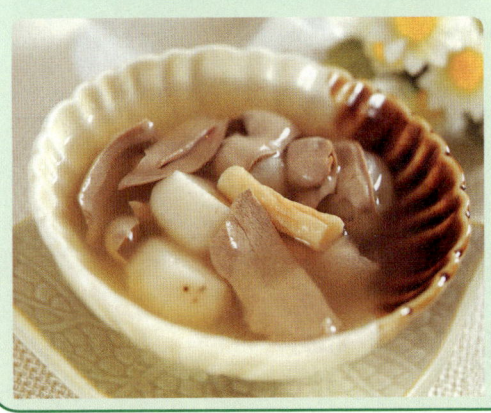

党参马蹄猪腰汤

◎材料　猪腰200克，马蹄150克，党参100克，盐6克，料酒适量

◎制作　①猪腰洗净，剖开，切去白色筋膜，切片，用适量酒、油、盐拌匀。②马蹄洗净去皮；党参切段。③马蹄、党参放入锅内，加水适量，大火煮开后改小火煮30分钟，加入猪腰再煲10分钟，加盐调味即可。

◎功效　本品补肾健脾、益气生津，适合脾肾气虚、肝肾阴虚以及气阴两虚型慢性肾炎患者食用。

[慢性肾炎 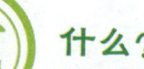 吃 什么？]

茯苓（补气健脾+利水消肿）

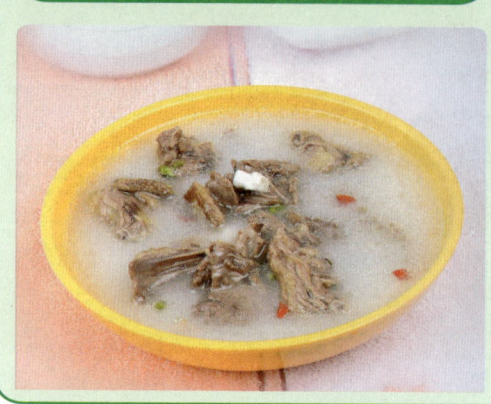

🥣 茯苓鸽子煲

◎ 材料 鸽子300克，茯苓30克，盐4克，姜片2克

◎ 制作 ①将鸽子宰杀净，斩成块汆水；茯苓洗净备用。②净锅上火倒入水，放入姜片，下入鸽子、茯苓煲至熟，调入盐调味即可。

◎ 功效 本品具有健脾益气、补肾助阳、利水消肿的功效，适合脾肾气虚以及脾肾阳虚型慢性肾炎患者食用。

玉米须（清热+利尿+消肿）

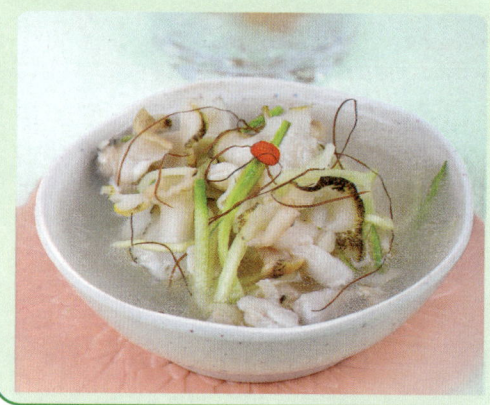

🥣 螺片玉米须黄瓜汤

◎ 材料 海螺2个，黄瓜100克，玉米须30克，花生油10克，葱段、姜片、鸡精各3克，香油2克，精盐少许

◎ 制作 ①将海螺去壳洗净切成大片，玉米须洗净，黄瓜洗净切丝备用。②炒锅上火倒入花生油，将葱、姜炝香，倒入水，下入黄瓜丝、玉米须、螺片，调入精盐、鸡精烧沸，淋入香油即可。

◎ 功效 本品清热利尿、滋阴生津，适合肝肾阴虚型慢性肾炎患者食用。

车前草（清热+利尿+消肿）

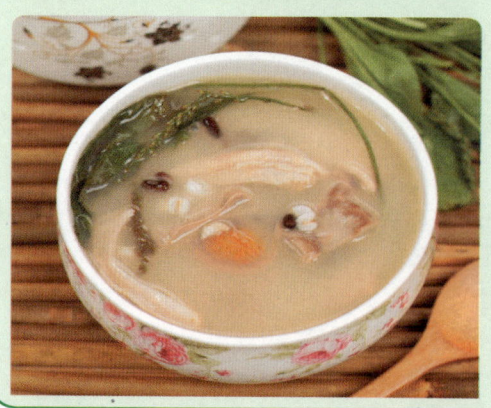

🥣 鲜车前草猪肚汤

◎ 材料 鲜车前草30克，猪肚130克，薏米、赤小豆各20克，蜜枣1颗，盐适量

◎ 制作 ①鲜车前草、薏米、赤小豆洗净；猪肚翻转，用盐、生粉反复搓擦，用清水冲净。②锅中注水烧沸，加入猪肚汆至收缩，捞出切片。③将砂煲内注入清水，煮滚后加入所有食材，以小火煲2.5小时，加盐调味即可。

◎ 功效 本品清热、健脾、利尿消肿，适合脾肾气虚型慢性肾炎患者食用。

[慢性肾炎 吃 什么？]

泽泻（利水+渗湿）

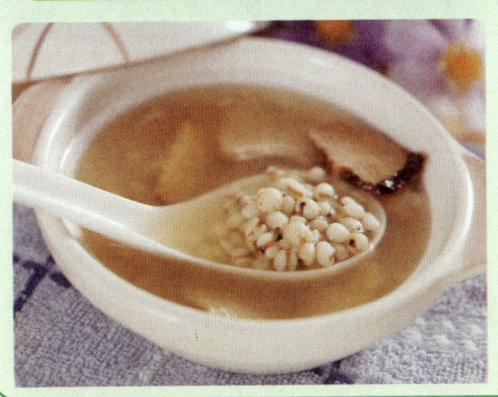

泽泻薏米瘦肉汤

◎ **材料** 猪瘦肉60克，泽泻30克，薏米1克，盐3克，味精2克

◎ **制作** ①猪瘦肉洗净，切件；泽泻、薏米洗净。②把全部材料放入锅内，加适量清水，大火煮沸后转小火煲1~2小时，拣去泽泻调入盐和味精即可。

◎ **功效** 本品具有健脾益气、利尿通淋的功效，适合脾肾气虚型慢性肾炎患者食用。

太子参（益气健脾+生津止渴）

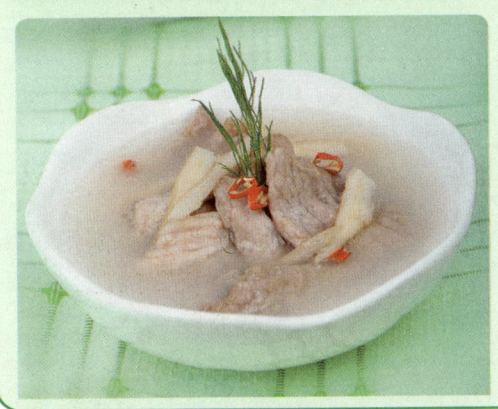

海底椰太子参瘦肉汤

◎ **材料** 水发海底椰100克，猪瘦肉75克，太子参片5克，高汤、盐、姜片各适量

◎ **制作** ①将水发海底椰洗净切片，猪瘦肉洗净切片，太子参片洗净备用。②净锅上火倒入高汤，调入精盐、姜片，下入水发海底椰、肉片、太子参片烧开，打去浮沫，煲至成熟即可。

◎ **功效** 本品健脾益气、滋阴生津、利尿通淋，适合肝肾阴虚、脾肾气虚、气阴两虚型的慢性肾炎患者食用。

熟地黄（滋补肝肾+养血益精）

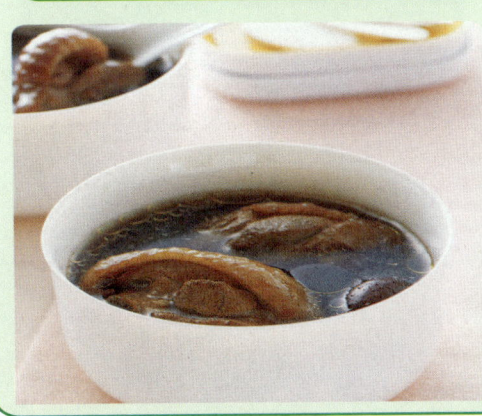

六味地黄鸡汤

◎ **材料** 鸡腿150克，熟地黄30克，茯苓、泽泻各20克，山茱萸、山药、丹皮各10克，红枣8枚

◎ **制作** ①鸡腿剁块，放入沸水中汆烫，捞出洗净。②将鸡腿和所有药材一起放入炖锅，加1200毫升水以大火煮开。③转小火慢炖30分钟即成。

◎ **功效** 本品能滋阴养血、滋补肝肾、利尿消肿，适合肝肾阴虚型慢性肾炎患者食用。

[慢性肾炎  什么？]

◎慢性肾炎患者忌吃食物及原因

慢性肾炎患者饮食宜清淡，少食盐，忌食刺激性食物；忌食不易消化的食物。

黄豆

▶ 不宜吃黄豆的原因

❶ 黄豆及豆制品中含有大量的嘌呤，慢性肾炎患者的肾脏功能较差，不能及时排出代谢产物，使嘌呤在体内堆积，引发痛风，会加重慢性肾炎患者的病情。

❷ 慢性肾炎患者需要控制蛋白质的摄入量，以达到低磷饮食的目的，而黄豆中的蛋白质含量很高，每100克含蛋白质35克，故慢性肾炎患者不宜食用黄豆。

✖ 忌吃关键词

高嘌呤、高蛋白质

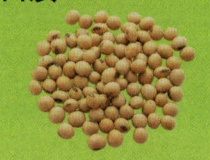

肥肉

▶ 不宜吃肥肉的原因

❶ 肥肉的胆固醇和蛋白质含量均很高，一般的半肥瘦猪肥肉中，每100克含有胆固醇80毫克，含蛋白质13.2克，过多摄入会加重肾脏的负担，不利于慢性肾炎的病情。

❷ 肥肉作为肥厚油腻之品，其脂肪含量很高，而且难以消化，慢性肾炎患者尤其是脾肾阳虚型的患者不宜食用。

✖ 忌吃关键词

高胆固醇、高蛋白、肥厚油腻、高脂肪

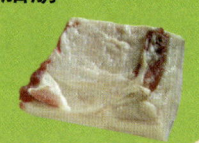

红薯

▶ 不宜吃红薯的原因

❶ 红薯中的钾含量很高，每100克中含有钾130毫克，钾需要通过肾脏排泄，过多地摄入无疑加重了肾脏的负担，不利于慢性肾炎患者的病情。

❷ 《本草纲目拾遗》中指出："中满不宜多食，能壅气。"现代研究证明，红薯中含有一种氧化酶，这种酶容易在人的胃肠道产生大量的二氧化碳气体，使人出现腹胀、呃逆、排气等症状，从而加重慢性肾炎患者的不适。

✖ 忌吃关键词

高钾、氧化酶

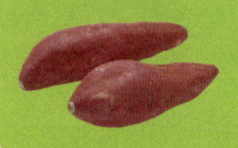

[慢性肾炎 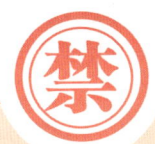 禁什么？]

韭菜

不宜吃韭菜的原因

❶ 韭菜中含有挥发性精油以及硫化物等特殊成分，这些物质可刺激肾脏细胞，促使肾脏炎症程度加重，不利于慢性炎症的病情。

❷ 韭菜的钾含量很高，每100克韭菜中含有钾247毫克，钾需要通过肾脏排泄，过多地摄入无疑加重了肾脏的负担，不利于慢性肾炎患者的病情。

忌吃关键词

硫化物、高钾

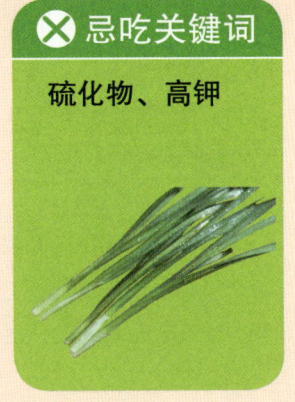

芹菜

不宜吃芹菜的原因

❶ 芹菜有利尿降压的作用，可在一定程度上减轻慢性肾炎所致的水肿，但是它的含钾量较高，每100克中芹菜茎中含钾206毫克，钾需要通过肾脏排泄，过多地摄入无疑加重了肾脏的负担，不利于慢性肾炎患者的病情。

❷ 芹菜性凉，脾肾气虚、脾肾阳虚型的慢性肾炎患者不宜食用生性寒凉的食物，否则可加重其"虚"的病情。

忌吃关键词

高钾、性凉

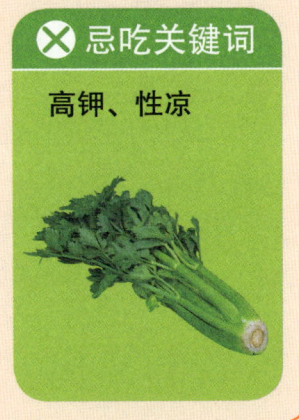

香蕉

不宜吃香蕉的原因

❶ 香蕉是典型的高钾水果，每100克香蕉中含钾256毫克，钾需要通过肾脏排泄，过多地摄入无疑加重了肾脏的负担，不利于慢性肾炎患者的病情。

❷ 香蕉含有丰富的镁等矿物元素，这些元素对于人体来说是有益的，但是若摄入过多，会造成体内矿物质比例的失调，从而引起脾胃功能紊乱和情绪波动，这些对于慢性肠炎患者都是十分不利的。

忌吃关键词

高钾、矿物质比例失调

[慢性肾炎 禁 什么？]

蘑菇

不宜吃蘑菇的原因

❶ 蘑菇的钾含量很高，每100克鲜蘑中含钾312毫克，干品蘑菇的钾含量更可高达1.2%以上，钾需要通过肾脏排泄，过多地摄入无疑加重了肾脏的负担，不利于慢性肾炎患者的病情。

❷ 很多菌藻类食物的钾含量都很高，如口蘑的钾含量高达3.1%，紫菜干品的钾含量高达1.7%以上，每100克海带中含钾246毫克，每100克干木耳中含钾757毫克，故慢性肾炎患者应慎食此类食品。

❌ **忌吃关键词**

高钾、加重肾脏负担

白酒

不宜喝白酒的原因

❶ 白酒中的酒精浓度很高，酒精具有强烈的刺激性，它可刺激肾脏细胞，促使肾脏炎症程度加重，不利于慢性炎症的病情。

❷ 白酒属于烈性酒，其最大的损害在于神经系统和肝脏的损害，同时，它也会影响机体的氮平衡，增加蛋白质的分解，从而使血液中的尿素氮含量增加，加重肾脏的排泄负担，不利于慢性肾炎的病情。

❌ **忌喝关键词**

酒精，损肝伤肾

咖啡

不宜喝咖啡的原因

❶ 咖啡中含有咖啡因，咖啡因是一种黄嘌呤生物碱化合物，它可以刺激心脏使心跳加快，血压升高，从而加大心脏和肾脏的负担，不利慢性肾炎患者的病情控制。

❷ 咖啡因同时也是一种中枢神经兴奋剂，有提神醒脑之功用，但是如果长期饮用或饮用过多，可影响睡眠的质量，对于慢性肾炎患者的病情恢复不利。

❌ **忌喝关键词**

咖啡因、中枢神经兴奋剂

[慢性肾炎 禁 什么？]

浓茶

不宜喝浓茶的原因

❶ 浓茶中也含有咖啡因，咖啡因是一种黄嘌呤生物碱化合物，它可以刺激心脏使心跳加快，血压升高，从而加大心脏和肾脏的负担，不利慢性肾炎患者的病情控制。

❷ 慢性肾炎患者由于病程长，病情反复，往往伴随精神状态的不佳，而浓茶中含有兴奋神经的茶碱，会影响患者的睡眠质量，久之还可引起神经衰弱。

忌喝关键词

咖啡因、茶碱

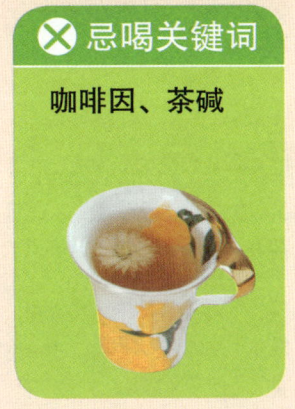

榨菜

不宜吃榨菜的原因

❶ 榨菜在制作过程中加入了大量的盐腌渍，故其中的钠含量很高，可达4.1%以上，过多的食用可导致全身浮肿及腹水，加重了慢性肾炎患者水肿的症状。

❷ 榨菜在制作过程中，加入了干辣椒粉、花椒、茴香、胡椒、肉桂等热性的并且具有辛辣刺激性的调料，它们可刺激肾脏细胞，促使肾脏炎症程度加重，不利于慢性炎症的病情。

忌吃关键词

高钠、刺激性

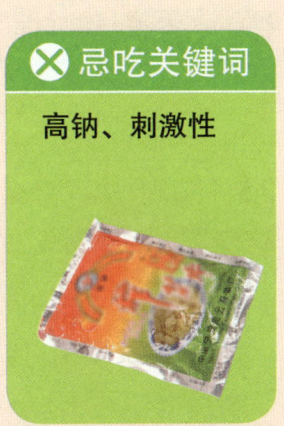

皮蛋

不宜吃皮蛋的原因

❶ 皮蛋的蛋白质、钠含量均很高，每100克皮蛋中含蛋白质14.2克，含钠542.7毫克，过多的蛋白质的摄入以及水钠潴留会增加肾脏的排泄负担，加重蛋白尿、水肿等症状。

❷ 皮蛋是用混合纯碱、石灰、盐、氧化铝等包裹鸭蛋腌制而成，其中含有铅，经常食用可引起铅中毒，导致失眠、注意力不集中、贫血、脑功能受损、思维缓慢、关节疼痛等症状，不利于慢性肾炎患者病情的恢复。

忌吃关键词

高蛋白质、高钠、铅

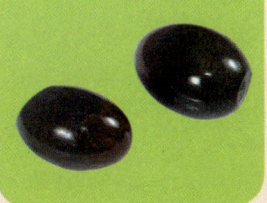

尿路结石

◎ 凡在肾盂、输尿管、膀胱、尿道的结石统称为泌尿系结石，亦称尿石症，中医称为"石淋"。主要症状：肾区或尿道剧烈绞痛，常向大腿根部、会阴部放射，出现肉眼可见的脓尿、血尿，严重者出现少尿、无尿，伴发热寒颤等症，并会发展成急性尿毒症。

中医分型

❶ 湿热蕴结证

- **症状剖析** 腹部疼痛，甚则痛引腰骶，小腹及两侧胀满、小便频数、颜色黄赤，尿道灼热刺痛，或尿血、血色鲜红，或尿中夹杂细碎砂石排除，或伴有寒热往来、口苦、恶心呕吐等症状。
- **治疗原则** 清热利湿、通淋排石。
- **饮食禁忌** 忌食热性、辛辣刺激性食物。

对症药材：❶车前草 ❷玉米须 ❸萹蓄 ❹金钱草 ❺海金沙 ❻鸡内金 ❼石韦

对症食材：❶泥鳅 ❷赤小豆 ❸马蹄 ❹绿豆 ❺冬瓜 ❻玉米 ❼竹笋

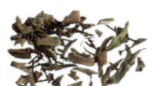 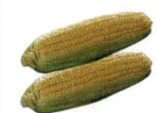

❷ 气滞血瘀证

- **症状剖析** 腹部酸胀疼痛，多数疼痛如针刺状，小腹或小腹两次胀满，常持续性地隐隐作痛，疼痛固定不移，小便排出不畅，偶有尿血，血色紫暗，或排尿时有细碎砂石排出，伴胸胁满闷胀痛。舌质紫暗有瘀点，脉弦涩。
- **治疗原则** 理气活血、通淋排石。
- **饮食禁忌** 忌食辛辣刺激性食物。

对症药材：❶川楝子 ❷延胡索 ❸石韦 ❹瞿麦 ❺车前草 ❻海金沙 ❼金钱草

对症食材：❶黑木耳 ❷赤小豆 ❸鲫鱼 ❹田螺 ❺冬瓜 ❻马蹄 ❼西瓜

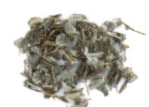 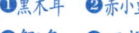 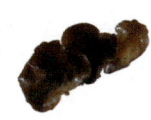

❸ 肾气不足证

- **症状剖析** 下腹部有下坠感，小便排出无力，小便排出不困难，但排尿后又排泄不尽的感觉，同时伴有面色苍白无华，神疲乏力，头晕目眩，腰膝酸软，遗精，大便稀，但排出不畅，舌质淡，苔薄白，脉沉弱。
- **治疗原则** 补肾益气、利尿排石。
- **饮食禁忌** 忌食生冷食物，忌食辛辣刺激性食物。

对症药材：❶车前草 ❷鸡内金 ❸牛膝 ❹熟地 ❺山萸 ❻山药 ❼泽泻 ❽茯苓

对症食材：❶核桃 ❷甲鱼 ❸蛤蜊 ❹黑木耳 ❺黑豆 ❻马蹄 ❼板栗

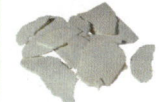 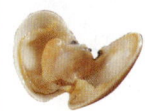

生活保健

- ✓ 多活动平时要多活动，如散步、慢跑、做体操等，体力好的时候还可以原地跳跃，同样有利于预防泌尿系结石复发。
- ✓ 积极治疗原发病，如尿路感染、痛风、糖尿病等。
- ✓ 含钙结石的形成与高钙尿症、高草酸尿有关，在预防的同时，要检查排除甲状旁腺功能亢进、特发性高钙尿和肾小管性酸中毒等疾病。
- ✓ 患者还应定期上医院检查，观察结石的"动向"。
- ✗ 注意饮水卫生，注意水质，避免饮用含钙过高的水。

饮食宜忌

宜
- √ 改变饮食结构，多吃碱性食品，改善酸性体质。
- √ 养成多喝水的习惯以增加尿量，有利于体内多种盐类、矿物质的排出，此称为"内洗涤"。
- √ 磷酸盐结石患者宜低磷、低钙饮食，并口服氯化铵使尿液酸化。

忌
- × 草酸钙结石者忌食含草酸较高的食物，例如菠菜、马铃薯、甜菜、橘子、巧克力及浓茶等，尤其是菠菜和浓茶可导致高草酸尿。
- × 尿酸钙结石者应少食动物内脏、肉类等。

民间秘方

❶ 金钱草、车前草、海金沙各30克，石韦、通草、瞿麦、当归、白术各20克，白茅根、小蓟、赤芍各15克，甘草6克，共煎水，每日1剂，分三次服用，一次200毫升。本品具有清热利湿、排石通淋的功效，适用于湿热蕴结型尿路结石证（若出现发热、尿液中有脓症状，可在此方的基础上加金银花、连翘、蒲公英和紫花地丁各10克）。

❷ 金钱草、鸡内金、核桃仁各20克，三七、川芎各10克，炙甘草6克，济生肾气丸（每次服用大蜜丸1颗或小蜜丸8颗）。将金钱草、鸡内金、核桃仁、三七、川芎、炙甘草共煎水，分两次送服济生肾气丸，一日1剂。本品具有益气补肾、利尿排石，适用于肾气不足型尿路结石证。

[尿路结石 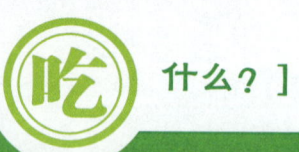 什么？]

◎尿路结石患者宜吃的食物及其简易食疗方

尿路结石证属湿热蕴结者应多食清热利湿的食物，如马蹄茅根茶、金钱草茶、三金茶等；气滞血瘀者应多食行气活血排石的药膳，如桃仁海金粥；证属肾气不足者应多食补益肾气、促排石的药膳，如参芪泥鳅汤、木瓜车前草滚猪腰、西瓜绿豆鹌鹑汤等。

泥鳅（健脾补肾+利水祛湿）

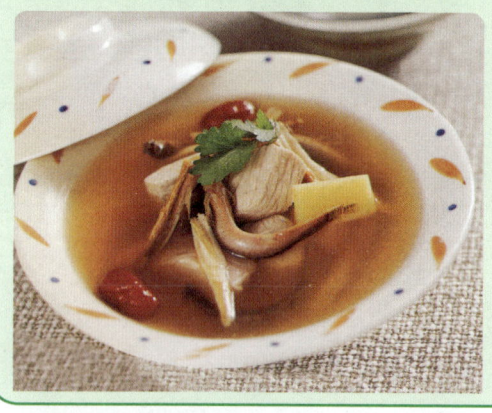

参芪泥鳅汤

材料 党参20克，北芪10克，泥鳅250克，猪瘦肉100克，红枣3颗，油、盐各适量

制作 ①泥鳅用沸水略烫，洗净表面的黏液；炒锅下油，将泥鳅煎至金黄色。②猪瘦肉洗净，切块，余水；党参、北芪、红枣分别洗净。③将1300克清水放入瓦煲内，煮沸后加入所有原材料，大火煲沸后改用小火煲2小时，加盐调味即可。

功效 本品具有补气健脾、益肾利尿等功效，适合肾气虚弱型尿路结石患者食用。

赤小豆（清热解毒+利尿通淋）

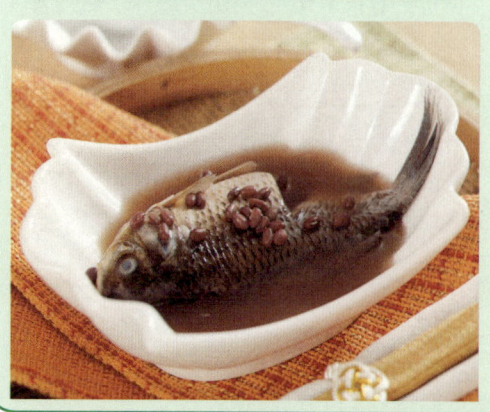

赤小豆炖鲫鱼

材料 鲫鱼1条（约350克），赤小豆500克，海金沙10克

制作 ①将鲫鱼处理干净；赤小豆、海金沙洗净，备用。②将鲫鱼、赤小豆、海金沙均放入锅内，加2000~3000毫升水清炖。③炖至鱼熟豆烂即可。

功效 本品具有补中利水、消肿排石的功效，可辅助治疗湿热蕴结型肾结石、尿道结石、膀胱结石等各种结石症。

[尿路结石 吃 什么？]

核桃（温补肺肾+定喘润肠）

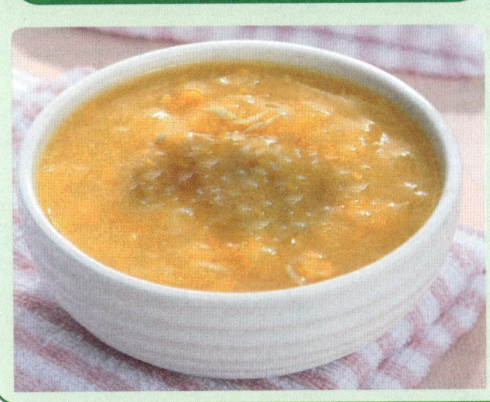

桃仁海金粥

◎ **材料** 桃仁、海金沙各15克，核桃仁10个，粳米100克

◎ **制作** ①核桃仁、桃仁分别洗净捣碎，海金沙用布包扎好。②加水600毫升，煮20分钟后，去掉海金沙，入粳米煮粥。③每日早、晚空腹温热服食。

◎ **功效** 本品具有补肾益气、活血化瘀、化石排石，适合气滞血瘀以及肾气不足型的尿路结石患者食用。

车前草（清热利湿+利尿排石）

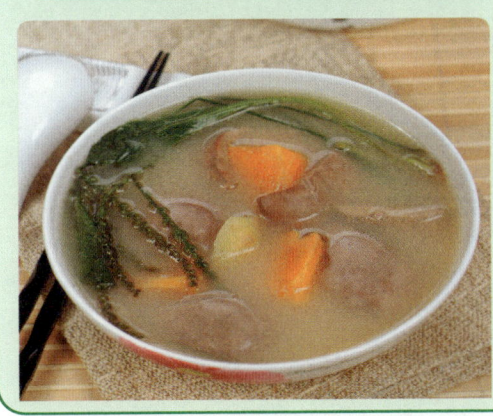

木瓜车前草滚猪腰汤

◎ **材料** 木瓜50克，鲜车前草40克，猪腰140克，姜3克，盐适量

◎ **制作** ①木瓜洗净，去皮切块；鲜车前草洗净，去除根须；猪腰洗净后剖开，剔除中间的白色筋膜；姜洗净，去皮切片。②将木瓜、车前草、猪腰、姜片一同放入砂煲内，加适量清水，大火煲沸后改小火煲煮2小时，加入盐调味即可。

◎ **功效** 本品清热利水、补肾消肿，适用于湿热蕴结、肾气虚弱型尿路结石。

绿豆（清热泻火+利水通淋）

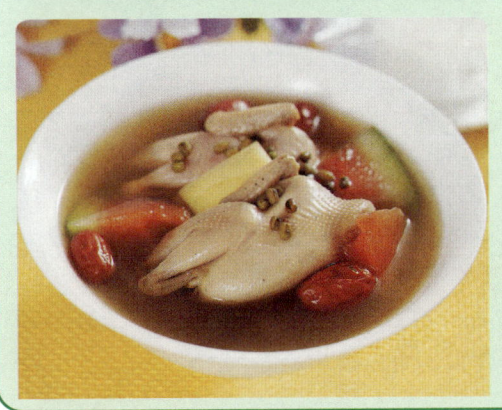

西瓜绿豆鹌鹑汤

◎ **材料** 西瓜400克，绿豆50克，鹌鹑2只，生地、党参各10克，姜、盐各适量

◎ **制作** ①鹌鹑洗净；姜洗净切片。西瓜连皮洗净切块；绿豆洗净，浸泡1小时；生地、党参洗净。②将1800毫升水放入瓦煲内，煮沸后加入西瓜、绿豆、鹌鹑、生地、党参、姜，小火煲2个小时，加盐调味即可。

◎ **功效** 本品清热泻火、利尿通淋、补肾益气，适合湿热蕴结型以及肾气不足型尿路结石患者食用。

[尿路结石 吃 什么？]

玉米须（利尿泻热+平肝利胆）

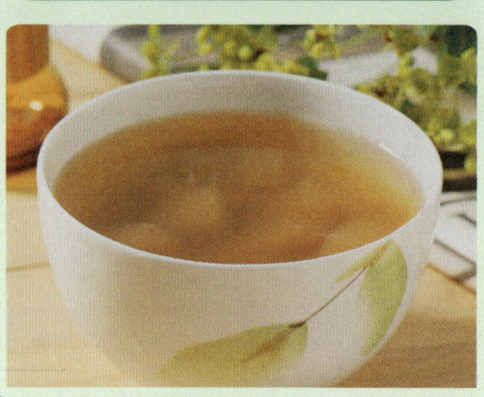

🥣 利尿汤

◎ **材料** 冬瓜肉+冬瓜皮+冬瓜子合计2碗，老姜2片，老玉米须25克

◎ **制作** ①冬瓜须买带子的，先将冬瓜皮、肉、子切分开，并将冬瓜子剁碎。②到中药房买老玉米须，并购小布袋，一次取用25克，将其中灰尘杂质洗净后，装入小布袋。③将所有材料加入750毫升煮开改小火煮20分钟，滤汤取饮，食冬瓜肉即可。

◎ **功效** 本品具有清热利尿、促进排石的功效，适合湿热瘀结型尿路结石患者食用。

萹蓄（利尿通淋+杀虫止痒）

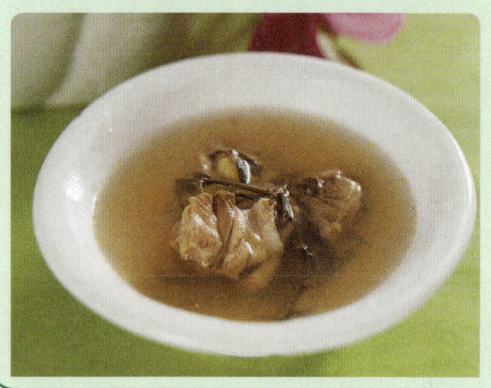

🥣 鸡肉炖萹蓄

◎ **材料** 鸡肉200克，萹蓄20克，料酒适量，盐5克

◎ **制作** ①鸡宰杀，去毛及肠杂，洗净，切块。②萹蓄洗净，滤干，放入纱布袋内，扎紧袋口，与鸡肉一同放入砂锅内。③加入料酒和适量清水，先用大火煮沸，再用小火慢炖，以鸡肉熟烂为度，加盐调味即可。

◎ **功效** 本品利尿消肿、通淋清热、益气补虚，适用于肾气不足型尿路结石。

海金沙（清热解毒+排石通淋）

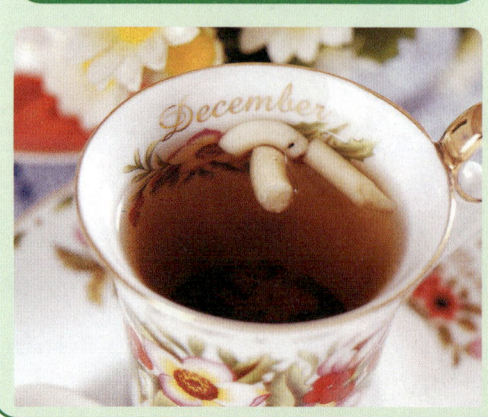

🥣 通草海金沙茶

◎ **材料** 通草、车前子、海金沙、玉米须各10克，砂糖15克

◎ **制作** ①将海金沙用布包扎好，与洗净的通草、车前子、玉米须一起盛入锅中，加500毫升水煮茶。②大火煮开后，转小火续煮15分钟。③最后加入砂糖即成。

◎ **功效** 本品具有清湿热、利小便、排结石的功效，对湿热下注型尿路结石患者有很好的食疗作用。

[尿路结石 吃 什么？]

马蹄（清热解毒+利尿通淋）

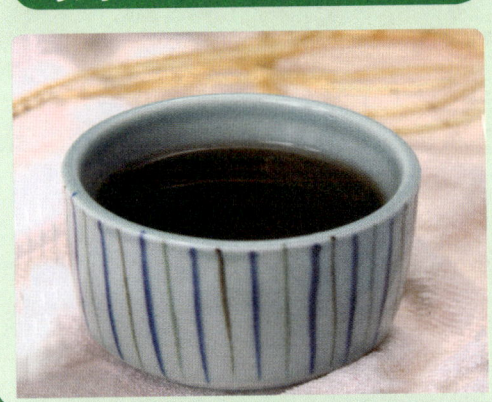

🥣 马蹄茅根茶

◎ 材料 鲜马蹄、鲜茅根各100克，白糖少许

◎ 制作 ①将鲜马蹄、鲜茅根洗净，切碎。②马蹄、茅根放入沸水中煮20分钟左右，去渣。③加适量白糖即可。

◎ 功效 本品具有清热解毒、凉血止血、利尿通淋的功效，可用于湿热蕴结型肾结石、尿路结石等症的辅助治疗。

金钱草（清热利尿+排石消肿）

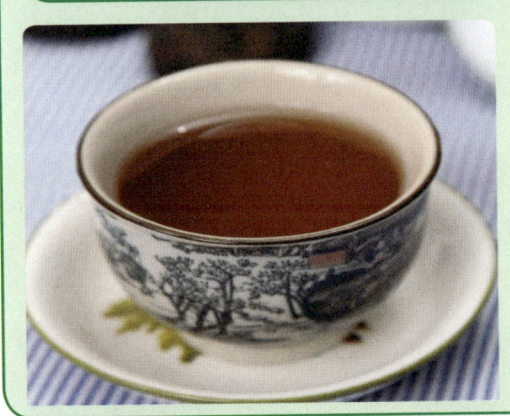

🥣 金钱草茶

◎ 材料 金钱草20克，红花10克，蜂蜜适量

◎ 制作 ①将金钱草、红花洗净备用。②锅内加入清水适量，放入金钱草、红花，以大火煮开后小火煮5分钟即可。③倒出药茶待稍凉后加入蜂蜜调匀即可饮用。

◎ 功效 本品具有清热利尿、活血化瘀的功效，非常适合气滞血瘀型尿路结石的患者食用。

鸡内金（健脾消食+化石排石）

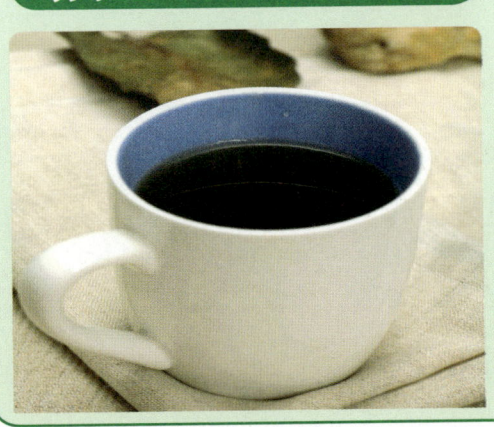

🥣 三金茶

◎ 材料 鸡内金10克，金钱草20克，海金沙25克，冰糖10克

◎ 制作 ①将海金沙用布包扎好，与鸡内金、金钱草一起放入锅中，加水500毫升。②以大火煮沸后再转小火煮10分钟左右，加入冰糖即可。

◎ 功效 本品具有清湿热、利小便、排结石的功效，对湿热蕴结型尿路结石患者有很好的食疗作用。

[尿路结石 禁 什么？]

◎尿路结石患者忌吃食物及原因

尿路结石多与尿液含钙过高有关，应忌食富含草酸盐、草酸钙的食物，如菠菜、葡萄等；忌食白酒、咖啡等刺激性食物。

黄豆

不宜吃黄豆的原因

❶ 黄豆的含钙量极高，每100克中含钙191毫克，尿路结石患者食用后可轻易增加其尿钙的排出，从而加重尿路结石的病情，同时，黄豆的嘌呤含量也很高，食用后促使尿酸排出量增加，从而加重尿路结石的病情。
❷ 黄豆的蛋白质含量极高，每100克中含蛋白质35克，这无疑加重了肾脏的排泄负担，对于肾功能衰弱的尿路结石患者来说，是极为不利的。

忌吃关键词
高钙、高蛋白质

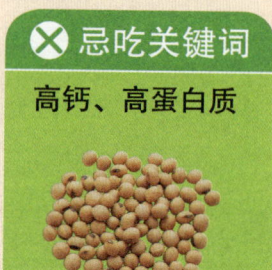

羊肉

不宜吃羊肉的原因

❶ 羊肉的嘌呤含量很高，尿路结石患者食用后，容易使尿酸排出量增加，从而加重尿酸结石的病情。
❷ 羊肉属于高蛋白质食物，每100克中含蛋白质20.5克，这无疑加重了肾脏的排泄负担，对于肾功能衰弱的尿路结石患者来说，是极为不利的。
❸ 羊肉性热，食用后可助热上火，湿热蕴结型的尿路结石患者不宜食用。

忌吃关键词
高嘌呤、高蛋白质、性热

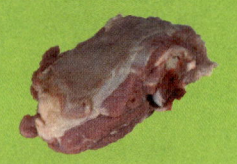

芹菜

不宜吃芹菜的原因

❶ 芹菜中含有大量的草酸盐，草酸盐和尿中的钙结合形成草酸钙，从而形成结石，所以尿路结石患者不宜食用芹菜，否则可引起病情加重。
❷ 芹菜的含钾量较高，每100克中芹菜茎中含钾206毫克，钾需要通过肾脏排泄，过多地摄入无疑加重了肾脏的负担，不利于尿路结石患者的病情。

忌吃关键词
草酸盐、高钾

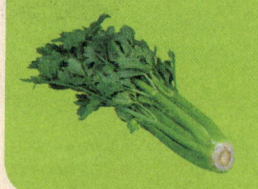

[尿路结石 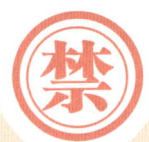 禁什么？]

青椒

不宜吃青椒的原因

❶ 青椒中含有大量的草酸盐，草酸盐和尿中的钙结合形成草酸钙，从而形成结石，所以尿路结石患者不宜食用青椒，否则可引起病情加重。

❷ 青椒性热，食用后可助热上火，湿热蕴结型的尿路结石患者不宜食用。

❸ 青椒的含钾量较高，每100克中青椒中含钾209毫克，钾需要通过肾脏排泄，过多地摄入无疑加重了肾脏的负担，不利于尿路结石患者的病情。

❌ 忌吃关键词

草酸盐、性热、高钾

菠菜

不宜吃菠菜的原因

❶ 菠菜的草酸盐含量极高，草酸盐和尿中的钙结合形成草酸钙，从而形成结石，所以尿路结石患者不宜食用菠菜，否则可引起病情加重。

❷ 菠菜的含钾量较高，每100克菠菜中含钾311毫克，钾需要通过肾脏排泄，过多地摄入无疑加重了肾脏的负担，不利于尿路结石患者的病情。

❌ 忌吃关键词

草酸盐、高钾

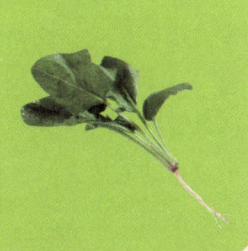

葡萄

不宜吃葡萄的原因

❶ 葡萄的草酸盐含量较高，草酸盐和尿中的钙结合形成草酸钙，从而形成结石，所以尿路结石患者不宜食用葡萄，否则可引起病情加重。

❷ 葡萄性平，但是《医林纂要》提到："多食生内热。"故湿热蕴结型的尿路结石患者不宜食用。

❌ 忌吃关键词

草酸盐

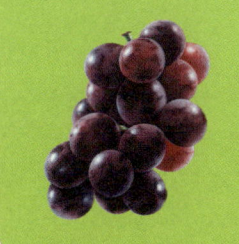

[尿路结石 禁 什么？]

白酒

不宜喝白酒的原因

❶ 白酒中的酒精浓度很高，酒精可以加重草酸钙结晶的形成，并且还可以抑制尿酸排泄，从而引发结石或引起结石病情加重。
❷ 白酒性温，多饮可积温成热，助热上火，湿热蕴结型的尿路结石患者不宜食用。
❸ 白酒可影响机体的氮平衡，增加蛋白质的分解，从而使血液中的尿素氮含量增加，加重肾脏的排泄负担，不利于尿路结石患者的病情。

❌ 忌喝关键词

酒精、性温

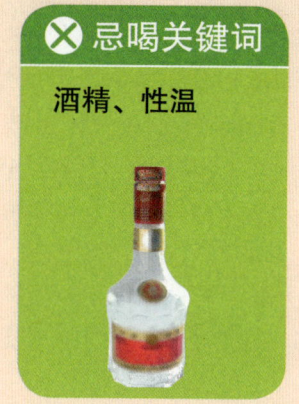

红茶

不宜喝红茶的原因

❶ 红茶中的草酸盐含量很高，草酸盐和尿中的钙结合形成草酸钙，从而形成结石，所以尿路结石患者不宜饮用红茶，否则可引起病情加重。
❷ 红茶的含钾量极高，每100克中含钾1934毫克，钾需要通过肾脏排泄，过多地摄入无疑加重了肾脏的负担，不利于尿路结石患者的病情。

❌ 忌喝关键词

草酸盐、高钾

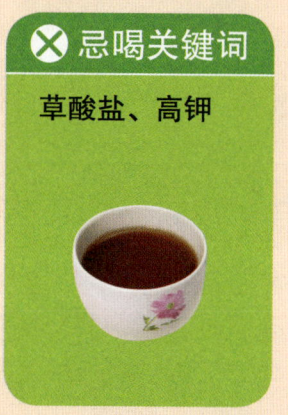

咖啡

不宜喝咖啡的原因

❶ 研究表明，相对于不喝咖啡者，喝咖啡的人尿液中的钙有所增加，而钙的增加会增加患尿路结石的风险，故尿路结石患者不宜饮用咖啡。
❷ 咖啡因同时也是一种中枢神经兴奋剂，有提神醒脑之功用，但是如果长期饮用或饮用过多，可影响睡眠的质量，对于尿路结石患者的病情恢复不利。

❌ 忌喝关键词

咖啡因

[尿路结石 禁 什么？]

牛奶

不宜喝牛奶的原因

❶ 牛奶的钙含量很高，每100克中含钙104毫克，钙的摄入量增加会增加患尿路结石的风险，故尿路结石患者不宜饮用牛奶。

❷ 尿路结石患者尤其不要在睡前喝牛奶，因为人在进入睡眠状态后，尿量会减少、浓缩，而饮用牛奶后的2~3小时是钙通过肾脏排泄的高峰，此时便会使尿钙的浓度骤然增大，加重结石的病情。

忌喝关键词

高钙

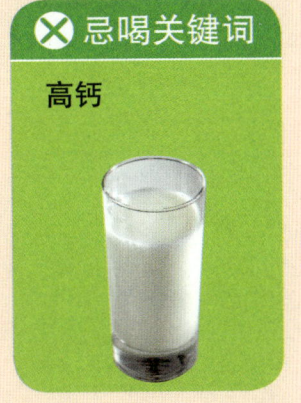

奶 油

不宜吃奶油的原因

❶ 奶油的含钙量较高，每100克中含钙14克，钙的摄入量增加会增加患尿路结石的风险，故尿路结石患者不宜食用奶油。

❷ 奶油中含有大量的反式脂肪酸，食用后容易引发肥胖症、冠心病、高血压、糖尿病、动脉硬化等，对身体不利，尿路结石患者不宜食用。

忌吃关键词

高钙、反式脂肪酸

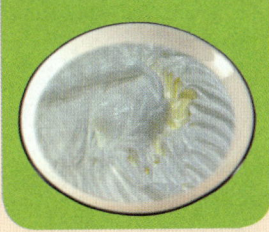

巧克力

不宜吃巧克力的原因

❶ 巧克力含有大量的草酸盐，草酸盐和尿中的钙结合形成草酸钙，从而形成结石，所以尿路结石患者不宜食用巧克力，否则可引起病情加重。

❷ 巧克力含糖量也很高，每100克中含有糖分51.9克，大量的糖分在肠内酵解，产生大量的气体，从而引发腹胀、腹痛等症状，加重尿路结石患者的不适，并且过量糖分的摄入还会进一步促进尿路结石的发展。

忌吃关键词

草酸盐、高糖

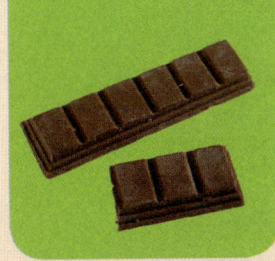

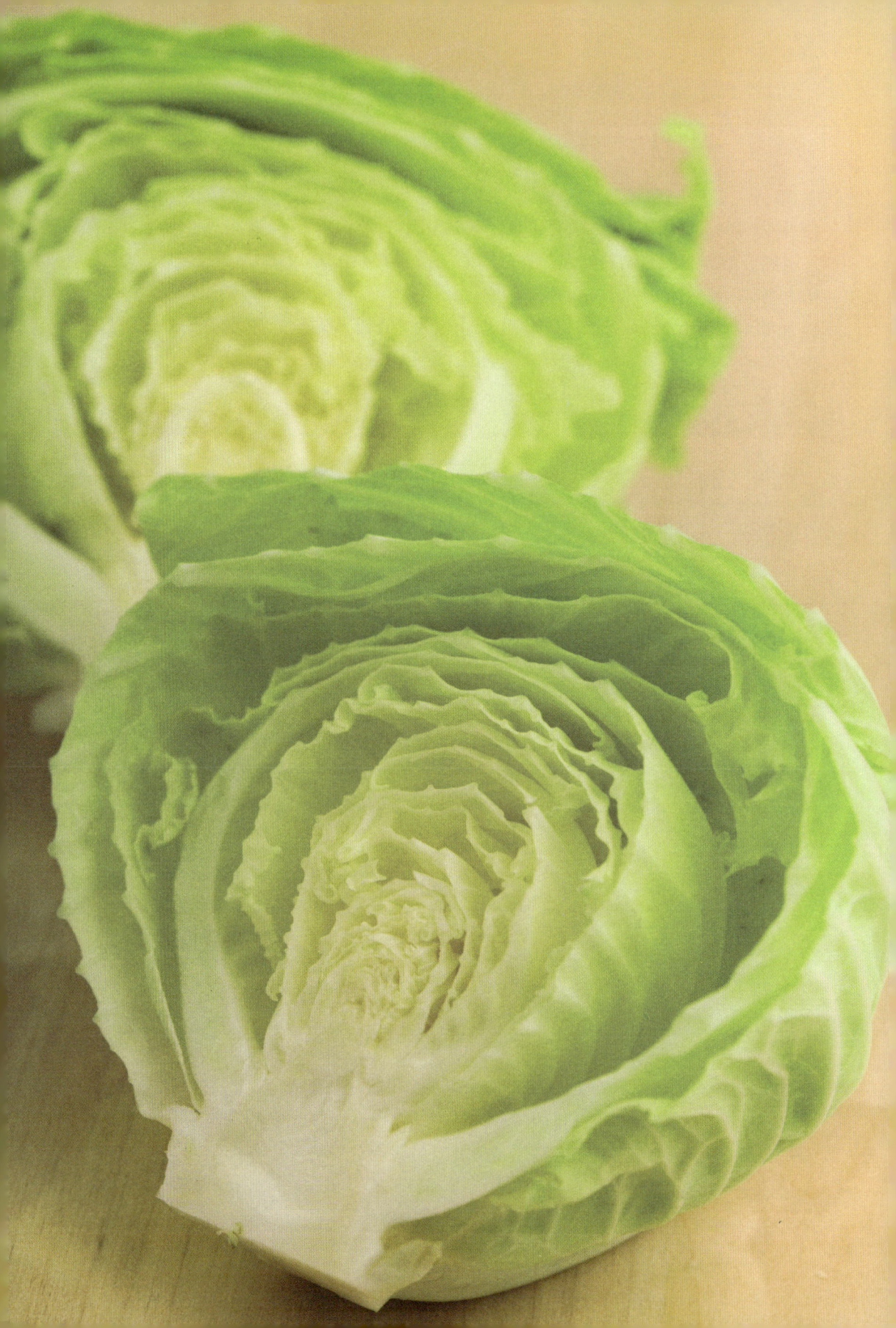

骨科疾病吃什么？禁什么？

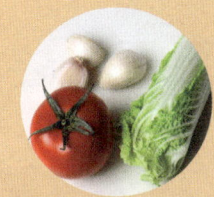 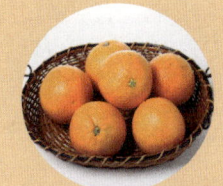

  骨科疾病是一组比较常见的疾病，多表现为病发部位的疼痛及活动功能受限等。骨科慢性疾病有部分是自身的生理自然发展的结果，但是，很大部分却是由人们不良的生活习惯、不正确的姿势以及缺乏运动锻炼等引起的。如长时间的低头工作、躺在床上看书、使用过高的枕头、长时间坐在电脑前面等，这些都是引起颈椎病的重要原因。

  本章选取了骨质疏松、肩周炎、风湿性关节炎这3种骨科常见慢性病，对于每一种病症，我们详细地介绍了疾病的定义、中医分型、民间秘方、饮食宜忌、生活保健等方面的知识，并且根据中医的分型，针对每一种病症，推荐了多种有对症食疗功效的食物，并且针对每种食物推荐一道菜例。同时，针对不同病症，我们还列举出了常见的应该忌吃的食物，并且详细地解释了忌吃的原因。

骨质疏松

◎骨质疏松是多种原因引起的一组骨病，多数人无明显症状，等到症状出现时，骨钙的流失率常常已经达到了50%以上。主要症状为骨骼疼痛，继而出现身长缩短、驼背；易骨折；胸廓骨骼变形挤压肺部时，会出现胸闷、气短、呼吸困难等症。

中医分型

❶ 肾虚精亏型

- **症状剖析** 分为肾阳虚、肾阴虚，肾阳虚者常见腰背疼痛，腿和膝部有酸软感，受力过大可出现胸、腰椎压缩骨折且变矮、驼背弯腰、畏冷喜暖、夜尿多。肾阴虚者腰背疼痛、腿膝酸软，容易发生骨折，手足心热，咽干舌燥。
- **治疗原则** 滋补肝肾、益精填髓。
- **饮食禁忌** 忌食寒凉生冷食物。

对症药材：❶杜仲 ❷川牛膝 ❸山药 ❹枸杞 ❺山茱萸 ❻菟丝子 ❼龟胶 ❽鳖甲

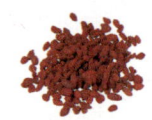

对症食材：❶猪骨 ❷板栗 ❸黑豆 ❹乌鸡 ❺胡萝卜 ❻黑木耳 ❼芝麻

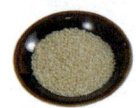

❷ 脾气亏虚型

- **症状剖析** 腰背或骨骼疼痛、四肢无力、行走酸疼，全身疲软、易困，食欲不振，腹部有满闷感、形体虚胖、肌肉消瘦、面色萎黄或苍白无光，大便溏稀，小便清长。
- **治疗原则** 补气健脾、强壮筋骨。
- **饮食禁忌** 忌食寒凉生冷食物。

对症药材：❶白术 ❷茯苓 ❸人参 ❹杜仲 ❺甘草

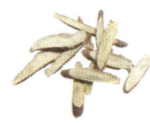

对症食材：❶牡蛎 ❷猪蹄 ❸洋葱 ❹牛奶 ❺牛肉 ❻鱼 ❼玉米

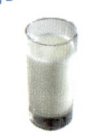

❸ 先天不足型

- **症状剖析** 背部下端、髋部及足部隐隐作痛，出现行走困难，常可出现膝关节和踝关节疼痛和下肢的骨折。身高变矮、骨骼畸形、成人期以腰背疼痛为主，脊椎椎体压缩性骨折，时间一久会出现脊椎缩短等症。
- **治疗原则** 补充先天精气、扶助阳气。
- **饮食禁忌** 忌烟、忌酒，忌喝含有咖啡因的饮料，比如咖啡、可乐、茶。

对症药材：❶狗脊 ❷骨碎补 ❸牛大力 ❹黄芪 ❺补骨脂 ❻仙灵脾 ❼益智仁

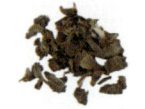

对症食材：❶猪骨 ❷虾仁 ❸黑豆 ❹牛奶 ❺黄豆 ❻羊腰

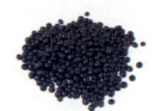

饮食宜忌

宜
- ✓ 多吃富含钙（如鱼类、骨头类、蛋类、豆类等）以及富含维生素D的食物（如坚果类等）。
- ✓ 改善饮食结构，每天摄入的酸性食物（大多数的肉类、谷类、水产、鱼类、酒、糖等）和碱性食物（大多数的蔬菜水果）宜遵守1：4的比例。

忌
- ✗ 忌食过甜、过咸、油腻及刺激性食物，避免饮用过量的浓茶、咖啡等。
- ✗ 控制酒的摄入，禁止吸烟。

 民间秘方

❶ 熟地、淫羊藿、紫河车、泽泻、龙骨、续断、桑寄生、山萸肉、骨碎补各10克。水煎服，每日一剂，煎两遍，兑匀，分两次服用。本方可补肝肾、强筋骨，根据中医学中"肾主骨"的理论，肾虚是骨质疏松的关键，故治疗宜补肾壮骨，补足肾精，则筋骨坚韧有力，本方适合肾精亏虚以及先天不足型骨质疏松患者食用。

❷ 乌贼骨100克，龟板12克，茜草根6克，红糖20克，水煎服，一日一剂，每剂2~3次分服。此方可益气健脾，活血调肝。脾虚则肾经亏虚，骨骼失养，骨骼脆弱无力，以致发生骨质疏松症。

 生活保健

♡ 应改善不良的生活习惯，进行适当的户外运动，适当晒晒太阳，有利于加强人体对钙的吸收。

♡ 平时活动时应保持正确的姿势，不要弯腰驼背，以免加重骨骼负担，要保持良好的心情，不要给自己过大的心理压力。

♡ 适当做做跳跃运动可预防骨质疏松，因为进行跳跃时，不仅全身的血液循环速度加快，而且地面的冲击力可激发骨质的形成，妇女在绝经期之前，尤其是在40岁以后就应多进行跳跃运动，老年人也应尽早进行此项锻炼。

♡ 晚婚、少育，哺乳期不宜过长，尽可能保存体内钙质，丰富钙库，将骨峰值提高到最大值是预防生命后期骨质疏松症的最佳措施。

[骨质疏松  什么？]

◎骨质疏松患者宜吃的食物及其简易食疗方

骨质疏松多因缺钙引起，常分为肾精亏虚、脾气亏虚、先天不足三个证型，肾精亏虚者应多食具有补肾益精的药膳，如牛膝蔬菜鱼丸、地黄对虾汤；脾气亏虚者应多食补脾益气的食物，如鸭子炖黄豆、川牛膝炖猪蹄等；先天不足者应多食益精固髓的药膳，如洋葱炖乳鸽等。

排骨（补中益气+养血健骨）

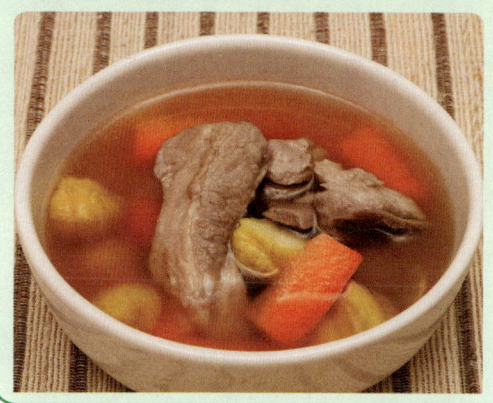

板栗排骨汤

材料 排骨500克，胡萝卜1根，板栗250克，盐1小匙

制作 ①将板栗剥去壳后放入沸水中煮熟，备用，排骨洗净放入沸水中氽烫，捞出备用，胡萝卜削去皮、冲净，切成小方块。②将所有材料放入锅中，加水至盖过材料，大火煮开后再改用小火煮约30分钟。③煮好后加入盐调味即可。

功效 本品健脾补肾、强筋壮骨，适合各个证型的骨质疏松患者食用。

牛肉（补脾胃+益气血+强筋骨）

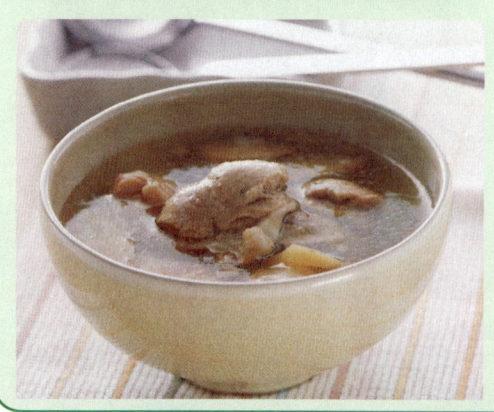

腰果核桃牛肉汤

材料 核桃100克，牛肉210克，腰果50克，盐6克，鸡精2克，香葱8克

制作 ①将牛肉洗净，切块，氽水。②核桃、腰果洗净备用。③汤锅上火倒入水，下入牛肉、核桃、腰果，调入盐、鸡精，煲至熟，撒入香葱即可。

功效 本品具有健脾补肾、益气养血、强壮筋骨的功效，适合各个证型的骨质疏松患者食用。

[骨质疏松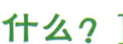什么？]

猪蹄（补虚弱+益气力+填肾精）

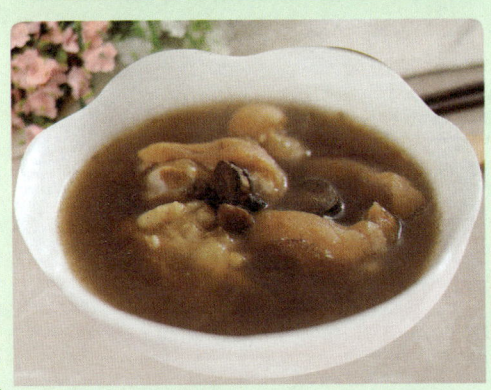

🥣 川牛膝炖猪蹄

◎ **材料** 川牛膝15克，猪蹄1只，黄酒80毫升，盐5克，味精3克，胡椒粉2克

◎ **制作** ①猪蹄刮净去毛，剖开两边后切成数小块，洗净；川牛膝洗净。②猪蹄、川牛膝、黄酒一起放入大炖盅内，加水500毫升，隔水炖。③炖至猪蹄熟烂，去川牛膝，下入盐、味精、胡椒粉，余下猪蹄肉和汤食用。

◎ **功效** 本品补气健脾、补肾益精、强筋壮骨，适用于各个证型的骨质疏松。

狗脊（补肝肾+健腰膝+利关节）

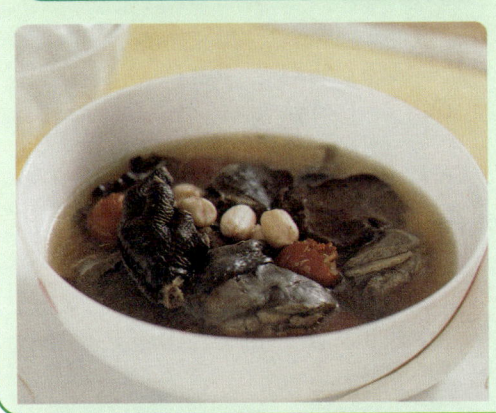

🥣 狗脊熟地乌鸡汤

◎ **材料** 狗脊、熟地、花生各30克，红枣6颗，乌鸡1只，盐5克

◎ **制作** ①狗脊、熟地、花生分别洗净；红枣去核，洗净。②乌鸡去内脏，洗净，氽水。③将清水2000克放入瓦煲中，煮沸后放入狗脊、熟地、花生、红枣、乌鸡，以大火煮开，改用小火煲3个小时，加盐调味即可。

◎ **功效** 本品补肾养血、强筋壮骨，适用于肾精亏虚以及先天不足型骨质疏松症。

黄豆（健脾益气+补充钙质）

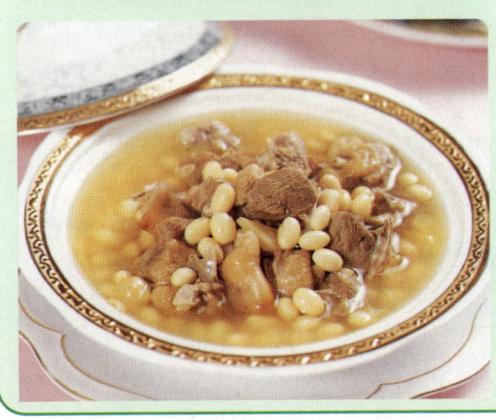

🥣 鸭子炖黄豆

◎ **材料** 鸭半只，黄豆200克，黄芪、白术各15克，姜片5克，上汤750克，盐、味精各适量

◎ **制作** ①将鸭处理干净，斩块；黄豆、黄芪、白术均洗净备用。②鸭块与黄豆一起放入沸水锅中氽水后捞出。③上汤倒入锅中，放入鸭块、黄豆、黄芪、白术、姜片，炖1小时后加盐、味精调味即可。

◎ **功效** 本品清热燥湿、解毒透疹、杀菌止痒，适合湿热型湿疹患者食用。

[骨质疏松 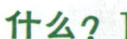什么？]

骨碎补（补肾壮骨+活血镇痛）

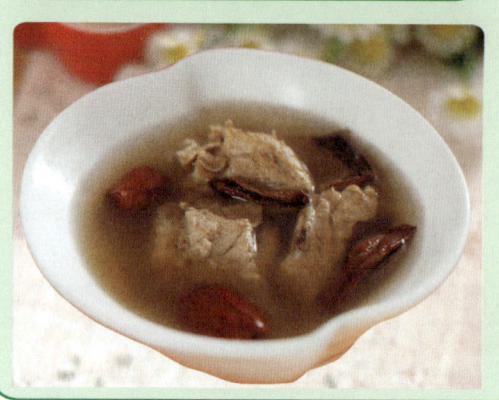

🥣 骨碎补脊骨汤

◎ **材料** 骨碎补15克，猪脊骨500克，红枣4颗，盐5克

◎ **制作** ①骨碎补洗净，浸泡1小时；红枣洗净。②猪脊骨斩件，洗净，汆水。③将2000毫升清水放入瓦煲内，煮沸后加入骨碎补、猪脊骨、红枣，大火煲开后，改用小火煲3小时，再加盐调味即可。

◎ **功效** 本品具有强筋壮骨、活血祛瘀的功效，适合各个证型的骨质疏松症患者食用。

洋葱（健脾益气+温胃散寒）

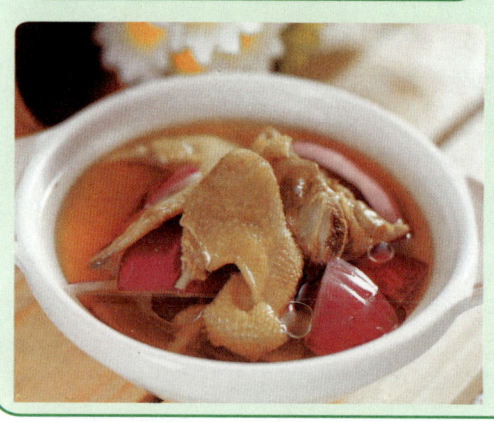

🥣 洋葱炖乳鸽

◎ **材料** 乳鸽500克，洋葱250克，姜、白糖、盐、高汤、胡椒粉、味精、酱油各适量

◎ **制作** ①将乳鸽处理干净，切成小块；洋葱洗净，切成角状；姜洗净切丝。②锅中加油烧热，下入乳鸽、姜，加入高汤用小火炖20分钟，放白糖、盐、胡椒粉、味精、酱油等调料至入味后出锅即可。

◎ **功效** 本品具有温胃散寒、补肾助阳、固本扶正作用，适合先天不足型骨质疏松患者食用。

杜仲（补肝肾+强筋骨）

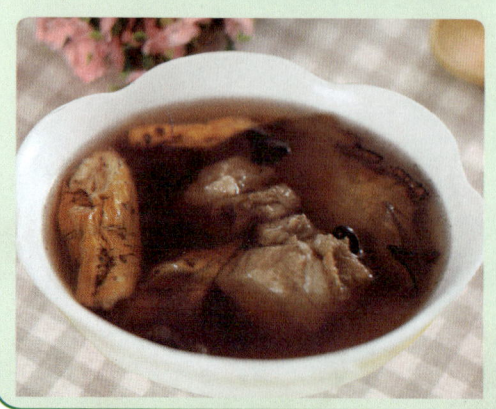

🥣 牛大力杜仲汤

◎ **材料** 牛大力、杜仲、肉苁蓉、淮牛膝各10克，巴戟天、狗脊各8克，黑豆20克，猪脊骨250克，盐适量

◎ **制作** ①猪脊骨洗净，汆烫3分钟，盛起。②黑豆洗净，用清水浸30分钟。③牛大力、杜仲、肉苁蓉、淮牛膝、巴戟天、狗脊均洗净，加入猪脊骨、黑豆及8碗清水，慢火煲2小时，最后加盐调味即可。

◎ **功效** 本品补肝肾、强筋骨、壮腰脊，适用于肝肾亏虚、先天不足型骨质疏松症。

[骨质疏松 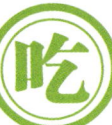 什么？]

板栗（养胃健脾+补肾壮骨）

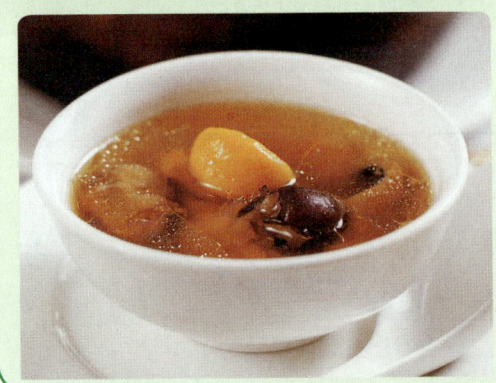

🍲 板栗土鸡瓦罐汤

◎ 材料 土鸡1只，板栗200克，红枣10克，姜片10克，盐5克，鸡精2克

◎ 制作 ①土鸡洗净斩件；板栗剥壳，去皮；红枣洗净。②锅上火，加入适量清水烧沸，放入土鸡氽烫，去血水，备用。③将土鸡、板栗放入瓦罐里，再放入姜片、红枣，调入盐、鸡精，将瓦罐放进特制大瓦罐中，用木炭火烧制2小时即可。

◎ 功效 本品益气补虚、补肾养血，适合肾气亏虚所致的子宫脱垂患者食用。

牛膝（补肝肾+强筋骨）

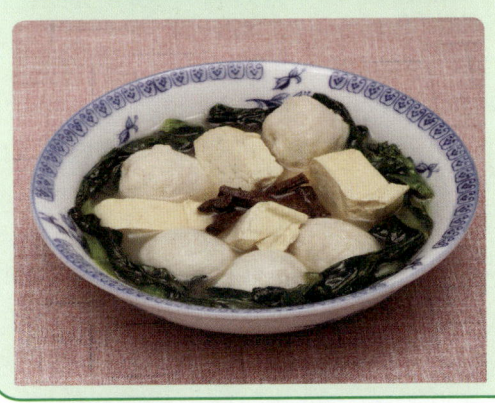

🍲 牛膝蔬菜鱼丸

◎ 材料 鱼丸300克，白菜、豆腐各适量，牛膝、石膏各15克，盐适量

◎ 制作 ①将牛膝、石膏洗净，用纱布袋包起来，放进锅里，加水煎汁，取汁备用。②白菜洗净，切段；豆腐洗净，切块备用。③锅中加5杯水，先将鱼丸煮至将熟时，再放入白菜、豆腐煮熟；大约3分钟，再加入牛膝药汁略煮，以盐调味即可。

◎ 功效 本品补肝肾、强筋骨，对肾精亏虚型骨质疏松症有很好的食疗功效。

黑豆（健脾补肾+活血解毒）

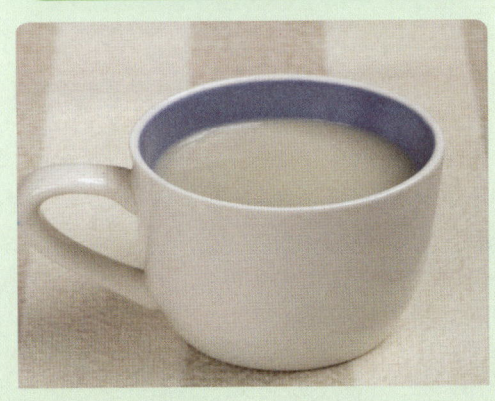

🍲 养生黑豆奶

◎ 材料 青仁黑豆200克，党参、麦门冬各10克，熟地8克，糖30克

◎ 制作 ①青仁黑豆洗净，浸泡至豆子膨胀，沥干备用。②全部药材置于锅中，加水600毫升，煎取药汁300毫升备用。③将黑豆与药汁混合，放入果汁机内搅拌均匀，过滤出黑豆浆倒入锅中，以中火边搅拌至沸腾，最后加糖即可。

◎ 功效 本品具有补肾健脾、强壮筋骨的功效，适合各个证型的骨质疏松患者食用。

[骨质疏松 禁 什么？]

◎骨质疏松患者忌吃食物及原因

骨质疏松患者应忌食影响钙的吸收以及破坏骨细胞的食物，如猪肝、白糖、咖啡等。

猪肝

不宜吃猪肝的原因

❶ 猪肝中的维生素A含量很高，每100克中含维生素A4972微克，维生素A有抑制骨细胞发挥功能、刺激破骨细胞形成的作用，长期食用会引起骨质疏松，骨质疏松患者不宜食用。

❷ 长期大量食用猪肝会使维生素A过多积聚从而出现恶心、呕吐、头痛、嗜睡等中毒现象，久之还会损害肝脏，导致毛发干枯、皮疹等，对骨质疏松患者的病情不利。

忌吃关键词

维生素A、易中毒

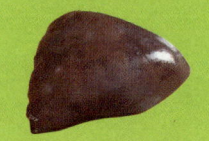

白糖

不宜吃白糖的原因

❶ 白糖在人体内代谢，会产生大量的丙酮酸和乳酸，这时为了维持体内的酸碱平衡，机体会消耗大量的钙质来中和多余的酸性物质，由此造成大量的钙质流失便会促发或加重骨质疏松。

❷ 过多地摄入白糖等甜食，多余的糖分会消耗掉人体内维生素B_1，从而干扰神经系统的正常功能，不利于骨质疏松患者患者的病情。

忌吃关键词

丙酮酸、乳酸

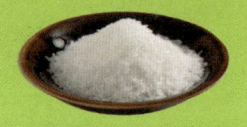

咸菜

不宜吃咸菜的原因

❶ 咸菜在制作过程中加入了大量的盐腌渍，故其中的钠含量很高，可达4.1%以上，摄入盐分过多，会增加钙质的排泄，使钙质流失过多，从而促发或加重骨质疏松。

❷ 咸菜中含有大量的盐分，盐中的某些成分会与钙结合生成一种不溶性的物质，从而妨碍机体对钙质的吸收，促发或加重骨质疏松。

忌吃关键词

高盐、影响钙的吸收

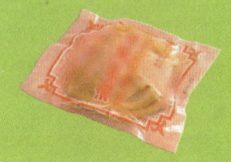

[骨质疏松 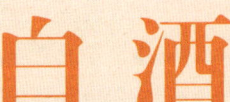 什么？]

白酒

◀ 不宜喝白酒的原因

❶ 白酒中的酒精浓度很高，酒精可以与机体内的某些物质发生化学反应，从而产生一种可以抑制骨细胞功能的物质，导致骨质疏松症的发生或加重骨质疏松症的病情。

❷ 白酒属于酸性食物，为了维持体液的酸碱平衡，人体会自动地利用骨骼中的钙质来中和摄入的酸性物质，所以饮用白酒，相当于间接消耗了钙质，从而引发骨质疏松或加重骨质疏松的病情。

❌ 忌喝关键词

酒精、酸性食物

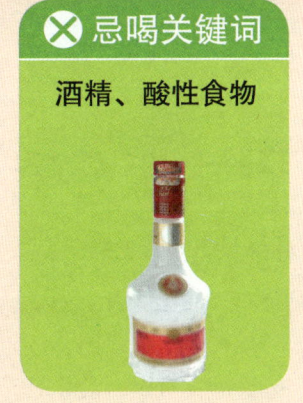

咖啡

◀ 不宜喝咖啡的原因

❶ 咖啡中含有咖啡因，具有利尿的作用，能够增加尿钙的排泄，降低肠道对钙的吸收，从而使体内的钙相对缺乏，骨质疏松患者饮用后，会加重病情。

❷ 大量饮用咖啡还会使骨密度降低，使骨质对钙盐的亲和力降低，从而使骨质主动摄取钙质减少，引发骨质疏松或加重骨质疏松的病情。

❌ 忌喝关键词

咖啡因

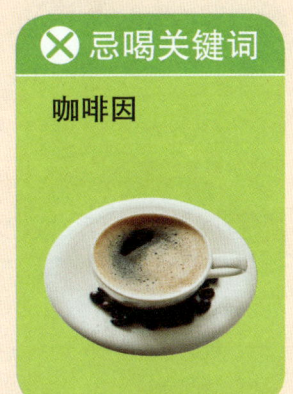

可乐

◀ 不宜喝可乐的原因

❶ 可乐中含有大量的磷酸，磷酸会阻碍人体对钙质的吸收，使机体的钙质缺乏，从而促发或加重骨质疏松的病情。

❷ 可乐像咖啡一样，也会使骨密度降低，使骨质对钙盐的亲和力降低，从而使骨质主动摄取钙质减少，引发骨质疏松或加重骨质疏松的病情。

❌ 忌喝关键词

磷酸、影响钙的吸收

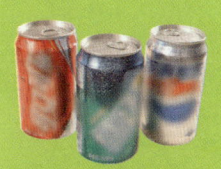

肩周炎

◎肩周炎又称漏肩风，多由软组织的退行性病变，肩部肌肉痉挛、缺血、萎缩等疾病引起。早期肩关节呈阵发性疼痛，常因天气变化及劳累而诱发，逐渐发展为持续性疼痛并加重，昼轻夜重，夜不能寐，不能向患侧侧卧，肩关节活动受限。

中医分型

❶ 寒湿型

- **症状剖析** 肩部疼痛剧烈，肩部寒冷，得暖稍减，有麻木感、沉重感，活动障碍，不能完成手臂向上举或向后的动作，沿手臂产生放射性疼痛，疼痛剧烈者面色苍白，舌质淡胖，苔白腻，脉浮滑。
- **治疗原则** 散寒去湿、祛风通络。
- **饮食禁忌** 忌食寒凉生冷食物。

对症药材：❶附子 ❷肉桂 ❸白芷 ❹独活 ❺五加皮 ❻防风 ❼羌活

对症食材：❶羊肉 ❷狗肉 ❸木瓜 ❹鳝鱼 ❺韭菜 ❻生姜 ❼辣椒 ❽胡椒

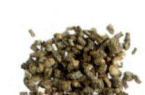 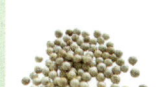

❷ 肝肾亏虚型

- **症状剖析** 肝肾功能衰退导致不能很好的完成对全身气血的供应，肌腱发生粘连，以致出现活动障碍。肩部隐隐作痛，晚间加剧，白天可稍微缓解，肩部肌肉较硬、疼痛持续，伴腰膝酸软，头晕耳鸣等症。
- **治疗原则** 补益肝肾、强健筋骨。
- **饮食禁忌** 忌食寒性生冷食物。

对症药材：❶杜仲 ❷枸杞 ❸锁阳 ❹茯苓 ❺熟地 ❻牛膝

对症食材：❶鳝鱼 ❷鳗鱼 ❸蛇肉 ❹核桃 ❺黑米

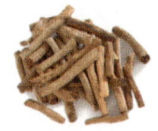 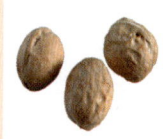

❸ 血瘀型

- **症状剖析** 肩部有剧烈的刺痛感、并伴有每天午后定时发热的现象，肩关节活动受限制，不能完成手臂上举、后仰的动作，且持续时间较长，肩关节后面肌肉僵硬。
- **治疗原则** 活血化瘀、宣痹止痛。
- **饮食禁忌** 忌食寒凉生冷食物。

对症药材：❶当归 ❷桑枝 ❸路路通 ❹丹参 ❺桑叶 ❻菊花 ❼细辛

对症食材：❶螃蟹 ❷蛇肉 ❸桂皮 ❹生姜 ❺慈姑 ❻山楂

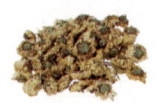 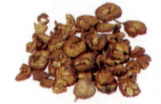

生活保健

- 受凉是肩周炎的常见诱发因素，因此要注意防寒保暖，尤其是肩部，一旦受凉，应及时就诊治疗。
- 要加强功能锻炼，特别是肩关节肌肉的锻炼。
- 经常伏案、双肩经常处于外展工作的人，要注意纠正不良姿势，除积极治疗患侧肩周外，还应对健侧进行预防。
- 对肩周炎的治疗，服用止痛药物只能治标，暂时缓解症状，停药后多数会复发，若患者能坚持功能锻炼，预后相当不错。
- 忌长时间操作电脑，如果你的工作离不开电脑，最好做到每小时休息5~10分钟，活动一下颈肩部和手腕。
- 不要让手臂悬空，有条件的话，使用手臂支撑架，可以放松肩膀的肌肉。
- 治疗期间，忌提重物，可适量做一些肩部运动。

饮食宜忌

宜
- √ 饮食宜清淡易消化为宜，肩部怕冷者可在菜肴中放入少许生姜、花椒、茴香等调味料，这些都有散寒祛湿的作用。
- √ 要加强营养，补充足够的钙质，因为营养不良可导致体质虚弱，而体质虚弱又常导致肩周炎。
- √ 寒湿型肩周炎患者，可多食温补散寒的食物，如羊肉、狗肉、生姜、花椒等。

忌
- × 少食寒凉生冷食物。

民间秘方

❶ 附子片、生姜、桂枝、陈皮各15克，羌活、柴胡、当归、白术、秦艽、白芍各10克。以白酒作引，水煎服。每日1剂，分两次服用。6天为一个疗程。本方祛风散寒、通络止痛。主治寒湿型肩周炎。

❷ 秦艽、防风、羌活、桂枝、白芍、当归各15克，川芎、延胡索、桑寄生、鸡血藤各20克。每日1剂，水煎两次，将两次煎煮的药汁兑匀，分两次服用，本品具有活血止痛、祛风通络的作用。主治血瘀型肩周炎。

[肩周炎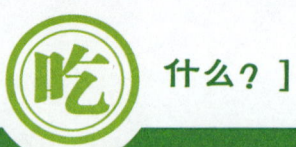什么？]

◎ 肩周炎患者宜吃的食物及其简易食疗方

肩周炎多因感受风、寒、湿邪所引起，证属寒湿者应食用散寒祛湿的药膳，如羌活鸡肉汤、附子生姜炖狗肉等；证属肝肾亏虚者饮食应以补益肝肾为主，如菟丝子烩鳝鱼、锁阳炒虾仁；证属血瘀者应多食具有活血化瘀、通络的药膳，如当归生姜肉汤、薏米桑枝水蛇汤等。

生姜（发表散寒+温中止呕）

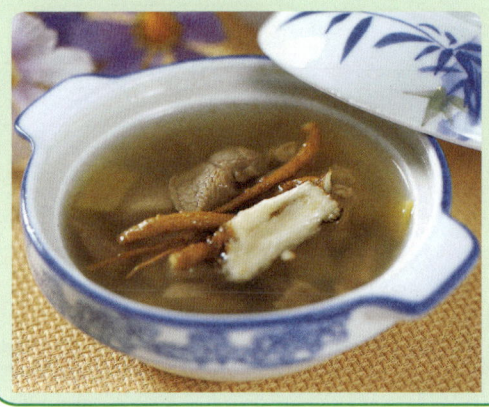

当归生姜羊肉汤

◎ **材料** 当归10克，生姜20克，羊肉100克，盐适量

◎ **制作** ①将羊肉洗净后切成方块；当归、生姜洗净备用。②羊肉入锅，加适量水、当归、生姜同炖至羊肉熟透。③加入盐调味即可。

◎ **功效** 本品具有散寒除湿、活血化瘀、益气补虚的功效，适合脾胃虚寒以及血瘀型肩周炎患者食用。

木瓜（祛风除湿+宣痹止痛）

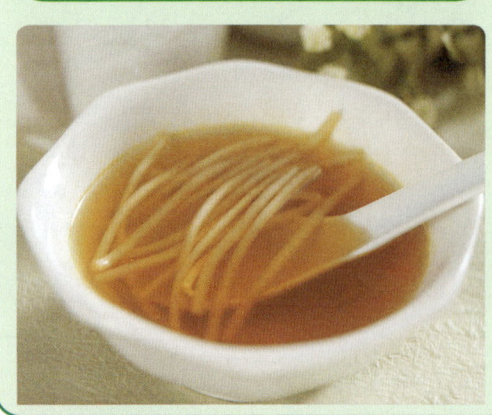

姜黄木瓜豆芽汤

◎ **材料** 姜黄、木瓜各10克，黄豆芽250克，猪油适量，盐6克

◎ **制作** ①将黄豆芽、姜黄、木瓜洗净。②将姜黄和木瓜放入砂锅内，煎汁去渣。③放入黄豆芽、猪油同煮汤，熟后再加食盐调味即可。

◎ **功效** 本品能行气活血、祛风化湿、宣痹止痛，适合血瘀型肩周炎患者食用。

[肩周炎 吃 什么？]

鳝鱼（补肝肾+祛风湿+强筋骨）

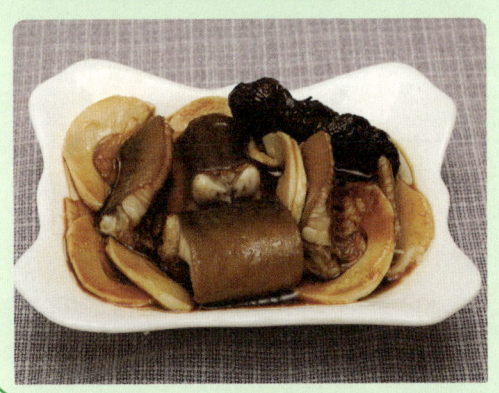

菟丝子烩鳝鱼

◎材料　净鳝鱼250克，净笋50克，菟丝子、干地黄各15克，酱油、盐、淀粉、米酒、胡椒、姜末、蒜末、香油、蛋清各适量

◎制作　①将菟丝子、干地黄洗净煎两次，过滤取汁。②鳝鱼切片，加水、淀粉、蛋清、盐煨好放入碗内。③炒锅入油烧至七成热，下入鳝鱼滑开，再放入净笋，炒至将熟时，倒入药汁，再放入调味料调味即可。

◎功效　本品补肝肾、祛风湿、强筋骨，适合肝肾亏虚型肩周炎患者食用。

螃蟹（舒筋益气+活血通络）

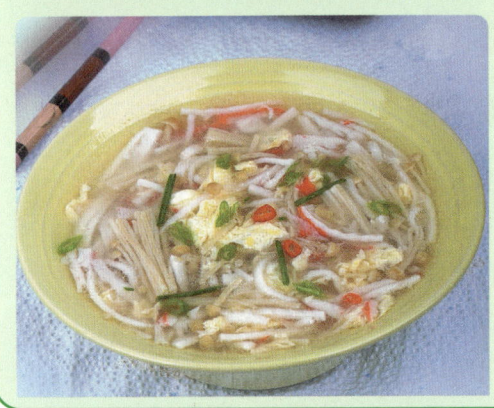

金针菇蟹肉羹

◎材料　蟹足棒100克，金针菇1包，鸡蛋2个，生姜丝、色拉油各20克，精盐少许，鸡精、葱段、香菜末各3克

◎制作　①将蟹足棒切丝，金针菇洗净。②净锅上火倒入色拉油，将葱爆香，倒入水，下入金针菇、蟹足棒、生姜丝，调入精盐、鸡精煲至熟，打入鸡蛋，撒上香菜即可。

◎功效　本品具有活血通络、益气补虚的功效，适合血瘀型肩周炎患者食用。

蛇肉（祛风湿+通经络）

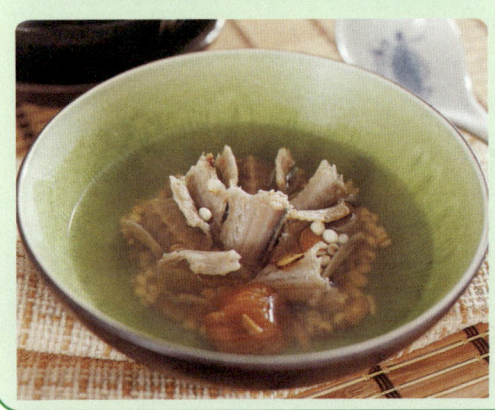

薏米桑枝水蛇汤

◎材料　桑枝、鸡血藤各15克，薏米30克，水蛇500克，蜜枣3颗，盐5克

◎制作　①桑枝、鸡血藤、薏米、蜜枣洗净。②水蛇去头、皮、内脏，洗净，汆水。③将清水2000毫升放入瓦煲内，煮沸后加入桑枝、鸡血藤、薏米、蜜枣、水蛇，大火煲开后，改用小火煲3小时，加盐调味即可。

◎功效　本品祛风利湿、活血通络，用于血瘀型肩周炎患者食用。

[肩周炎 吃 什么？]

附子（补火助阳+散寒除湿）

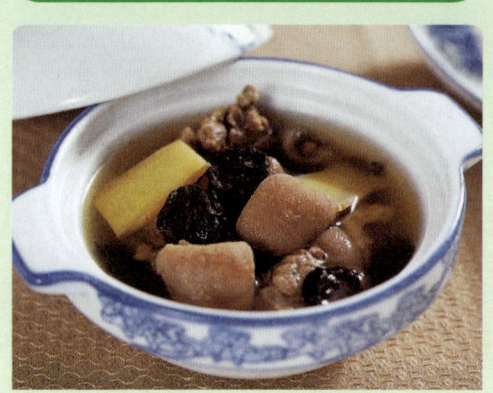

🥣 附子生姜炖狗肉

◎材料 熟附子10克，生姜100克，狗肉500克，盐、料酒、桂皮、花椒各适量

◎制作 ①将狗肉洗净，切块；生姜洗净，切片，备用；熟附子洗净。②锅中加水煨炖狗肉，煮沸后加入生姜片、熟附子、料酒、桂皮、八角、花椒等。③用中火炖2小时左右，加入盐调味即成。

◎功效 本品具有破气散结、活血止痛的功效，可用于辅助治疗寒湿型肩周炎，症见肩周冷痛、遇寒痛甚、得温则减等。

羌活（祛风胜湿+散寒止痛）

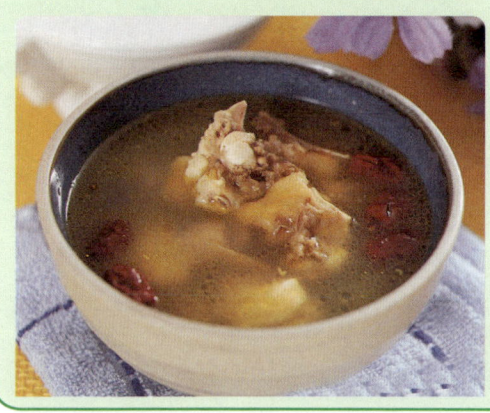

🥣 羌活鸡肉汤

◎材料 羌活15克，川芎10克，红枣5枚，鸡肉150克，盐2小匙

◎制作 ①鸡肉洗净剁块；羌活、川芎洗净，用纱布包好，扎紧。红枣洗净。②鸡肉氽烫，捞起冲净。③将以上材料一起放入锅中，加7碗水以大火煮开，转小火续炖30分钟，起锅前捞去纱布袋，加盐调味即可。

◎功效 本品具有散寒祛湿、行气活血、宣痹止痛的功效，适合寒湿型以及血瘀型肩周炎患者食用。

桑枝（祛风湿+通经络）

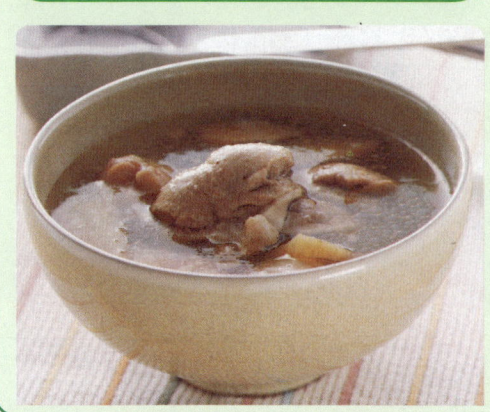

🥣 杜仲桑枝煨鸡

◎材料 桑枝、杜仲各20克，黄芪、枸杞各10克，鸡翅200克，竹笋70克，姜5片，葱花4克，酱油、米酒各适量

◎制作 ①黄芪、枸杞、桑枝、杜仲稍冲洗后，煎取药汁一杯备用。②竹笋洗净切段；鸡翅洗净切块。③锅中下油烧热，入葱、姜爆香，再下鸡翅、竹笋、药汁、酱油、米酒，加水焖煮至熟烂即可。

◎功效 本品祛风湿、补肝肾、益气健脾，适合肝肾亏虚型肩周炎患者食用。

[肩周炎 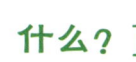 什么？]

鳗鱼（补虚壮阳+除风湿+强筋骨）

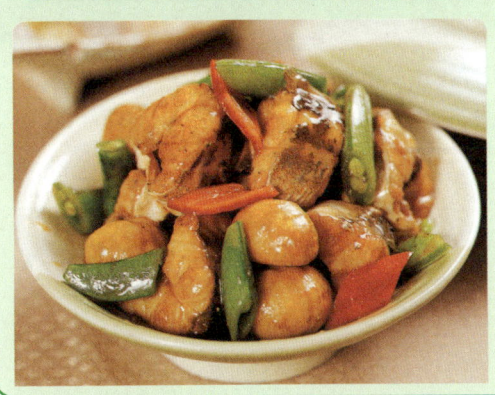

板栗烧鳗鱼

◎**材料** 鳗鱼400克，板栗200克，红椒1个，豌豆荚50克，葱、姜、盐、酱油各适量

◎**制作** ①鳗鱼洗净切段；葱切段；红椒、姜切片；豌豆荚切段后入沸水焯烫。②将鳗鱼入油锅炸至表面金黄；板栗去壳入锅蒸半小时。③油锅烧热，放入葱、姜、红椒爆香，淋酱油，放入鳗鱼及板栗，放入豌豆荚，小火煮至汤汁收干即可。

◎**功效** 本品补肝肾、祛风湿、强筋骨，适合肝肾亏虚型肩周炎患者食用。

锁阳（补肾助阳+强健筋骨）

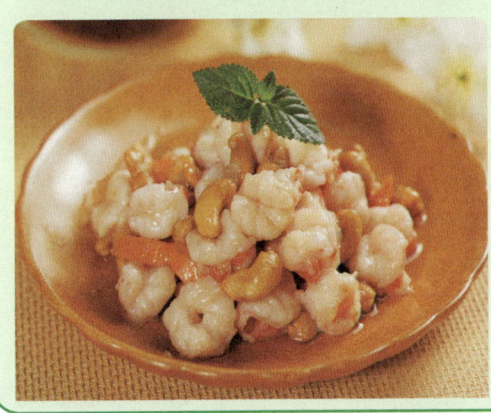

锁阳炒虾仁

◎**材料** 锁阳15克，山楂10克，核桃仁15克，虾仁100克，姜、葱、盐、素油各适量

◎**制作** ①把锁阳、核桃仁、山楂洗净，虾仁洗净，姜、葱均切段。②锁阳放入炖杯内，加水100毫升，炖25分钟去渣，留药汁待用。③油锅烧热，加入核桃仁，改用文火炸香，再下入姜、葱爆香，随即下入虾仁、盐、锁阳汁液，炒匀即成。

◎**功效** 本品补肾壮阳、强腰壮骨，适合肝肾亏虚型肩周炎患者食用。

蕲蛇（祛风+通络+止痉）

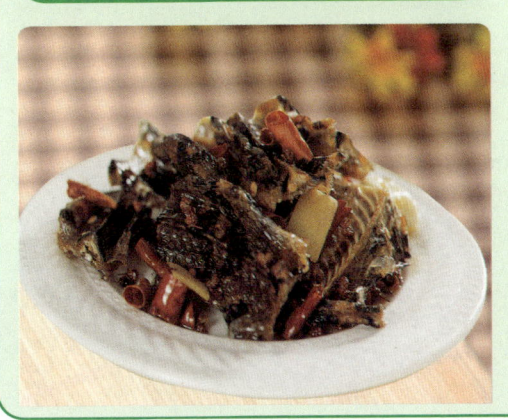

炒蛇片

◎**材料** 蕲蛇50克，干辣椒10克，蒜6克，盐4克，花椒5克

◎**制作** ①将干蕲蛇用水泡开，切成块状，姜切丝，蒜切片备用。②把油加入锅内烧热，下入姜丝、蒜、干辣炒香。③再下入蛇片，爆炒，加盐加水，稍焖即可。

◎**功效** 本品具有祛风除湿、通络强筋的功效，主治寒湿型肩周炎。

[肩周炎  禁 什么?]

◎ 肩周炎患者忌吃食物及原因

肩周炎患者应忌食寒凉生冷食物，如绿豆、西瓜、冰激凌、海带、香蕉等食物；忌食肥猪肉、鹅肉、油条等食物。

油条

◀ 不宜吃油条的原因

❶ 油条经高温油炸而成，其中的脂肪含量很高，脂肪在体内的氧化过程中会产生大量酮体，而过多的酮体会对关节形成刺激作用，从而加重肩周炎的炎症病情。

❷ 油条中含有铝，铝是一种非人体必需的微量元素，它是多种酶的抑制剂，可抑制脑内酶的活性，影响人的精神状态，对肩周炎患者的病情不利。

❌ 忌吃关键词

高脂肪、铝

豆腐

◀ 不宜吃豆腐的原因

❶ 豆腐的蛋白质含量极为丰富，大量的蛋白质的摄入会消耗骨骼中的钙质，从而钙质的大量流失，加重肩周炎患者的病情。

❷ 豆腐的嘌呤含量极高，每100克中含嘌呤55.5毫克，食用过多就会出现尿酸沉积的问题，从而诱发关节炎等，加重肩周炎的病情。

❌ 忌吃关键词

高蛋白质、高嘌呤

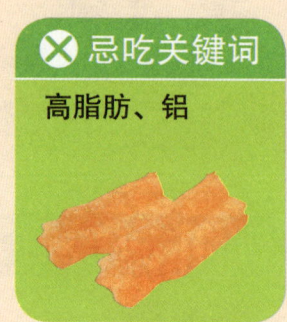

绿豆

◀ 不宜吃绿豆的原因

❶ 绿豆性凉，而肩周炎多是因为感受了外界风、寒、湿的三种邪气，居住环境或工作环境潮湿，邪气长久滞留在肩部的关节内等所致，再食用绿豆等寒凉食物，无疑会加重病情。

❷ 绿豆的嘌呤含量极高，每100克中含嘌呤75.1毫克，食用过多就会出现尿酸沉积的问题，从而诱发关节炎等，加重肩周炎的病情。

❌ 忌吃关键词

性凉、高嘌呤

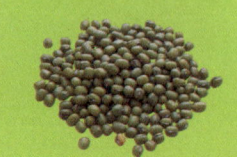

[肩周炎 禁 什么？]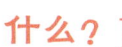

肥肉

不宜吃肥肉的原因

❶ 中医认为，肩周炎属于"痹症"范畴，多由于体内气血瘀阻不畅而致，而肥肉属于肥厚油腻之品，可助湿生痰，湿乃阴邪，可加重气血瘀阻，从而加重肩周炎的病情。

❷ 肥肉的脂肪含量很高，脂肪在体内的氧化过程中会产生大量酮体，而过多的酮体会对关节形成刺激作用，从而加重肩周炎的炎症病情。

忌吃关键词：肥厚油腻、高脂肪

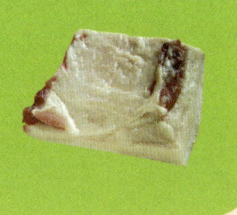

鹅肉

不宜吃鹅肉的原因

❶ 中医认为，肩周炎属于"痹症"范畴，多由于体内气血瘀阻不畅而致，而鹅肉甘润肥腻，可助湿生痰，湿乃阴邪，可加重气血瘀阻，从而加重肩周炎的病情。

❷ 关于鹅的食用禁忌，《本草纲目》中早有记载："鹅，气味俱厚，发风发疮，莫此为甚。"而《饮食须知》中也提出："鹅卵性温，多食鹅卵发痼疾。"由此可见，鹅肉、鹅卵均为大发食物，肩周炎患者食用可加重其炎症及关节疼痛症状。

忌吃关键词：甘润肥腻、发物

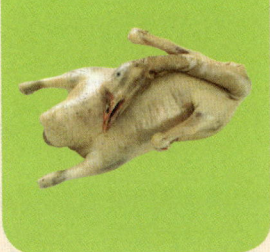

海带

不宜吃海带的原因

❶ 海带中含有一定的尿酸，这些尿酸被身体吸收后，会在关节中形成尿酸盐接近，从而加重肩周炎的病情。

❷ 海带性寒，肩周炎多是因为感受了外界风、寒、湿的三种邪气，居住环境或工作环境潮湿，邪气长久滞留在肩部的关节内等所致，再食用海带等寒凉食物，无疑会加重病情。

忌吃关键词：尿酸、性寒

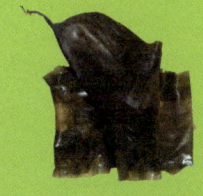

[肩周炎 禁 什么？]

红薯

不宜吃红薯的原因

❶ 红薯的糖分含量极高，每100克5糖24.7克，大量糖分摄入会消耗骨骼中的钙质，从而钙质的大量流失，加重肩周炎患者的病情。

❷ 《本草纲目拾遗》中指出："中满不宜多食，能壅气。"现代研究证明，红薯中含有一种氧化酶，这种酶容易在人的胃肠道产生大量的二氧化碳气体，使人出现腹胀、呃逆、放屁等症状，从而加重肩周炎患者的不适。

忌吃关键词

高糖、氧化酶

香蕉

不宜吃香蕉的原因

❶ 香蕉性寒，而肩周炎多是因为感受了外界风、寒、湿的三种邪气，居住环境或工作环境潮湿，邪气长久滞留在肩部的关节内等所致，再食用香蕉等寒凉食物，无疑会加重病情。

❷ 香蕉含有丰富的镁、钾等元素，这些元素对于人体来说是有益的，但是若摄入过多，会造成体内微量元素比例的失调，从而引起脾胃功能紊乱和情绪波动，这些对于肩周炎患者都是十分不利的。

忌吃关键词

性寒、微量元素比例失调

柿子

不宜吃柿子的原因

❶ 柿子的糖分含量很高，每100克含糖可高达26克，大量糖分摄入会消耗骨骼中的钙质，从而钙质的大量流失，加重肩周炎患者的病情。

❷ 柿子性寒，而肩周炎多是因为感受了外界风、寒、湿的三种邪气，居住环境或工作环境潮湿，邪气长久滞留在肩部的关节内等所致，再食用柿子等寒凉食物，无疑会加重病情。

忌吃关键词

高糖、性寒

[肩周炎 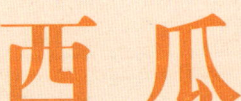 什么？]

西瓜

不宜吃西瓜的原因

❶ 西瓜性寒，而肩周炎多是因为感受了外界风、寒、湿的三种邪气，居住环境或工作环境潮湿，邪气长久滞留在肩部的关节内等所致，再食用西瓜等寒凉食物，无疑会加重病情。

❷ 西瓜的含有的水分较多，食用后会冲淡胃里的消化液，影响胃的消化功能，诱发消化不良症状，影响肩周炎对其他营养物质的吸收。

忌吃关键词

性寒、高水分

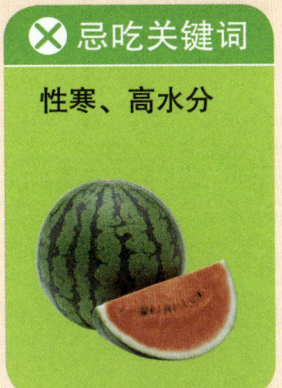

奶油

不宜吃奶油的原因

❶ 中医认为，肩周炎属于"痹症"范畴，多由于体内气血痹阻不畅而致，而奶油属于肥厚油腻之品，可助湿生痰，湿乃阴邪，可加重气血痹阻，从而加重肩周炎的病情。

❷ 奶油的脂肪含量极高，可达97%以上，脂肪在体内的氧化过程中会产生大量酮体，而过多的酮体会对关节形成刺激作用，从而加重肩周炎的炎症病情。

忌吃关键词

肥厚油腻、高脂肪

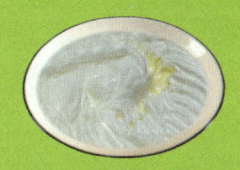

冰激凌

不宜吃冰激凌的原因

❶ 冰激凌的含糖量较高，一般的冰激凌每100克中含糖17.3克，大量糖分摄入会消耗骨骼中的钙质，从而钙质的大量流失，加重肩周炎患者的病情。

❷ 冰激凌属于寒凉之物，而肩周炎多是因为感受了外界风、寒、湿的三种邪气，居住环境或工作环境潮湿，邪气长久滞留在肩部的关节内等所致，再食用冰激凌等寒凉食物，无疑会加重病情。

忌吃关键词

高糖、寒凉之物

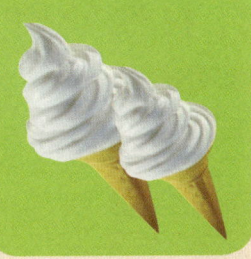

风湿性关节炎

◎风湿性关节炎常发生于膝、踝、肩、肘腕等大关节，以关节部"红、肿、热、痛"为主要表现，部分病人仅有疼痛。这种炎症可由一个关节转移至另一个关节，也可几个关节同时发病；持续时间不长，一般2~4周后可消退，但常反复发作。

中医分型

❶ 外感风邪型

- **症状剖析** 肢体关节酸痛，游走不定，关节屈伸不利，或见恶寒发热，苔薄白，脉浮或浮缓。
- **治疗原则** 祛风通络、散寒除湿。
- **饮食禁忌** 忌食寒凉生冷食物。

对症药材：❶独活 ❷防风 ❸川芎 ❹白芷 ❺牛膝 ❻狗脊 ❼羌活 ❽葛根 ❾附子 ❿桂枝

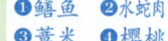

对症食材：❶鳝鱼 ❷水蛇肉 ❸薏米 ❹樱桃

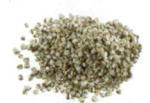

❷ 寒邪外侵型

- **症状剖析** 肢体关节疼痛剧烈，固定不移，得热则减，遇寒加重，关节不可屈伸，局部皮色不红，触之不热，苔薄白，脉弦紧。
- **治疗原则** 散寒通络、祛风除湿。
- **饮食禁忌** 忌食寒凉生冷食物。

对症药材：❶乌头 ❷独活 ❸细辛 ❹干姜 ❺附子 ❻羌活 ❼牛膝

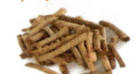

对症食材：❶羊肉 ❷狗肉 ❸生姜 ❹洋葱 ❺花椒 ❻胡椒

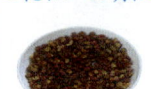

❸ 湿邪浸渍型

- **症状剖析** 肢体关节沉重、麻木、酸痛，或有肿胀、痛有定处，手足沉重，活动不便，舌质淡，苔白腻，脉濡缓。
- **治疗原则** 除湿通络、祛风散寒。
- **饮食禁忌** 忌食寒凉生冷食物。

对症药材：❶五加皮 ❷当归 ❸川芎 ❹桂枝 ❺羌活 ❻独活 ❼防风 ❽白术 ❾川乌

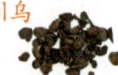

对症食材：❶鳗鱼 ❷鳝鱼 ❸泥鳅 ❹薏米 ❺生姜 ❻樱桃

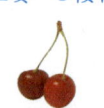

❹ 风湿热痹型

- **症状剖析** 关节疼痛、局部灼热红肿、得冷稍舒，痛不可触，可病及一个或多个关节，多兼有发热、恶风、口渴、烦闷不安等全身。
- **治疗原则** 清热凉血、祛风除湿。
- **饮食禁忌** 忌食辛辣刺激性食物。

对症药材：❶桑枝 ❷知母 ❸石膏 ❹甘草 ❺桂枝 ❻土茯苓

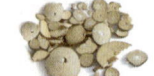

对症食材：❶水蛇肉 ❷鳝鱼 ❸田螺 ❹薏仁 ❺冬瓜 ❻绿豆 ❼赤小豆

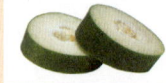

❺ 痰瘀痹阻型

- **症状剖析** 痹症日久，肌肉关节刺痛，固定不移，或关节肌肤紫暗，或关节僵硬变形，有硬结、瘀斑，或胸闷痰多，舌质紫暗或有瘀斑，苔白腻，脉弦涩。
- **治疗原则** 化痰行瘀、宣痹通络。
- **饮食禁忌** 忌食寒凉生冷食物。

对症药材
① 川芎 ② 桑枝 ③ 桂枝 ④ 白芍 ⑤ 陈皮 ⑥ 半夏 ⑦ 白芥子

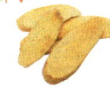

对症食材
① 鳝鱼 ② 杏仁 ③ 扁豆 ④ 木耳 ⑤ 樱桃

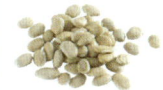

❻ 肝肾两虚型

- **症状剖析** 痹症日久不愈，关节屈伸不利，肌肉瘦削，腰膝酸软，或畏寒肢冷，或骨蒸劳热，舌质淡红，苔薄白或少津，脉沉细弱或细数。
- **治疗原则** 补益肝肾、舒筋止痛。
- **饮食禁忌** 忌食辛辣刺激性食物。

对症药材
① 桑寄生 ② 肉苁蓉 ③ 牛膝 ④ 鹿茸 ⑤ 熟地黄 ⑥ 菟丝子 ⑦ 五味子

对症食材
① 田螺 ② 木瓜 ③ 鳗鱼 ④ 樱桃

民间秘方

当归、川芎、桂枝、白芍各15克，生地、陈皮、半夏（姜汁炒）、白芥子各12克，茯苓（去皮）、桃仁（去皮）各10克，红花6克，甘草5克。水煎服，每日1剂，分两次服用。6天为一个疗程。本品可化痰行瘀，通络止痛，适用于痰瘀痹阻型风湿性关节炎。

饮食宜忌

宜 ✓ 患者可喝少量酒，有祛风、活血以及疏通经络的作用。

忌 ✗ 在关节炎的急性发作期，关节红肿热痛时，不宜进食辛辣刺激性食物，久病脾虚者不宜进食生冷寒凉性食物。一旦病情稳定，忌口可放宽。

生活保健

- 要避免受寒、淋雨和受潮，关节处要注意保暖，不穿湿衣、湿鞋、湿袜等。
- 注意预防感染和控制体内的感染病灶。
- 适当参加体育运动，加强锻炼，增强身体素质。
- 注意保证充足的睡眠，保持情绪乐观，对疾病的治疗有积极作用。

[风湿性关节炎 吃 什么？]

◎ 风湿性关节炎患者宜吃的食物及其简易食疗方

　　风湿性关节炎多因风、寒、湿、热邪外侵引起，外感风邪的患者应多食祛风通络的药膳，如羌活鸡肉汤、桑枝水蛇汤；寒邪外侵患者应多食散寒除湿的药膳，如败毒排骨汤；湿邪浸渍的患者应多食祛湿止痛的药膳，如五加皮烧黄鱼等；证属风湿热痹者，应多食清热祛湿的药膳，如冬瓜薏米兔肉汤；痰瘀痹阻者应多食活血化瘀的药膳，如川芎桂枝茶等。

水蛇（清热利湿+祛风通络）

枸杞水蛇汤

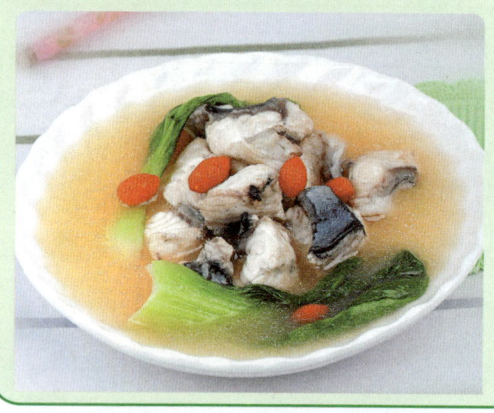

◎ **材料**　水蛇250克，枸杞30克，油菜10克，高汤适量，盐5克

◎ **制作**　①将水蛇处理干净切片，汆水待用；枸杞洗净；油菜洗净。②净锅上火倒入高汤，下入水蛇、枸杞，煲至熟时下入油菜稍煮，调入盐即可。

◎ **功效**　本品具有清热滋阴、祛风通络、消炎镇痛等功效，适合肝肾两虚以及风湿热痹型风湿性关节炎患者食用。

田螺（清热解毒+利水祛湿）

芹菜金针菇田螺猪肉汤

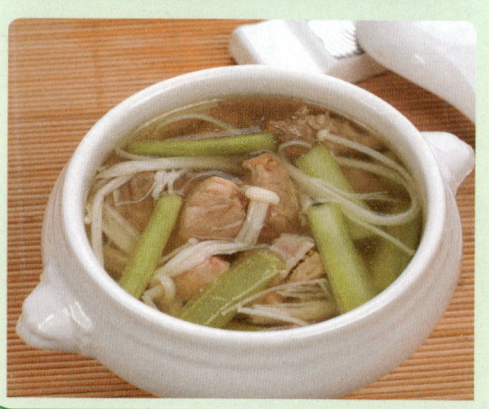

◎ **材料**　猪瘦肉300克，金针菇50克，芹菜100克，田螺适量，盐5克，鸡精5克

◎ **制作**　①猪瘦肉洗净，切块；金针菇洗净，浸泡；芹菜洗净，切段；田螺洗净，取肉。②猪瘦肉、田螺肉放入沸水中汆去血水后捞出备用。③锅中注水烧沸，放入猪瘦肉、金针菇、芹菜、田螺肉慢炖2.5小时，加入盐和鸡精调味即可。

◎ **功效**　本品清热泻火、利水祛湿，适合风湿热痹型风湿性关节炎患者食用。

[风湿性关节炎 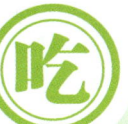 吃什么？]

桑寄生（补肝肾+除风湿+强筋骨）

🥣 桑寄生连翘鸡爪汤

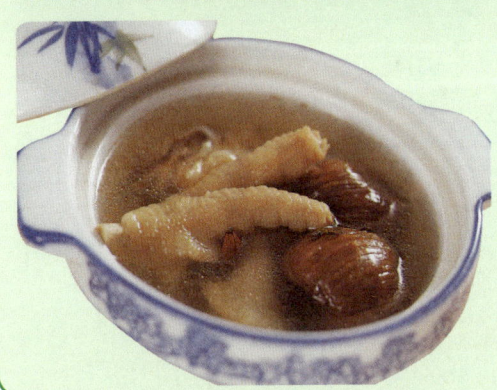

◎ **材料** 桑寄生30克，连翘15克，鸡爪400克，蜜枣2颗，盐5克

◎ **制作** ①桑寄生、连翘、蜜枣洗净。②鸡爪洗净，去爪甲，斩件，入沸水中氽烫。③将1600毫升清水放入瓦煲内，煮沸后加入桑寄生、连翘、蜜枣、鸡爪，大火煲开后，改小火煲2小时，加盐调味即可。

◎ **功效** 本品具有补肝肾、强筋骨、祛风湿的功效，对适合肝肾不足型风湿性关节炎患者食用。

薏米（清热利湿+舒筋通络）

🥣 冬瓜薏米兔肉汤

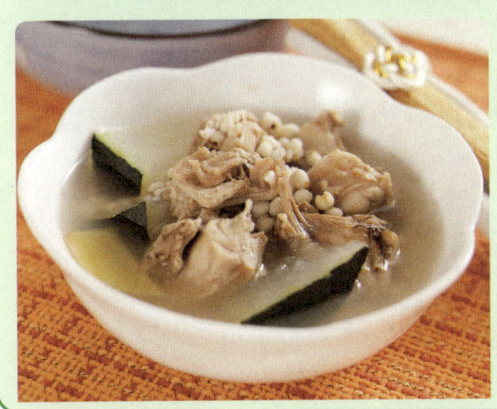

◎ **材料** 兔肉250克，冬瓜500克，薏米30克，生姜20片，盐5克

◎ **制作** ①将冬瓜去瓤，洗净，切块；薏米洗净；兔肉洗净，切块，去肥脂，用开水氽去血水。②把姜片及以上全部用料一起放入锅内，加适量清水，大火煮沸后，小火煲2小时，调入盐即可。

◎ **功效** 本品具有清热解毒、利尿祛湿的功效，适合风湿热痹型风湿性关节炎患者食用。

独活（祛风胜湿+散寒止痛）

🥣 败毒排骨汤

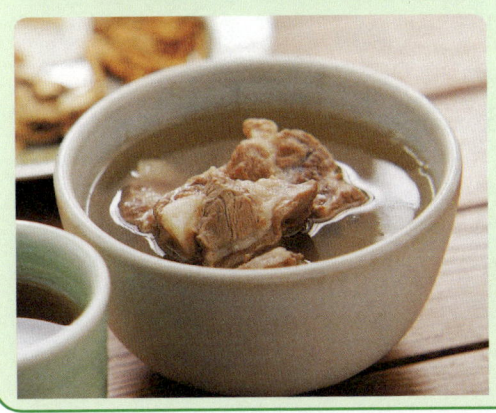

◎ **材料** 羌活、独活、川芎、前胡各25克，党参、柴胡、茯苓各10克，甘草、枳壳、干姜各5克，排骨250克，盐4克

◎ **制作** ①将所有药材洗净，入锅煎取药汁一杯。②排骨入沸水氽烫，捞起冲净，入炖锅，加入熬好的药汁，再加水至盖过材料，煮开后转小火炖约30分钟，最后加盐调味即可。

◎ **功效** 本品祛湿散寒、宣痹止痛，适用于外感风邪、寒湿浸渍型的风湿性关节炎。

[风湿性关节炎 吃 什么？]

五加皮（祛风湿+壮筋骨+活血去瘀）

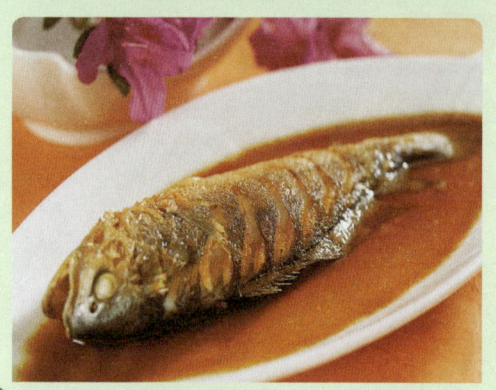

五加皮烧黄鱼

◎ **材料** 五加皮10克，黄鱼1条（约500克），黄酒、糖、醋、盐各适量

◎ **制作** ①黄鱼去鳃、鳞、内脏，洗净，两侧切花刀。②五加皮洗净加水煎煮2次，取汤汁备用；黄鱼挂面糊，炸至酥脆，放碟中。③将五加皮汤汁放炒锅中，加黄酒、糖、醋、盐，加热拌炒，至汤汁黏稠透明，浇在鱼身上即可。

◎ **功效** 本品祛风除湿、通利关节，适用于湿邪浸渍、痰瘀痹阻型风湿性关节炎。

鳗鱼（补肝肾+除风湿+强筋骨）

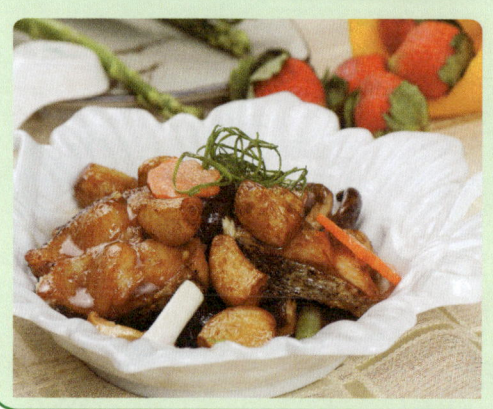

大蒜烧鳗鱼

◎ **材料** 鳗鱼300克，大蒜50克，香菇100克，油、酱油、盐、淀粉各适量

◎ **制作** ①将鳗鱼洗净切段，加盐和料酒腌渍入味；大蒜去皮洗净；香菇洗净撕开。②植物油烧热，将鳗鱼段稍炸，捞出控油。起油锅，爆香葱花和姜片，放入香菇、蒜瓣与鳗鱼炒匀，加酱油、盐、淀粉，再倒入砂锅中，慢火烧熟即可。

◎ **功效** 此菜保肝护肾、祛风除湿，适合肝肾亏虚型风湿性关节炎患者食用。

桑枝（清热+祛湿+通络）

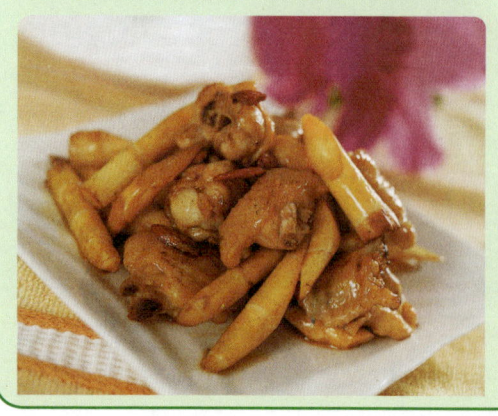

桑枝鸡翅

◎ **材料** 防己12克，桑枝30克，薏米、赤小豆各60克，鸡翅300克

◎ **制作** ①全部材料洗净，药材放入布袋；鸡翅斩件。②鸡翅与药袋一起放入砂锅中，加适量水，文火煨烂。③去药袋，调味后即可食用。

◎ **功效** 本品具有祛湿清热、活血通络的功效，适合风湿热痹型风湿性关节炎患者食用。

[风湿性关节炎 吃 什么？]

羊肉（益气补虚+散寒除湿）

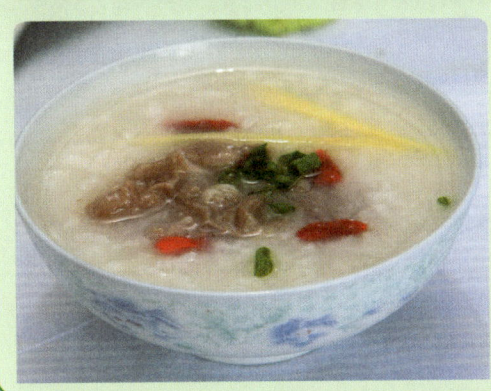

🥣 羊肉枸杞姜粥

材料 羊肉100克，枸杞、生姜各30克，大米80克，盐3克，味精1克，葱花少许

制作 ①大米淘净，泡半小时；羊肉洗净，切片；生姜洗净，去皮，切丝；枸杞洗净。②大米入锅，加水旺火煮沸，下入羊肉、枸杞、姜丝，转中火熬煮至米粒软散。③慢火熬煮成粥，加盐、味精调味，撒上葱花即可。

功效 本品益气补虚、散寒止痛，适合寒邪外侵型风湿性关节炎患者食用。

川芎（祛风燥湿+活血止痛）

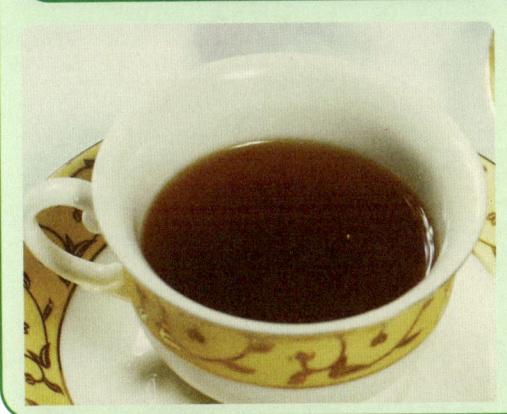

🥣 川芎桂枝茶

材料 川芎、丝瓜络各10克，桂枝8克，冰糖适量

制作 ①将川芎、桂枝、丝瓜络洗净，一起放入锅中。②往锅里加入适量水，煲20分钟，加入冰糖。③将煮好的茶倒入壶中即可饮用。

功效 本品具有行气活血、温经散寒的功效，适合寒邪外侵和痰瘀痹阻型的风湿性关节炎患者食用。

樱桃（益气活血+祛风除湿）

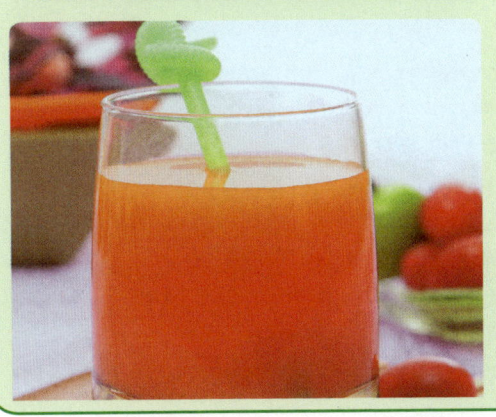

🥣 樱桃苹果汁

材料 樱桃300克，玫瑰花10克，苹果1个

制作 ①将苹果洗净，去子，榨汁，玫瑰花泡开。②将樱桃洗净，与玫瑰花一起放入榨汁机榨汁，以滤网去残渣。③将做法①及做法②的果汁混合拌匀即可。

功效 本品具有祛风除湿、益气活血的作用，对痰凝血瘀型以及湿邪浸渍型风湿性关节炎有很好的食疗作用。

[风湿性关节炎 禁 什么？]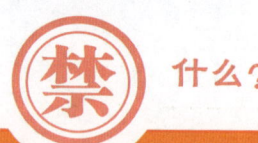

◎风湿性关节炎患者忌吃食物及原因

风湿性关节炎患者应禁食高脂肪、高嘌呤的食物，如牛肉、带鱼等；忌食咖啡等易造成钙流失的食物。

肥 肉

▶ 不宜吃肥肉的原因

❶ 肥肉的脂肪含量很高，脂肪在体内的氧化过程中会产生大量酮体，而过多的酮体会对关节形成刺激作用，从而加重风湿性关节炎的炎症病情。

❷ 肥肉属于肥厚油腻之品，可助湿生痰，湿乃阴邪，可加重气血瘀阻，风湿性关节炎尤其是湿邪浸渍、风湿热痹型的患者不宜食用，否则可加重其肢体关节沉重、麻木、酸痛等症状。

❌ 忌吃关键词

高脂肪、肥厚油腻

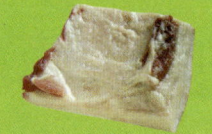

牛 肉

▶ 不宜吃牛肉的原因

❶ 牛肉的嘌呤含量极高，每100克中含嘌呤83.7毫克，食用过多就会出现尿酸沉积的问题，从而诱发关节炎等，加重肩周炎的病情。

❷ 研究显示，每天食用牛肉等红肉的人比较少吃红肉的人患风湿性关节炎的概率高1倍，这可能与红肉会造成人体对关节所需的胶原产生抗体有关，所以风湿性关节炎患者应慎食牛肉等红肉。

❌ 忌吃关键词

高嘌呤、抗胶原

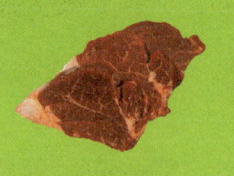

鹅 肉

▶ 不宜吃鹅肉的原因

❶ 而鹅肉甘润肥腻，可助湿生痰，风湿性关节炎尤其是湿邪浸渍型的患者不宜食用，否则可加重其肢体关节沉重、麻木、酸痛等症状。

❷ 关于鹅的食用禁忌，《本草纲目》中早有记载："鹅，气味俱厚，发风发疮，莫此为甚。"而《饮食须知》中也提出："鹅卵性温，多食鹅卵发痼疾。"风湿性关节炎患者不宜食用，否则会加重其炎症及关节疼痛症状。

❌ 忌吃关键词

甘润肥腻、发物

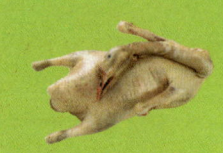

[风湿性关节炎 禁 什么？]

猪肝

不宜吃猪肝的原因

❶ 猪肝中的嘌呤含量极为丰富，每100克中含嘌呤229.1毫克，食用过多就会出现尿酸沉积的问题，从而诱发关节炎等，加重肩周炎的病情。

❷ 长期大量食用猪肝会使维生素A过多积聚从而出现恶心、呕吐、头痛、嗜睡等中毒现象，久之还会损害肝脏，导致骨质疏松、毛发干枯、皮疹等，对风湿性关节炎患者的病情不利。

忌吃关键词

高嘌呤、维生素A

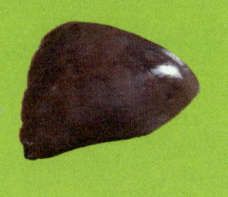

带鱼

不宜吃带鱼的原因

❶ 带鱼的脂肪含量高于一般鱼类，每100克中含有脂肪4.9克，脂肪在体内的氧化过程中会产生大量酮体，而过多的酮体会对关节形成刺激作用，从而加重肩周炎的炎症病情。

❷ 中医认为，带鱼属于动风发物，《随息居饮食谱》有记载云："带鱼，发疥动风，病人忌食。"风湿性关节炎患者食用后可能使病情加重或诱使疾病复发。

忌吃关键词

高脂肪、动风发物

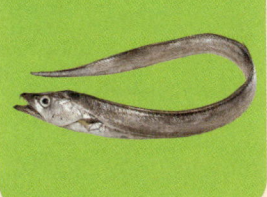

螃蟹

不宜吃螃蟹的原因

❶ 螃蟹属于高嘌呤食物，每100克中含嘌呤81.6毫克，食用过多就会出现尿酸沉积的问题，从而诱发关节炎等，加重肩周炎的病情。

❷ 螃蟹为海鲜发物，在风湿性关节炎非急性期时食用可导致风湿性关节炎急性发作。

❸ 螃蟹性寒，寒邪外侵型的风湿性关节炎患者不宜食用，否则可加重其肢体关节疼痛剧烈的症状。

忌吃关键词

高嘌呤、发物、性寒

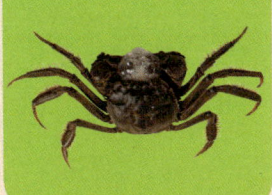

[风湿性关节炎 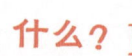 什么？]

虾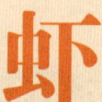

🔊 不宜吃虾的原因

❶ 虾和螃蟹一样，属于高嘌呤食物，每100克中含嘌呤137.7毫克，食用过多就会出现尿酸沉积的问题，从而诱发关节炎等，加重风湿性关节炎的病情。

❷ 虾为海鲜发物，关于虾的食用禁忌，《随息居饮食谱》有记载："虾，发风动疾，生食尤甚，病人忌之。"而《饮食须知》中也提到："多食动风助火，发疮疾。有病人及患冷积者勿食。"故风湿性关节炎患者不宜食用。

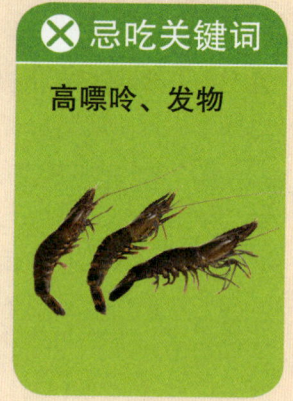

❌ 忌吃关键词

高嘌呤、发物

海带

🔊 不宜吃海带的原因

❶ 海带中的嘌呤含量很高，每100克中含嘌呤96.6毫克，食用过多就会出现尿酸沉积的问题，从而诱发关节炎等，加重风湿性关节炎的病情。

❷ 海带性寒，寒邪外侵型的风湿性关节炎患者不宜食用，否则可加重其肢体关节疼痛剧烈的症状。

❌ 忌吃关键词

高嘌呤、性寒

柿子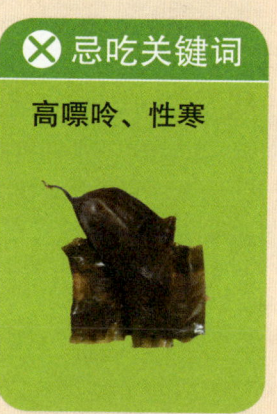

🔊 不宜吃柿子的原因

❶ 柿子的糖分含量很高，每100克含糖可高达26克，大量糖分摄入会消耗骨骼中的钙质，从而钙质的大量流失，加重风湿性关节炎患者的病情。

❷ 柿子性寒，寒邪外侵型的风湿性关节炎患者不宜食用，否则可加重其肢体关节疼痛剧烈的症状。

❌ 忌吃关键词

高糖、性寒

[风湿性关节炎 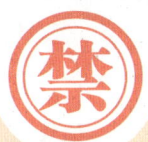 禁 什么？]

咖啡

不宜喝咖啡的原因

❶ 咖啡能够增加尿钙的排泄，降低肠道对钙的吸收，从而使体内的钙相对缺乏，容易发生骨质疏松，不利于风湿性关节炎的病情。

❷ 咖啡中含有一种黄嘌呤生物碱化合物——咖啡因，咖啡因是一种中枢神经兴奋剂，可兴奋人的中枢神经，兴奋心肌，人们常把它作为提神醒脑之用，但是，风湿性关节炎患者多伴有精神状况不佳，多饮咖啡会影响睡眠质量，久之还可引起神经衰弱。

❌ 忌喝关键词

咖啡因

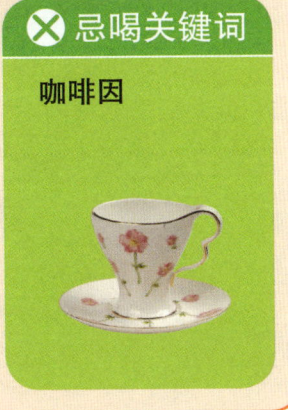

奶 油

不宜吃奶油的原因

❶ 奶油属于肥厚油腻之品，可助湿生痰，湿乃阴邪，可加重气血瘀阻，风湿性关节炎尤其是湿邪浸渍、风湿热痹型的患者不宜食用，否则可加重其肢体关节沉重、麻木、酸痛等症状。

❷ 奶油的脂肪含量极高，可达97%以上，脂肪在体内的氧化过程中会产生大量酮体，而过多的酮体会对关节形成刺激作用，从而加重风湿性关节炎的炎症病情。

❌ 忌吃关键词

肥厚油腻、高脂肪

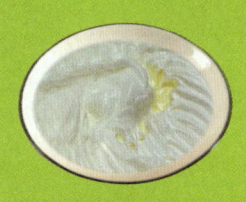

冰激凌

不宜吃冰激凌的原因

❶ 冰激凌的含糖量较高，一般的冰激凌每100克中含糖17.3克，大量糖分摄入会消耗骨骼中的钙质，从而钙质的大量流失，加重风湿性关节炎患者的病情。

❷ 冰激凌属于寒凉之物，寒邪外侵型的风湿性关节炎患者不宜食用，否则可加重其肢体关节疼痛剧烈的症状。

❌ 忌吃关键词

高糖、寒凉之物

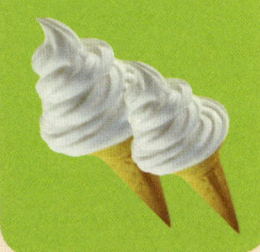

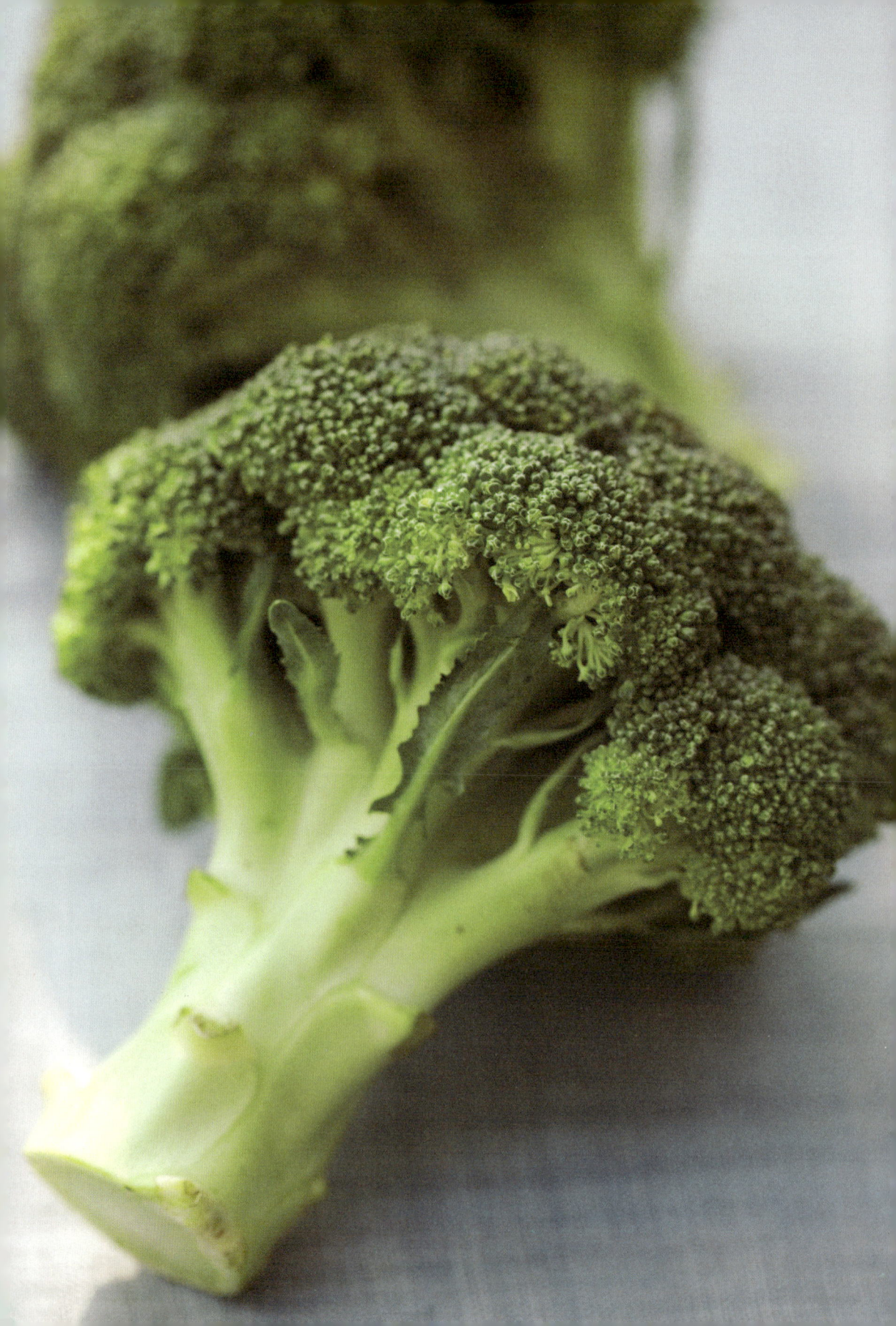

五官、皮肤科疾病吃什么？禁什么？

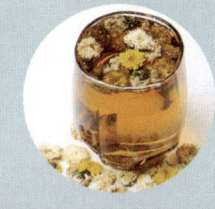 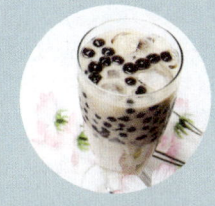

　　常见的五官科疾病包括耳鼻喉科、眼科、口腔科疾病。五官科疾病会严重地影响人们的日常生活，如鼻炎，呼吸障碍会引发血氧浓度降低，从而出现头痛、头晕、记忆力下降、胸痛、胸闷、精神萎靡等，甚至会引发肺气肿等严重的并发症。皮肤病是皮肤受到各种因素的影响而发生的形态、结构和功能的变化，产生病理过程，并相应出现各种临床表现。皮肤病的发病率很高，但是一般程度较轻，对健康的影响较小，但是有少数也会较重，甚至可以危及生命。

　　本章选取了慢性咽炎、皮肤瘙痒、痤疮、湿疹这4种五官、皮肤科的常见慢性病，对于每一种病症，我们详细地介绍了疾病的定义、中医分型、民间秘方、饮食宜忌、生活保健等方面的知识，并且根据中医的分型，针对每一种病症，推荐了多种有对症食疗功效的食物，并且针对每种食物推荐一道菜例。同时，针对不同病症，我们还列举出了常见的应该忌吃的食物，并且详细地解释了忌吃的原因。

慢性咽炎

◎慢性咽炎为咽部黏膜、黏膜下及淋巴组织的弥漫性炎症。咽部有各种不适感，如灼热、干燥、微痛、发痒、异物感、痰黏感，迫使以咳嗽清除分泌物，常在晨起用力咳嗽时，引起作呕不适。上述症状因人而异，轻重不一，一般全身症状多不明显。

中医分型

❶ 阴虚火炎型

- **症状剖析**　素体阴虚火盛，加上烟酒或辛辣食物长期刺激咽喉，发为本病。表现为咽部不适、有异物感、黏痰量少、午后烦热、腰膝酸软、舌质红、脉象细数。
- **治疗原则**　清热泻火、滋阴利咽。
- **饮食禁忌**　忌食辛辣刺激、燥热性食物，忌虾、蟹等发物。

对症药材：❶生石膏　❷薄荷　❸麦冬　❹生地　❺玄参　❻白芍　❼甘草　❽川贝　❾丹皮　❿桑叶

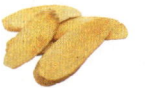

对症食材：❶干贝　❷梨　❸橄榄　❹无花果　❺银耳　❻柚子

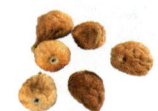

❷ 痰阻血瘀型

- **症状剖析**　急性咽炎日久不愈，加上嗜食肥甘厚味，稠痰内生，久而凝结，发为本病。表现为咽部干涩、有刺痛感，因清嗓而恶心不适，舌质红、舌苔黄腻、脉滑而数。
- **治疗原则**　化痰利咽、化瘀散结。
- **饮食禁忌**　忌食肥肉等黏腻生痰食物，忌辛辣刺激性食物。

对症药材：❶竹茹　❷川贝　❸生地　❹麦冬　❺玄参　❻三棱　❼昆布　❽海藻　❾罗汉果

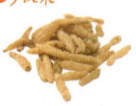

对症食材：❶无花果　❷橄榄　❸海带　❹牡蛎　❺杏仁

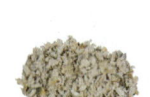

❸ 阴虚津枯型

- **症状剖析**　长期过食辛辣刺激食物，灼伤咽部黏膜，反复发作，日久伤及阴液，遂成本病。咽干瘙痒、灼热燥痛、异物感明显，检查见咽喉充血、红肿、干燥等，伴夜间梦多、耳鸣眼花，舌质红少津，脉细数。
- **治疗原则**　滋阴润燥、清热利咽。
- **饮食禁忌**　忌食燥热伤阴以及辛辣刺激性食物。

对症药材：❶沙参　❷麦冬　❸罗汉果　❹五味子　❺石斛　❻玉竹　❼白茅根

对症食材：❶银耳　❷干贝　❸鸭肉　❹梨　❺蚌肉　❻银耳　❼百合

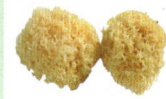

饮食宜忌

 宜
- √ 宜饮食清淡，多吃具有酸甘滋阴作用的食物及新鲜蔬菜、水果。
- √ 宜多饮水，多饮果汁、豆浆，多喝汤等。

 忌
- × 忌烟、酒、咖啡、可可。
- × 忌葱、蒜、姜、花椒、辣椒、桂皮等辛辣刺激性食物，忌油腻食物，如肥肉、鸡等或油炸食品（炸猪排、泊煎农生米、油煎饼等）等热性型食物；容易生痰化热。
- × 烹制菜肴时宜用蒸、煮等烹调方式，忌煎、炸、烤等方式，并少放调味料。
- × 忌烟酒，忌过烫的食物，少食火锅。

民间秘方

❶ 玄参30克，麦冬、玉竹各20克，桔梗15克，川贝、薄荷各10克，甘草6克。水煎服，一日一剂，分两次服用。本方可清热利咽、生津润燥、止咳化痰，对阴虚津枯的慢性咽炎患者有很好的疗效。若患者热证较盛者，可在此方的基础上加金银花、菊花、胖大海各10克，效果较好。

❷ 生地黄15克，麦冬、玄参、三棱、丹参各10克，罗汉果半个，甘草6克。水煎服，一日一剂，分两次服用。本方可滋阴利咽、化痰散结，对痰阻血瘀型慢性咽炎患者有很好的疗效。

生活保健

- ✓ 进行适当体育锻炼、正常作息、保持良好的心理状态以通过增强自身整体免疫功能状态来提高咽部黏膜局部功能状态。
- ✓ 积极治疗可能引发慢性咽炎的局部相关疾病：如鼻腔、鼻窦、鼻咽部的慢性炎症；慢性扁桃体炎，口腔炎症，胃食道反流等。
- ✗ 避免接触粉尘、有害气体、刺激性食物空气质量差的环境等对咽黏膜不利的刺激因素。
- ✗ 避免长期过度用声，避免接触导致慢性过敏性咽炎的致敏原。

[慢性咽炎  什么？]

◎慢性咽炎患者宜吃的食物及其简易食疗方

慢性咽炎证属阴虚火炎者应多食滋阴泻火的食物，如橄榄莲心绿茶、石膏汤等；证属痰阻血瘀者应多食祛痰化瘀的药膳，如海带豆腐汤、西洋参无花果甲鱼汤；阴虚津枯型应多食滋阴益气药膳，如雪梨银耳百合汤、银耳海鲜汤、麦冬石斛粥、麦冬竹茹茶等。

石膏（清热泻火+生津止渴）

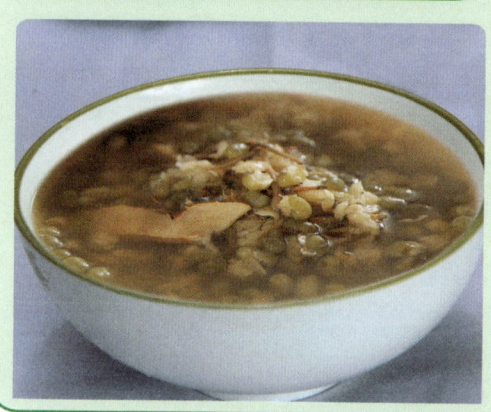

石膏汤

- **材料** 绿豆、石膏各50克，知母、金银花各15克
- **制作** ①先将绿豆、石膏加1000毫升水，煮至绿豆开裂后，加入知母和金银花。②再共煎15分钟即可。
- **功效** 本品具有清热泻火、凉血解毒、滋阴利咽的功效，适合阴虚火旺型慢性咽炎患者食用。

海带（清热+化痰+散结）

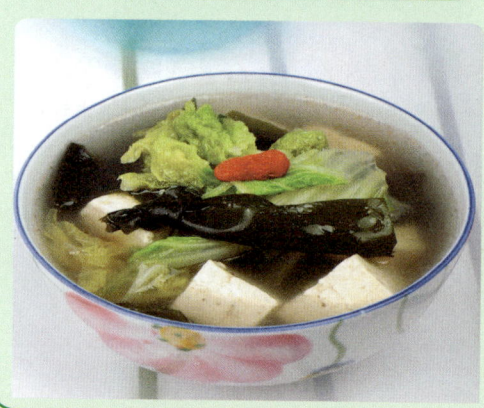

海带豆腐汤

- **材料** 女贞子15克，海带结20克，豆腐150克，姜丝、盐各少许
- **制作** ①海带结洗净，泡水；豆腐洗净切丁；女贞子洗净备用。②水煮沸后，先放入女贞子煮10分钟。③再放入海带结、豆腐和姜丝煮10分钟，熟后放盐，即可装盘。
- **功效** 本品具有清热滋阴、散结化痰的功效，适合痰阻血瘀型慢性咽炎的患者食用。

[慢性咽炎 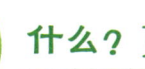 吃什么？]

银耳（滋补生津+润肺养胃）

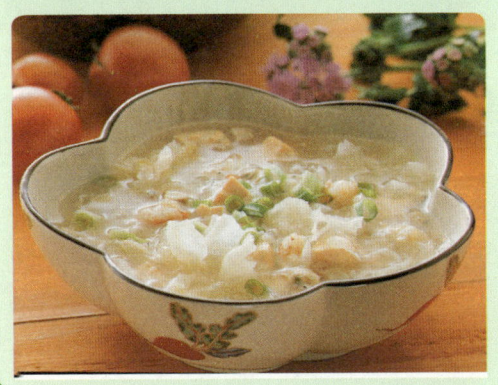

银耳海鲜汤

◎材料 银耳15克，三文鱼200克，虾仁10只，蚌肉100克，银鱼100克，葱20克，盐、淀粉各适量

◎制作 ①银耳洗净泡发，撕小朵。②三文鱼洗净切丁；虾仁去泥肠，洗净；葱洗净切末。③锅中加水，先下入银耳煮沸后再加入三文鱼、蚌肉、虾仁，银鱼，煮熟后加盐调味，再用淀粉勾芡，撒上葱花即可。

◎功效 本品具有清热滋阴、生津止渴的功效，适合阴虚津枯型慢性咽炎患者食用。

薄荷（疏风散热+清凉利咽）

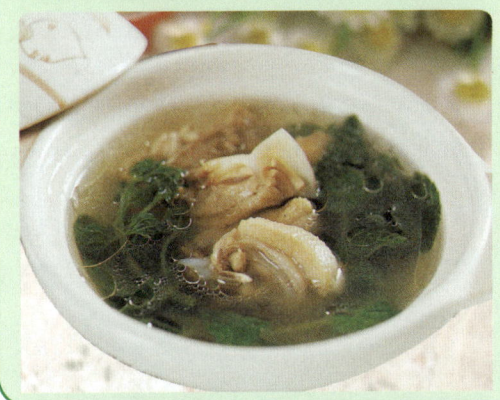

薄荷水鸭汤

◎材料 水鸭400克，薄荷100克，生姜10克，盐、味精、胡椒粉、鸡精各适量

◎制作 ①水鸭洗净，斩成小块；薄荷洗净，摘取嫩叶；生姜切片。②锅中加水烧沸，下鸭块焯去血水，捞出。③净锅加油烧热，下入生姜、鸭块炒干水分，加入适量清水，倒入煲中煲30分钟，再下入薄荷叶、盐、味精、胡椒粉、鸡精调匀即可。

◎功效 本品清热泻火、利咽爽喉，适合阴虚火炎型慢性咽炎患者食用。

无花果（滋阴利咽+防癌抗癌）

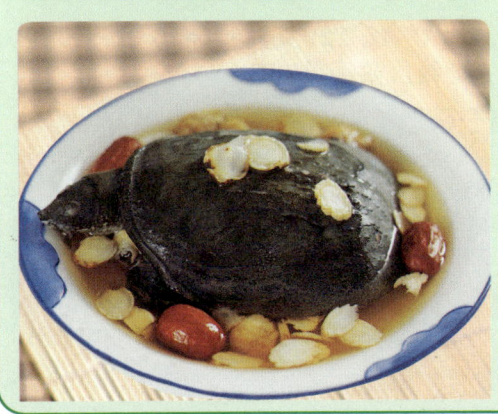

西洋参无花果甲鱼汤

◎材料 西洋参10克，无花果20克，甲鱼500克，红枣3颗，生姜5克，盐5克

◎制作 ①将甲鱼的血放净并与适量清水一同放入锅内，煮沸；西洋参、无花果、红枣均洗净。②将甲鱼捞出退去表皮内脏，洗净斩件。③将2000毫升清水放入瓦煲内，煮沸后加入所有材料，大火煲滚后，改用文火煲3小时，加盐调味即可。

◎功效 本品滋阴利咽、益气健脾，适合阴虚津枯型慢性咽炎患者食用。

[慢性咽炎 吃 什么？]

干贝（滋阴生津+调中下气）

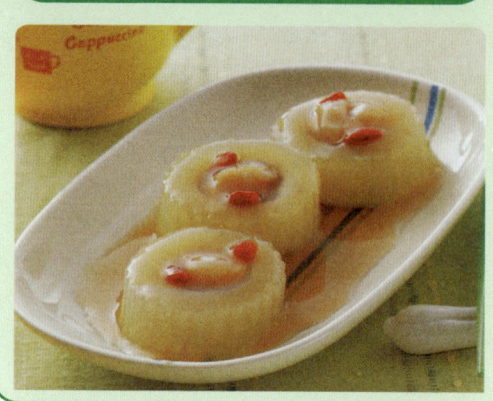

🥣 干贝黄瓜盅

◎ **材料** 黄瓜150克，干贝100克，生地、芦根、枸杞各10克，盐、太白粉各适量

◎ **制作** ①生地、芦根洗净煎汁，去渣备用；黄瓜去皮切段，挖除每段黄瓜中心的子，并塞入1个干贝，装盘。②枸杞撒在黄瓜上面，放入锅内蒸熟。③药汁倒入锅内加热，沸腾时调太白粉水勾芡，趁热均匀淋在蒸好的黄瓜干贝盅上面即可食用。

◎ **功效** 本品清热泻火、养阴生津，适用于阴虚火炎以及阴虚津枯型慢性咽炎。

橄榄（清热利咽+生津止渴）

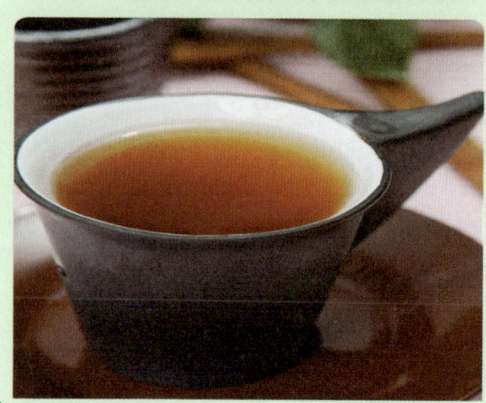

🥣 橄榄莲心绿茶

◎ **材料** 橄榄4颗，莲心、绿茶各3克

◎ **制作** ①取4颗橄榄洗净，去核，捣碎。②将莲心与绿茶用沸水冲泡，加盖焖5分钟，再放入捣碎的橄榄，搅拌均匀即可饮用。

◎ **功效** 本品具有清热泻火、化痰利咽、生津止渴的功效，适合阴虚火炎型慢性咽炎患者食用。

竹茹（清热化痰+除烦止呕）

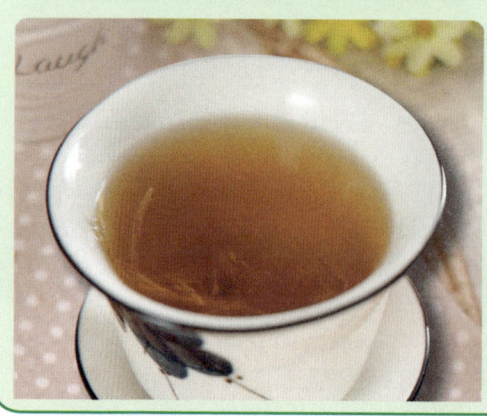

🥣 麦冬竹茹茶

◎ **材料** 麦冬20克，竹茹10克，三棱8克，冰糖10克

◎ **制作** ①麦冬、竹茹洗净备用。②将麦冬、竹茹、三棱放入砂锅中，加400克清水。③煮至水剩约250克，去渣取汁，再加入冰糖煮至溶化，搅匀即可。

◎ **功效** 此茶具有养阴生津、止咳化痰的功效，对痰阻血瘀型的慢性咽炎患者均有食疗作用。

[慢性咽炎 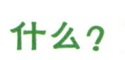 吃什么？]

川贝（镇咳化痰+清热生津）

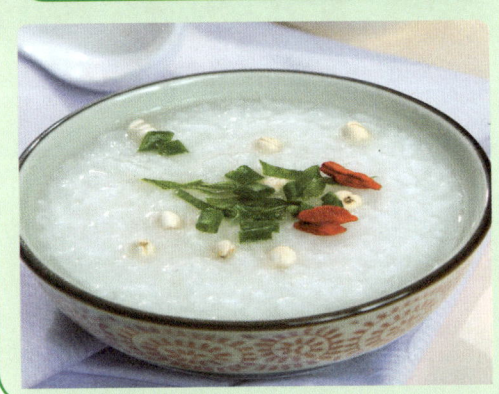

川贝冰糖粥

材料 川贝母适量，大米80克，冰糖8克

制作 ①大米泡发洗净；川贝母洗净。②锅置火上，倒入清水，放入大米，以大火煮开。③加入川贝母、冰糖煮至浓稠状即可。

功效 此粥可化痰止咳、滋阴生津，适合阴虚火炎及阴虚津枯型慢性咽炎患者食用。

麦冬（养阴生津+润肺清心）

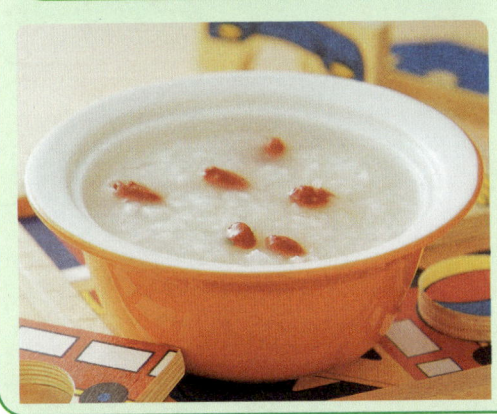

麦冬石斛粥

材料 麦门冬10克，石斛10克，西洋参5克，枸杞5克，粳米70克，冰糖50克

制作 ①西洋参磨成粉末状；麦门冬、石斛分别洗净，放入棉布袋中包起；枸杞洗净后用水泡软备用。②粳米洗净，和水800毫升、枸杞、药材包一起放入锅中，熬煮成粥。③再加入西洋参粉、冰糖，煮至冰糖溶化后即可。

功效 本品清热生津、滋阴益气，适合阴虚津亏型慢性咽炎患者食用。

罗汉果（清热利咽+止咳化痰）

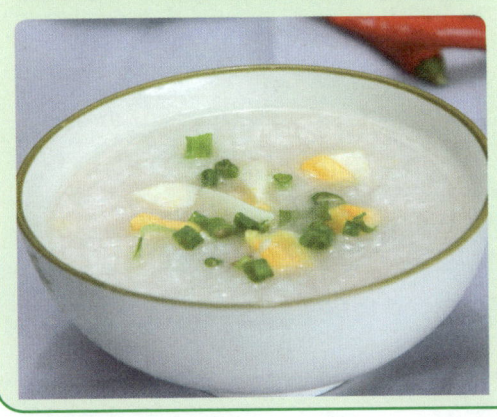

鸡蛋罗汉果粥

材料 大米80克，罗汉果50克，鸡蛋1个，盐3克，味精2克，香油、葱花适量

制作 ①大米淘洗干净，放入清水中浸泡；罗汉果洗净，打碎，再用棉布袋包起来，下入沸水锅中煮至汁浓；鸡蛋煮熟后切小丁。②锅置火上，注入清水，放入大米煮至五成熟。③倒入罗汉果汁，放入鸡蛋，加盐、味精、香油调匀，撒上葱花即可。

功效 本品清热利咽、化痰止咳，适合痰阻血瘀型慢性咽炎患者食用。

[慢性咽炎 禁 什么？]

◎ 慢性咽炎患者忌吃食物及原因

慢性咽炎患者应忌食辛辣食物，如生姜、大葱、辣椒等；忌食易致癌的食物；忌食刺激性食物。

油条

不宜吃油条的原因

❶ 油条经高温油炸而成，食用过多可助热伤阴，从而加重咽部的炎症病情，慢性咽炎尤其是阴虚火炎型的患者不宜食用。

❷ 油条中含有铝，铝是一种非人体必需的微量元素，它是多种酶的抑制剂，可抑制脑内酶的活性，影响人的精神状态，对慢性咽炎患者的病情不利。

忌吃关键词

油炸、铝

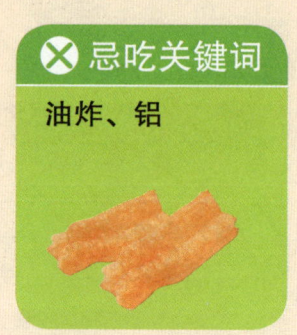

肥肉

不宜吃肥肉的原因

❶ 肥肉属于肥厚油腻之品，可助湿生痰，痰阻血瘀型的慢性咽炎患者食用后会加重其咽部干涩、刺痛感、恶心不适，舌质红、舌苔黄腻、脉滑而数等症状。

❷ 肥肉的脂肪含量很高，大量摄入会造成消化不良，影响了其他营养物质的摄入，从而加重消化不良、营养不良等，不利于慢性咽炎患者的病情。

忌吃关键词

肥厚油腻、高脂肪

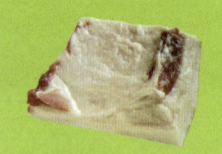

白酒

不宜喝白酒的原因

❶ 白酒中的酒精浓度很高，具有一定的刺激性，它会刺激咽部黏膜，使其充血、水肿，从而加重咽炎病情。

❷ 白酒性温，多饮会积温成热，慢性咽炎尤其是阴虚火炎型的患者不宜食用。

❸ 饮用白酒过多还可引起多发性神经炎、胰腺炎、胃炎、胃溃疡等，对于慢性咽炎久病体虚者来说很不利。

忌喝关键词

酒精、性温

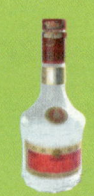

[慢性咽炎 禁 什么？]

浓茶

不宜喝浓茶的原因

❶ 浓茶中含有咖啡因，咖啡因是一种黄嘌呤生物碱，具有一定的刺激性，它会刺激咽部黏膜，使其充血、水肿，从而加重慢性咽炎患者的炎症病情。

❷ 浓茶中含有的鞣酸还可与铁结合，阻碍机体对铁的吸收，从而加重机体营养不良的程度，使机体免疫力下降，不利于慢性咽炎的病情，甚至会引致其急性发作。

❌ 忌喝关键词

咖啡因、鞣酸

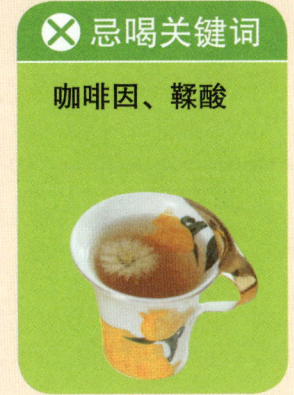

咖 啡

不宜喝咖啡的原因

❶ 咖啡中含有咖啡因，咖啡因是一种黄嘌呤生物碱，具有一定的刺激性，它会刺激咽部黏膜，使其充血、水肿，从而加重慢性咽炎患者的炎症病情。

❷ 咖啡中含有的咖啡因是一种中枢神经兴奋剂，如果饮用过多或不正当地饮用就会影响睡眠质量，造成失眠，恶劣的精神状态可不利于慢性咽炎的病情。

❌ 忌喝关键词

咖啡因、中枢神经兴奋剂

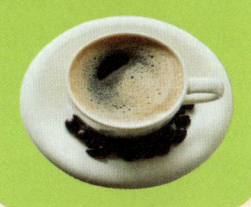

薯 片

不宜吃薯片的原因

❶ 薯片经油炸而成，食用过多可助热伤阴，从而加重咽部的炎症病情，慢性咽炎尤其是阴虚火炎型的患者不宜食用。

❷ 薯片的热量和脂肪很高，而且在制作过程中许多营养成分已经流失，食用后会阻碍机体对其他营养物质的吸收，从而使机体免疫力下降，不利于慢性咽炎的病情，甚至会引致其急性发作。

❸ 薯片中含有致癌物丙烯酰胺，过量食用使丙烯酰胺大量堆积，加大了慢性咽炎患者患癌症的风险。

❌ 忌吃关键词

油炸、高热量、高脂肪、丙烯酰胺

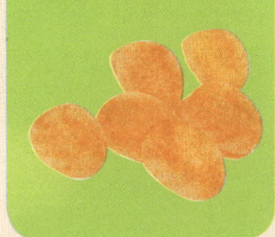

[慢性咽炎 禁 什么？]

葵花子

不宜吃葵花子的原因

❶ 葵花子常被炒制而作为零食之用，食用过多的炒葵花子会助热上火，从而加重咽部的炎症病情，慢性咽炎尤其是阴虚火炎型的患者不宜食用。

❷ 葵花子的热量以及脂肪含量均很高，每100克葵花子的热量为约2536.63千焦，含脂肪53.4克，食用后会阻碍机体对其他营养物质的吸收，从而使机体免疫力下降，不利于慢性咽炎的病情，甚至会引致其急性发作。

忌吃关键词

高热量、高脂肪

冰激凌

不宜吃冰激凌的原因

❶ 冰激凌的温度很低，甚至接近0℃，而人体的正常体温为37℃，如此悬殊的温差会对咽部黏膜造成刺激，使其充血、水肿，从而加重慢性咽炎患者的炎症病情。

❷ 冰激凌富含糖和脂肪，大量摄入会阻碍机体对其他营养物质的吸收，从而使机体免疫力下降，不利于慢性咽炎的病情，甚至会引致其急性发作。

忌吃关键词

高糖、高脂肪、悬殊温度差

生 姜

不宜吃生姜的原因

❶ 生姜含有姜酚等挥发油成分以及姜辣素等，有较强烈的刺激性，可刺激咽部黏膜，使其充血、水肿，从而加重慢性咽炎患者的炎症病情。

❷ 生姜性温，多食可积温成热，助热上火，从而加重咽部的炎症病情，慢性咽炎尤其是阴虚火炎型的患者不宜食用。

忌吃关键词

姜酚、刺激性、性温

[慢性咽炎 禁 什么？]

大葱

不宜吃大葱的原因

❶ 大葱含有特有的葱素，葱素是一种挥发性的硫化物，它使葱具有独特的香辣味，刺激咽部黏膜，使其充血、水肿，从而加重慢性咽炎患者的炎症病情。

❷ 大葱性温，味辛，多食可积温成热，助热上火，从而加重咽部的炎症病情，慢性咽炎尤其是阴虚火炎型的患者不宜食用。

忌吃关键词

葱素、性温

大蒜

不宜吃大蒜的原因

❶ 大蒜中含有大蒜精油，也是构成大蒜独有辛辣气味的主要风味物质，这种辛辣的刺激会刺激刺激咽部黏膜，使其充血、水肿，从而加重慢性咽炎患者的炎症病情。

❷ 大蒜性温，多食可积温成热，助热上火，从而加重咽部的炎症病情，慢性咽炎尤其是阴虚火炎型的患者不宜食用。

❸ 关于蒜的食用禁忌，《随息居饮食谱》早有记载："阴虚内热，胎产，痧痘，时病，疮疟血证，目疾，口齿喉舌诸患，咸忌之。"

忌吃关键词

大蒜精油、性温

辣椒

不宜吃辣椒的原因

❶ 辣椒中含有特有的辣椒素等，对哺乳动物包括人类都有刺激性，并且可在口腔中产生灼热感，人食用辣椒后，辣椒素会剧烈刺激胃黏膜，使胃黏膜高度充血，蠕动加快，引起胃疼、腹痛、腹泻等症状，甚至可诱发慢性胃炎急性发作。

❷ 辣椒性热，多食可助热上火，从而加重咽部的炎症病情，慢性咽炎尤其是阴虚火炎型的患者不宜食用。

忌吃关键词

辣椒素、刺激性、性热

皮肤瘙痒

◎皮肤瘙痒症是指仅有瘙痒症状，无皮疹的一种皮肤病。瘙痒可为全身，或局限于肛门、阴囊、女性阴部等，常为阵发性剧烈瘙痒，夜间加重，病人多会忍不住用手抓挠，使得皮肤出现抓痕、血瘀等，长此可出现湿疹、苔藓样变、色素沉着等症。

中医分型

❶ 风寒外袭证

- **症状剖析** 瘙痒多发于暴露部位，天气寒冷或气温急骤变化时可诱发或加重，或夜间解衣卧床时亦甚，皮肤干燥、恶寒、微发热，舌质淡白，苔薄白，脉浮紧。
- **治疗原则** 疏风、散寒、止痒。
- **饮食禁忌** 忌食寒凉生冷食物、忌海鲜。

对症药材：❶桂枝 ❷麻黄 ❸防风 ❹荆芥 ❺白芷 ❻芍药

对症食材：❶茼蒿 ❷洋葱 ❸生姜 ❹羊肉 ❺狗肉

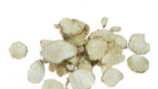
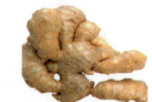

❷ 风热犯表证

- **症状剖析** 瘙痒好发于夏秋季节，气温干燥时可诱发或加重，或夜间卧床时加重，身热，微恶风寒，口渴出汗，大便干结，小便黄，舌质红，苔黄而干，脉浮数。
- **治疗原则** 疏风、清热、止痒。
- **饮食禁忌** 忌燥热辛辣刺激食物，忌过敏性食物。

对症药材：❶生地 ❷薄荷 ❸防风 ❹荆芥 ❺苍术 ❻牛蒡子

对症食材：❶丝瓜 ❷牛蒡 ❸香橙 ❹绿豆 ❺柚子

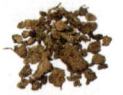
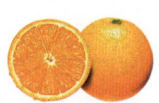

❸ 湿毒内蕴型

- **症状剖析** 瘙痒好发肛周、阴囊及女阴部位，痒时难忍，过度搔抓可有抓痕、红肿，摩擦及食物刺激等可诱发或加重，口苦口臭，舌红，苔黄腻，脉滑数。
- **治疗原则** 疏风解表、通腑泄热。
- **饮食禁忌** 忌辛辣、热性食物，忌酒，忌海鲜。

对症药材：❶黄芩 ❷白术 ❸茯苓 ❹防风 ❺栀子 ❻连翘

对症食材：❶丝瓜 ❷马齿苋 ❸薏米 ❹红豆 ❺冬瓜 ❻西瓜 ❼甘蔗 ❽田螺

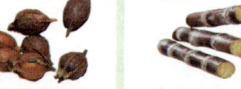

❹ 血热风盛型

- **症状剖析** 周身瘙痒剧烈，肌肤灼热，抓破出血，遇热痒剧，得凉则安，身热心烦，口燥咽干，多见于青壮年，春夏好发，舌质红苔黄干，脉数。
- **治疗原则** 清热凉血、消风止痒。
- **饮食禁忌** 忌食燥热、辛辣刺激性食物。

对症药材：❶生地 ❷丝瓜络 ❸丹皮 ❹玄参 ❺赤芍 ❻防风

对症食材：❶银耳 ❷蚌肉 ❸金针菇 ❹丝瓜 ❺葡萄 ❻木耳 ❼竹笋

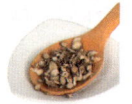
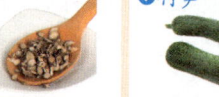

❺ 血虚风燥型

对症药材 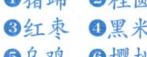	对症食材
①当归 ②生地	①猪蹄 ②桂圆
③白芍 ④川芎	③红枣 ④黑米
⑤何首乌 ⑥白芨	⑤乌鸡 ⑥樱桃
⑦荆芥 ⑧防风	
⑨白蒺藜	

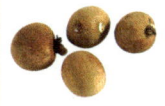

- **症状剖析** 多见于年老体弱者，皮肤瘙痒无定处，夜间尤甚，难以入睡，周身皮肤干燥脱屑，抓痕累累，经久不愈，冬重夏轻，伴倦怠无力，大便艰涩，面色无华，舌淡苔薄，脉细无力。
- **治疗原则** 养血润燥、熄风止痒。
- **饮食禁忌** 忌燥热伤阴食物，忌刺激性食物。

民间秘方

生地30克，苦参、白鲜皮、玄参、银花、连翘各15克，地肤子、丹皮、赤芍各12克，荆芥、防风各10克，升麻、薄荷、甘草各6克，蝉蜕3克。每天2剂，每剂水煎2次，第一次药汁内服；第二次药汁用来反复擦洗患处。坚持服用至病情痊愈。本品可清热燥湿、凉血祛风、止痒。对湿毒内蕴型皮肤瘙痒症有很好的效果。

饮食宜忌

宜
- ✓ 注意营养均衡，饮食要清淡，少吃高脂肪食物，多吃新鲜蔬果及牛奶豆浆之类的水分、维生素丰富的食物。
- ✓ 多喝水，以补充身体流失的水分，增加皮肤的水分供给。

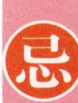

忌
- ✗ 少吃或不吃牛羊肉和海鲜等发物，戒烟、酒、浓茶、咖啡以及葱蒜等一切辛辣刺激性食物。

生活保健

- ✓ 保持规律的生活习惯，早睡早起，保持精神放松，避免忧虑恼怒。
- ✓ 注意防寒保暖，及时增减衣服，以避免皮肤受到冷热刺激。
- ✓ 内衣的材质以棉织品为宜，不宜过于紧身，以宽松舒适、不与皮肤摩擦的为佳。
- ✗ 使用西药必须经过专业医生的诊断、指导，不可盲目自行用药，尤其是含激素类的药物。
- ✗ 洗澡不宜过频，适当减少洗澡的次数，洗澡的时候不要过于用力搓洗皮肤，忌用碱性的肥皂。

[皮肤瘙痒 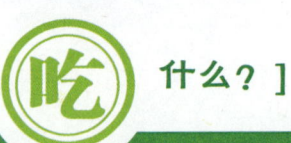 什么？]

◎皮肤瘙痒患者宜吃的食物及其简易食疗方

皮肤瘙痒证属风寒外袭者应多食祛风散寒的药膳，如素炒茼蒿、荆芥白芷防风饮等；证属风热犯表者应多食疏风散热的食物，如薄荷西米粥；证属湿毒内蕴者应多食清热利湿的药膳，如黄花菜马齿苋汤；血热风盛者应多食凉血清热的药膳，如生地茯苓饮；血虚风燥者宜养血祛风，如白及猪蹄汤。

牛蒡（疏风散热+透疹止痒）

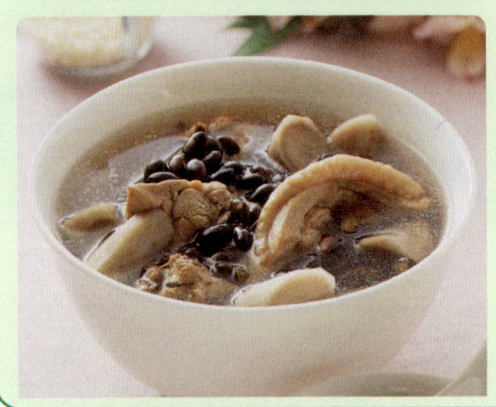

黑豆牛蒡炖鸡汤

材料 黑豆、牛蒡各300克，鸡腿400克，盐6克

制作 ①黑豆淘净，以清水浸泡30分钟。②牛蒡削皮、洗净、切块，鸡腿剁块，焯烫后捞出。③黑豆、牛蒡先下锅，加6碗水煮沸，转小火炖15分钟，再下鸡块续炖20分钟，待肉熟烂，加盐调味即成。

功效 本品具有清热祛风、凉血止痒的功效，适合风热犯表型皮肤瘙痒患者食用。

红豆（清热利湿+解毒止痒）

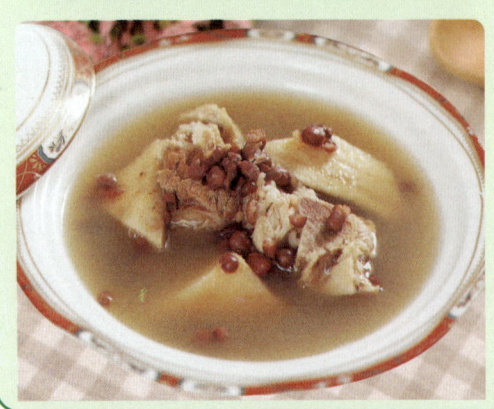

红豆粉葛

材料 粉葛250克，龙骨250克，红豆50克，盐5克，味精2克，姜适量

制作 ①粉葛去皮洗净，切滚刀块；龙骨斩件；姜去皮切片。②锅中注水烧开，放入龙骨、粉葛过水，捞出，沥干水分。③将龙骨、粉葛放入锅中，加入适量水煮开，放入红豆继续煮1个小时，加盐和味精调味即可。

功效 本品疏风散热、利湿解毒，适用于风热犯表型及湿毒内蕴型皮肤瘙痒症。

[皮肤瘙痒 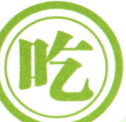 吃什么？]

丝瓜（凉血解毒+祛风止痒）

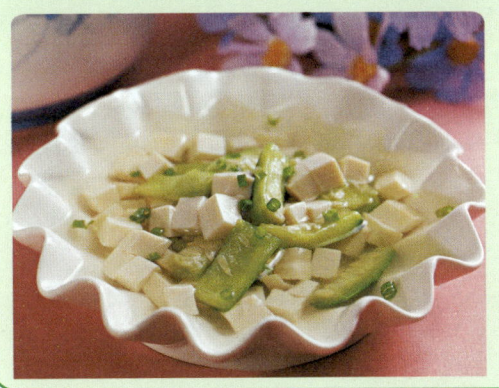

丝瓜豆腐汤

◎ **材料** 鲜丝瓜150克，嫩豆腐200克，姜、葱、盐、味精、酱油、米醋各适量

◎ **制作** ①将丝瓜削皮，洗净切片；豆腐洗净切块；姜、葱切丝。②炒锅上火，放入油烧热，投入姜、葱煸香，加水适量，下豆腐块和丝瓜片，大火烧沸转文火煮5分钟，调入盐、味精、酱油、米醋即可。

◎ **功效** 本品清热解毒、滋阴凉血、祛风止痒，适合湿毒内蕴以及血热风盛型皮肤瘙痒患者食用。

马齿苋（清热解毒+利湿止痒）

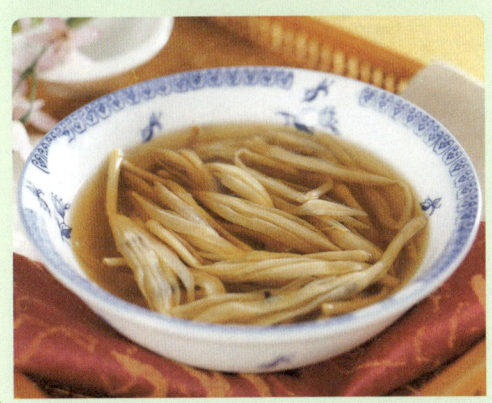

黄花菜马齿苋汤

◎ **材料** 黄花菜、马齿苋各50克，盐适量

◎ **制作** ①将黄花菜、马齿苋洗净，备用。②把黄花菜、马齿苋放入锅中加入适量水煮成汤。③加盐调味即可。

◎ **功效** 本品具有清热解毒、凉血止痒的功效，适合湿毒内蕴型皮肤瘙痒的患者食用。

银耳（滋阴生津+去燥止痒）

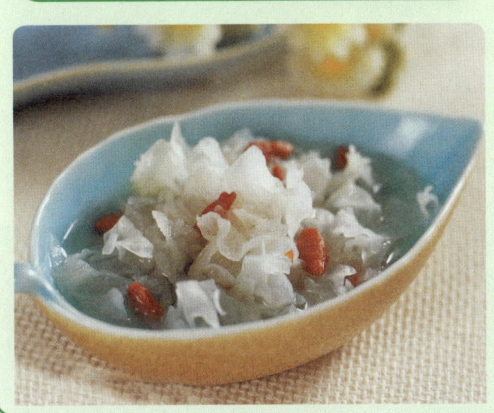

银耳枸杞汤

◎ **材料** 银耳300克，枸杞20克，白糖5克

◎ **制作** ①将银耳泡发后洗净；枸杞泡发洗净。②再将泡软的银耳切成小朵。③锅中加水烧开，下入银耳、枸杞煮开，调入白糖即可。

◎ **功效** 本品具有滋阴、润燥、止痒的功效，适合血热风燥型皮肤瘙痒的患者食用。

[皮肤瘙痒 吃 什么？]

茼蒿（宽中理气+祛风散寒）

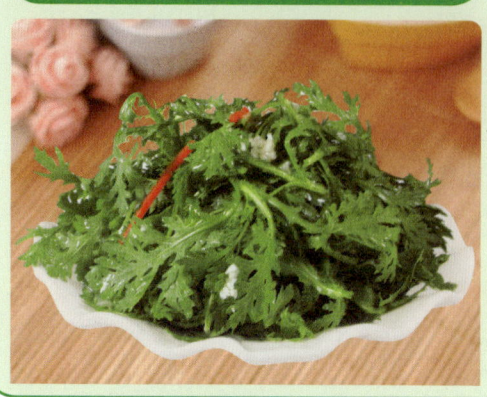

凉拌茼蒿

◎ **材料** 茼蒿400克，红椒10克，蒜蓉20克，盐3克，鸡精1克

◎ **制作** ①将茼蒿洗净，切成长段，将茼蒿入沸水锅中焯水，捞出沥干水分，装盘待用；红椒洗净，切丝。②锅注油烧热，下入红椒和蒜蓉爆香，倒在茼蒿上，加盐和鸡精搅拌均匀即可。

◎ **功效** 本品具有温胃散寒、祛风止痒、杀菌解毒的功效，适合风寒外袭型皮肤瘙痒患者食用。

丹皮（清热凉血+活血消瘀）

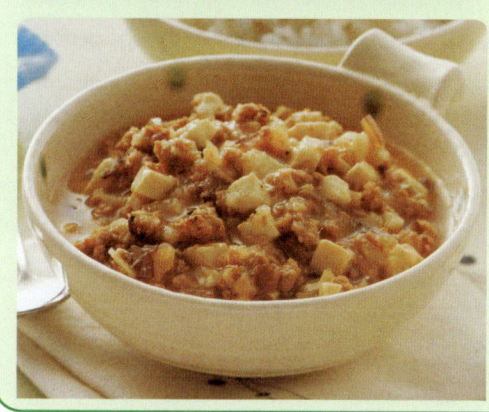

京酱豆腐

◎ **材料** 猪绞肉100克，黑木耳、荸荠各60克，豆腐100克，赤芍、丹皮各10克，栀子5克，豆瓣酱、姜末、甜面酱、米酒各适量

◎ **制作** ①将赤芍、丹皮、栀子煎取药汁备用。②猪绞肉用甜面酱、米酒腌渍10分钟；木耳、荸荠和豆腐洗净切丁。③油锅烧热，放入绞肉、木耳、荸荠和豆腐翻炒片刻，加入药汁及调味料，收汁关火即可。

◎ **功效** 本品清热凉血、滋阴润燥，适合血热风燥型的皮肤瘙痒患者食用。

薄荷（疏风散热+辟秽解毒）

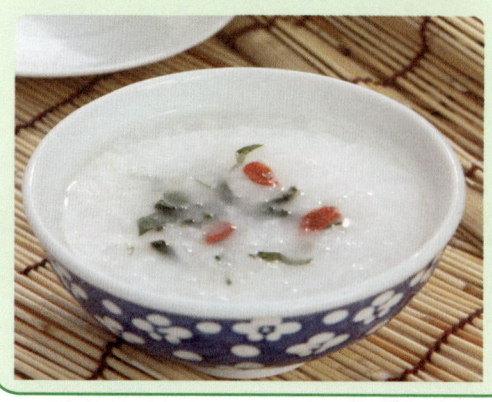

薄荷西米粥

◎ **材料** 嫩薄荷叶15克，西米100克，枸杞适量，盐3克，味精1克

◎ **制作** ①西米洗净，用温水泡至透亮；薄荷叶洗净，切碎；枸杞洗净。②锅置火上，注入清水后，放入西米用旺火煮至米粒开花。③放入薄荷叶、枸杞，改用小火煮至粥成，调入盐、味精入味即可。

◎ **功效** 此粥具有疏风散热、辟秽解毒、滋阴清热的功效，适合风热犯表以及血热风燥型皮肤瘙痒的患者食用。

[皮肤瘙痒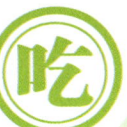什么？]

生地（清热凉血+解毒止痒）

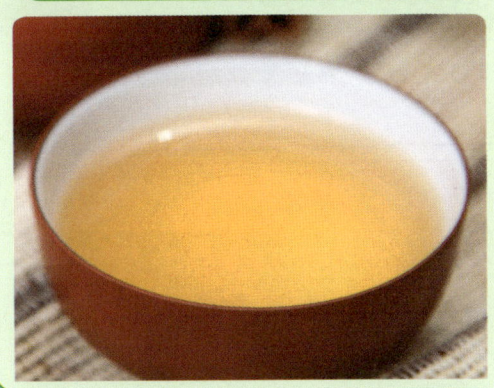

🍲 生地茯苓饮

材料 生地20克，茯苓15克

制作 ①将生地、茯苓分别洗净，放入锅中，加水400毫升。②大火煮开后转小火续煮5分钟即可关火。③滤去药渣，将药汁倒入杯中饮用即可。

功效 本品具有清热利湿、凉血止痒的功效，适合血热风燥以及湿毒内蕴型皮肤瘙痒的患者食用。

荆芥（发表祛风+理血止痒）

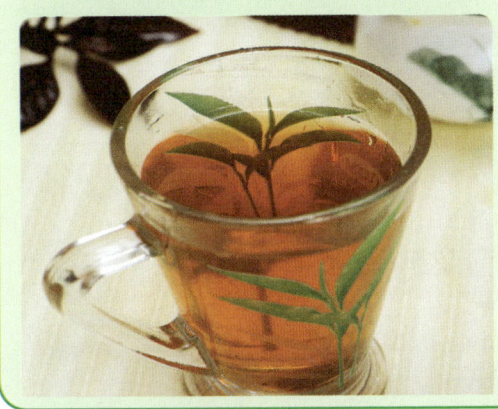

🍲 荆芥白芷防风饮

材料 荆芥15克，白芷、防风各10克

制作 ①将荆芥、白芷、防风分别洗净，放入锅中，加水500毫升。②用大火煮开后转小火续煮5分钟即可关火。③滤去药渣，将药汁倒入杯中饮用即可。

功效 本品具有发散风寒、祛风止痒的功效，适合风寒外袭型皮肤瘙痒的患者食用。

黄芩（泻火燥湿+解毒杀虫）

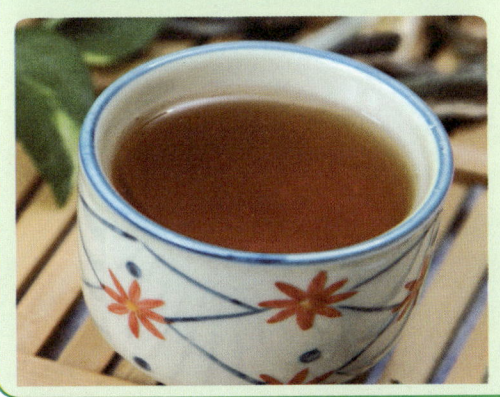

🍲 黄芩生地连翘饮

材料 黄芩15克，生地、连翘各10克

制作 ①将黄芩、生地、连翘分别洗净，放入锅中，加水500毫升。②用大火煮开后转小火续煮5分钟即可关火。③滤去药渣，将药汁倒入杯中饮用即可。

功效 本品具有清热解毒、祛风止痒的功效，适合湿毒内蕴型皮肤瘙痒的患者食用。

[皮肤瘙痒 禁 什么？]

◎皮肤瘙痒患者忌吃食物及原因

皮肤瘙痒者应忌食易引起皮肤过敏以及诱发加重瘙痒的食物，如驴肉、茄子、鲢鱼等。

糯米

不宜吃糯米的原因

❶ 中医认为，风、湿、热邪的侵入以及血虚等为皮肤瘙痒的主要致病原因，而糯米性温，滋腻黏滞，食用后可助长湿热之邪，从而使病情加重，加剧皮肤瘙痒的病情。

❷ 关于糯米的食用禁忌，《得配本草》中有记载："多食昏五脏，缓筋骨，发风气，生湿热。"故风热犯表、湿度内蕴、血热风盛等型的皮肤瘙痒患者均不宜食用糯米。

忌吃关键词

性温、生湿热

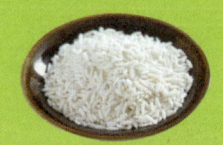

羊肉

不宜吃羊肉的原因

❶ 中医认为，风、湿、热邪的侵入以及血虚等为皮肤瘙痒的主要致病原因，而羊肉为大热之品，食用后可助长湿热之邪，从而使病情加重，加剧皮肤瘙痒的病情。

❷ 关于羊肉的食用禁忌，《随息居饮食谱》中早有告诫曰"疮疥初愈忌吃羊肉。"而《金匮要略》中也有记载曰："有宿热者不可食之。"故风热犯表、湿度内蕴、血热风盛等型的皮肤瘙痒患者均不宜食用羊肉。

忌吃关键词

性热、发疮

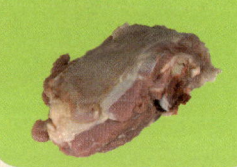

驴肉

不宜吃驴肉的原因

❶ 中医认为，驴肉为发物，皮肤瘙痒患者食用后可使病情加重，加剧皮肤瘙痒等症状，不利于湿疹患者的病情。

❷ 关于驴肉的食用禁忌，《本草衍义》有记载曰："驴肉食之动风，脂肥尤甚，屡试屡验。"而《随息居饮食谱》中也有记载云："驴肉，酸平有毒，动风。"故皮肤瘙痒患者不宜食用。

忌吃关键词

发物、动风

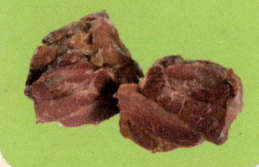

[皮肤瘙痒 禁 什么？]

鸡肉

不宜吃鸡肉的原因

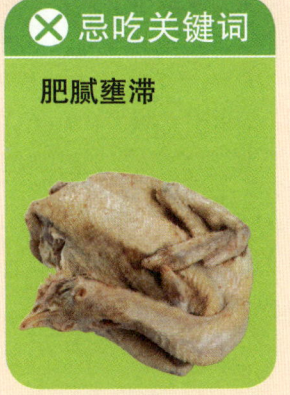

❌ 忌吃关键词

肥腻壅滞

❶ 中医认为，风、湿、热邪的侵入以及血虚等为皮肤瘙痒的主要致病原因，鸡肉为肥腻壅滞的食物，食用后可助长湿热之邪，从而使病情加重，加剧皮肤瘙痒的病情。

❷ 关于鸡肉的食用宜忌，《随息居饮食谱》中有记载曰："多食生热动风。"而《饮食须知》中也提到："鸡肉，善发风助肝火。"故皮肤瘙痒患者不宜食用鸡肉。

鹅肉

不宜吃鹅肉的原因

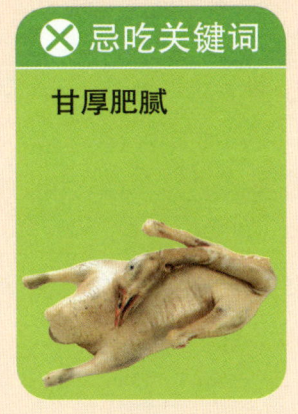

❌ 忌吃关键词

甘厚肥腻

❶ 中医认为，风、湿、热邪的侵入以及血虚等为皮肤瘙痒的主要致病原因，而鹅肉为甘厚肥腻之品，多食可助热碍湿，助长湿热之邪，从而使病情加重，加剧皮肤瘙痒的病情。

❷ 关于鹅的食用禁忌，《本草纲目》中早有记载："鹅，气味俱厚，发风发疮，莫此为甚。"而《饮食须知》中也提出："鹅卵性温，多食鹅卵发痼疾。"由此可见，鹅肉、鹅卵均为大发食物，故皮肤瘙痒患者不宜食用。

虾

不宜吃虾的原因

❌ 忌吃关键词

发物、性温

❶ 虾为海鲜发物，皮肤瘙痒患者食用后可使病情加重，加剧皮肤瘙痒等症状。

❷ 中医认为，风、湿、热邪的侵入以及血虚等为皮肤瘙痒的主要致病原因，而虾性温，食用后可助长湿热之邪，从而使病情加重，加剧皮肤瘙痒的病情。

❸ 关于虾的食用禁忌，《随息居饮食谱》有记载："虾，发风动疾，生食尤甚，病人忌之。"故皮肤瘙痒患者不宜食用。

[皮肤瘙痒 禁 什么？]

螃蟹

不宜吃螃蟹的原因

❶ 螃蟹为海鲜发物，皮肤瘙痒患者食用后可使病情加重，加剧皮肤瘙痒等症状，不利于皮肤瘙痒患者的病情。

❷ 关于螃蟹的食用禁忌，《本草衍义》有记载曰："此物极动风，体有风疾人，不可食。"故皮肤瘙痒患者不宜食用，否则可加重皮肤瘙痒的病情。

忌吃关键词

发物、易动风

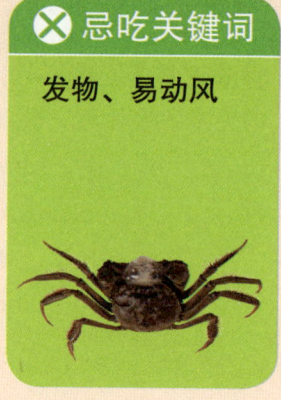

带鱼

不宜吃带鱼的原因

❶ 带鱼为海鲜发物，皮肤瘙痒患者食用后可使病情加重，加剧皮肤瘙痒等症状，不利于皮肤瘙痒患者的病情。

❷ 关于带鱼的食用禁忌，《随息居饮食谱》有记载云："带鱼，发疥动风，病人忌食。"而《脉药联珠药性考》中也有记载曰："带鱼，多食发疥。"故皮肤瘙痒患者不宜食用。

忌吃关键词

发物、发疥疮

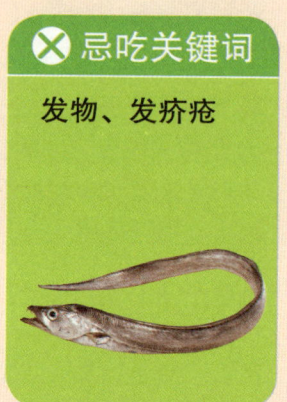

鲥鱼

不宜吃鲥鱼的原因

❶ 鲥鱼为海鲜发物，皮肤瘙痒患者食用后可使病情加重，加剧皮肤瘙痒等症状，不利于皮肤瘙痒患者的病情。

❷ 关于鲥鱼的食用禁忌，《本草求原》中有记载说它"发疥癞"。而《随息居饮食谱》中也有记载云："诸病忌之，能发痼疾。"故皮肤瘙痒患者不宜食用。

忌吃关键词

发物、发痼疾

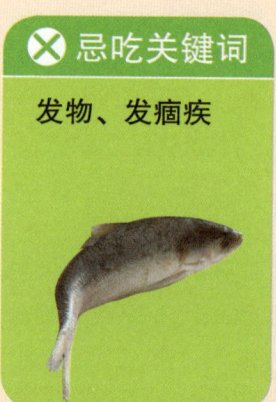

[皮肤瘙痒 禁 什么？]

鲢鱼

不宜吃鲢鱼的原因

❶ 中医认为，风、湿、热邪的侵入以及血虚等为皮肤瘙痒的主要致病原因，而鲢鱼性温，食用后可助长湿热之邪，从而使病情加重，加剧皮肤瘙痒的病情。

❷ 关于鲢鱼的食用禁忌，清代食医王孟英在其著作中提到："多食令人热中，动风，发疮。"故皮肤瘙痒患者不宜食用鲢鱼，否则可加重皮肤瘙痒的病情。

忌吃关键词

性温、发疮

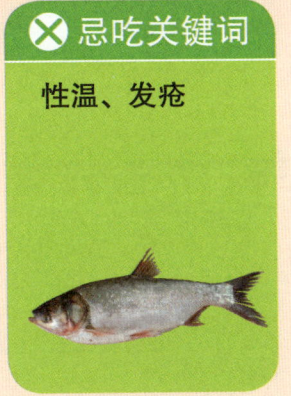

香菜

不宜吃香菜的原因

❶ 中医认为，风、湿、热邪的侵入以及血虚等为皮肤瘙痒的主要致病原因，而香菜性温，食用后可助长湿热之邪，从而使病情加重，加剧皮肤瘙痒的病情。

❷ 关于香菜的食用禁忌，《千金食治》中有记载云："食之发宿病，金疮尤忌。"而《食疗本草》中有记载曰："根发痼疾。"故皮肤瘙痒患者不宜食用，否则可使皮肤瘙痒病情加重。

忌吃关键词

性温、发宿疾

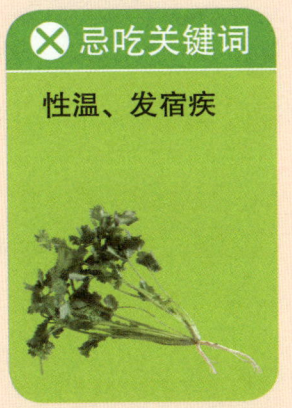

茄子

不宜吃茄子的原因

❶ 茄子为发物，皮肤瘙痒患者食用后可使病情加重，加剧皮肤瘙痒等症状，不利于皮肤瘙痒患者的病情。

❷ 关于茄子的食用禁忌，《本草求真》中有记载曰："茄味甘气寒，服则多有动气，生疮。"而《饮食须知》中也说它"多食动风气，发疮疥"。故皮肤瘙痒患者不宜食用。

忌吃关键词

发物、动风生疮

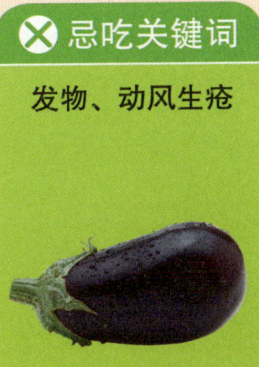

痤疮

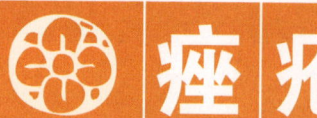

◎痤疮是最常见一种皮肤疾病，多发于青春期，又叫青春痘、面皰或粉刺、毛囊炎，通常好发于面部、颈部、胸背部、肩膀和上臂，临床以白头粉刺、黑头粉刺、炎性丘疹、脓疱、结节、囊肿等为主要表现。

中医分型

① 肺经风热型

- **症状剖析** 痤疮初起，红肿疼痛，见于面部或前胸或后背，可有口干，小便黄，大便干燥，舌红苔黄，脉象浮数。
- **治疗原则** 疏风清肺、降火祛痘。
- **饮食禁忌** 忌辛辣刺激性食物，忌燥热性食物。

对症药材：①金银花 ②连翘 ③野菊花 ④玉竹 ⑤丹皮 ⑥牛蒡子

对症食材：①枇杷 ②梨 ③百合 ④银耳 ⑤绿豆 ⑥冬瓜 ⑦柚子

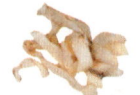 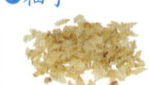

② 热毒内蕴型

- **症状剖析** 以炎症丘疹与脓疱为主，脓疱多发于丘疹的顶端，周围有红晕，大便秘结，舌红苔黄燥，脉数。
- **治疗原则** 清热解毒、泻火祛痘。
- **饮食禁忌** 忌食辛辣刺激性食物，忌食燥热性食物。

对症药材：①黄连 ②蒲公英 ③黄芩 ④黄柏 ⑤连翘 ⑥桔梗

对症食材：①马齿苋 ②薏米 ③苦瓜 ④丝瓜 ⑤西瓜 ⑥田螺 ⑦香蕉 ⑧绿豆

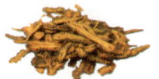 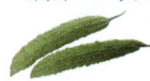

③ 肠胃湿热型

- **症状剖析** 粉刺发作频繁，挤压出黄白色的粉渣物，或有脓液，颜面出油光亮，伴口臭口苦，食欲时好时坏，大便黏滞不爽，舌红苔黄腻，脉象弦数。
- **治疗原则** 清热除湿、解毒祛痘。
- **饮食禁忌** 忌热性、辛辣刺激性食物，忌油腻食物。

对症药材：①金银花 ②蒲公英 ③白茅根 ④茵陈蒿 ⑤黄连 ⑥车前草 ⑦赤芍 ⑧丹皮

对症食材：①薏米 ②马齿苋 ③西瓜 ④冬瓜 ⑤绿豆 ⑥红豆

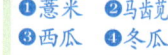
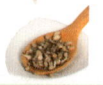 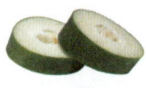

④ 血瘀痰凝型

- **症状剖析** 痤疮日久，质地坚硬难消，触压有疼痛感，或者颜面凹凸如橘子皮，女性可有月经量少、痛经以及经期痤疮加重等症状，舌暗苔薄，脉涩。
- **治疗原则** 除湿化痰、活血散瘀。
- **饮食禁忌** 忌食肥腻、油脂过高的食物。

对症药材：①桃仁 ②红花 ③陈皮 ④半夏 ⑤茯苓 ⑥丹参

对症食材：①薏米 ②田螺 ③扁豆 ④葡萄

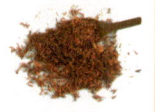 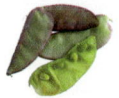

饮食宜忌

宜
- ✓ 多喝水，可喝一些金银花、菊花茶。
- ✓ 饮食宜清淡，多吃富含维生素和膳食纤维的水果蔬菜，保持大便通畅。

忌
- × 忌吃辛辣刺激与油炸的食品，少吃甜食（如巧克力、糖果）少喝咖啡，戒烟限酒。
- × 忌食性温助热、煎炸炒爆、香燥助火及过咸的食物。
- × 忌长期口服避孕药，药物性雄激素或类激素，这些药物都会加重痤疮。

民间秘方

❶ 生地、丹参各20克，金银花、益母草、熟地、桑白皮、白花蛇舌草各15克，甘草、赤芍、蒲公英、白芍、延胡索、当归、柴胡、香附各10克，川芎6克、黄芩8克。每日一剂，水煎分三次服。皮疹消失即停，此后于每月行经前服5~7剂，连续服用4~5个周期。主治痤疮，主要表现为皮肤油腻，毛孔粗大，出现粉刺、痤疮及毛囊感染。

❷ 制半夏、川贝各15克，蒲公英、金银花各12克，丹参、桃仁、红花、川芎各10克、甘草6克。水煎服，每日一剂，分两次服用。此方活血化瘀、散结祛痘。主治以结节、囊肿为主的血瘀痰凝型痤疮。

生活保健

- ✓ 注意皮肤的清洁工作，使用化妆品时一定要根据自己的肤质来进行选择，一般来说油性皮肤尽量少用营养霜。
- ✓ 要保证充足的睡眠和休息，不要熬夜。
- ✓ 要注意个人卫生，每天用温水洗脸一次，去除油腻和黑头。
- ✓ 皮肤过敏也可能引起长痘痘，所以要找到过敏原，避免和皮肤接触。
- ✓ 保持愉快的心情和规律的生活，因为情绪不良生活不规律会引起或加重青春痘。
- ✓ 流太多汗水，衣服贴在背上也会滋生细菌，要勤洗，勤换。
- ⊗ 不要用手挤压痤疮，否则容易留下痘印、疤痕。

[痤疮 吃 什么？]

◎痤疮患者宜吃的食物及其简易食疗方

痤疮证属肺经风热者宜多食清肺疏风的食物，如银花白菊饮；证属热毒内蕴者应多食清热解毒的食物，如百合绿豆凉薯汤、清热苦瓜汤等；证属肠胃湿热者应多食清热利湿的食物，如黄连甘草饮、蒲公英银花饮、马齿苋薏米陈皮汤；血瘀痰凝者应多食活血化瘀的药膳，如赤芍桃仁饮。

薏米（清热利湿+消肿排脓）

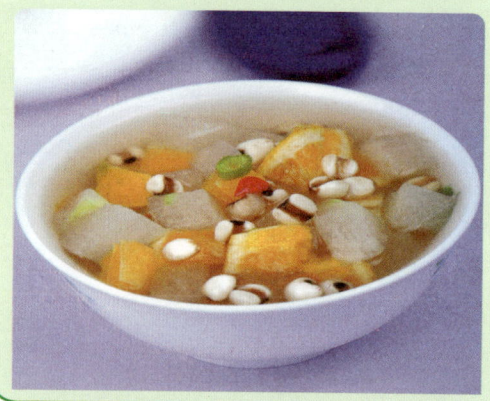

橙子节瓜薏米汤

材料 橙子1个，节瓜125克，薏米30克，精盐少许，白糖3克

制作 ①将橙子洗净切丁，节瓜洗干净，去皮、子切丁，薏米淘洗净备用。②汤锅上火倒入水，下入橙子、节瓜、薏米煲至熟，调入精盐、白糖即可。

功效 本品具有清热解毒、排脓祛痘的功效，适合各个证型的痤疮患者食用。

冬瓜（清热解毒+利水消肿）

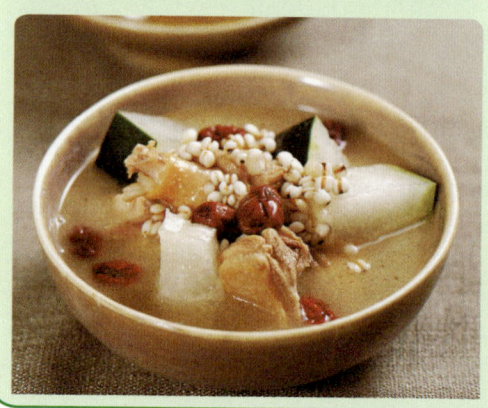

冬瓜薏米煲老鸭

材料 冬瓜200克，净鸭1只，红枣、薏米各少许，姜、盐、鸡精、香油各适量

制作 ①冬瓜洗净切块；鸭处理干净，剁件；姜去皮，切片；红枣洗净。②锅上火，油烧热，爆香姜片，加入清水烧沸，下鸭焯烫后捞起。③将洋鸭转入沙钵内，放入红枣、薏米烧开后，放入冬瓜煲至熟，调入盐、鸡精，淋入香油拌匀即可。

功效 本品清热利湿、泻火解毒，适用于肺经风热、肠胃湿热及湿毒内蕴型痤疮。

[痤疮  吃 什么？]

田螺（清热解毒+润肤生肌）

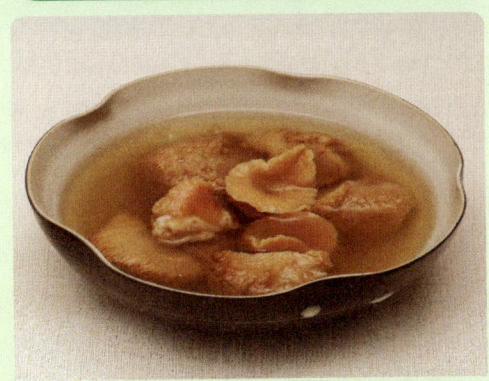

猴头菇螺片汤

◎ 材料　田螺肉150克，龙骨、瘦肉各100克，猴头菇50克，桃仁、丹参、鱼腥草、半夏各10克，盐5克

◎ 制作　①先将猴头菇、瘦肉均洗净切片；龙骨洗净斩段；田螺肉用盐搓洗干净。②将桃仁、丹参、鱼腥草、半夏装入纱布袋扎紧，与瘦肉、龙骨一起入锅，加水适量，用文火煲2小时，汤成后取出药袋即可。

◎ 功效　本品凉血活血、清热化痰，适合血瘀痰凝型的痤疮患者食用。

苦瓜（清热消暑+解毒祛痘）

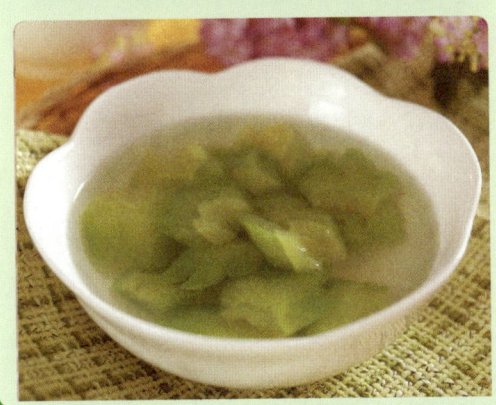

清热苦瓜汤

◎ 材料　苦瓜400克，盐适量

◎ 制作　①苦瓜洗净，去子。②净锅上火，加入适量水。③放入苦瓜煮成汤，再调入盐即可。

◎ 功效　本品具有清热泻火、祛痘消痱的功效，适合肺经风热型或热毒内蕴型痤疮患者食用。

马齿苋（清热解毒+消肿排脓）

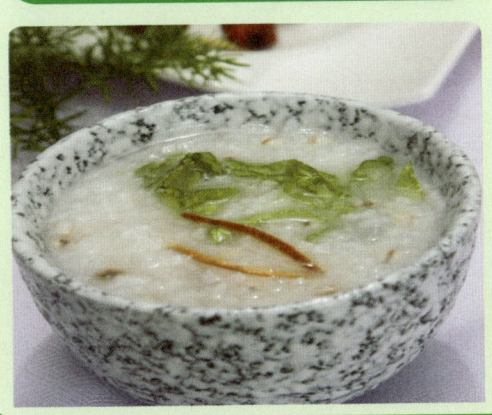

马齿苋薏米橘皮粥

◎ 材料　新鲜马齿苋20克，薏米30克，橘皮10克，粳米70克

◎ 制作　①粳米、薏米均泡发洗净；橘皮洗净，切丝；马齿苋洗净，切丝。②锅置火上，倒入清水，放入粳米、薏米，以大火煮开。③加入橘皮、马齿苋煮至浓稠状，调入盐拌匀即可。

◎ 功效　此粥能清热解毒、利湿排脓、美白祛痘的功效，适合肠胃湿热以及湿毒内蕴的痤疮患者食用。

[痤疮 吃 什么？]

丝瓜（泻火解毒+凉血润肤）

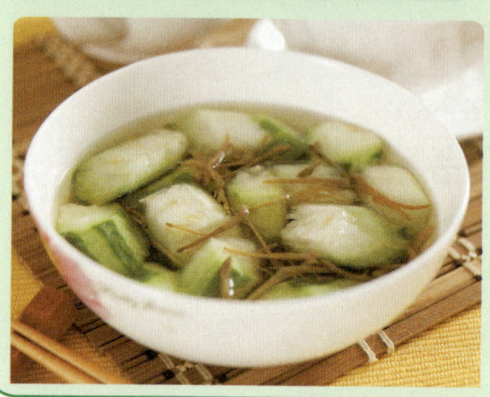

丝瓜银花饮

◎ 材料　丝瓜200克，金银花15克

◎ 制作　①将鲜嫩丝瓜洗净，切块；金银花洗净，一起装入炖盅内。②加水适量，入锅蒸熟，滤汁即可。

◎ 功效　本品具有清热解毒、滋阴润肤的功效，适合肺经风热、热毒内蕴以及肠胃湿热型痤疮患者食用。

金银花（清热解毒+泻火祛痘）

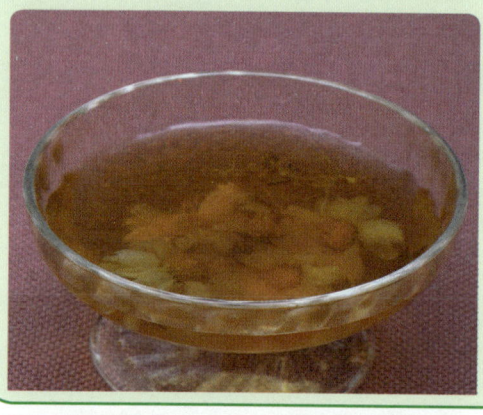

银花白菊饮

◎ 材料　金银花、白菊花各10克，冰糖适量

◎ 制作　①将金银花、白菊花分别洗净备用。②砂锅洗净，加入清水600毫升，用武火煮沸倒入银花和白菊花，再次煮开后，转为文火慢慢熬煮，待花香四溢时加入冰糖。③至冰糖溶化后搅拌均匀即可饮用。

◎ 功效　本品具有清热解毒、泻火祛痘的功效，适合肺经风热、热毒内蕴以及肠胃湿热型痤疮患者食用。

连翘（清热解毒+消肿散结）

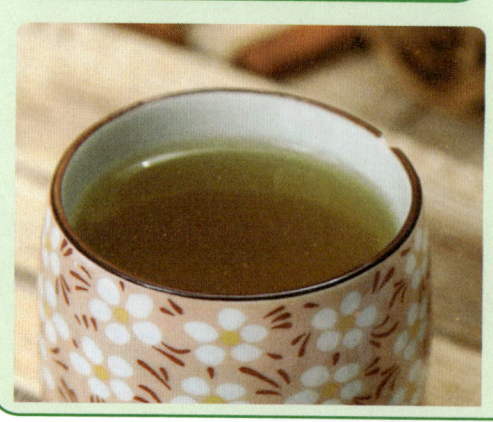

牛蒡连翘饮

◎ 材料　牛蒡子、连翘各15克，山楂、荷叶、甘草各8克

◎ 制作　①用纱布将所有药材包好，放入清水中浸泡清洗后备用。②在砂锅中加入800毫升水，放入包好的纱布包，水开后再煮5分钟。③去纱布包，取汁即可饮用。

◎ 功效　本品具有发散风热、解毒祛痘的功效，适合肺经风热型、肠胃湿热、热毒内蕴型痤疮患者食用。

[痤疮 吃 什么？]

黄连（泻火燥湿+解毒杀虫）

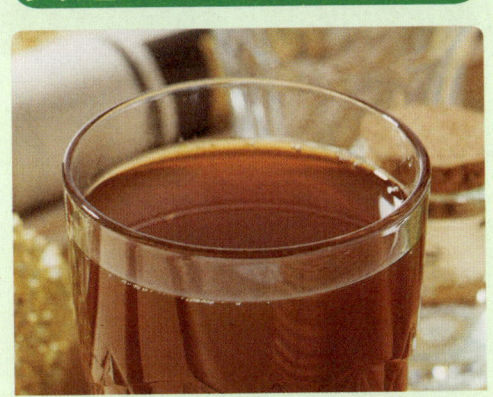

🥣 黄连甘草饮

材料 黄连10克，甘草5克，白糖适量

制作 ①将黄连、甘草洗净。②将洗净的黄连、甘草放入炖盅内，加水，炖煮5分钟。③加白糖继续煎水，冷却后即可饮用。

功效 本品具有清热燥湿、泻火祛痘的功效，适合肠胃湿热以及热毒内蕴型痤疮患者食用。

蒲公英（清热解毒+排脓化痰）

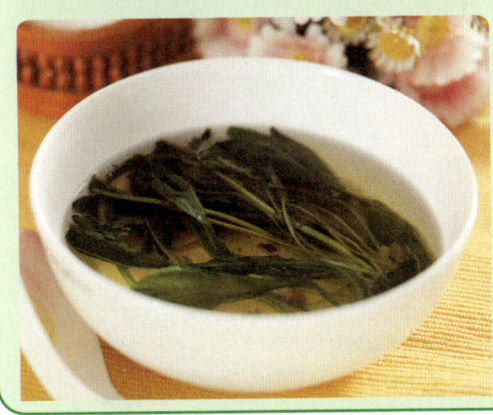

🥣 蒲公英银花饮

材料 蒲公英20克，金银花、鱼腥草各15克

制作 ①将蒲公英、金银花、鱼腥草洗净，备用。②将蒲公英、金银花、鱼腥草放入壶中，用1000克沸水冲泡。③待凉后分次当茶饮用，每次200克左右，每日3～4次。

功效 本品具有清热解毒、排脓化痰的功效，适合肺经风热、肠胃湿热以及热毒内蕴型痤疮患者食用。

桃仁（破血行瘀+润燥滑肠）

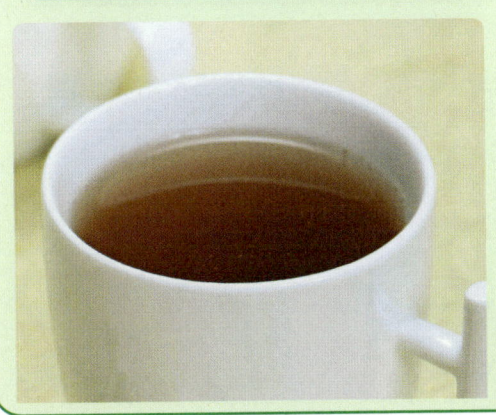

🥣 赤芍桃仁饮

材料 桃仁、赤芍15克，紫花地丁、野菊花各10克，蜂蜜适量

制作 ①将所有药材分别用清水洗净，备用。②先将桃仁、赤芍一起放入锅中，注入适量清水，大火煮沸后加入紫花地丁、野菊花续煮5分钟即可。③最后加入适量蜂蜜调味。

功效 本品具有凉血活血、解毒消肿的功效，适合各个证型的痤疮患者食用。

[痤疮 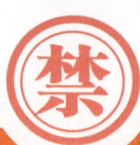 什么？]

◎痤疮患者忌吃食物及原因

痤疮患者应忌食高热量、油腻的食物，如咸肉等食物；忌辛辣刺激性食物，如芒果、浓茶等。

肥 肉

🚫 不宜吃肥肉的原因

❶ 中医认为，过食肥厚甘腻的食物，可使脾胃蕴热，湿热内生，最后熏蒸于面而致痤疮，而肥肉正是肥厚甘腻之品，所以痤疮患者不宜食用肥肉。

❷ 肥肉的脂肪含量很高，一般的肥猪肉的脂肪含量可达88.6%以上，现代医学认为，食用过于油腻的食物，可刺激皮脂腺肥大、增生，从而会分泌大量的皮脂，诱发痤疮或引起痤疮的病情加重。

❌ 忌吃关键词

肥厚甘腻、高脂肪

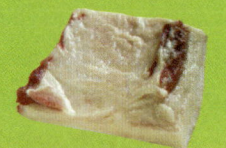

羊 肉

🚫 不宜吃羊肉的原因

❶ 羊肉性热，肺经风热、热毒内蕴、肠胃湿热型的痤疮患者均不宜食用，否则可加重红肿疼痛、脓液、大便干燥等症状，不利于痤疮的病情。

❷ 关于羊肉的食用禁忌，《随息居饮食谱》中早有告诫曰"疮疥初愈忌吃羊肉。"而《金匮要略》中也有记载曰："有宿热者不可食之。"

❌ 忌吃关键词

性热、发疥疮

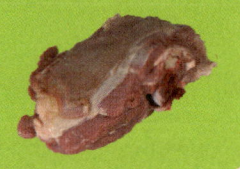

咸 肉

🚫 不宜吃咸肉的原因

❶ 咸肉多由五花肉腌制而成，所以其脂肪含量也很高，现代医学认为，食用过于油腻的食物，可刺激皮脂腺肥大、增生，从而会分泌大量的皮脂，诱发痤疮或引起痤疮的病情加重。

❷ 中医认为，过食肥厚甘腻的食物，可使脾胃蕴热，湿热内生，最后熏蒸于面而致痤疮，而咸肉正是肥厚甘腻之品，所以痤疮患者不宜食用肥肉。

❌ 忌吃关键词

高脂肪、肥厚甘腻

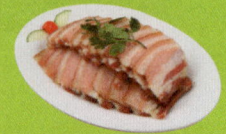

[痤疮 禁 什么？]

虾

不宜吃虾的原因

❶ 虾为海鲜发物，痤疮患者食用后可引起机体过敏，加重皮脂腺的慢性炎症，导致痤疮的病情加重，使炎症难以祛除。

❷ 虾性温，多食可积温成热，肺经风热、热毒内蕴、肠胃湿热型的痤疮患者均不宜食用，否则可加重红肿疼痛、脓液、大便干燥等症状，不利于痤疮的病情。

忌吃关键词：发物、性温

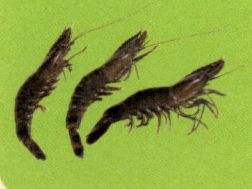

螃蟹

不宜吃螃蟹的原因

❶ 螃蟹为海鲜发物，痤疮患者食用后可引起机体过敏，加重皮脂腺的慢性炎症，导致痤疮的病情加重，使炎症难以祛除。

❷ 关于螃蟹的食用禁忌，《本草衍义》有记载曰："此物极动风，体有风疾人，不可食。"故凡有皮肤疾病的患者，如痤疮、湿疹等，均不宜食用螃蟹。

忌吃关键词：发物、易过敏

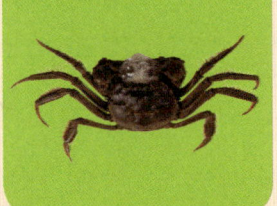

带鱼

不宜吃带鱼的原因

❶ 带鱼是海鲜发物，痤疮患者食用后可引起机体过敏，加重皮脂腺的慢性炎症，导致痤疮的病情加重，使炎症难以祛除。

❷ 带鱼性温，多食可积温成热，肺经风热、热毒内蕴、肠胃湿热型的痤疮患者均不宜食用，否则可加重红肿疼痛、脓液、大便干燥等症状，不利于痤疮的病情。

忌吃关键词：发物、性温

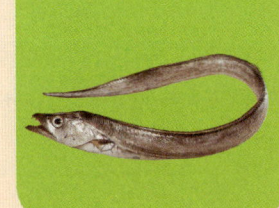

[痤疮 禁 什么？]

榴莲

不宜吃榴莲的原因

❶ 榴莲性热而滞，如过多食用会导致身体燥热积聚，引起"上火"，可加重痔疮患者的湿热程度，还可以使大便燥结，导致便秘，使毒素不能及时排出，诱发或促使痤疮病情加重。

❷ 榴莲性热，肺经风热、热毒内蕴、肠胃湿热型的痤疮患者均不宜食用，否则可加重红肿疼痛、脓液、大便干燥等症状，不利于痤疮的病情。

忌吃关键词

性热

芒果

不宜吃芒果的原因

❶ 中医认为，芒果可助长湿热之邪，故热毒内蕴、肠胃湿热型的痤疮患者均不宜食用，否则可加重红肿疼痛、脓液、大便干燥等症状，不利于痤疮的病情。

❷ 现代营养学研究表明，芒果有提高性激素的作用，性激素的增多可刺激皮脂腺肥大增生，从而使皮脂量分泌增多，加重痤疮的病情。

忌吃关键词

助长湿热、提高性激素

白酒

不宜喝白酒的原因

❶ 白酒的酒精浓度很高，酒精具有强烈的刺激性，它可刺激皮脂腺肥大增生，从而使皮脂量分泌增多，加重痤疮的病情。

❷ 白酒性温，多食可积温成热，肺经风热、热毒内蕴、肠胃湿热型的痤疮患者均不宜食用，否则可加重红肿疼痛、脓液、大便干燥等症状，不利于痤疮的病情。

忌喝关键词

酒精、性温

[痤疮  禁 什么？]

咖啡

不宜喝咖啡的原因

① 咖啡中含有咖啡因，具有一定的刺激性，它可刺激皮脂腺肥大增生，从而使皮脂量分泌增多，加重痤疮的病情。

② 咖啡中所含有的咖啡因是一种中枢神经兴奋剂，它可刺激中枢神经，使其亢奋，从而导致皮脂分泌旺盛，加重痤疮的病情。

忌喝关键词

咖啡因、中枢神经兴奋剂

浓茶

不宜喝浓茶的原因

① 浓茶中含有咖啡因，具有一定的刺激性，它可刺激皮脂腺肥大增生，从而使皮脂量分泌增多，加重痤疮的病情。

② 茶叶中含有的鞣酸可与食物中的蛋白质结合形成一种块状的、不易消化吸收的鞣酸蛋白，从而导致便秘的发生或加重便秘程度，使毒素不能及时排出，诱发或促使痤疮病情加重。

忌喝关键词

咖啡因、鞣酸

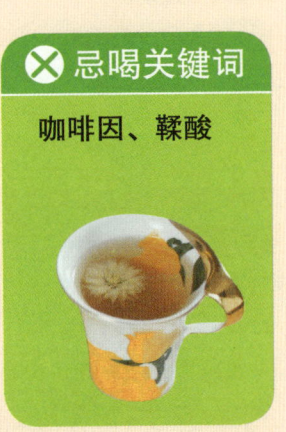

辣椒

不宜吃辣椒的原因

① 辣椒中含有辣椒素，它具有强烈的刺激性，可刺激皮脂腺肥大增生，从而使皮脂量分泌增多，加重痤疮的病情。

② 辣椒性热，肺经风热、热毒内蕴、肠胃湿热型的痤疮患者均不宜食用，否则可加重红肿疼痛、脓液、大便干燥等症状，不利于痤疮的病情。

忌吃关键词

辣椒素、性热

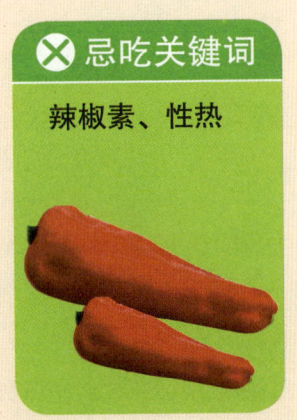

湿疹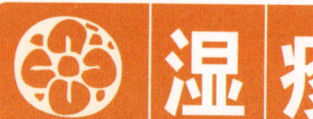

◎湿疹可发生于任何季节，但常在冬季复发或加剧，有渗出倾向，为慢性病程，易反复发作，常在红斑基础上有针头到粟粒大小的丘疹，严重时发展到渗液或者结痂，炎症反应明显，有小水疱，常融合成片。

中医分型

❶ 湿热浸淫证

- **症状剖析** 皮肤发红，出现丘疹，或小米粒状红疹，顶端起水泡，瘙痒难忍，抓破后流水，浸淫成片，可结痂，伴口干少饮，小便色黄，苔黄腻，舌质红，脉滑数。
- **治疗原则** 清热利湿、解毒止痒。
- **饮食禁忌** 忌食辛辣刺激性食物，忌海鲜等过敏性食物，忌饮酒。

对症药材：❶龙胆草 ❷黄芩 ❸黄连 ❹蒲公英 ❺苦参 ❻土茯苓 ❼连翘 ❽玄参

对症食材：❶薏米 ❷马齿苋 ❸绿豆 ❹西瓜 ❺苦瓜 ❻红豆

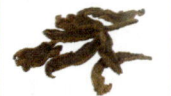 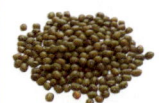

❷ 脾虚湿蕴证

- **症状剖析** 素体脾胃虚弱，导致湿邪内生，缠绵不愈而致。湿疹日久不愈，皮肤粗糙变厚，抓破可流黄水，患处皮肤色暗滞，身倦乏力，食欲不振，苔腻，舌质淡嫩且胖，脉缓。
- **治疗原则** 健脾、利湿、止痒。
- **饮食禁忌** 忌食肥甘厚味，忌食寒凉生冷黏腻食物。

对症药材：❶茯苓 ❷白术 ❸苍术 ❹陈皮 ❺泽泻 ❻防风 ❼白芷 ❽木通

对症食材：❶薏米 ❷白扁豆 ❸鲫鱼 ❹茭白 ❺猪肚 ❻冬瓜 ❼黑米

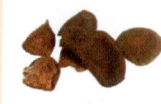 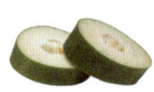

❸ 血虚风燥证

- **症状剖析** 久病耗伤阴血，导致血虚风燥，肌肤失养而发。患处皮肤浸润肥厚，表面粗糙，丘疹多为淡红色或淡褐色；肤表干枯颇似干鱼之皮，上覆糠秕状鳞屑，自觉瘙痒剧烈，夜间尤重，搔之则瘙痕遍布，结有血痂，舌质淡红有裂纹，苔少或无苔，脉虚细数。
- **治疗原则** 养血润肤、祛风止痒。
- **饮食禁忌** 忌食燥热伤阴食物，忌食海鲜等发物。

对症药材：❶熟地 ❷当归 ❸赤芍 ❹生地 ❺天冬 ❻麦冬

对症食材：❶桑葚 ❷木耳 ❸黑米 ❹芥蓝 ❺桂圆 ❻芝麻 ❼银耳

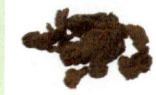 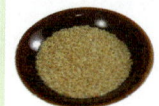

饮食宜忌

宜
- √ 食物应以清淡为主，多吃富含维生素和矿物质的食物，少加盐和糖，以免造成体内水和钠过多的积存，加重皮疹的渗出及痛和痒感，导致皮肤发生糜烂。
- √ 饮食多选用清热利湿的食物，如马齿苋、绿豆、赤小豆、苋菜、荠菜、冬瓜、苦瓜等。

忌
- × 不饮酒，不喝浓茶、咖啡。不吃酸、辣菜肴或其他刺激性食物。
- × 湿疹发作期，忌食黄鱼、海虾、牛羊肉等容易引起过敏的食物，忌烟酒。

民间秘方

❶ 龙胆草、山萸肉、金银花、丹皮各10克，生地15克，白茅根、车前草各20克，生石膏、六一散各30克。水煎服，每日一剂，分两次服用，6天为一个疗程。此方具有清热利湿、凉血解毒的功效，适用于湿热浸淫型湿疹（身弱、口渴、心烦等全身症状明显者，可加羚羊角粉0.2~0.3克，痒重者加白鲜皮、地肤子各10克，大便秘结者可加川大黄6~10克）。

❷ 茯苓、白术各12克，黄芩、栀子、龙胆草、枳壳、生地、竹叶各10克，灯芯草3克，六一散15克，车前草20克。水煎服，每日一剂，分两次服用。本方具有健脾利湿、清热止痒。适合脾虚湿蕴型湿疹。

生活保健

- ✓ 皮肤炎患者可以用温水洗澡，这样能减少感染的机会，并有助于软化皮肤，但不宜经常洗澡，不用过热或过冷的水洗澡，每次洗完澡后，都应涂上润肤乳液，防止水分流失。
- ✓ 可以用冰敷的方法来缓解湿疹所引起的皮肤瘙痒红肿，能起到抗炎抗过敏的作用。
- ✗ 尽量少接触化学成分用品，洗衣粉长期接触的话也会导致症状加剧的。
- ✗ 不可滥用止痒和刺激性的外用药物，如碘酒、药酒等。
- ✗ 尽量避免外界刺激物和局部刺激，不抓，不用力揩擦。

[湿疹 吃 什么？]

◎湿疹患者宜吃的食物及其简易食疗方

湿疹证属湿热浸淫者宜多食清热利湿的食物，如绿豆薏米汤、银鱼上汤马齿苋、芦笋木耳炒螺片；证属脾虚湿蕴者应多食健脾祛湿的食物，如苍术蔬菜汤、金针菇木耳拌茭白；血虚风燥者应多食养血祛风的药膳，如芥蓝黑木耳、熟地当归鸡、桑葚黑豆汁等。

绿豆（清热解毒+消暑止渴）

🥣 绿豆薏米汤

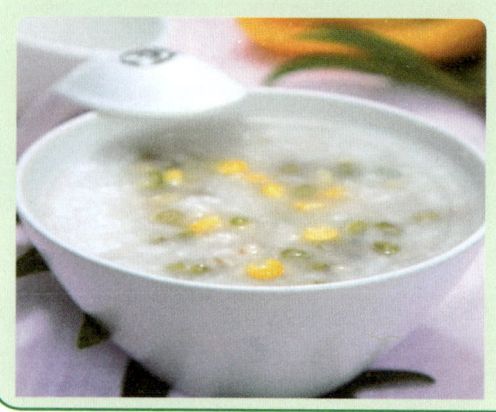

◉ **材料** 薏米100克，绿豆100克，玉米粒15克，低脂奶粉25克

◉ **制作** ①先将绿豆与薏米洗净，浸泡大约2小时即可。②砂锅洗净，将绿豆、玉米粒、薏米加入水中滚煮，待水煮开后转小火煮至熟透，汤汁呈黏稠状。③加入低脂奶粉搅拌均匀后即可食用。

◉ **功效** 此汤具有利尿解毒、生津润肤的功效，适合各个证型的湿疹患者食用。

龙胆草（清热利湿+解毒止痒）

🥣 龙胆草黄豆鸭汤

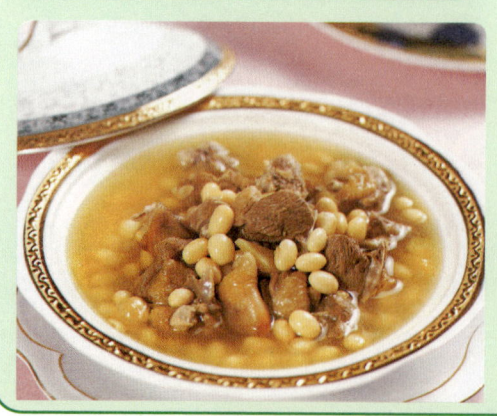

◉ **材料** 鸭半只，黄豆200克，龙胆草、蛇床子、防风各10克，上汤、盐各适量

◉ **制作** ①将鸭处理干净斩块；黄豆、龙胆草、蛇床子、防风均洗净备用。②鸭块与黄豆放入沸水锅中汆水后捞出。③上汤倒入锅中，放入鸭块、黄豆、龙胆草、蛇床子、防风，炖上1小时后加盐调味即可。

◉ **功效** 本品具有清热燥湿、解毒透疹、杀菌止痒的功效，适合湿热浸淫型湿疹患者食用。

[湿疹 吃 什么？]

白扁豆（健脾化湿+和中消暑）

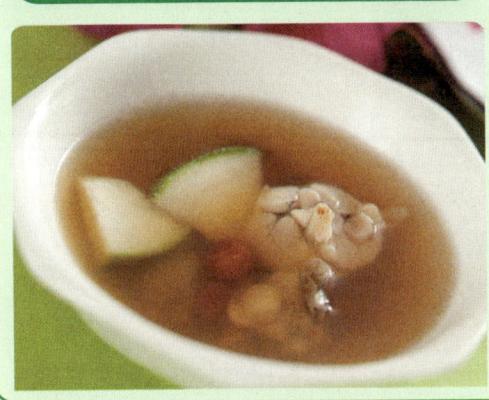

双豆牛蛙汤

◎材料　赤小豆、白扁豆各100克，毛瓜500克，陈皮10克，牛蛙500克，盐、生抽、烧酒、生油、生粉各适量

◎制作　①先将盐、生抽、烧酒、生油各少许和适量生粉拌匀成腌料备用。②将牛蛙洗净斩件，用腌料腌渍备用。③毛瓜去皮切块；赤小豆、白扁豆和陈皮洗净。④锅内加水适量，放入所有材料煮熟，加盐调味即可。

◎功效　本品清热解毒、健脾利湿，适合脾虚湿蕴、湿毒浸淫型痤疮患者食用。

西瓜（清热解暑+泻火利水）

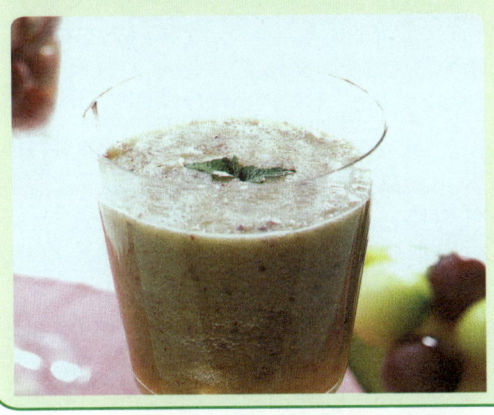

西瓜木瓜汁

◎材料　西瓜100克，木瓜1/4个，柠檬1/8个，冰水200毫升，低聚糖1小勺，生姜适量

◎制作　①将木瓜与西瓜去皮去子，生姜、柠檬洗净后去皮，将这几种原料均以适当大小切块。②将所有材料放入榨汁机一起搅打成汁，滤出果肉即可。

◎功效　本品具有清热泻火、祛湿止痒的功效，适合湿热浸淫型的湿疹患者食用。

桑葚（补血滋阴+生津润燥）

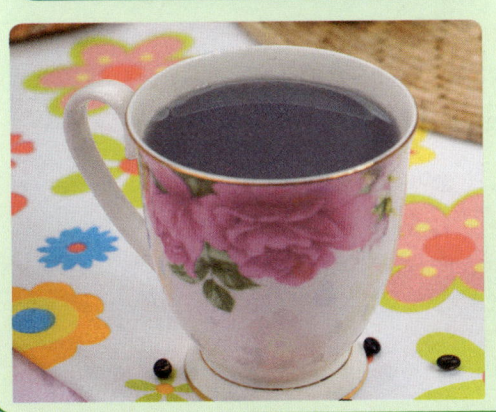

桑葚黑豆汁

◎材料　桑葚50克，黑豆150克

◎制作　①将桑葚洗净备用，黑豆洗净用水浸泡约1小时至泡软。②将桑葚与黑豆一起放入豆浆机中，添水搅打煮沸成汁。③滤出，装杯即可。

◎功效　本品具有滋阴生津、凉血祛风的功效，适合血虚风燥型湿疹患者食用。

[湿疹 吃 什么？]

白芷（祛风燥湿+消肿止痒）

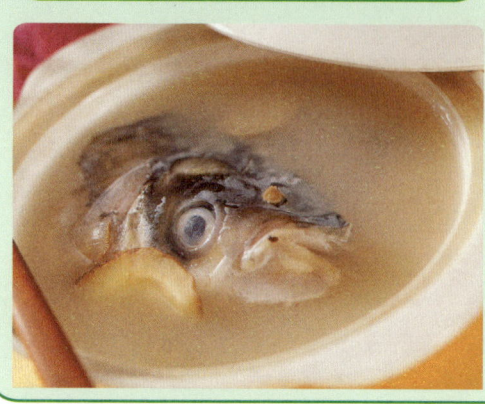

🥣 白芷鱼头汤

◎ 材料　鳙鱼头1个，川芎、白芷各1克，生姜5片，盐适量

◎ 制作　①将鱼头洗净，去鳃，起油锅，下鱼头煎至微黄，取出备用；川芎、白芷、生姜洗净。②把鱼头、川芎、白芷、生姜一起放入炖锅内，加适量开水，炖锅加盖，小火隔水炖2小时。③以盐调味即可。

◎ 功效　此汤具有祛风止痒、健脾祛湿的功效，适合脾虚湿蕴型湿疹患者食用。

苍术（燥湿健脾+祛风散寒）

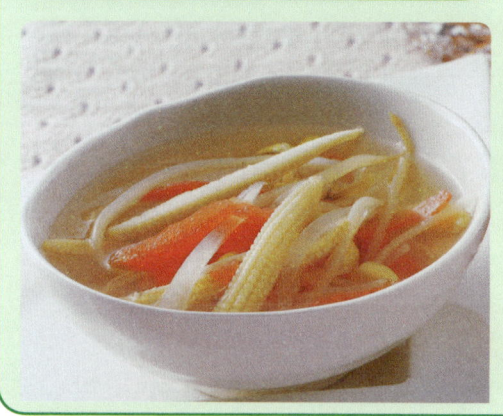

🥣 苍术蔬菜汤

◎ 材料　白萝卜200克，西红柿250克，玉米笋、绿豆芽各50克，苍术、白术各10克，盐2小匙

◎ 制作　①白术、苍术均洗净煎取药汁备用。②白萝卜去皮，洗净切丝；西红柿洗净切片；玉米笋洗净，切片；绿豆芽洗净，去根须。③药汁放入锅中，加入全部蔬菜材料煮熟，放入盐调味即可食用。

◎ 功效　本品具有清热祛风、燥湿止痒的功效，适合脾虚湿身型湿疹患者食用。

土茯苓（除湿解毒+利尿通淋）

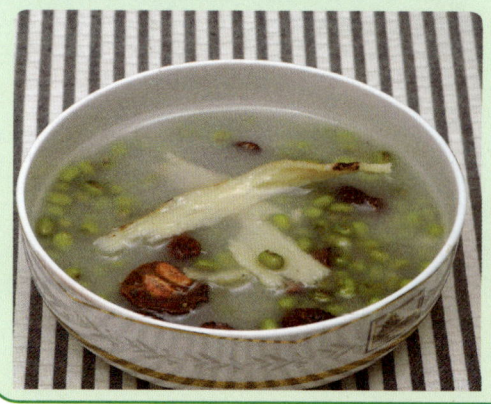

🥣 土茯苓绿豆汤

◎ 材料　绿豆150克，土茯苓、地肤子、黄柏、山楂、车前子各15克，红糖适量

◎ 制作　①将土茯苓、地肤子、黄柏、山楂、车前子分别洗净，沥水；绿豆洗净，泡发备用。②土茯苓、地肤子、黄柏、山楂、车前子加水煮开，转入慢火熬20分钟，滤取药汁。③药汁加泡好的绿豆放入锅中煮烂，加适量红糖即可。

◎ 功效　本品清热解毒、燥湿止痒、消炎杀菌，适合湿毒浸淫型湿疹患者饮用。

[湿疹 吃 什么？]

赤芍（清热凉血+散瘀止痛）

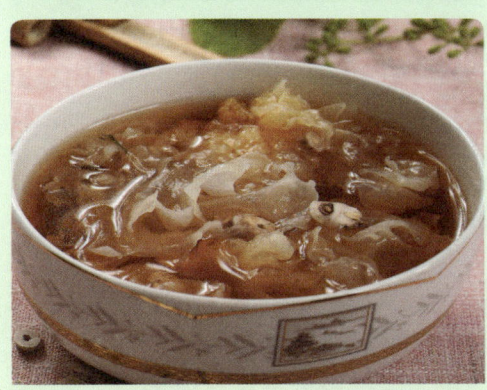

赤芍银耳饮

◎材料 赤芍、白芍、知母、麦门冬各15克，牡丹皮、玄参各10克，梨子1个，白糖120克，罐头银耳300克

◎制作 ①将所有的药材洗净，梨子洗净切块，备用。②锅中加入所有药材，加上适量的清水煎煮成药汁。③去渣取汁后加入梨、罐头银耳、白糖，煮熟即可。

◎功效 本品具有清热凉血、养血滋阴的功效，适合血虚风燥型湿疹患者食用。

当归（补血和血+润燥滑肠）

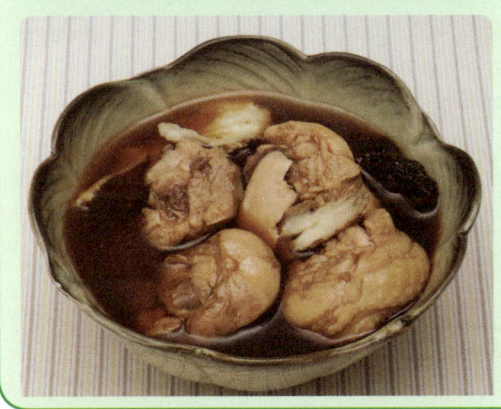

熟地当归鸡

◎材料 鸡腿1只，熟地、当归各15克，川芎5克，炒白芍10克，盐适量

◎制作 ①鸡腿剁块，放入沸水中汆烫，捞起，冲净；熟地、当归、川芎、白芍以清水洗净，备用。②将所有原料放入炖锅，加6碗水以大火煮开，转小火续炖30分钟。③起锅后，加盐调味即可。

◎功效 本品具有补血活血、滋阴润燥的功效，适合血虚风燥型湿疹患者食用。

马齿苋（清热解毒+燥湿止痒）

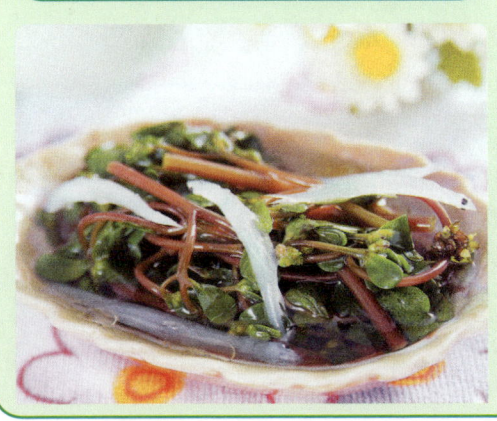

银鱼上汤马齿苋

◎材料 银鱼100克，马齿苋200克，盐5克，味精6克，上汤适量

◎制作 ①马齿苋洗净，银鱼洗净。②将洗净的马齿苋下入沸水中稍汆后，捞出后装入碗中。③将银鱼炒熟，加入上汤、调味料淋在马齿苋上即可。

◎功效 本品具有清热解毒、燥湿止痒的功效，适合湿热浸淫型的湿疹患者食用。

[湿疹 什么？]

黑米（滋阴补肾+养血润燥）

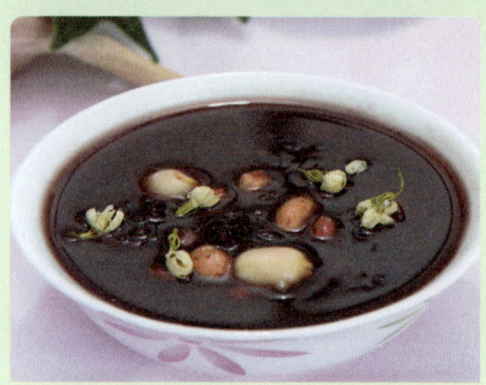

🥣 黑米红豆茉莉粥

◎材料 黑米50克，红豆30克，茉莉花适量，莲子、花生仁各20克，白糖5克

◎制作 ①黑米、红豆均泡发洗净；莲子、花生仁、茉莉花均洗净。②锅置火上，倒入清水，放入黑米、红豆、莲子、花生仁煮开。③加入茉莉花同煮至浓稠状，调入白糖拌匀即可。

◎功效 本品具有滋阴润燥、养血生津的功效，适合血虚风燥型的慢性胃炎患者食用。

防风（发表祛风+胜湿止痒）

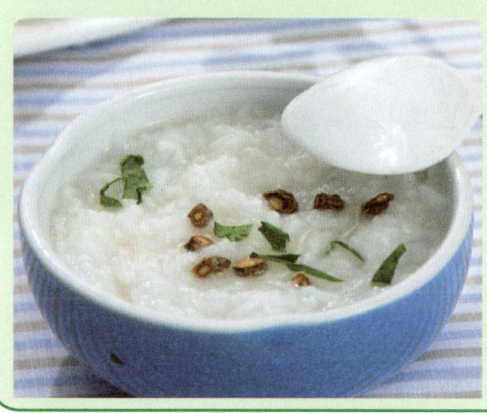

🥣 白芷防风青菜粥

◎材料 白芷、防风各10克，青菜少许，大米100克，盐2克

◎制作 ①将大米泡发，洗净；白芷、防风洗净，用温水稍微泡至回软后，捞出沥干水分。②锅置火上，倒入清水，放入大米，以大火煮至米粒绽开。③加入白芷、防风同煮至浓稠状，再下入青菜稍煮5分钟，调入盐拌匀入味即可。

◎功效 此粥能祛风解表、祛湿止痒的功效，适合脾虚湿盛型湿疹患者食用。

苦瓜（清热解毒+凉血消疹）

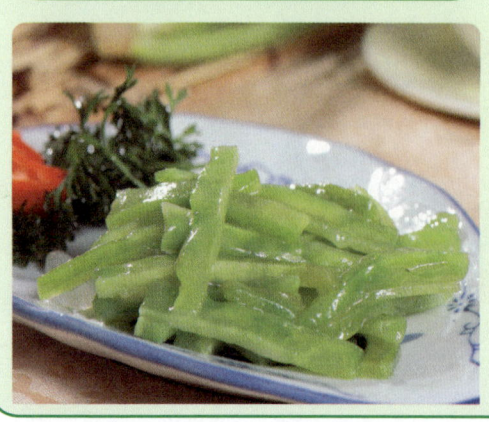

🥣 芦荟炒苦瓜

◎材料 芦荟350克，苦瓜200克，盐、味精、香油各适量

◎制作 ①芦荟去皮，洗净切成条；苦瓜去瓤，洗净，切成条，做焯水处理。②炒锅加油烧热，放苦瓜条煸炒，再加入芦荟条、盐、味精一起翻炒，炒至断生，淋上香油即可。

◎功效 本品具有清热解毒、利湿止痒的功效，适合湿毒内蕴型湿疹患者食用。

[湿疹 吃 什么？]

芥蓝（解毒祛风+利尿化痰）

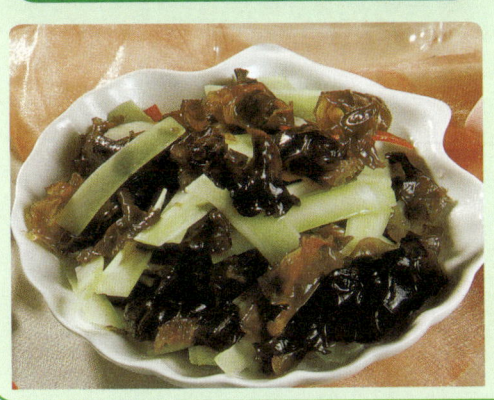

芥蓝黑木耳

◎材料　芥蓝200克，水发黑木耳80克，红椒5克，盐3克，味精2克，醋8毫升

◎制作　①芥蓝去皮，洗净，切成小片，入水中焯一下；红椒洗净，切成小片。②水发黑木耳洗净，摘去蒂，晾干，撕小片，入开水中烫熟。③将芥蓝、黑木耳、红椒装盘，淋上盐、味精、醋，搅拌均匀即可。

◎功效　本品具有解毒祛风、滋阴润燥的功效，适合血虚风燥型湿疹患者食用。

木耳（清热解毒+滋阴润燥）

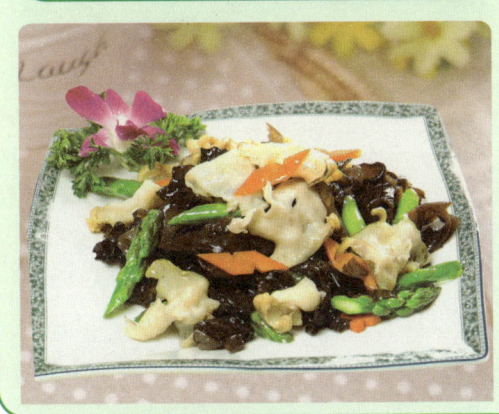

芦笋木耳炒螺片

◎材料　芦笋、木耳各200克，螺肉250克，胡萝卜100克，高汤、盐、味精各适量

◎制作　①螺肉洗净，切成薄片；芦笋洗净切斜段，氽烫；黑木耳洗净、撕成小块；胡萝卜洗净，切斜片。②锅倒油烧热，放入海螺滑炒，加入芦笋、黑木耳、胡萝卜煸炒，再烹入高汤继续翻炒至熟。③加入盐、味精调味即成。

◎功效　本品具有清热凉血、滋阴润燥的功效，适合血虚风燥型湿疹患者食用。

茭白（利湿解毒+益气补虚）

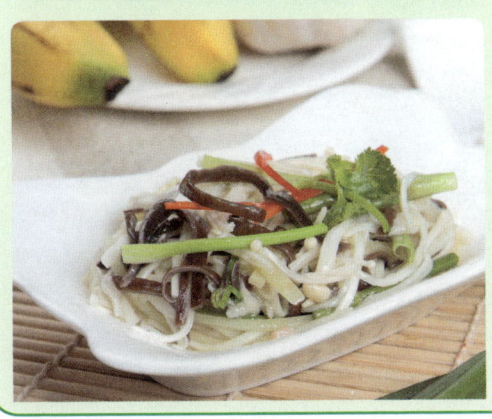

金针菇木耳拌茭白

◎材料　茭白350克，金针菇150克，水发木耳50克，姜丝3克，红甜椒、香菜、盐、醋、香油各适量

◎制作　①茭白洗净切丝，入沸水中焯烫，捞出。②金针菇洗净；红甜椒、木耳切细丝；香菜切段。③油锅烧热，爆香姜丝、辣椒丝，放入茭白丝、金针菇、木耳、香菜段炒匀，最后加盐、醋、香油调味即可。

◎功效　本品具补气健脾、清热利湿的功效，适合脾虚湿蕴型湿疹患者食用。

[湿疹  什么？]

◎ 湿疹患者忌吃食物及原因

湿疹患者应忌食燥热性食物；忌食易发旧疮的食物；忌食黏腻、助湿热的食物。

糯米

不宜吃糯米的原因

❶ 中医认为，皮肤湿疹多为湿热之邪在体内滋生，缠绵不愈而致，而糯米性温，滋腻黏滞，食用后可助长湿热之邪，从而使病情加重，加剧皮肤瘙痒、神倦乏力、食欲不振等症状，不利于湿疹患者的病情。

❷ 关于糯米的食用禁忌，《得配本草》中有记载："多食昏五脏，缓筋骨，发风气，生湿热。"故湿热浸淫、脾虚湿蕴型的湿疹患者不宜食用糯米。

忌吃关键词

性温、滋腻黏滞

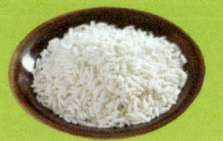

羊肉

不宜吃羊肉的原因

❶ 现代医学认为，湿疹的引发因素有很多，但是多与变态反应有关，所以，湿疹患者应忌食可以引起变态反应的食物，而羊肉富含蛋白质，也是民间所说的"发物"，湿疹患者食用后容易引起变态反应使病情加重。

❷ 关于羊肉的食用禁忌，《随息居饮食谱》中早有告诫曰"疮疥初愈忌吃羊肉。"而《金匮要略》中也有记载曰："有宿热者不可食之。"，故湿热浸淫、脾虚湿蕴型的湿疹患者不宜食用糯米。

忌吃关键词

变态反应、发物

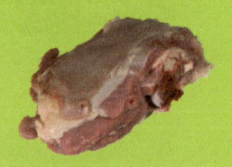

鸡肉

不宜吃鸡肉的原因

❶ 中医认为，皮肤湿疹多为湿热之邪在体内滋生，缠绵不愈而致，而鸡肉为肥腻壅滞的食物，食用后可助长湿热之邪，从而使病情加重，加剧皮肤瘙痒、神倦乏力、食欲不振等症状，不利于湿疹患者的病情。

❷ 关于鸡肉的食用宜忌，《随息居饮食谱》中有记载曰："多食生热动风。"而《饮食须知》中也提到："鸡肉，善发风助肝火。"故湿疹患者不宜食用鸡肉，否则可加重病情。

忌吃关键词

肥腻壅滞

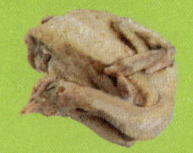

[湿疹 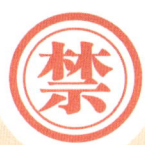 禁 什么？]

带鱼

不宜吃带鱼的原因

❶ 带鱼是海鲜发物，湿疹患者食用后可使病情加重，加剧皮肤瘙痒、神倦乏力、食欲不振等症状，不利于湿疹患者的病情。

❷ 关于带鱼的食用禁忌，《随息居饮食谱》有记载云："带鱼，发疥动风，病人忌食。"而《脉药联珠药性考》中也有记载曰："带鱼，多食发疥。"故湿疹患者不宜食用。

⊗ 忌吃关键词

发物、发疥疮

鲤鱼

不宜吃鲤鱼的原因

❶ 带鱼为发物，湿疹患者食用后可使病情加重，加剧皮肤瘙痒、神倦乏力、食欲不振等症状，不利于湿疹患者的病情。

❷ 关于鲤鱼的食用禁忌，唐代的食医孟诜在其著作中记载曰："天行病后下痢及宿症，俱不可食。"而《随息居饮食谱》中也有告诫："鲤鱼，多食热中，热则生风，变生诸病。"故湿疹患者不宜食用。

⊗ 忌吃关键词

发物、生风

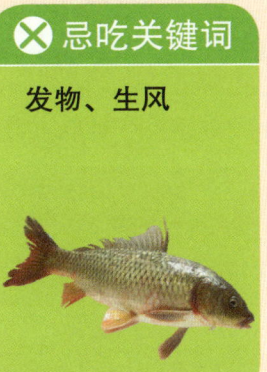

黄鳝

不宜吃黄鳝的原因

❶ 黄鳝是海鲜发物，湿疹患者食用后可使病情加重，加剧皮肤瘙痒、神倦乏力、食欲不振等症状，不利于湿疹患者的病情。

❷ 关于黄鳝的食用禁忌，《随息居饮食谱》中记载曰："多食动风、发疥。"而《本草衍义》中也提到："鳝鱼，世谓之黄鳝，又有白鳝，皆动风。"故湿疹患者不宜食用。

⊗ 忌吃关键词

发物、发疥疮

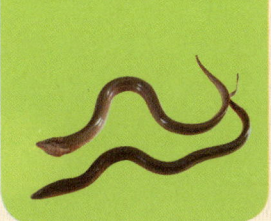

[湿疹 禁 什么？]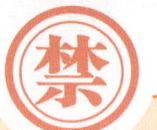

虾

不宜吃虾的原因

❶ 虾为海鲜发物，湿疹患者食用后可使病情加重，加剧皮肤瘙痒、神倦乏力、食欲不振等症状，不利于湿疹患者的病情。

❷ 关于虾的食用禁忌，《随息居饮食谱》有记载："虾，发风动疾，生食尤甚，病人忌之。"而《饮食须知》中也提到："多食动风助火，发疮疾。有病人及患冷积者勿食。"故湿疹患者不宜食用。

⊗ 忌吃关键词
发物、发疮疾

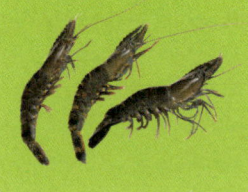

螃蟹

不宜吃螃蟹的原因

❶ 螃蟹为海鲜发物，湿疹患者食用后可使病情加重，加剧皮肤瘙痒、神倦乏力、食欲不振等症状，不利于湿疹患者的病情。

❷ 关于螃蟹的食用禁忌，《本草衍义》有记载曰："此物极动风，体有风疾人，不可食。"故湿疹患者不宜食用，否则可加重湿疹的病情。

⊗ 忌吃关键词
发物、动风

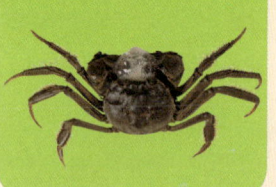

茄子

不宜吃茄子的原因

❶ 茄子为发物，湿疹患者食用后可使病情加重，加剧皮肤瘙痒、神倦乏力、食欲不振等症状，不利于湿疹患者的病情。

❷ 关于茄子的食用禁忌，《本草求真》中有记载曰："茄味甘气寒，服则多有动气，生疮。"而《饮食须知》中也说它"多食动风气，发疮疥。"，故湿疹患者不宜食用。

⊗ 忌吃关键词
发物、生疮

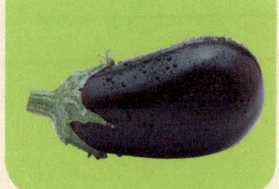

[湿疹  禁什么?]

芥菜

不宜吃芥菜的原因

❶ 芥菜为为发物，湿疹患者食用后可使病情加重，加剧皮肤瘙痒、神倦乏力、食欲不振等症状，不利于湿疹患者的病情。

❷ 关于芥菜的食用禁忌，宋代就有著作记载曰："芥菜，多食动风。"而后来的清代医家王士雄也认为："春芥发风动气，病人忌之。"故湿疹患者应忌食。

忌吃关键词：发物、动风

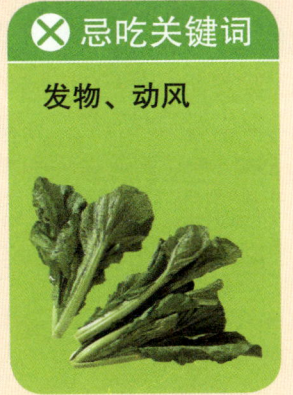

樱桃

不宜吃樱桃的原因

❶ 中医认为，皮肤湿疹多为湿热之邪在体内滋生，缠绵不愈而致，而樱桃性热，食用后可助长湿热之邪，从而使病情加重，加剧皮肤瘙痒、神倦乏力、食欲不振等症状，不利于湿疹患者的病情。

❷ 关于樱桃的食用禁忌，《饮食须知》有记载曰："樱桃味甘涩，性热，宿有湿热病者，食之加剧。"而唐代的孟诜也在其著作中指出："有暗风人不可食，食之立发。"故湿疹患者不宜食用。

忌吃关键词：性热、发疹

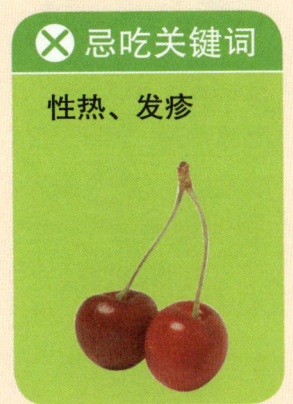

荔枝

不宜吃荔枝的原因

❶ 中医认为，皮肤湿疹多为湿热之邪在体内滋生，缠绵不愈而致，荔枝性热，食用后容易"上火"，《食疗本草》中有记载："多食则发热"，食用后可助长湿热之邪，从而使病情加重，加剧皮肤瘙痒、神倦乏力、食欲不振等症状，不利于湿疹患者的病情。

❷ 关于荔枝的食用禁忌，在《海药本草》中有提到："食之多则发热疮。"而《本草纲目》也有告诫曰："匿及火病人尤忌之。"故湿疹患者宜忌吃。

忌吃关键词：性热、发热疮

[湿疹  禁 什么?]

鸡蛋

不宜吃鸡蛋的原因

❶ 现代医学认为,湿疹的引发因素有很多,但是多与变态反应有关,所以,湿疹患者应忌食可以引起变态反应的食物,而鸡蛋富含蛋白质,且其蛋白质具有抗原性,湿疹患者食用后容易引起变态反应使病情加重。

❷ 关于鸡蛋的食用禁忌,唐代著名食医孟诜在其著作中指出:"鸡子动风气,不可多食。"故湿疹患者应慎食鸡蛋。

❌ 忌吃关键词

变态反应、高蛋白

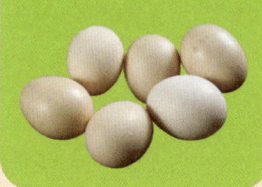

鸭蛋

不宜吃鸭蛋的原因

❶ 现代医学认为,湿疹的引发因素有很多,但是多与变态反应有关,所以,湿疹患者应忌食可以引起变态反应的食物,而鸭蛋和鸡蛋一样,富含蛋白质,湿疹患者食用后容易引起变态反应使病情加重。

❷ 关于鸭蛋的食用禁忌,《日用本草》有记载云:"发疮疥。"而《食性本草》中亦有记载曰:"生疮毒者食之,令恶肉突出。"故湿疹患者不宜食用。

❌ 忌吃关键词

变态反应、高蛋白

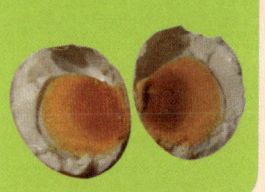

大葱

不宜吃大葱的原因

❶ 中医认为,皮肤湿疹多为湿热之邪在体内滋生,缠绵不愈而致,而大葱性温,食用后可助长湿热之邪,从而使病情加重,加剧皮肤瘙痒、神倦乏力、食欲不振等症状,不利于湿疹患者的病情。

❷ 关于葱的食用禁忌,《食疗本草》中早有记载:"虚人患气者,多食发气。"而《履巉岩本草》也有告诫曰:"久食令人多忘,尤发痼疾。"故湿疹患者不宜食用。

❌ 忌吃关键词

性温、发痼疾

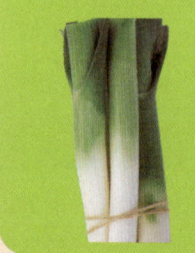

图书在版编目（CIP）数据

慢性病吃什么？禁什么？/《健康大讲堂》编委会 主编. — 哈尔滨：黑龙江科学技术出版社，2013.8
（你吃对了吗）
ISBN 978-7-5388-7631-4

Ⅰ.①慢… Ⅱ.①健… Ⅲ.①慢性病－食物疗法 Ⅳ.①R247.1

中国版本图书馆CIP数据核字(2013)第176233号

慢性病吃什么？禁什么？
MANXINGBING CHISHENME JINSHENME

主　　编	《健康大讲堂》编委会
责任编辑	徐　洋
封面设计	景雪峰
出　　版	黑龙江科学技术出版社
	地址：哈尔滨市南岗区建设街41号　邮编：150001
	电话：(0451)53642106　　传真：(0451)53642143
	网址：www.lkcbs.cn　　　　www.lkpub.cn
发　　行	全国新华书店
印　　刷	深圳市雅佳图印刷有限公司
开　　本	711mm×1016mm　1/16
印　　张	22
字　　数	250千字
版　　次	2013年10月第1版　2013年10月第1次印刷
书　　号	ISBN 978-7-5388-7631-4/R・2168
定　　价	39.80元

【版权所有，请勿翻印、转载】